Helmut Remschmidt, Reinhard Walter

Kinderdelinquenz

Gesetzesverstöße Strafunmündiger und ihre Folgen

Helmut Remschmidt, Reinhard Walter

Kinderdelinquenz

Gesetzesverstöße Strafunmündiger und ihre Folgen

Unter Mitarbeit von Jürgen Schönberger

Springer

Prof. em. Dr. med. Dr. phil. Helmut Remschmidt
Klinik für Kinder- und Jugendpsychiatrie
und -psychotherapie
der Philipps-Universität Marburg,
Schützenstraße 49, 35033 Marburg

Dipl.-Psych. Jürgen Schönberger
Kinder- und Jugendlichenpsychotherapeut,
Psychologischer Psychotherapeut,
Berthold-Martin-Haus,
Nahrungsberg 39, 35390 Gießen

Dr. rer. nat. Dipl.-Psych. Reinhard Walter
Klinik für Kinder- und Jugendpsychiatrie
und -psychotherapie
der Philipps-Universität Marburg,
Schützenstraße 49, 35033 Marburg

ISBN-13 978-3-642-01136-8

Bibliografische Information der Deutschen Nationalbibliothek
Die Deutsche Nationalbibliothek verzeichnet diese Publikation in der Deutschen Nationalbibliografie; detaillierte bibliografische Daten sind im Internet uber http://dnb.d-nb.de abrufbar.

Springer Medizin Verlag
springer.de

Planung: Renate Scheddin
Projektmanagement: Renate Schülz
Lektorat: Dr. Astrid Horlacher, Dielheim
Design: deblik Berlin
Satz.: Crest Premedia Solutions (P) Ltd, Pune, India

SPIN 12634767

Druck: Stürtz GmbH , Würzburg

Gedruckt auf säurefreiem Papier 2126- 5 4 3 2 1 0

Vorwort

Dieses Buch handelt von Gesetzverstößen Strafunmündiger; in Deutschland sind dies Kinder unter 14 Jahren. Kriminalstatistik, kasuistische Beobachtungen und Längsschnittstudien legen nahe, dass vor allem unter dem Gesichtspunkt der Prävention dieser Altersgruppe besondere Aufmerksamkeit zugewandt werden muss. Denn viele, wenngleich keineswegs alle chronischen Straftäter, haben ihre kriminelle Karriere bereits in der Kindheit begonnen, häufig lange vor Erreichen des Strafmündigkeitsalters. Auch haben schwere Gewalttaten Strafunmündiger, z. B. Tötungsdelikte begangen von 12- bis 13-Jährigen, eine traurige Aktualität erlangt und öffentliche Reaktionen hervorgerufen, die vom wissenschaftlichen Standpunkt nicht gebilligt werden können, wie z. B. die drastische Herabsetzung des Strafmündigkeitsalters. Im Hinblick darauf stellt sich die Frage, ob eine Unterbrechung delinquenter Karrieren durch Frühintervention möglich erscheint. Diesem Gedankengang folgt unsere Darstellung.

Das vorliegende Buch behandelt **im ersten** Teil unser derzeitiges Wissen über Vielgestaltigkeit, Verbreitung, Ursachen und Verlauf früh begangener Straftaten. Dabei wird besonderer Wert gelegt auf die Herausarbeitung der komplexen biologischen, psychologischen und sozialen Hintergründe, die der früh beginnenden Delinquenz zugrunde liegen.

Der **zweite Teil** ist der Marburger Kinderdelinquenzstudie gewidmet, in deren Rahmen eine Zufallsstichprobe delinquenter Strafunmündiger im Alter von 22 Jahren mit einem umfangreichen Instrumentarium persönlich untersucht werden konnte. Darüber hinaus standen für unsere Auswertungen die Strafregisterauszüge und die Auszüge aus der Erziehungskartei der Probanden bis zum 42. Lebensjahr zur Verfügung. Dies ermöglichte drei Arten von Voraussagen:

- Voraussagen der Delinquenz im Kindesalter bis zum vollendeten 13. Lebensjahr,
- Voraussagen der Delinquenz in der Adoleszenz (14. bis 22. Lebensjahr) und
- Voraussagen der Delinquenz im Lebenslängsschnitt bis zum Alter von 42 Jahren.

Somit konnte die Delinquenzentwicklung unserer Probanden über einen Zeitraum von nahezu 30 Jahren verfolgt werden. Dabei interessierten wir uns besonders für jene Probanden, die ihre delinquenten Karrieren früh begannen und diese später, im Jugendalter oder im frühen Erwachsenenalter beendeten, aber auch für jene Straftäter, die ihre Gesetzesverstöße lückenlos im Erwachsenenalter fortsetzten.

Der **dritte Teil** schließlich beschäftigt sich mit Präventions- und Interventionsmaßnahmen, ihren theoretischen Hintergründen, ihrer praktischen Durchführung und ihrer Evaluation. Dabei liegt der Schwerpunkt auf Maßnahmen, die bereits im Kindesalter ansetzen und der Zielvorstellung folgen, das Auftreten dissozialen und delinquenten Verhaltens zum frühestmöglichen Zeitpunkt zu verhindern oder zu vermindern.

Interventionen bei Jugendlichen und Heranwachsenden (jungen Erwachsenen) oder im Zusammenhang mit dem Jugendstrafvollzug sind nicht Thema dieses Buches.

Mit dieser Monografie schließen wir ein Projekt ab, das uns über 30 Jahre beschäftigt hat und dessen Fertigstellung uns gegenüber zahlreichen Personen und Institutionen zu großer Dankbarkeit verpflichtet.

Unser Dank gilt zunächst der Deutschen Forschungsgemeinschaft, die unsere Studie über viele Jahre im Schwerpunktprogramm »Empirische Kriminologie, einschließlich Kriminalsoziologie« großzügig gefördert hat. Wir danken dem Generalbundesanwalt für die Erlaubnis, in das Bundeszentralregister und die Erziehungskartei unserer Probanden Einblick nehmen zu dürfen. Wir danken unseren Mitarbeiterinnen und Mitarbeitern, die über viele Jahre die z. T. schwierige und zeitaufwendige Arbeit der Datenerhebung und der persönlichen Nachuntersuchung mit großem Engagement durchgeführt haben, insbesondere Frau Maria Tögel-Boland, Frau Irmgard Sinning, Herr Gerd Höhner und Herrn Herbert Remer. Ferner danken wir Herrn Dr. Cornelius Gutenbrunner für die Mitarbeit bei der statistischen Auswertung. Ganz besonders danken wir auch unseren Probanden für die Bereitschaft an einer Studie mitzuwirken, die mit der (anonymisierten) Preisgabe zahlreicher persönlicher Daten verbunden war. Schließlich danken wir sehr herzlich Frau Elisabeth Goy, die nicht nur verschiedene Versionen des Manuskriptes geschrieben hat, sondern auch durch die Mitarbeit bei den Literaturrecherchen und durch stilistische Verbesserungen zu der vorliegenden »Endgestalt« maßgeblich beigetragen hat. Auch Frau Anita Dehnert, die sich um die Schlussredaktion verdient gemacht hat, gilt unser herzlicher Dank. Zuletzt, aber nicht minder herzlich, danken wir Frau Renate Scheddin und Frau Renate Schulz vom Springer-Verlag für die kompetente Zusammenarbeit und unserer Lektorin, Frau Dr. Astrid Horlacher, für die Genauigkeit und Umsicht bei der Überarbeitung des Manuskriptes.

Helmut Remschmidt, Reinhard Walter und Jürgen Schönberger
Marburg und Gießen, im Sommer 2009

Inhaltsverzeichnis

Autorenverzeichnis

Prof. em. Dr. med. Dr. phil. Helmut Remschmidt
Klinik für Kinder- und Jugendpsychiatrie und -psychotherapie der Philipps-Universität Marburg, Schützenstraße 49, 35033 Marburg

Dr. rer. nat. Dipl.-Psych. Reinhard Walter
Klinik für Kinder- und Jugendpsychiatrie und -psychotherapie der Philipps-Universität Marburg, Schützenstraße 49, 35033 Marburg

Dipl.-Psych. Jürgen Schönberger
Kinder- und Jugendlichenpsychotherapeut, Psychologischer Psychotherapeut, Berthold-Martin-Haus, Nahrungsberg 39, 35390 Gießen

Hintergrund und Kenntnisstand

Zum Begriff »Kinderdelinquenz«

Unter Kinderdelinquenz werden Verstöße Strafunmündiger gegen das Strafgesetzbuch sowie dessen Nebengesetze verstanden. Da in Deutschland die **Strafmündigkeit** mit Erreichen des 14. Lebensjahres beginnt, bezieht sich die Kinderdelinquenz auf Straftaten von Kindern, die zum Tatzeitpunkt nicht älter als 13 Jahre alt waren. Sie gelten nach § 19 StGB als schuldunfähig und dürfen strafrechtlich nicht belangt werden. Erst ab dem 14. Lebensjahr wird dem jungen Menschen vom Gesetzgeber die Fähigkeit zugeschrieben, die Folgen seines schädigenden Verhaltens zu erkennen und die Verantwortung dafür zu übernehmen. Die Festlegung der Strafmündigkeitsgrenze ist hierbei willkürlich. In Deutschland schwankt sie seit 1871 zwischen dem 12. und dem 16. Lebensjahr, die jetzige Altersgrenze besteht seit 1953. In anderen europäischen Ländern liegt die Grenze teilweise unterhalb des 14. Lebensjahres (Irland: 7 Jahre, Schweiz: 8 Jahre, England: 10 Jahre, Türkei: 11 Jahre, Niederlande: 12 Jahre, Frankreich, Griechenland und Polen: 13 Jahre), in einigen sogar darüber (Dänemark, Estland, Finnland, Norwegen, Schweden, Slowakei, Tschechische Republik: 15 Jahre sowie in Litauen, Portugal, Rumänien, Russland, Slowenien und Spanien sogar beim 16. Lebensjahr). Die höchste Strafmündigkeitsgrenze in Europa weist Belgien mit 18 Jahren auf.

Im Unterschied zum deutschen Sprachgebrauch bezieht sich in den angloamerikanischen Ländern und in Frankreich die Bezeichnung »delinquency« bzw. »délinquence« auf alle Verhaltensweisen, mit denen die öffentliche Ordnung gestört wird, also nicht nur auf Verletzungen der Strafgesetze, sondern auch auf soziale Regelverstöße wie z. B. Schulschwänzen, Alkoholmissbrauch, Weglaufen und Herumstreunen, sexuelle Promiskuität, Flegelhaftigkeit, Aufsässigkeit in der Schule, Lügen usw. Solche sozial unangepassten Verhaltensweisen, die bei Erwachsenen keine Straftatbestände darstellen, werden auch als »status offences« (Statusdelikte) bezeichnet. Sie werden typischerweise von Minderjährigen, insbesondere von Kindern begangen und in die öffentlichen Delinquenzstatistiken aufgenommen, sofern sie den Behörden bekannt werden. Darüber hinaus können sie auch von den Jugendgerichten geahndet werden. Die unterschiedlichen Definitionen erschweren erheblich die Vergleichbarkeit von Untersuchungen aus verschiedenen Ländern mit zudem noch unterschiedlichen kulturellen und gesellschaftlichen Hintergründen.

Der Begriff **»Kriminalität«** impliziert in der deutschen Rechtsauffassung eine Verletzung strafrechtlicher Normen, wobei er gleichzeitig eine sozialschädliche Neigung bzw. eine Tendenz zur Straffälligkeit unterstellt. Dies kann jedoch bei Kindern allein aus entwicklungspsychologischen Gründen nicht angenommen werden. Daher ist der Terminus **»Kinderkriminalität«**, wie er vor allem in älteren Publikationen und leider immer noch in der polizeilichen Kriminalstatistik verwendet wird, zu vermeiden. Selbst für die Kennzeichnung der Straftaten Jugendlicher ziehen immer mehr Autoren den Begriff **»Jugenddelinquenz«** der Bezeichnung »Jugendkriminalität« vor. Der Begriff **»criminality«** bezieht sich ebenfalls auf Verletzungen des geltenden Strafrechts durch strafmündige Bürger, hat hier aber keine ätiologische, sondern eine deskriptive Bedeutung. Im amerikanischen Justizsystem kann ein Jugendlicher, der eine Straftat begeht, allein aus Altersgründen nicht kriminell, sondern nur delinquent sein. Als kriminell werden ausschließlich Straftäter bezeichnet, die strafmündig sind und damit dem Erwachsenenstrafrecht unterliegen. Die Schwere der Straftat spielt hierbei keine Rolle. Ein Jugendlicher, der mehrere Delikte begangen hat und erstmalig als Erwachsener strafrechtlich in Erscheinung tritt, gilt als Ersttäter, da nur gegen Erwachsene Anklage erhoben werden kann.

Im Verständnis der Kriminologie und der Soziologie stellen Verstöße gegen strafrechtliche Normen eine Untergruppe sozialabweichenden Verhaltens dar. Von antisozialem bzw. dissozialem Verhalten würde man, auch nach angelsächsischem Sprachgebrauch, aber erst dann sprechen, wenn durch das Verhalten gesellschaftliche Normen und Rechte anderer Personen verletzt werden (Hinshaw u. Zupan 1997). Hierzu zählt zweifellos delinquentes bzw. kriminelles Verhalten, auch wenn es selten auftritt bzw. nicht schwerwiegend ist.

Die Abweichung von einer sozialen oder einer Rechtsnorm ist aber nicht mit einer psychischen Störung gleichzusetzen. In den internationalen **Klassifikationssystemen ICD-10 und DSM-IV** findet man keine speziellen Kategorien für Delinquenz. In der ICD-10 werden Straftaten unter den **»Störungen des Sozialverhaltens«** verschlüsselt, sofern

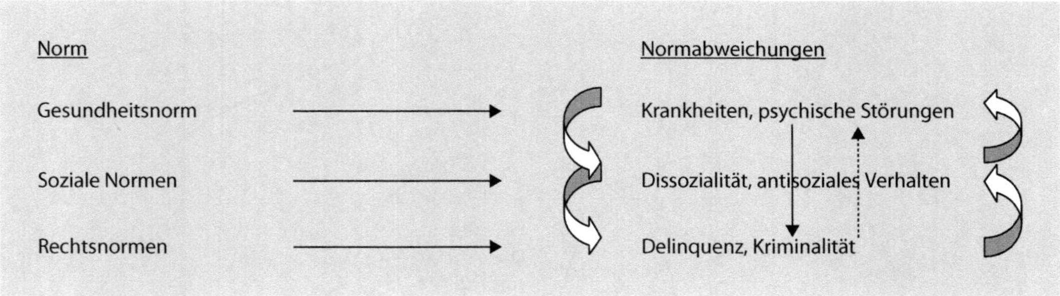

Abb. 1.1. Zusammenhänge zwischen Normen und normabweichendem Verhalten

sie definierte Tatmerkmale erfüllen (Gebrauch gefährlicher Waffen, körperliche Grausamkeit oder Gewalt gegenüber Personen, Zerstörung fremden Eigentums, vorsätzliche Brandstiftung). Diese Delikte brauchen innerhalb von sechs Monaten nur einmal aufgetreten zu sein, um das Kriterium einer »Störung des Sozialverhaltens« zu erfüllen. Einfache Diebstähle müssen hingegen mehrfach vorgekommen sein. Im DSM-IV zählen Straftaten zu der Gruppe der **»conduct disorders«**, wobei hier mindestens drei Kriterien für die Vergabe einer Diagnose gefordert werden. Hierzu zählen dann auch (wie bei der ICD-10) andere dissoziale, aggressive und regelverletzende Verhaltensweisen mit einer gewissen Dauer. Aus der Diagnose »Störung des Sozialverhaltens« oder »conduct disorders« lässt sich somit nicht der Schluss auf begangene Straftaten ziehen. Umgekehrt ist schwere oder persistierende Delinquenz fast immer mit anderen Störungen des Sozialverhaltens assoziiert.

Die Zusammenhänge zwischen in einer Gesellschaft gültigen Normen und normabweichendem Verhalten sind in Abb. 1.1 dargestellt.

In jeder Gesellschaft kann man mindestens drei Arten von Normen unterscheiden:

Gesundheitsnormen Gesundheitsnormen definieren jene körperlichen oder psychischen Abweichungen, die als krankhaft oder interventionsbedürftig angesehen werden. Dabei kann eine statistische Norm oder eine ideale Norm zugrunde gelegt werden. Die **statistische Norm** geht von der Verbreitung eines Merkmals in einer Population aus und definiert alle Individuen als normal, die im Hinblick auf das betreffende Merkmal innerhalb des einfachen Streuungsbereichs liegen. Dies geschieht z. B. hinsichtlich der Intelligenz, gemessen am Intelligenzquotienten. Schwieriger wird diese Betrachtung, wenn man emotionales Verhalten heranzieht, schon aufgrund der schwierigeren messtechnischen Erfassung. Dennoch ist weitgehend durch Konventionen geregelt, wer aufgrund seines emotionalen Verhaltens noch als normal, als Grenzfall oder bereits als pathologisch anzusehen ist.

Im Gegensatz zur statistischen Norm, die sich aus multiplen Messungen und Erhebungen von einzelnen Individuen ableitet, geht die **ideale Norm** von einer **Wertsetzung** aus. Sie bestimmt gewissermaßen a priori, was als normal zu betrachten ist und was nicht. Der Gesundheitsbegriff der WHO geht von einer solchen idealen Norm aus, wenn Gesundheit sinngemäß als Optimum des körperlichen und seelischen Wohlbefindens definiert wird und nicht nur als Abwesenheit von Krankheit. Aber auch gesetzliche Normen und religiöse Gebote sind an derartigen Idealvorstellungen orientiert. Abweichungen sind demzufolge das Nichteinhalten bzw. die Verletzung dieser Regeln und Gebote. Die Schwierigkeit, psychische Erkrankungen idealtypisch zu definieren, besteht darin, dass es sich bei ihnen hier um Abweichungen von derartigen idealtypischen Vorstellungen handelt und gerade in diesem Bereich die ideale psychische Konstellation schwer zu beschreiben ist. Dennoch werden Krankheiten als Abweichungen von Gesundheitsnormen definiert und in den bekannten Klassifikationssystemen anhand von beobachtbaren Merkmalen klassifiziert.

Soziale Normen Soziale Normen, die ebenfalls idealtypisch definiert sind, regeln das Zusammen-

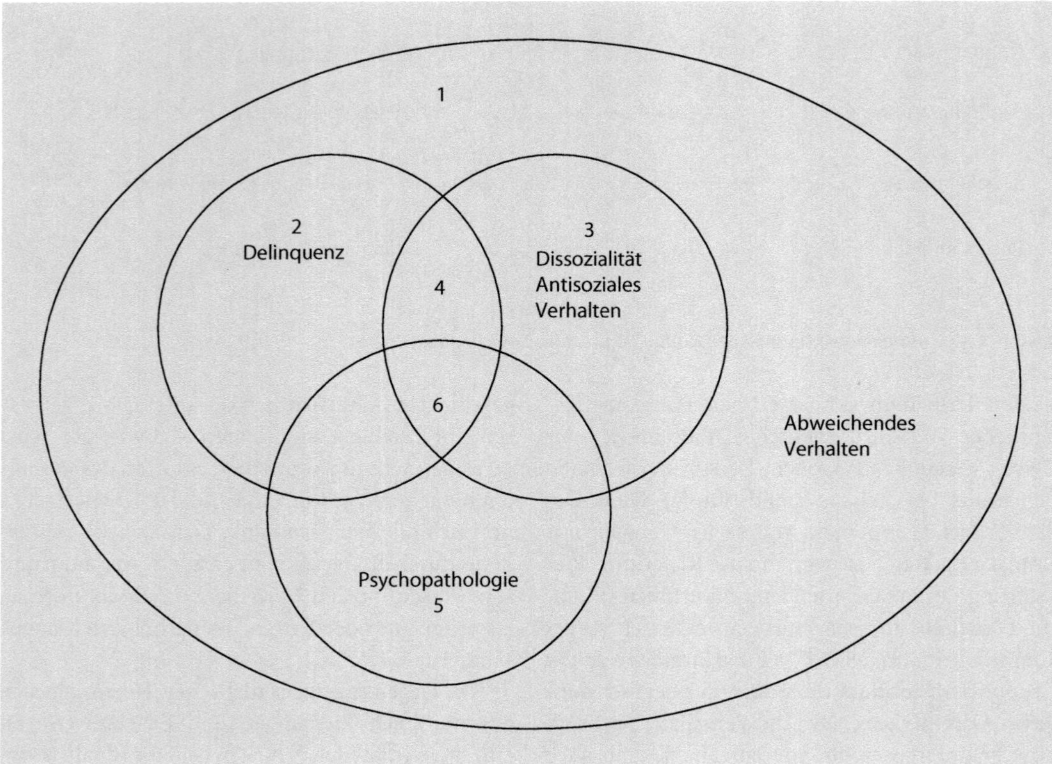

■ **Abb. 1.2.** Varianten abweichenden Verhaltens. Zusammenhänge zwischen Dissozialität, Delinquenz und Psychopathologie. 1 abweichendes Verhalten; 2 delinquentes Verhalten; 3 dissoziales Verhalten; 4 Individuum zeigt dissoziales und delinquentes Verhalten; 5 psychopathologisches Verhalten; 6 Individuum ist psychopathologisch auffällig und zeigt gleichzeitig dissoziales und delinquentes Verhalten

leben der Menschen in einer Gesellschaft. Verstöße gegen diese Regeln äußern sich in Dissozialität und antisozialem Verhalten, sofern sie nicht die Form von Verstößen gegen die gültigen Gesetze annehmen.

Rechtliche Normen Rechtliche Normen definieren, was in einer Gesellschaft erlaubt und verboten ist und sanktionieren Verstöße gegen diese Normen. Normverstöße äußern sich in delinquenten bzw. kriminellen Handlungen.

Wie ■ Abb. 1.1 zeigt, existieren Zusammenhänge zwischen den jeweiligen Normabweichungen. So können psychische Störungen mit Dissozialität und antisozialem Verhalten assoziiert sein und antisoziales Verhalten bzw. Dissozialität wiederum zu psychischen Störungen führen. Ebenso sind Dissozialität und antisoziales Verhalten auch häufig mit Delinquenz bzw. Kriminalität assoziiert – sie sind häufig die Vorstufen derselben –, wobei umgekehrt Delinquenz bzw. Kriminalität häufig mit Dissozialität bzw. antisozialem Verhalten kombiniert sind. Schließlich können auch psychische Störungen (z. B. Manie, Schizophrenie, aber auch hyperkinetisches Syndrom und Persönlichkeitsstörungen) zu delinquenten Handlungen führen, wobei der umgekehrte Weg (■ Abb. 1.1 gestrichelter Pfeil) eher seltener ist.

Die Varianten abweichenden Verhaltens unter Zugrundelegung der drei in ■ Abb. 1.1 gezeigten Normen sind in ■ Abb. 1.2 dargestellt (vgl. auch Hartmann 1970, auf den dieser Ansatz zurückgeht). Abweichendes Verhalten ist hier in Form einer Ellipse dargestellt, Dissozialität (antisoziales Verhalten), Delinquenz und Psychopathologie werden durch drei einander überlappende Kreise symbolisiert. Wie ◘ Abb. 1.2 zeigt, existiert auch abweichendes Verhalten jenseits der durch die drei Kreise symbolisierten Normabweichungen. So kann es sich z. B. bei Individuum 1 um einen hochbegabten Menschen handeln, der aufgrund seiner Begabung (z. B. als Künstler oder Musiker) aus den gesellschaftlich gültigen Normen herausfällt, ohne in irgendeiner Weise durch Dissozialität, Delinquenz oder Psychopathologie auffällig zu sein. Individuum 2 verstößt gegen die Strafgesetze und ist somit delinquent, Individuum 3 zeigt dissoziales Verhalten, ohne gegen die strafrechtlichen Normen verstoßen zu haben (z. B. Herumstreunen, Aufsässigkeit, oppositionelles Verhalten, Schulschwänzen), während Individuum 4 sowohl durch dissoziale als auch delinquente Handlungen gekennzeichnet ist. Individuum 5 ist psychopathologisch auffällig (z. B. durch eine Angst- oder Zwangsstörung) und zeigt weder dissoziales Verhalten noch Gesetzesverstöße, während Individuum 6 ebenfalls psychopathologisch auffällig ist (z. B. im Rahmen einer Störung des Sozialverhaltens, eines hyperkinetischen Syndroms oder der Kombination von beiden) und gleichzeitig dissoziales und delinquentes Verhalten zeigt.

Erst neuerdings wird immer mehr beachtet, dass viele Straftäter an psychischen Störungen bzw. neuropsychologischen Auffälligkeiten leiden, die an der Entwicklung dissozialen und delinquenten Verhaltens maßgeblich beteiligt sind (Vermeiren 2002).

Der Begriff der Kinderdelinquenz wird im Folgenden beschreibend verwendet. Eine Kriminalisierung des Verhaltens ist ebenso wenig angemessen wie eine psychopathologische Etikettierung.

Epidemiologie

2.1 Entwicklung der Kinderdelinquenz auf Basis der polizeilichen Kriminalstatistik

Obwohl unter den Experten Einigkeit darüber besteht, dass die polizeiliche Kriminalstatistik durch zahlreiche Fehler verzerrt ist, ist man sich andererseits in der Beantwortung der Frage uneinig, ob sie Aussagen zur tatsächlichen Kriminalitätsentwicklung erlaubt. Diese Zweifel sind insbesondere bei der registrierten Kinderdelinquenz angebracht, die noch weit mehr als die Delinquenz Strafmündiger verfälscht ist.

2.1.1 Besonderheiten der Kinderdelinquenz in der polizeilichen Kriminalstatistik

Zunächst ist davon auszugehen, dass bei Kindern ein enorm hohes **Dunkelfeld** besteht, weil aufgrund des Alters der Täter nur ein sehr kleiner Teil der Delikte zur Anzeige kommt. Über 90% aller Straftaten werden von der Polizei durch die Bevölkerung zur Kenntnis gebracht (Blankenburg et al. 1978), sodass die Registrierung im Wesentlichen eine Folge der **Anzeigenbereitschaft** der Bevölkerung ist (Feltes 1993). Für Kinder ist nun eine besonders niedrige Anzeigenbereitschaft der Bevölkerung anzunehmen, wofür mehrere Gründe sprechen. Vorausgesetzt, der Täter ist als strafunmündiges Kind erkannt worden, ist man geneigt, aufgrund der geringen Schadenshöhe, des Alters des Kindes, der unterstellten mangelnden Einsichtsfähigkeit in das Unrecht der Tat oder aus Mitleid von einer Anzeige Abstand zu nehmen. Auch dürfte das Wissen eine Rolle spielen, dass der Täter ohnehin nicht strafrechtlich belangt werden kann. Selbst wenn die Straftaten der Polizei gemeldet sind, so bedeutet dies noch nicht, dass auch die Täter bekannt sind. Dies hängt wiederum von der Strafverfolgungsintensität der Polizei, d. h. von der Aufklärungsquote, ab. Es besteht somit ein **»doppeltes Dunkelfeld«**, wobei die von der Polizei nicht aufgeklärten Straftaten unabhängig von der Anzahl der Delikte sind, die gar nicht erst zur Anzeige kommen. Laut Polizeistatistik wird im Durchschnitt nur etwa **jeder zweite Fall** aufgeklärt. Hier gibt es wiederum deliktspezifische Verzerrungen, da Verbrechen eine hohe Aufklärungsquote haben: Mord und Totschlag über 90%, einfacher Diebstahl ohne Ladendiebstahl aber nur etwa 20% (Polizeiliche Kriminalstatistik 2000 herausgeben vom Bundeskriminalamt 2001). Da Kinder fast ausschließlich leichte Straftaten begehen, ist bei ihnen auch entsprechend die Aufklärungsquote geringer. Keine große Rolle dürfte bei der Kinderdelinquenz die Tatsache spielen, dass es Delikte ohne Opfer gibt. Hierzu zählen Staatsschutzdelikte, Verkehrsdelikte, Ordnungswidrigkeiten, Wirtschaftsdelikte, Rauschgiftmittelkonsum, Glücksspiele, die ganz oder teilweise aus der Kriminalstatistik herausfallen.

2.1.2 Polizeiliche Präsenz und Verfolgungsintensität

Dass **polizeiliche Präsenz** oder andere Formen der Kontrolle (z. B. Einsatz von Hausdetektiven) Einfluss auf die registrierte Delinquenz haben, ist unbestritten. Sie wirken sich aber nicht abschreckend aus und reduzieren nicht die Delinquenz, sondern sie erhöhen sie durch Aufhellung des Dunkelfeldes. So berichtete Traulsen (1994) von einem Anstieg der ertappten Ladendiebe in Freiburg um 200% innerhalb kurzer Zeit, nachdem in Geschäften und Kaufhäusern private Sicherheitsdienste eingesetzt wurden.

In der Literatur wurde dieses Phänomen als **Lüchow-Dannenberg-Syndrom** bekannt: Im Landkreis Lüchow-Dannenberg stieg die Tatverdächtigenziffer der Kinder zwei Jahre nach Verstärkung der Polizeikräfte (von 63 auf 109 Beamte) um 113% an (Pfeiffer u. Wetzels 1997).

Die Anstiege waren bei den anderen Altersgruppen geringer, aber immer noch respektabel (Jugendliche 78%, Heranwachsende 37%, Erwachsene 29%, alle Zahlen gerundet). Die Verstärkung der Polizei war 1980 aufgrund der Zunahme der Demonstrationen gegen das Atomkraftwerk in Gorleben erfolgt.

Umgekehrt führt eine geringe Verfolgungsintensität der Polizei bei Delikten Strafunmündiger dazu, dass die offiziellen Täterzahlen abnehmen. So berichteten Pfeiffer u. Wetzels (1997) über eine Analyse der Kinderdelinquenz in westdeutschen

Großstädten, die 1980 durchgeführt worden war. Die Stadt Frankfurt, die die höchste Kriminalitätsbelastung aufwies, hatte eigenartigerweise die niedrigsten Tatverdächtigenzahlen bei Kindern. Die Erklärung war, dass die Polizei aufgrund ihrer hohen Beanspruchung mit den großen Kaufhäusern eine Absprache getroffen hatte, wonach die Eltern kindlicher Ladendiebe benachrichtigt werden sollten, um eine formale Anzeige zu vermeiden.

2.1.3 Auswirkungen des Tatverdächtigenstatus

Ein ebenso gewichtiger Einwand gegen die Aussagekraft der polizeilichen Kriminalstatistik ist die Tatsache, dass sie auch Tatverdächtige erfasst, ohne den Schuldvorwurf im Einzelnen zu prüfen (z. B. die Aneignungsabsicht beim Diebstahl). Zudem werden auch die Versuche registriert, obwohl bei vielen Delikten nur die vollendeten Handlungen strafbar sind, nicht aber die Versuche. Dies führt dazu, dass die Polizeistatistik aufgebläht ist. Diese Übertreibung trifft sowohl auf die Beurteilung der Schwere des Delikts als auch auf die Anzahl der Taten und der Tatverdächtigen zu. Welche Ausmaße diese ersten Einschätzungen durch die Polizei haben, wird deutlich, wenn man die Tatverdächtigenzahlen in Relation zu den Verurteilten setzt. Dies ist natürlich bei Kindern nicht möglich. Als Referenzgruppe bietet sich aber die Gruppe der Jugendlichen an, die von allen Strafmündigen den Kindern altersmäßig am nächsten steht. So kam es im Jahr 2000 (alte Bundesländer mit Gesamt-Berlin) nur bei 20,2% aller tatverdächtigen Jugendlichen (14–17 Jahre) zu einer Verurteilung. Bei den übrigen erwies sich der Verdacht entweder als unbegründet oder das Verfahren wurde wegen Geringfügigkeit eingestellt (Heinz 2002). Generell wird nur ein Drittel der von der Polizei ermittelten Tatverdächtigen auch verurteilt. Das Strafverfahren lässt sich somit, bezogen auf die genannte Gruppe, auch als Prozess der Entkriminalisierung durch Ausfilterung und Umdefinition beschreiben. Selbst bei schweren Straftaten (Tötungsdelikte, Raub, Sexualdelikte) wird die ursprüngliche polizeiliche Bewertung in weniger als 50% der Fälle auch durch das Urteil bestätigt (Sessar 1981; Steitz 1993; Steinhilper 1986). Aufgrund dieses Sachverhaltes ist anzunehmen, dass bei gerichtlicher Prüfung der von Kindern begangenen Straftaten die Täterzahlen in der polizeilichen Kriminalstatistik um mehr als zwei Drittel zusammenschrumpfen würden.

2.1.4 Unzuverlässigkeit der Daten und Verzerrungseffekte

Sind schon die rechtlichen Beurteilungen der Delikte ungenau, so müsste man eigentlich annehmen, dass die übrigen Daten (Alter, Tatzeit und -ort, Nationalität, Schadenshöhe, Wohnsitz) zuverlässig erfasst werden. Dies scheint aber auch nicht der Fall zu sein. Eine von Gundlach u. Menzel (1991) durchgeführte Analyse der polizeilichen Ermittlungsakten der Stadt Hamburg ergab, dass nur 52% der Fallerfassungen fehlerfrei waren. Hierbei ist aber auch zu berücksichtigen, dass nicht alle Ungenauigkeiten vermeidbar sind, da die Angaben der Täter nicht immer der Wahrheit entsprechen.

Der Einfluss der erwähnten Verzerrungsfaktoren auf die Polizeistatistik wäre nun vernachlässigbar, wenn diese über die Zeit konstant blieben und es keine regionalen Unterschiede (z. B. zwischen Nord- und Süd-, Ost- und Westdeutschland) gäbe. Hierüber wissen wir jedoch nichts bzw. wir müssen davon ausgehen, dass sich diese Faktoren verändern. Es ist schwer zu begründen, warum ausgerechnet sie konstant bleiben sollten, wo sich alle übrigen gesellschaftlichen, sozialen und ökonomischen Einflussgrößen in den letzten 60 Jahren verändert haben.

2.1.5 Tatverdächtigenbelastungszahl (TVBZ) als Vergleichsmaßstab

Um Täterzahlen miteinander vergleichen zu können, macht es keinen Sinn, die absoluten Zahlen zu verwenden, sondern diese müssen auf die Zahl der Bevölkerung relativiert werden. Als Standardisierungsmaß wird die **Tatverdächtigenzahl** verwendet, die als die Anzahl ermittelter Täter pro 100.000 Einwohner definiert ist. Bis 1993 hieß dieser Index Kriminalitätsbelastungszahl (KBZ). Ursprünglich enthielt der Index Mehrfachzählungen, d. h. ein

Täter, der innerhalb eines Jahres mehrere Straftaten begangen hatte, ging auch mehrfach in den Index als Täter ein, wodurch es zu einer Erhöhung der Belastungszahlen um ca. 30% kam (Heinz 1984). Bei der Kinderdelinquenz schätzte Traulsen (1981) die Täterzahlen um 15–20% erhöht. Um diese statistischen Artefakte zu vermeiden, wurde 1983 die Zählung **»echter« Tatverdächtiger** eingeführt. Ein Mehrfachtäter wurde im Berichtszeitraum nur einmal erfasst. Hatte er allerdings unterschiedliche Straftaten begangen und wurden die Täterzahlen nach übergeordneten Deliktkategorien ausgewertet, so wurde er in jeder Kategorie (einmal) gezählt. Dies hatte allerdings zur Folge, dass sich die relative Gesamtzahl der Täter über die einzelnen Deliktkategorien zu mehr als 100% aufaddierte. In der deliktübergreifenden Gesamtzählung wurde ein Mehrfachtäter aber nur einmal dokumentiert. Da in vier Bundesländern erst zum 1.1.1984 die Umstellung der Zählweise erfolgt, liegen für die BRD **erst ab 1984 einheitliche Daten** vor. Die TVBZ können somit mit den vor 1984 errechneten Zahlen nicht direkt verglichen werden. Traulsen (1980, 1981) hat darauf hingewiesen, dass es speziell bei Kindern keinen Sinn macht, Kriminalitätsbelastungszahlen pauschal für die 0- bis 13-Jährigen zu berechnen, da jüngere Kinder kaum Straftaten begehen. Man kommt zu sehr unterschiedlichen Ergebnissen, je nachdem welche Altersgruppe der Täter auf welche Altersgruppe der Bevölkerung bezogen wird. Optimal ist eine Unterteilung der Täter nach Altersklassen, die auf die jeweilige Altersgruppe der Bevölkerung bezogen wird.

Der Bezug der Tatverdächtigen auf die Bevölkerung setzt voraus, dass die Einwohnerzahlen zuverlässig sind. Diese werden durch Fortschreibung der Bevölkerungsstatistik auf Basis der Bevölkerungszählungen (1979 und 1987) ermittelt. Hierbei treten Fehler auf, die aber bei den meldepflichtigen deutschen Staatsbürgern eher gering sein dürften. Große Verzerrungen sind hingegen bei der nichtdeutschen Bevölkerung festzustellen, die entweder nicht der Meldepflicht unterliegen (Touristen, Angehörige ausländischer Streitkräfte, Diplomaten) oder sich illegal in der BRD aufhalten. Der Anteil der nicht gemeldeten, nichtdeutschen Tatverdächtigen liegt zwischen 30% und 50% (Bundeskriminalamt 2001). Da die genaue Anzahl der amtlich nicht gemeldeten Ausländer unbekannt ist, werden seit 1988 in der polizeilichen Kriminalstatistik des Bundes keine gesonderten TVBZ für Personen mit ausländischer Staatsangehörigkeit mehr ausgewiesen. Seit 1994 werden TVBZ ausschließlich für die deutsche Bevölkerung mitgeteilt. Erst 1978 wurden überhaupt Tatverdächtige nach ihrer Staatsangehörigkeit aufgeschlüsselt.

Aus den erwähnten eingeschränkten Aussagemöglichkeiten der polizeilichen Kriminalstatistik muss zwangsläufig der Schluss gezogen werden, dass sie nicht die »Kriminalitätswirklichkeit« in einer Gesellschaft wiedergeben kann. Sie stellt nicht einmal einen repräsentativen, sondern einen verzerrten Ausschnitt dar, der maßgeblich vom Anzeigeverhalten der Bürger bestimmt wird. Insofern ist sie das Abbild einer mehr informellen als formellen Sozialkontrolle.

Die Kinderdelinquenz ist hiervon besonders betroffen, was auch in einem vom Bundesministerium des Innern und des Bundesministeriums für Justiz (2001) herausgegebenen Sicherheitsbericht zum Ausdruck kommt:

> Die polizeilichen Daten zu Kinderdelinquenz sind mit besonderer Vorsicht zu interpretieren. Kinder begehen weit überwiegend bagatellhafte Eigentumsdelikte, deren Aufdeckung in erheblichem Maße von der Kontrolldichte abhängig ist. In Anbetracht des niedrigen Ausgangsniveaus kindlicher Delinquenz können bereits geringe Zunahmen des Aufdeckungsrisikos oder der Anzeigehäufigkeit starke Anstiegsquoten auslösen, ohne dass dem entsprechende Veränderungen in der Wirklichkeit des Delinquenzgeschehens zugrunde liegen müssen. (Bundesministerium des Inneren, Bundesministerium der Justiz 2001, S. 510)

2.1.6 Analysen zur Entwicklung der Kinderdelinquenz anhand der polizeilichen Kriminalstatistik

Trotz (und in Kenntnis) der begrenzten Aussagekraft der polizeilichen Kriminalstatistik haben einige Autoren die Entwicklung der Kinderdelinquenz über unterschiedliche Zeiträume analysiert, wobei folgende Tendenzen festgestellt wurden:

- Im Zeitraum von 1979 bis zur Wiedervereinigung (1989) blieb die Rate straffälliger Kinder pro 100.000 Einwohner weitgehend konstant, um bis 1996 kontinuierlich anzusteigen (Weitekamp u. Meier 1998). Der markanteste Anstieg war für die Altersgruppe der 12- bis 13-Jährigen festzustellen, während sich die Rate der 8- bis 9-Jährigen kaum veränderte. Aufgeschlüsselt nach Bundesländern ging der Anstieg vor allem auf eine Zunahme der Täterzahlen in den neuen Bundesländern zurück, während in den alten Bundesländern eine geringere Zunahme zu beobachten war. Allein von 1993–1996 verdoppelte sich die Anzahl tatverdächtiger Kinder im Alter von 8–13 Jahren in den neuen Bundesländern, in den alten Bundesländern kam es zu einem Anstieg von nur 48%.
- Eine Auswertung der Delikte von 1954–1996 in derselben Untersuchung ergab – bezogen auf die von Kindern begangenen Straftaten – eine deutliche Zunahme der relativen Anteile der Raubdelikte, der Körperverletzungen sowie eine geringere Zunahme des einfachen Diebstahls und der Sachbeschädigung.
- Bei einer Analyse der TVBZ der männlichen deutschen Tatverdächtigen der Jahre 1984–1995 (unterteilt nach Altersgruppen 8–13 Jahre, 14–17 Jahre, 18–20 Jahre und 21–25 Jahre), hatten sich die Täterzahlen in allen Altersgruppen (pro 100.000 Einwohner) erhöht, am stärksten bei den Jugendlichen (um 52,3%), gefolgt von den Heranwachsenden (36,5%) und den 8- bis 14-jährigen Kindern (23,9%). Bei den jungen Erwachsenen war der Anstieg mit 13,6% am geringsten. Was die einzelnen Delikte anbetrifft, so waren in allen Altersgruppen unter 21 Jahren die Rohheitsdelikte (Raub, schwere und gefährliche Körperverletzung) angestiegen, und zwar bei den Kindern und Jugendlichen stärker als bei den Heranwachsenden (Traulsen 1997; Pfeiffer u. Wetzels 1997).
- Die Zunahme der TVBZ für Kinder, insbesondere der 12- bis 13-Jährigen sowie eine Zunahme der Gewaltdelinquenz wurde von Reuter (2001) für den Zeitraum 1990–1999, von Steffen (2002) für den Vergleich von 1993 mit 2000 und von Heinz (2002) für den Vergleich von 1987 mit 2001 berichtet. Was den Vergleich der Delinquenz deutscher und nichtdeutscher tatverdächtiger Kinder auf Bundesebene betrifft, so wird das Gros der Straftaten von deutschen Kindern begangen, entsprechend sind auch die absoluten Täterzahlen höher. Das Bild ändert sich allerdings, wenn die Tatverdächtigen auf die jeweiligen Bevölkerungen relativiert werden. Die TVBZ der ausländischen Kinder sind doppelt so hoch wie die der deutschen Kinder. Der Anteil ausländischer registrierter Kinder an der gleichaltrigen ausländischen Bevölkerung stieg von 1984–1996 in ähnlicher Weise an wie der Anteil deutscher Kinder, allerdings auf einem höheren Niveau (Weitekamp u. Meier 1998).
- Alle Auswertungen der polizeilichen Kriminalstatistiken (national und international) zeigen, dass Delinquenz ein überwiegend männliches Phänomen ist; Mädchen sind in einem Prozentsatz von 15 bis maximal 25% an den im Kindes- und Jugendalter begangenen Straftaten beteiligt (Göppinger 1997; Heinz 2001; Kaiser u. Schöch 2006; Meier 2000; Schneider 2001).
- Ein besonderes Augenmerk muss auf die kindlichen Intensivtäter gelegt werden. In der Analyse von Thomas (1998) mit Hilfe eines speziell in Bremen installierten polizeilichen Informationssystems (ISA) wurden im Zeitraum vom 1.1.1995–31.12.1996 die von Kindern begangenen Delikte ausgewertet. Unter den insgesamt 2316 erfassten kindlichen Delinquenten befanden sich 109 Intensivtäter (definiert durch mindestens zwei Aggressionsdelikte), von denen zusätzlich die staatsanwaltlichen Ermittlungsakten und die Jugendamtsakten herangezogen wurden. Sie zeichneten sich durch eine polytrope Tatbegehung sowie durch familiäre und sozioökonomische Defizite aus (»Broken-home-Situationen«, Alkohol-, Drogenabhängigkeit und Delinquenz der Eltern, Arbeitslosigkeit, beengte Wohnverhältnisse, Kinderreichtum). Die Täter zeigten massive Schulleistungsstörungen, schwänzten häufig die Schule und liefen von zu Hause weg. Auffallend war ferner eine im Vergleich zu den übrigen kindlichen Straftätern deutlich frühere Tatbegehung.

2

Nach der Auswertung der im Beobachtungszeitraum 1995/96 erfassten 2316 Täter waren 45,7% der Kinder noch keine 12 Jahre alt, 12,3% noch keine 10 Jahre und 5% noch keine 8 Jahre alt (Prozentzahlen gerundet). Die Prozentanteile bei den Intensivtätern betrugen 81,7%, 45,9% und 14,7%.

Der Anteil ausländischer Kinder an den strafunmündigen Tätern lag im Berichtszeitraum (1995/96) mit 31,2% über ihrem Anteil an der Bevölkerung. Bei den Intensivtätern stieg er sogar auf 47,7%. Dies bedeutet, dass besonders ausländische Kinder ein hohes Risiko haben, Straftaten zu begehen.

Die folgenden Ergebnisse basieren auf eigenen Auswertungen der polizeilichen Kriminalstatistik der BRD für einen über 20-jährigen Zeitraum (1984–2007). Die Polizeistatistiken der vorangehenden Jahre konnten wegen Mehrfachzählungen der Täter (pro Jahr) nicht zum Vergleich herangezogen werden. Erst ab 1984 wurden Personen, gegen die im Berichtsjahr mehrfach ermittelt wurde, nur einmal gezählt. Somit war die Voraussetzung für die Berechnung fehlerfreier TVBZ gegeben.

◘ Abb. 2.1 zeigt zunächst die Entwicklung der Gesamtzahl polizeilich registrierter deutscher und ausländischer Kinder.

Eine deutliche Zunahme der tatverdächtigen Kinder ist ab 1992 bei den deutschen Kindern festzustellen, die Zahl ausländischer Kinder steigt über die 20 Jahre hingegen nur sehr leicht an. Relativiert man die Zahlen auf die Bevölkerung, so zeigt sich bei den 8-bis 13-Jährigen deutschen Kindern ebenfalls ein drastischer Anstieg ab 1993 (◘ Abb. 2.2). Die unter 8-jährigen Tatverdächtigen wurden wegen ihrer geringen Zahl nicht berücksichtigt. Als Bezugspopulation diente entsprechend die gleichaltrige Bevölkerung.

Da sich die TVBZ ab 1993 auf das gesamte Bundesgebiet, einschließlich der neuen Bundesländer, beziehen, liegt die Vermutung nahe, dass der Anstieg vor allem auf eine Zunahme der Kinderdelinquenz in diesen Ländern zurückzuführen ist. Weitekamp u. Meier (1998) haben in ihrer Auswertung, die allerdings nur bis 1996 durchgeführt wurde, nachgewiesen, dass dies tatsächlich der Fall ist. Unklar ist jedoch, ob der Anstieg auf eine vermehrte Anzeigefreudigkeit der Bevölkerung, eine verschärfte Kontrolle (z. B. in Supermärkten), eine vermehrte Aktivität der Polizei oder auf eine reale Zunahme der Kinderdelinquenz zurückzuführen ist.

Der Vergleich der TVBZ der Kinder mit denen der Jugendlichen und Heranwachsenden zeigt, dass diese beiden Altersgruppen die mit großem Abstand kriminell aktivsten sind. Die Jungerwachsenen (22–24 Jahre) haben eine wesentlich geringere Kriminalitätsbelastung. Der höchste Anstieg der registrierten Delinquenz (etwa ab 1990) ist bei den Jugendlichen, Heranwachsenden und jungen Erwachsenen festzustellen. Die Delinquenz der Erwachsenen (unter Einschluss der jungen Erwachsenen) weist im Vergleich zu den Kindern, Jugendlichen und Heranwachsenden den geringsten Anstieg auf. Bis 1995 liegen die TVBZ der Kinder unter denen der Erwachsenen, danach übersteigen sie diese. Ab 1995 sind Kinder somit kriminalitätsbelasteter als Erwachsene, ein Umstand, der neben der steigenden Kinderdelinquenz zu denken geben sollte.

Was die TVBZ ausländischer Kinder betrifft, so liegen diese doppelt so hoch im Vergleich zu deutschen Kindern (Steffen 2002; Weitekamp u. Meier 1998). Auf der Ebene absoluter Zahlen überwiegen jedoch deutsche Kinder bei Weitem (◘ Abb. 2.1). Die polizeiliche Kriminalstatistik enthält seit 1988 keine TVBZ mehr für Ausländer, da die Ermittlung der ausländischen Wohnbevölkerung zu ungenau ist.

Schlüsselt man die TVBZ der deutschen Kinder nach Altersgruppen auf (◘ Abb. 2.3), so wird erkennbar, dass der relative Anstieg in der Altersgruppe der 12- bis 13-Jährigen am stärksten ist, gefolgt von den 10- bis 11-Jährigen. Keine nennenswerte Zunahme ist bei den 8- bis 9-Jährigen festzustellen. Von einem Anstieg der Kriminalitätsbelastung sind also nicht alle Altersgruppen gleichermaßen betroffen.

Hinsichtlich der Deliktstruktur der Kinderdelinquenz lässt sich feststellen, dass das Gros der Delikte auf den einfachen und schweren Diebstahl und die Sachbeschädigung entfällt. Von allen tatverdächtigen Kindern hatten 1984 90,3% der Kinder diese Delikte begangen, 1994 86,9% und im Jahr 2007 waren es 76,2%.

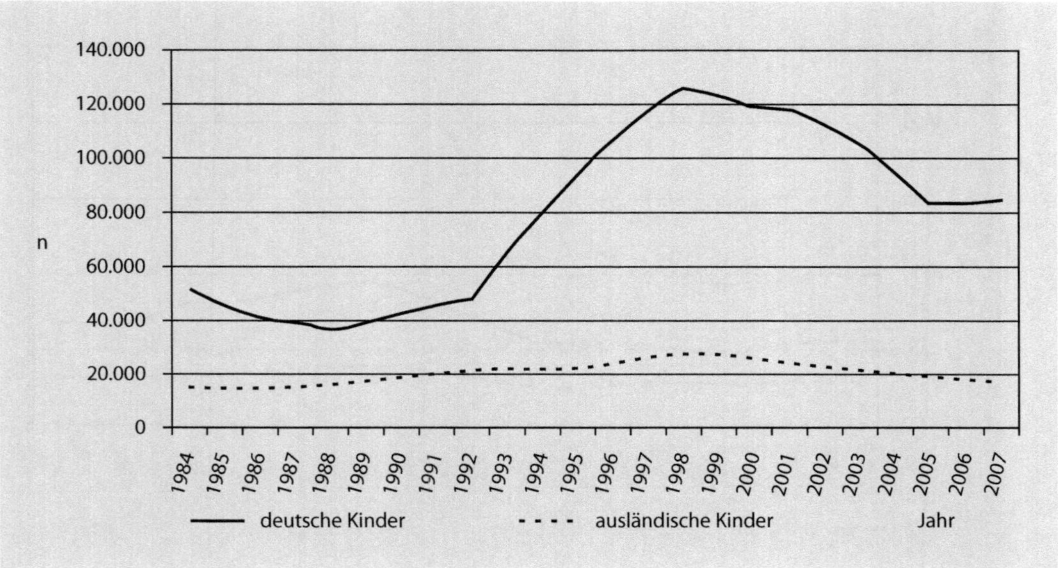

Abb. 2.1. Entwicklung der Kinderdelinquenz in der BRD. Anzahl (*n*) deutscher (*durchgezogene Linie*) und ausländischer (*gepunktete Linie*) Kinder (0–13 Jahre) pro Jahr. Bis 1990 alte Bundesländer, 1991 und 1992 alte Bundesländer und Gesamt-Berlin, ab 1993 Bundesgebiet gesamt

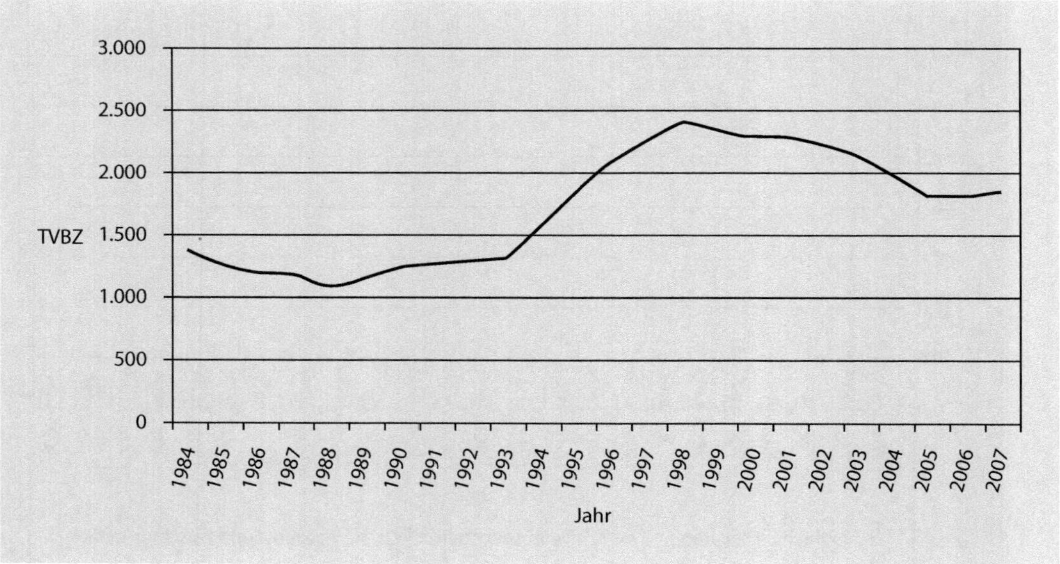

Abb. 2.2. Entwicklung der Tatverdächtigenbelastungszahlen (*TVBZ*) deutscher Kinder in der BRD (1984–2007). Bis 1990 alte Bundesländer, 1991 und 1992 alte Bundesländer und Gesamt-Berlin, ab 1993 Bundesgebiet gesamt

Die folgenden Abbildungen (Abb. 2.4, Abb. 2.5, Abb. 2.6) geben eine Übersicht über die Veränderungen der Deliktstruktur von 1984–2007. Aufgeführt sind jeweils die Anteile der Kinder, die das bezeichnete Delikt begangen haben, an allen tatverdächtigen Kindern. In jeder Deliktkategorie wird jeder Täter nur einmal gezählt, insgesamt (über alle Delikte) ebenfalls nur einmal. Da ein Täter aber

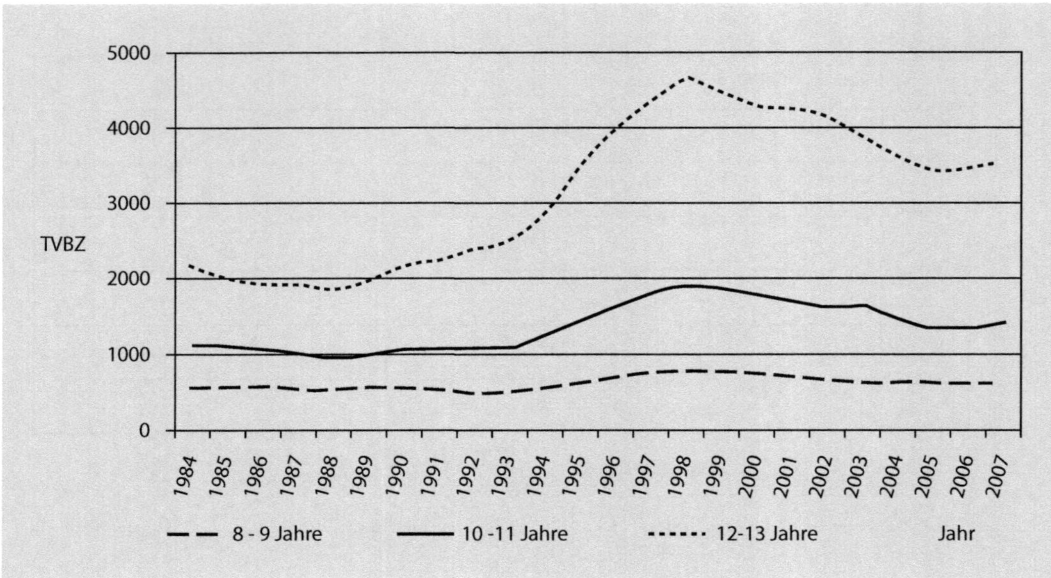

Abb. 2.3. Tatverdächtigenbelastungszahlen (*TVBZ*) deutscher Kinder in der BRD, unterteilt nach Altersgruppen (1984–2007). *Gestrichelte Linie* 8–9 Jahre, *durchgezogene Linie* 10–11 Jahre, *gepunktete Linie* 12–13 Jahre. Bis 1990 alte Bundesländer, 1991 und 1992 alte Bundesländer und Gesamt-Berlin, ab 1993 Bundesgebiet gesamt

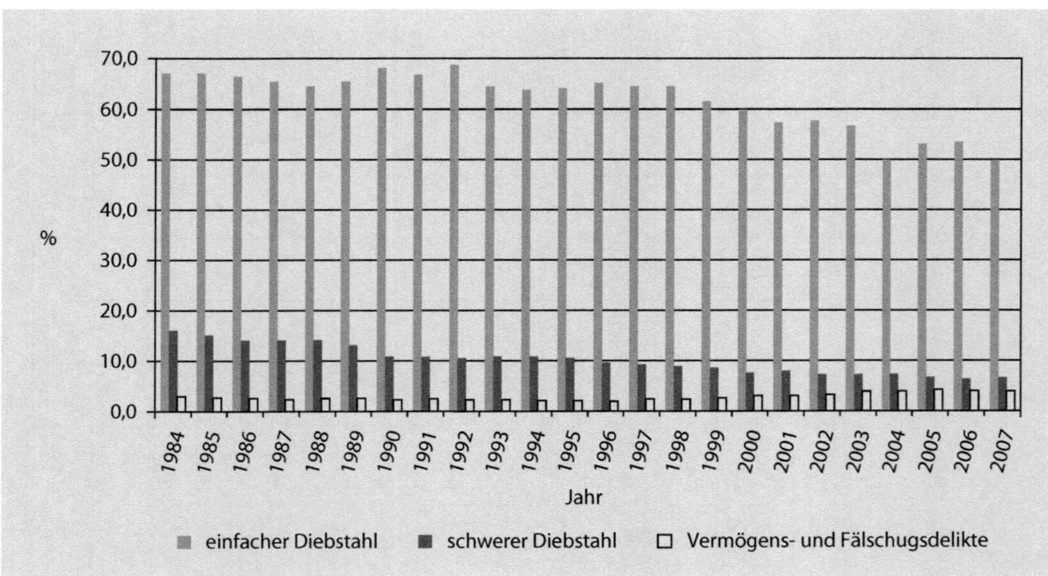

Abb. 2.4. Entwicklung der Deliktstruktur der Kinderdelinquenz in der BRD (1984–2007). Relative Anteile der Kinder, die einen einfachen (*hellgrau*) oder schweren (*dunkelgrau*) Diebstahl oder ein Vermögens- und Fälschungsdelikt (*weiß*) begangen haben, an allen tatverdächtigen Kindern (0–13 Jahre) pro Jahr. Bis 1990 alte Bundesländer, 1991 und 1992 alte Bundesländer und Gesamt-Berlin, ab 1993 Bundesgebiet gesamt

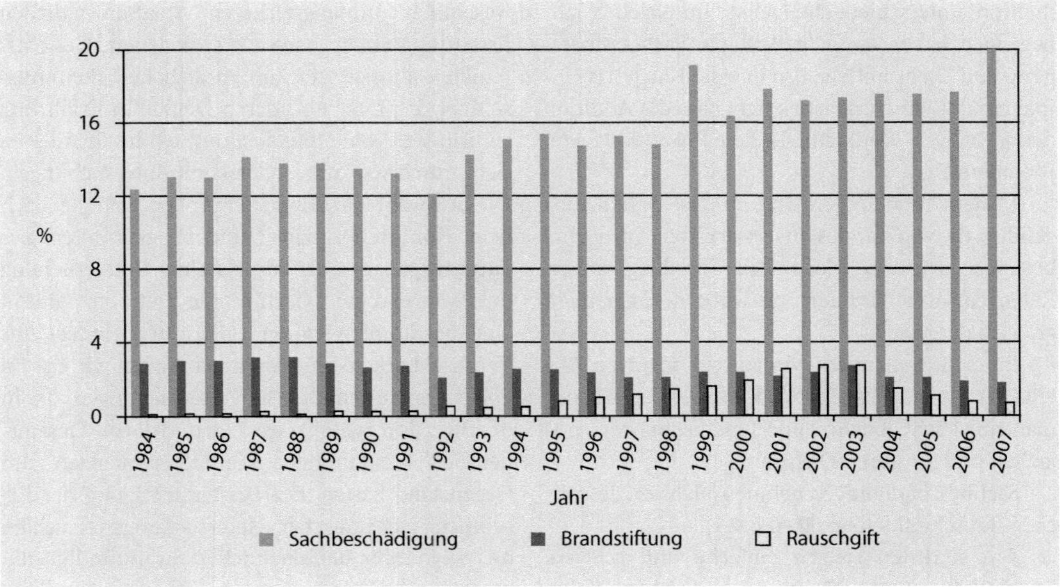

Abb. 2.5. Entwicklung der Deliktstruktur der Kinderdelinquenz in der BRD (1984–2007). Relative Anteile der Kinder, die eine Sachbeschädigung (*hellgrau*), Brandstiftung (*dunkelgrau*) oder ein Rauschgiftdelikt (*weiß*) begangen haben, an allen tatverdächtigen Kindern (0–13 Jahre) pro Jahr. Bis 1990 alte Bundesländer, 1991 und 1992 alte Bundesländer und Gesamt-Berlin, ab 1993 Bundesgebiet gesamt

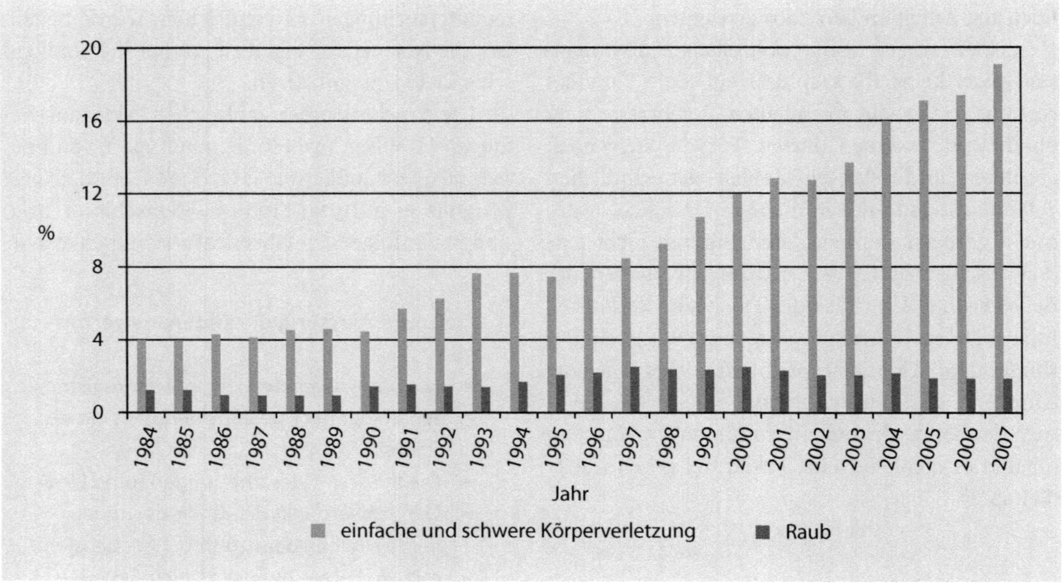

Abb. 2.6. Entwicklung der Deliktstruktur der Kinderdelinquenz in der BRD (1984–2007). Relative Anteile der Kinder, die eine Körperverletzung (*hellgrau* einfach und schwer) oder einen Raub (*dunkelgrau*) begangen haben, an allen tatverdächtigen Kindern (0–13 Jahre) pro Jahr. Bis 1990 alte Bundesländer, 1991 und 1992 alte Bundesländer und Gesamt-Berlin, ab 1993 Bundesgebiet gesamt

mehrere unterschiedliche Delikte im gleichen Jahr begangen haben kann (z. B. Raub, Sachbeschädigung und Diebstahl), er also in jeder Kategorie einmal gezählt wird, erklärt es sich, dass die Addition der jeweiligen Deliktanteile den Prozentsatz von 100 übersteigt.

In den Abbildungen sind nur die Delikte aufgeführt, die von mindestens 1% der Täter (pro Jahr) begangen wurden. Mord und Totschlag wiesen Raten von unter 1% auf und wurden daher nicht grafisch dargestellt.

Betrachtet man den Verlauf der relativen Anteile der Vermögensdelikte (■ Abb. 2.4), so erkennt man eine leicht abnehmende Tendenz bei dem einfachen und schweren Diebstahl.

Sachbeschädigungen nehmen leicht zu, desgleichen Rauschgiftdelikte (■ Abb. 2.5).

Am stärksten steigen einfache und schwere Körperverletzungen (■ Abb. 2.6), gefolgt von Raub. Absolut und relativ sind Raubdelikte dennoch selten. Der höchste Anteil der Täter, die einen Raub begangen hatten, lag im Jahr 2000 bei 2,5%. Besorgniserregender sind hier schon die Steigerungen der Körperverletzungsdelikte, die mit 19,7% ihren höchsten Anteil im Jahr 2007 erreichten.

Leider erlauben die polizeilichen Kriminalstatistiken keine Rückschlüsse auf reale Veränderungen, sodass die mitgeteilten Ergebnisse nicht überbewertet werden dürfen. Für die steigenden absoluten und relativen Zahlen der kindlichen Tatverdächtigen müssen mehrere Ursachen in Betracht gezogen werden, deren Einfluss nicht einmal abschätzbar ist (z. B. Anzeigenverhalten der Bevölkerung, Aktivität oder Passivität der Polizei, Intensität der Kontrollen, Unrechtsbewusstsein der Kinder usw.). Dennoch spricht zzt. nichts gegen die Annahme, dass wir es auch mit einem realen Anstieg der Kinderdelinquenz zu tun haben könnten, für den es nicht nur eine Erklärung geben dürfte (■ Kap. 3).

2.2 Ergebnisse von Aktenuntersuchungen

Aufgrund der Tatsache, dass polizeiliche Kriminalstatistiken nur einen Teil der verfügbaren Informationen verwenden, haben einige Autoren die wesentlich umfangreicheren staatsanwaltlichen Ermittlungsakten nach verschiedenen Gesichtspunkten ausgewertet, um zusätzliche Erkenntnisse über die Täter und deren Delikte in Erfahrung zu bringen. Vom Untersuchungstyp her handelt es sich durchweg um Querschnittuntersuchungen. Die Auswahl der Täterstichproben erfolgte nach dem Kohortenprinzip (Kinder bestimmter Geburtsjahrgänge) oder mittels einer Totalerhebung (alle während eines bestimmten Zeitraums und in einer bestimmten Region registrierten Kinder). Aus Vergleichbarkeitsgründen beschränken wir uns im Folgenden auf empirische Untersuchungen, die in der BRD durchgeführt wurden und die die Gesamtheit der aktenkundigen Kinderdelinquenzen zum Gegenstand hatten. Die Berücksichtigung der Ergebnisse ausländischer Untersuchungen erschien uns wegen der uneinheitlichen Strafmündigkeitsgrenzen und der unterschiedlichen Behandlung der Kinderdelinquenz durch die staatlichen Organe wenig sinnvoll. Auch müssen die Aussagen solcher Untersuchungen vor dem Hintergrund der jeweiligen soziokulturellen Normen interpretiert werden. Sie losgelöst von ihrem Kontext mit deutschen Aktenuntersuchungen zu vergleichen, würde bedeuten, die Normenabhängigkeit solcher kriminologischer Daten zu ignorieren.

Die Ergebnisse der zahlreichen Aktenauswertungen (Traulsen 1976; Ruthemann 1960; von Friesen 1962; Dorfmüller 1964; Opp 1968; Spittler 1968; Pongratz et al. 1977; Stutte u. Remschmidt 1973) sind in der folgenden Übersicht zusammengefasst:

Zusammenfassung der Aktenauswertungen

- Die überwiegende Mehrzahl der registrierten Kinder hat nur einmal Kontakt mit der Polizei
- Die meisten Täter sind Jungen (rund 80%)
- Der Schwerpunkt der Kinderdelinquenz liegt zwischen dem 10. und 13. Lebensjahr, d. h., in diesem Alter wird auch das erste Delikt registriert
- Stadtkinder sind überrepräsentiert
- Der Anteil der Kinder aus unteren sozialen Schichten ist im Vergleich zur Bevölkerung

▼

erhöht; dies zeigt sich noch stärker bei den Mehrfachtätern
- Registrierte Kinder leben überwiegend in ungünstigeren familiären Verhältnissen (unvollständige Familie bzw. Trennung der Eltern, hohe Geschwisterzahl, Straffälligkeit der Eltern) und weisen eine schlechtere Schulbildung auf; Mehrfachtäter sind hiervon häufiger betroffen
- Die Inanspruchnahme von Jugendhilfemaßnahmen und von Einrichtungen der psychosozialen Versorgung (kinder- und jugendpsychiatrische Kliniken, Beratungsstellen, Heime) ist bei den registrierten Kindern schon vor dem ersten Delikt erhöht; noch höher liegt wiederum die Rate bei den Mehrfachtätern

Im Folgenden wird, insbesondere wegen ihrer Vergleichbarkeit, auf zwei Untersuchungen näher eingegangen:
- Die Untersuchung von Pongratz et al. (1977), die sich auf die Auswertung der staatsanwaltlichen Ermittlungsakten aller Kinder bezog, die zwischen 1956 und 1965 in der Stadt Wilhelmshaven und im Landkreis Friesland zur Anzeige gekommen waren. Registriert wurden insgesamt 1291 Kinder, von denen 175 Mädchen waren (13,6%). Zur Vervollständigung und Kontrolle der in den Polizeiunterlagen verfügbaren Sozialdaten wurden zusätzlich die Akten der Jugendämter herangezogen. Die Auswertung erfolgte nach Delikt und täterspezifischen Merkmalen.
- Die Untersuchung von Stutte u. Remschmidt (1973), die sich im Rahmen eines DFG-Projektes auf die registrierte Kinderdelinquenz im Landgerichtsbezirk Marburg während eines zehnjährigen Zeitraums (1962–1971) erstreckte. Um die Ergebnisse auf eine breitere Grundlage zu stellen, wurden zusätzlich Stichproben staatsanwaltlicher Ermittlungsakten der Landgerichtsbezirke Fulda und Kassel aus den Jahren 1963, 1967 und 1971 ausgewertet. Die Ergebnisse dieser Untersuchung sind am ehesten mit der von Pongratz et al. (1977) vergleichbar. Die Wilhelmshavener Region war allerdings mehr als doppelt so dicht besiedelt wie die eher ländlich strukturierte Marburger Region.

In der Marburger Untersuchung stiegen die Polizeimeldungen im Untersuchungszeitraum absolut und relativ an. Bezogen auf die Einwohnerzahl der 6- bis 15-Jährigen im Landgerichtsbezirk Marburg (Hessisches Statistisches Landesamt 1962, 1972) kamen im Jahr 1961 12,8 Polizeimeldungen auf 10.000 Kinder und im Jahr 1971 47,4 Meldungen. Von allen Delikten nahm der einfache Diebstahl am stärksten zu. Was die von den Kindern begangenen Delikte anbetrifft, so zeigte sich eine Beschränkung auf nur sehr wenige Kategorien (◘ Tab. 2.1).

Die Mehrzahl der Straftaten entfiel auf Bereicherungsdelikte (Stutte u. Remschmidt 1973: 77%; Pongratz et al. 1977: 70%). In der ländlichen Marburger Region wurden relativ häufiger schwere Delikte begangen – es handelte sich überwiegend um Gartenhauseinbrüche – sowie Brandstiftungen, in der eher städtischen Region (Wilhelmshaven und Landkreis Friesland) hingegen mehr Sachbeschädigungen und Mundraub im Rahmen von Kaufhausdiebstählen.

In der Wilhelmshavener Untersuchung wurden die Handlungen nicht nur nach Deliktkategorien ausgewertet, sondern nach dem Gesichtspunkt der Einsichtsfähigkeit in das Unrecht der Handlung. Bei mehr als einem Drittel der Polizeimeldungen (35%) war den Kindern der normverletzende Charakter ihres Handelns überhaupt nicht bewusst, bei weiteren 40% war die Normverletzung für das Kind nur bedingt erkennbar und bei lediglich 20% war die Unrechtmäßigkeit für das Kind deutlich erkennbar (5% der Polizeimeldungen konnte nicht zugeordnet werden).

In der Marburger Untersuchung entfielen von den insgesamt 3071 Delikten 45,2% auf n=1758 Einfachtäter, die übrigen 1683 Delikte (54,8%) wurden von lediglich 370 Mehrfachtätern begangen, die aber nur 21% der Gesamtstichprobe ausmachten. Die Mehrfachtäter waren somit unter den Kindern eine Minderheit, begingen aber über die Hälfte der Delikte. Ähnlich entfielen bei Pongratz et al. (1977) auf 24,7% der Mehrfachtäter 52,9% aller Polizeimeldungen.

Tab. 2.1 Prozentuale Zusammensetzung der Delikte der Kinder im Untersuchungszeitraum (gerundet)

Deliktkategorien	**Stutte u. Remschmidt 1973 [%]**	**Pongratz et al. 1977 [%]**
Einfacher Diebstahl	50	51
Schwerer Diebstahl	22	7
Sachbeschädigung	9	18
Mundraub	2	7
Sonstige Bereicherungsdelikte (Hehlerei, Betrug)	3	5
Brandstiftung	6	3
Sonstige Handlungen (Beleidigung, Körperverletzung, Wilderei usw.)	9	9
Polizeimeldungen insgesamt (n)	**100 (1931)**	**100 (2091)**

Tab. 2.2 Delikte der Einfach- und Mehrfachtäter im LG-Bezirk Marburg (1962–1971)

Deliktkategorien	**Einfachtäter**		**Mehrfachtäter**	
	n	[%]	n	[%]
Einfacher Diebstahl (ohne Mundraub)	551	39,7	805	47,8
Schwerer Diebstahl	144	10,4	603	35,8
Sachbeschädigung	270	19,5	118	7,0
Brandstiftung	168	12,1	22	1,3
Sonstige	255	18,4	135	8,0
Gesamt	**1388**	**100,0**	**1683**	**100,0**

Die Mehrfachtäter wiesen eine andere Deliktstruktur als die Einfachtäter auf, wie die folgende Tabelle zeigt (Tab. 2.2).

Der Hauptschwerpunkt der Delikte der Mehrfachtäter konzentrierte sich auf den einfachen und schweren Diebstahl, die zusammen 83,6% aller Delikte der Mehrfachtäter ausmachen. Bei den Einfachtätern betrug der entsprechende Anteil lediglich 50,1%. Die Mehrfachtäter begingen aber nicht nur relativ häufiger Diebstähle, sondern vor allem häufiger schwere Diebstähle, nämlich 35,8% (Einfachtäter 10,4%). Unter den Einfachtätern hatten vor allem die Sachbeschädigung und die Brandstiftung höhere Anteile. Insgesamt war das Deliktspektrum der Einfachtäter breiter gefächert, während sich die Mehrfachtäter im Wesentlichen auf den einfachen und schweren Diebstahl beschränkten. Bei Pongratz et al. (1977), die die Gruppe der Mehrfachtäter nochmals unterteilten, fanden sich nach Umrechnung der Daten auf unsere Kategorien hingegen keine Unterschiede in der Deliktstruktur zwischen Einfach- und Mehrfachtätern.

In der Marburger Stichprobe waren 11% der Täter Mädchen (n=193), die nur 8,1% aller registrierten Kinderdelikte begingen. Unter den Jungen war der Prozentsatz der Mehrfachtäter doppelt so hoch wie bei den Mädchen (22,2% zu 11,4%). Pongratz et al. (1977) berichteten von einem Anteil der Mädchen von 13,6%, auf die 9,6% der Polizeimeldungen entfielen. Von den Jungen hatten 26,6% mehr als einmal Polizeikontakt, bei den Mädchen waren es lediglich 10,2%. Mit der auffallend geringeren Deliktbelastung der Mädchen verbindet sich die Frage nach Geschlechterunterschieden in der Begehungshäufigkeit einzelner Delikte. Hierzu gibt ◻ Tab. 2.3 Auskunft.

Die Delikte der Mädchen konzentrierten sich überwiegend auf den einfachen Diebstahl mit einem Anteil von 69,5% (Jungen 41,9%). Schwerer Diebstahl und Sachbeschädigung wurde hingegen häufiger von Jungen begangen. Es erscheint fragwürdig, die Ergebnisse ausschließlich auf eine selektive Anzeigeerstattung gemäß dem Geschlechterstereotyp zurückführen zu wollen. Wenn nämlich Mädchen zu einem so hohen Prozentsatz wegen einfacher Diebstahlshandlungen angezeigt werden, dann müsste erst recht Bereitschaft bestehen, Anzeige wegen wesentlich schwerwiegender Delikte zu erstatten, es sei denn, solche Straftaten werden von Mädchen seltener begangen, was eher anzunehmen ist. Die gefundenen Geschlechterunterschiede sind eher als Abbild real bestehender Geschlechterunterschiede aufzufassen, wie sie sich auch in Dunkelfelduntersuchungen zeigen.

Die zur Anzeige gekommenen Delikte der Kinder weisen folgende Charakteristika auf:

- Im Zeitraum von zehn Jahren ist eine Zunahme der Strafanzeigen gegen Kinder zu verzeichnen. Von allen Delikten wird der Diebstahl am häufigsten angezeigt.
- Das Deliktspektrum ist sehr eng. Die meisten Straftaten entfallen auf Bereicherungsdelikte (insbesondere einfacher und schwerer Diebstahl, Mundraub) sowie auf Sachbeschädigungen und Brandstiftungen.
- Ein eindeutiges Unrechtsbewusstsein bei der Ausübung der Straftaten kann nur bei einem kleinen Teil der Kinder (20% der Polizeimeldungen) angenommen werden.
- In städtischen Gebieten werden unter Berücksichtigung der Wohnorte der Täter relativ mehr Straftaten begangen.
- Hinsichtlich der regionalen Verteilung der Delikte gibt es große Unterschiede. Einfacher und schwerer Diebstahl haben in der Stadt einen wesentlich höheren Anteil als auf dem Land, wo häufiger Sachbeschädigungen und Brandstiftungen vorkommen. In der Hälfte der Gemeinden des Marburger Landgerichtsbezirkes wurde im zehnjährigen Zeitraum überhaupt kein einziges Delikt angezeigt.
- In über der Hälfte der Fälle werden die Delikte in unorganisierten Gruppen begangen.
- Die Schäden, die von kindlichen Straftätern angerichtet werden, sind überwiegend Sachschäden im Bagatellbereich. Personenbezogene Schäden sind sehr gering (unter 2%).

Aufgeschlüsselt nach Geschlecht und Täterschaft (Einfach- und Mehrfachtäter) ergibt sich folgendes Bild:

- Eine kleine Gruppe von Mehrfachtätern (ca. 20% der Stichprobe) begeht mehr als die Hälfte der Delikte.
- Das Deliktspektrum der Einfachtäter ist wesentlich breiter als das der Mehrfachtäter, die hauptsächlich einfachen und schweren Diebstahl begehen (über 80% der Delikte).
- Mädchen sind im Vergleich zur Bevölkerung deutlich unterrepräsentiert, auf sie entfallen auch nur weniger als 2% der Delikte.
- Bei der Mehrzahl der von Mädchen begangenen Delikte (ca. 70%) handelt es sich um einfachen Diebstahl, Jungen zeigen eine größere Variationsbreite von Delikten. Schwerer Diebstahl und Sachbeschädigung werden häufiger von Jungen begangen.
- Mehr als die Hälfte aller Delikte werden in unorganisierten Gruppen begangen.

In den letzten drei Jahrzehnten wurden in Deutschland keine Auswertungen staatsanwaltlicher Ermittlungsakten mehr durchgeführt. Der Hauptgrund dürfte sein, dass die Aussagekraft solcher Untersuchungen doch begrenzt ist, zumal gegen diese die gleichen Einschränkungen wie bei den polizeilichen Kriminalstatistiken gelten. Die Er-

Tab. 2.3 Delikte begangen von Jungen und Mädchen im LG-Bezirk Marburg (1962–1971)

	Jungen		Mädchen	
Deliktkategorien	**n**	**[%]**	**n**	**[%]**
Einfacher Diebstahl (ohne Mundraub)	1.183	41,9	173	69,5
Schwerer Diebstahl	739	26,2	8	3,2
Sachbeschädigung	373	13,2	15	6,0
Brandstiftung	171	6,1	19	7,6
Sonstige	356	12,6	34	13,7
Gesamt	**2822**	**100,0**	**249**	**100,0**

gebnisse werden durch den vergleichsweise hohen Aufwand jedenfalls nicht gerechtfertigt. Ein nachlassendes Interesse an der Kinderdelinquenz kann als Ursache aber ausgeschlossen werden.

2.3 Dunkelfelddelinquenz

Die bisher referierten Ergebnisse zur Kinderdelinquenz basieren auf Daten von registrierten Tätern und ihren Delikten, die bekanntermaßen nur einen kleinen Ausschnitt der Realität abbilden. Der Aussagewert wird zusätzlich dadurch eingeschränkt, dass es aufgrund von selektiven Faktoren bei der Anzeigenerstattung, der Strafverfolgung und Fehlern bei der Aufnahme der Informationen durch die Polizei zu Verzerrungen kommt. Auch wenn der Einfluss von Selektionseffekten unterschiedlich hoch bewertet wird, so legen zahlreiche Befunde doch die Annahme nahe, dass die registrierte Täterpopulation eine ausgelesene, nicht repräsentative Stichprobe aller Täter darstellt. Dies bedeutet, dass sinnvolle Aussagen über die Täter nicht auf Grundlage des Merkmals der Registrierung gemacht werden können, sondern unter zusätzlicher Berücksichtigung der unregistrierten Delinquenz. Wie die Aktenauswertungen gezeigt haben, sind unter den polizeilich registrierten Kindern vor allem Jungen aus der Unterschicht mit ungünstigen familiären Verhältnissen und einer schlechten Schulbildung im Vergleich zur Bevölkerung überrepräsentiert. Kinder mit diesen Merkmalen haben somit ein höheres Anzeigenrisiko.

Um kriminologische Erkenntnisse auf eine breitere Grundlage zu stellen und diese nicht nur aus Polizeistatistiken oder Untersuchungen an registrierten Tätern abzuleiten, etablierte sich innerhalb der Kriminologie die sog. Dunkelfeldforschung, die mit Methoden der empirischen Sozialforschung arbeitet. Als Dunkelziffer bzw. Dunkelfeld werden alle strafbaren Handlungen bezeichnet, die entweder nicht der Polizei bekannt geworden sind und somit auch nicht Eingang in die Polizeistatistik gefunden haben (absolutes Dunkelfeld) oder die bei der Polizei gemeldet, jedoch unaufgeklärt geblieben sind (relatives Dunkelfeld). In beiden Fällen liegen keine Erkenntnisse über die Täter vor, da sie nicht identifiziert werden konnten. Das Dunkelfeld bezieht sich somit auch auf den Anteil unentdeckter Täter aus der Gesamtheit aller Täter.

Zur Messung der unregistrierten Delinquenz wurden Befragungen von potenziellen Tätern, Opfern oder Zeugen von Straftaten durchgeführt. Bei den Stichproben handelte es sich um repräsentative oder ausgelesene Stichproben, deren Teilnehmer in anonymer Form nach Straftaten befragt wurden, die innerhalb eines definierten Zeitraumes begangen, erlitten oder beobachtet worden waren, jedoch der Polizei unbekannt geblieben sind. In einigen Untersuchungen haben die Autoren verschiedene Methoden miteinander kombiniert (in Deutschland: Stephan 1976; Villmow u. Stephan 1983; Kräupl

1993; Walter 1982). Zielgruppen der Dunkelfeldforschung waren vorwiegend Adoleszente und junge Erwachsene.

Einer vollständigen Aufhellung des Dunkelfeldes waren jedoch von vornherein Grenzen gesetzt. Da nicht alle im Strafgesetzbuch enthaltenen Straftaten erfragt werden können, musste man sich auf einige häufig vorkommende beschränken. Somit enthalten die Ergebnisse wiederum nur einen Ausschnitt aus der Gesamtheit der möglichen Delinquenz. Zu Recht wurde kritisiert, dass die verwendeten Fragebögen (»Self-report-Instrumente«) überwiegend triviale Straftaten erfragen und daher kein repräsentatives Bild der wirklichen Kriminalität liefern (Huizinga u. Elliott 1986; Weitekamp 1989).

Ein weiteres Problem besteht darin, die Fragen so zu formulieren, dass sie die relevanten Tatbestandsmerkmale enthalten (z. B. Aneignungsabsicht beim Diebstahl) und gleichzeitig von den befragten Personen verstanden werden. Untersuchungen zeigten ein durchaus heterogenes Verständnis von Deliktdefinitionen, was wiederum die Validität der Ergebnisse negativ beeinflusst (Stephan 1972; Görgen et al. 1995; Gold 1970; Amelang u. Wantoch 1971).

Das weitaus größte Dilemma bei Dunkelfelduntersuchungen ist aber die Bereitschaft, begangene Delikte zuzugeben und zu erinnern. Trotz der Anonymität der Befragungen werden nicht alle Straftaten angegeben, insbesondere nicht die schwereren und die im familiären Rahmen begangenen (Huizinga u. Elliott 1986; Heim u. van Dusen 1984; Junger 1989; Schwind 2002; Schwind et al. 2001). Andererseits haben wiederum Täter- und Opferbefragungen gezeigt, dass schwerere Delikte eher erinnert werden als leichte und dass sie zeitlich nach vorne verschoben werden (Schwind et al. 2001; Weiss 1997). Die Reliabilität der Täterbefragung scheint deutlich besser als deren Validität zu sein (Huizinga u. Elliott 1986; Hermann u. Weininger 1999; Moffitt et al. 1996). Während Befragungen zur unregistrierten Delinquenz bei Jugendlichen mittlere bis hohe Validitätskennwerte liefern, fallen sie bei Erwachsenen allerdings ausgesprochen unbefriedigend aus (Junger-Tas 1994). Problematisch ist vor allem der Mangel geeigneter Variablen zur Bestimmung der kriterienbezogenen Validität. Kritisch muss allerdings angemerkt werden, dass es um die Validität der Polizei- bzw. Verurteiltenzählungen nicht viel besser bestellt ist (Mann et al. 1976).

Einigkeit besteht jedoch darin, dass das Dunkelfeld um ein Vielfaches größer als das sog. Hellfeld ist, d. h., die überwiegende Mehrzahl der Straftaten bleibt der Polizei unbekannt. Es ist bis heute nicht möglich, das reale Ausmaß und die Struktur der Delinquenz insgesamt zu erfassen. Dies ist schon deshalb utopisch, weil die Wahrnehmung einer Handlung als delinquent (z. B. bei der Beleidigung oder bei einem Kinderdiebstahl) im sozialen Kontext erfolgt und sich daher in vielen Fällen einer objektiven Beurteilbarkeit entzieht.

Einige wichtige Ergebnisse, die auch durch neuere Untersuchungen in mehreren Ländern bestätigt werden konnten (Schmidt et al. 2001; Farrington 1995c; Farrington u. Wikstrom 1994; Kreuzer 1993, 1994; Kaiser 1997; Schneider 1987; Albrecht et al. 1988; Junger-Tas et al. 1994; Amelang 1986; Villmow u. Stephan 1983; Heinz 2002; Hood u. Sparks 1970), lassen sich wie folgt zusammenfassen:

- Das Merkmal Delinquenz verteilt sich nicht – wie die polizeiliche Kriminalstatistik suggeriert – dichotom, sondern kontinuierlich. Zumindest für das jüngere Lebensalter und hier insbesondere für das männliche Geschlecht gilt die These von der Ubiquität der Kriminalität, d. h., es gibt (fast) keine männlichen Individuen, die keine strafbaren Handlungen begehen. Jeder ist irgendwann auch einmal Täter. Die Personen unterscheiden sich allenfalls hinsichtlich der Häufigkeit und der Art der begangenen Delikte.
- Nur ein Bruchteil der selbstberichteten Delinquenz gelangt zur Kenntnis der Polizei. Die Registrierungswahrscheinlichkeit nimmt zwar mit der Häufigkeit und Schwere der Straftaten zu, allerdings bleibt auch bei den Intensivtätern die polizeiliche Registrierung die Ausnahme.
- Der Häufigkeitsgipfel der selbstberichteten Delinquenz liegt – etwa analog zur registrierten Delinquenz – zwischen dem 16. und 17. Lebensjahr, danach ist ein Absinken der Prävalenz- und Inzidenzraten zu beobachten. Gelegentlich wird auch über einen Anstieg der Dunkelfeld-

delinquenz bis über das 20. Lebensjahr hinaus berichtet.

- Unter den polizeilich registrierten Tätern sind Angehörige der unteren sozialen Schichten erheblich überrepräsentiert. Dies gilt gleichermaßen für Kinder, Jugendliche und Erwachsene. In Dunkelfelduntersuchungen finden sich jedoch in allen sozialen Schichten annähernd gleich viele Täter. In der Unterschicht kommt normverletzendes Verhalten zwar häufiger vor, dies erklärt jedoch nicht das Maß an Überrepräsentanz bei den registrierten Tätern. Daher ist von einer Selektion bei der Anzeigeerstattung bzw. bei der Strafverfolgung bei der Polizei auszugehen.
- In den offiziellen Kriminalstatistiken sind männliche Täter regelmäßig mit einem Anteil von ca. 20–25% im Vergleich zu ihrem Anteil in der Bevölkerung überrepräsentiert. Auch bei der unregistrierten Delinquenz ist das männliche Geschlecht hinsichtlich Täter- und Deliktzahl führend, jedoch nicht in einem solchen Ausmaß, die seine ausgeprägte Dominanz bei den registrierten Tätern rechtfertigen würde. Auch hier ist ein Selektionseinfluss anzunehmen.
- Ethnische Unterschiede und familiäre Faktoren (Größe der Familie, Einkommen) sind bei offiziell registrierten Tätern stärker ausgeprägt als bei den unregistrierten.
- Elterliche Aufsicht reduziert die Begehung von Straftaten, desgleichen eine gute Beziehung zu **beiden** Eltern.
- Eine enge Bindung an die Schule und schulischer Erfolg wirken sich protektiv aus. Schulversagen und Gewaltdelinquenz weisen einen hohen Zusammenhang auf.

Die Ergebnisse der Dunkelfeldforschung haben die Vermutung bestärkt, dass es nicht ausreicht, ausschließlich registrierte Täter und registrierte Delikte zu untersuchen, sondern dass ebenso die Dunkelfelddelinquenz einbezogen werden muss.

Im Vergleich zu Jugendlichen sind Kinder relativ selten über unentdeckte Straftaten befragt worden, wobei die Begehungszeiträume zeitlich eingeschränkt waren und teilweise auch nur bestimmte Delikte einbezogen wurden (Elmhorn 1965; Gold 1966; Moffitt u. Silva 1988a; Silva 1990; Elliott et al. 1989; Lauritsen 1998; Fergusson et al. 1990, 1992; Loeber et al. 1991, 1998). Obwohl die Delinquenz von Kindern strafrechtlich bedeutungslos ist, sind aber gerade bei ihnen Kenntnisse über normverletzendes Verhalten (nicht nur über das registrierte) erforderlich. Nur so lassen sich die Entstehungsbedingungen für die Etablierung eines dauerhaft sozial abweichenden Verhaltensstils untersuchen und die Unterschiede zu einem Sozialisationsprozess aufzeigen, der letztlich zu einem angepassten Sozialverhalten führt. Die Frage nach der prognostischen Bedeutung der Kinderdelinquenz wäre damit besser zu beantworten als allein aufgrund der aktenkundigen Delinquenz. Erkenntnisse über den Umfang der unregistrierten Delinquenz bei Kindern sind auch für die psychologische Beurteilung im Einzelfall sowie für den pädagogischen Umgang mit Kindern (z. B. in Schulen), für institutionelle Reaktionen (z. B. durch das Jugendamt), aber auch für präventive Maßnahmen von Nutzen. Ein weiterer Aspekt ist, dass erst ein Vergleich zwischen Dunkelfeld- und registrierter Delinquenz Aussagen über eine Zu- oder Abnahme zulässt. So könnte von einem realen Anstieg der Kinderdelinquenz erst dann gesprochen werden, wenn nicht nur die TVBZ zunehmen, sondern parallel dazu auch die unregistrierte Delinquenz in repräsentativen Erhebungen. Die Ergebnisse werden somit ein Korrektiv (oder eine Bestätigung) der offiziellen Statistik.

In der einschlägigen Literatur werden immer wieder die Untersuchungen von Short u. Nye (1957, 1958) genannt, die erstmalig Fragebögen zur Erfassung der unregistrierten Delinquenz verwendet haben. Jedoch hatte schon lange vor ihnen das Ehepaar Glueck in ihrer wegweisenden Längsschnittstudie »Unraveling juvenile delinquency« (1950) den Versuch unternommen, das Dunkelfeld durch gleich drei Informationsquellen aufzuhellen. Neben den Jugendlichen befragten sie zugleich deren Eltern und Lehrer und erhielten – neben der polizeibekannten Delinquenz – ein umfassendes Bild über das Ausmaß der begangenen Straftaten. Die erste Welle der Datenerhebung fand zwischen 1939 und 1948 statt. Die Stichproben bestanden aus 500 offiziell delinquenten und 500 nicht registrierten (weißen) männlichen Jugendlichen im durchschnittlichen Alter von 14 Jahren. Die Probanden wurden im Alter von 25 und 32 Jahren nachuntersucht. In einer Reanalyse der Daten haben Sampson u. Laub (1993) Korrelationen zwischen verschiedenen Informationsquellen errechnet. Die selbstberichtete Delinquenz der Jugendlichen korrelierte mit den Angaben der Eltern mit 0,72 am höchsten, gefolgt von der mit den Berichten der Lehrer (0,60) und von den Eltern-Lehrer-Angaben (0,55). Die Korrelation zwischen selbstberichteter (unregistrierter) Delinquenz und Anzahl der Verurteilungen betrug 0,69, d. h., mit der Häufigkeit der Delikte wächst auch die Wahrscheinlichkeit ihrer Registrierung.

Nachfolgende Untersuchungen konnten diese Ergebnisse jedoch nicht replizieren. So fanden Loeber et al. (1989) in einer Untersuchung an 2573 Schülern nur geringe Übereinstimmungen zwischen selbstberichteter Delinquenz und der von den Eltern und Lehrern berichteten. Achenbach et al. (1987), die eine Metaanalyse von 119 solcher Vergleichsstudien durchführten, ermittelten (gewichtete) Korrelationen zwischen Berichten von Schülern und Lehrern von 0,20 und zwischen Schülern und Eltern von 0,25. Andererseits konnten Farrington u. Loeber (1999) sowie Farrington et al. (1996) in der »Pittsburgh Youth Study«, einer Längsschnittuntersuchung an Jugendlichen, nachweisen, dass die kombinierte Messung der Delinquenz, basierend auf Berichten der Mütter, der Lehrer und der Probanden selbst ein besserer Prädiktor für die offizielle (registrierte) Delinquenz waren als die »self-reports« der Jugendlichen alleine. Dies bedeutet, dass die verschiedenen Informationsquellen zwar eine gemeinsame Schnittmenge von Delinquenz enthalten, darüber hinaus aber auch unterschiedliches Verhalten erfassen. Als Konsequenz daraus ergibt sich, speziell bei Kindern, die Notwendigkeit, sich nicht nur auf die selbstberichtete Delinquenz zu verlassen, sondern noch weitere Informanten zu berücksichtigen.

Mehrere Untersuchungen haben übereinstimmend ergeben, dass delinquentes Verhalten bei Kindern keinen Ausnahmetatbestand darstellt, sondern eher die Regel ist:

- Delinquentes Verhalten im Kindesalter ist eher die Regel denn eine Ausnahme. In mehreren Befragungen von Schülern zwischen 9 und 16 Jahren wurden Begehungsraten für mindestens eine Straftat zwischen 88% und 92% ermittelt (Elmhorn 1965; Farrington 1989a).
- Nach den Ergebnissen von Längsschnittstudien beginnt die unregistrierte Delinquenz bereits im frühen Kindesalter und steigt kontinuierlich bis zum 15. bis 18. Lebensjahr an, um danach wieder etwas abzunehmen. Dies trifft aber nicht auf alle Delikte zu.
- Es besteht ein statistischer Zusammenhang zwischen Schweregrad der Delikte und Lebensalter: Je schwerer das Delikt, desto später wird es im Durchschnitt begangen.
- Es finden sich auch im Dunkelfeld regelmäßig Geschlechterunterschiede. Der Anteil der Jungen, die Straftaten begehen, ist deutlich höher als bei den Mädchen. Sie begehen auch mehr Straftaten und auch schwerwiegendere Delikte, z. B. Gewaltdelikte.
- Es besteht ein inverser Zusammenhang zwischen Dunkelfeldbelastung und sozialer Schicht, die insbesondere bei den schweren Delikten ausgeprägt ist. Dies gilt für Jungen und für Mädchen gleichermaßen. Bei leichteren Delikten zeigt sich dieser Zusammenhang allerdings nicht.

In Deutschland befasste sich die Dunkelfeldforschung, die ihre Blütezeit in den 1970er und 1980er Jahren hatte, vorwiegend mit der Delinquenz von jüngeren Altersgruppen (Jugendliche, Schüler, Studenten), seltener mit der von Kindern oder erwerbstätigen Erwachsenen.

In den letzten Jahrzehnten sind lediglich zwei Untersuchungen durchgeführt worden, die sich ausschließlich mit der unregistrierten Delinquenz von Kindern befasst haben. Es handelt sich um Untersuchungen der Arbeitsgruppe von Remschmidt sowie um die Untersuchung von Wiesner u. Silbereisen (1998). Daneben gibt es eine Reihe von Arbeiten über die Delinquenz bzw. die Verbreitung von Gewalt an Schulen, die sich auf ein sehr enges Spektrum abweichenden Verhaltens beziehen.

2

2.3.1 Die Marburger Studie zum Dunkelfeld kindlicher Delinquenz

Remschmidt et al. (1975) überprüften zunächst unter methodischen Gesichtspunkten einen Dunkelfeldfragebogen, der 483 Schülern der Stadt Kassel im Alter von 14–18 Jahren mit dem Ziel vorgegeben wurde, die Delikte zu erfassen, die vor dem 14. Lebensjahr begangen, aber nicht polizeilich registriert wurden. Es handelte sich um Berufsschüler und Gymnasiasten. Der Fragebogen bestand aus 66 Items und umfasste alle Delikte, die in einem Zeitraum von zehn Jahren im Landgerichtsbezirk Marburg von Kindern mit einer Häufigkeit von über 1% begangen worden waren. Straßenverkehrsdelikte wurden hierbei nicht berücksichtigt. Die Schüler hatten die Möglichkeit, entweder die präzise Anzahl der begangenen Delikte anzugeben oder diese mittels einer mehrstufigen Häufigkeitsskala zu schätzen. Im Folgenden sind zwei Beispiele aufgeführt:

Item 34
Als Kind habe ich

Preisschilder auf Waren in Supermärkten oder Selbstbedienungsläden abgemacht oder vertauscht, weil ich die Ware billiger bekommen wollte oder ich habe es versucht

-nein

-ja, ich weiß genau, dass es ... mal war

-ja, aber weil ich es nicht mehr genau weiß, schätze ich lieber (bitte ankreuzen)

1–5 / 6-10 / 11–15 / 16–20 / 21–25 / 26–30 / über 30-mal

Item 35
Als Kind habe ich

Automaten geknackt oder Autos, Opferstöcke in Kirchen oder Geldbehälter aufgebrochen, weil ich daraus Geld oder andere Sachen stehlen wollte

-nein

-ja, ich weiß genau, dass es ... mal war

-ja, aber weil ich es nicht mehr genau weiß, schätze ich lieber (bitte ankreuzen)

1-5 / 6-10 / 11-15 / 16-20 / 21-25 / 26-30 / über 30-mal

Die Auswertung ergab, dass mit zunehmender juristischer Schwere der Delikte die Tendenz zunahm, die Häufigkeiten genau anzugeben, während umgekehrt mit abnehmender juristischer Schwere die Bereitschaft zunahm, die Häufigkeit der Delikte zu schätzen. Dies sprach für ein zuverlässiges Antwortverhalten. Außerdem wies der Fragebogen eine Retest-Reliabilität von 0,85 im Abstand von 8 Wochen auf. Die Schwierigkeiten und Trennschärfen der Items waren breit gestreut und zeigten einen für Fragebögen optimalen kurvenlinearen Zusammenhang.

Um eine mögliche Verfälschung der Antworten durch Erinnerungseffekte zu prüfen, wurden die Angaben der verschiedenen Altersgruppen (14, 15, 16, 17 und ≥18 Jahre) miteinander verglichen. Es zeigten sich keine Unterschiede hinsichtlich der Häufigkeit der zugegebenen Delikte, d. h., die 14-Jährigen erinnerten nicht mehr Straftaten als die über 18-Jährigen. Remer (1979) unterzog die revidierte Form des Dunkelfeldfragebogens, der aus 63 Items bestand, einer eingehenden methodischen Überprüfung. Er fand eine hohe innere Konsistenz (0,92), die zugleich auf die Homogenität des gemessenen Merkmals hinweist und bestätigte an einer Stichprobe von über 14-jährigen Schülern die Unabhängigkeit der retrospektiven Deliktangaben von Gedächtniseinflüssen. Die Eindimensionalität des Fragebogens konnte durch eine Faktorenanalyse nachgewiesen werden. Insgesamt berechtigten die Ergebnisse zur Bildung eines ungewichteten Summenwertes, um die Delinquenzbelastung einer Person auszudrücken. Er fand keinen empirischen Anhaltspunkt für die Notwendigkeit, ein nach der Deliktschwere gewichtetes Auswertungsprinzip anzuwenden, da die gesamten relevanten Informationen bereits im Summenwerte enthalten waren.

In einem nächsten Untersuchungsabschnitt wurde eine weitgehend repräsentative Stichprobe von 560 Berufsschülern und Gymnasiasten aus sechs Schulen der Stadt Kassel (338 Jungen, 222 Mädchen) im Alter von 14–21 Jahren (M=17;6) mit dem revidierten Dunkelfeldfragebogen zu Straftaten im Kindesalter befragt (Remschmidt 1978; Remschmidt et al. 1976, 1984a, 1984b; Walter et al. 1975, 1979). Den Schülern wurde nicht nur Anonymität zugesichert, sondern auch erklärt, dass Delikte im Strafunmündigkeitsalter grundsätzlich nicht bestraft werden können. Neben der Dunkelfeldbelastung wurden soziobiografische Merkmale [Alter, Geschlecht, Schultyp, Beruf der Eltern zur Bestimmung der sozialen Schichtzugehörigkeit nach Kleining u. Moore (1968)] und Persönlichkeitsmerkmale mit Hilfe des Freiburger Persönlichkeitsinventars (FPI) erhoben. Lediglich sechs Schüler gaben an, kein einziges der erfragten Delikte begangen zu haben. Im Mittel wurden 197 Delikte, bezogen auf die gesamte Kindheit, zugegeben. Von allen Befragten – mit Ausnahme der oben genannten sechs – wurden Delikte aller Schweregrade begangen, von 22% der Jugendlichen sogar Verbrechen, die aber, bezogen auf alle Straftaten, lediglich einen Anteil von 1% hatten. Jungen gaben im Durchschnitt mehr als doppelt so viele Delikte zu wie Mädchen (247:120), Angehörige der unteren sozialen Schicht mehr als Angehörige der oberen Schichten (213:177). Überraschend war, dass Mädchen der oberen Schichten tendenziell (aber nicht signifikant) deliktbelasteter waren als Mädchen der unteren Schichten (130:112), während die Jungen der unteren Schichten mehr Delikte zugaben als Jungen der oberen Schichten (278:209). Eine Aufschlüsselung der Deliktstruktur, in Abhängigkeit von der sozialen Schichtzugehörigkeit, zeigte, dass sich Übertretungen, Vergehen und Verbrechen in beiden Schichten relativ gleich verteilten. Unterschichtangehörige begehen somit mehr Straftaten, aber keineswegs auch schwerere.

Für einen Vergleich zwischen registrierter und unregistrierter kindlicher Delinquenz wurden die Ergebnisse der Kasseler Schülerbefragung mit denen der Aktenauswertung aus dem Landgerichtsbezirk Marburg (1962–1971) zueinander in Beziehung gesetzt. Die Erhebungszeiträume waren weitgehend miteinander identisch. Bei gleicher Delikthäufigkeit errechnete sich für Jungen (im Vergleich zu Mädchen) eine mehr als dreimal so hohe Registrierungswahrscheinlichkeit, für Täter aus unteren sozialen Schichten (im Vergleich zu Tätern aus oberen Schichten) eine mehr als 1,5-fache Wahrscheinlichkeit registriert zu werden. Somit erklärt sich der höhere Anteil der Jungen und der Unterschichtangehörigen unter den registrierten Tätern zum einem durch ihre real höhere Deliktbelastung und zum anderen durch eine selektive Wirksamkeit der Merkmale Geschlecht und soziale Schicht bei der Anzeigenerstattung.

Die unterschiedliche Verteilung der Delikte im Dunkelfeld und im Hellfeld ließ darauf schließen, dass vor allem Eigentumsdelikte (einfacher und schwerer Diebstahl, Sachbeschädigung) relativ häufiger angezeigt werden als sie in der Realität vorkommen (Walter et al. 1979).

Eine Faktorenanalyse, in die die Dunkelfeld-Gesamtbelastung, die Anzahl der Übertretungen, Vergehen und Verbrechen sowie die FPI-Skalen als Variablen eingingen, ergab eine dreifaktorielle Lösung, die 80% der Varianz aufklärte. Der erste Faktor (Varianzanteil 37,4%) war eindeutig als Delinquenzfaktor zu interpretieren. Auf ihm luden am höchsten die Dunkelfeld-Gesamtbelastung, die Anzahl der Übertretungen und die Anzahl der Vergehen. Der zweite Faktor (29,3% Varianzanteil) vereinigte extraversive Persönlichkeitsmerkmale (Geselligkeit, Extraversion, Maskulinität, Gelassenheit, negative Ladung im Merkmal, Gehemmtheit). Da keiner der vier Delinquenzbelastungsindizes mit dem Faktor korrelierte, kann man diesen als reinen Persönlichkeitsfaktor bezeichnen.

Der dritte Faktor (Varianzanteil 12,5%) war durch Merkmale dominiert, die im weitesten Sinne eine psychische Auffälligkeit charakterisieren (Nervosität, Aggressivität, Depressivität, Erregbarkeit, Dominanz, emotionale Labilität). Wie beim zweiten Faktor, so wiesen auch bei diesem die Deliktvariablen nur eine sehr geringe Ladung auf (Remschmidt et al. 1976). Die Faktorenanalyse bestätigte die Vermutung, dass (unregistrierte) Straftaten im Kindesalter und Persönlichkeitsmerkmale (gemessen im Jugendalter) keine gemeinsamen Wurzeln haben. Aufgrund der orthogonalen Rotation handelt es sich um voneinander unabhängige Merkmale, d. h., der Schluss von einem Deliktmerkmal auf ein Persönlichkeitsmerkmal und umgekehrt ist im Falle der Kinderdelinquenz nicht zulässig. Dies bedeutet jedoch nicht, dass es keine Unterschiede in Persönlichkeitsmerkmalen zwischen hoch und niedrig belasteten Delinquenten gibt (Walter et al. 1975). Etwaige Unterschiede bzw. Zusammenhänge begründen jedoch keine Kausalität und keine Tätertypologie.

2.3.2 Die Jenaer Kinderrisikostudie

Wiesner u. Silbereisen (1998) untersuchten 359 Kinder im Alter von 10–13 Jahren und ihre Eltern zu den Bereichen Pubertätsstatus, Belastung durch frühe ungünstige Lebensumstände, delinquentes Verhalten sowie zu Risikofaktoren von Delinquenz. Die Kinder, die aus alten und neuen Bundesländern stammten, wurden erstmalig 1993 und erneut 1994 im Rahmen von Interviews befragt. Ihnen wurden aus der Delinquenzbelastungsskala von Lösel (1975) 12 Delikte mit der Frage vorgelegt, ob und wie oft sie diese im letzten Jahr (Jahresprävalenz) oder jemals (Lebenszeitprävalenz) begangen hatten. Die Ausfallrate bei der Wiederholungsuntersuchung betrug fast 33%, wobei vor allem delinquente Kinder nicht mehr teilnahmen.

Die Analysen ergaben, dass die Jahresprävalenzen der einzelnen Delikte vergleichsweise niedrig waren (zumeist unter 10%, max. 21,2% bei der Erstbefragung für Schwarzfahren), jedoch zum zweiten Erhebungszeitpunkt durchgängig höher lagen. Dies würde eine leichte Zunahme der Delinquenz bedeuten. In den Varianzanalysen mit Messwiederholung zeigten sich signifikante Altersaffekte bei den Eigentums- und Verwahrlosungsdelikten. Bei den Aggressionsdelikten konnte jedoch kein signifikanter Anstieg der durchschnittlichen Jahreshäufigkeit festgestellt werden. Die Kinder waren – im Widerspruch zu allen anderen Dunkelfeldstudien – so gut wie nicht delinquent, was entscheidend auf die Methode der Datenerhebung zurückzuführen sein dürfte. Die Delikte wurden im Rahmen von persönlichen Interviews erfragt, was natürlich die Zugabebereitschaft negativ beeinflussen muss. Insofern dürften die Ergebnisse im Sinne der sozialen Erwünschtheit verfälscht sein. Zwischen Kindern aus Ost- und Westdeutschland fand sich lediglich im Merkmal »Schulschwänzen« ein signifikanter Unterschied bei der Erst- und bei der Zweitbefragung: Westdeutsche Kinder schwänzten im abgelaufenen Jahr signifikant häufiger die Schule (Zweitbefragung: 15,4% zu 5,3%). Bei der Begehungshäufigkeit einzelner Delikte (Jahresprävalenz) konnten keine Geschlechterunterschiede festgestellt werden. Erst in der Gesamtbelastung (Jahres- und Lebenszeitprävalenz) wurde die höhere Deliktbelastung der Jungen gegenüber den Mädchen sichtbar (Zinnecker u. Schwarz 1996). Ein Einfluss früher ungünstiger Lebensumstände zeigte sich dahingehend, dass hochbelastete Jugendliche sowohl im Querschnitt als auch im Längsschnitt häufiger zugaben, Verwahrlosungsdelikte (Schulschwänzen und eine Nacht wegbleiben) begangen zu haben. Bei diesen Delikten handelt es sich jedoch nicht um Verletzungen von strafrechtlichen Normen. Als ungünstige Lebensumstände galten: Arbeitslosigkeit, Umschulung/Kurzarbeit, ABM-Maßnahmen eines Elternteils, Trennung oder Scheidung der Eltern, Tod oder schwere Erkrankung eines Elternteiles, Umzug an einen anderen Wohnort, geringe Schulbildung der Eltern, mehr als drei Kinder in der Familie). Weiterführende Auswertungen mit Hilfe von Varianzanalysen ergaben jedoch keine Unterschiede in der Delikthäufigkeit zwischen Kindern mit versus ohne Belastungen durch widrige Lebensumstände (Zinnecker u. Schwarz 1996), was, wie die Autoren selbst vermuten, an der geringen Varianz des Merkmals Delinquenz (geringe Häufigkeiten) gelegen haben könnte.

2.4 Zusammenfassung

Im Zuge des Normenerwerbs und des Hineinwachsens in die Gesellschaft begehen nahezu alle Kinder Gesetzesverstöße unterschiedlicher Art und unterschiedlichen Schweregrades. Für diese Straftaten besteht ein hohes Dunkelfeld, nicht zuletzt, weil aufgrund von Alter und Entwicklungsstand der Täter nur ein sehr kleiner Teil zur Anzeige kommt. Im Übrigen begehen Kinder, mit Ausnahme einer kleinen Gruppe, die sich später zu Intensivtätern entwickelt, ganz überwiegend leichtere Delikte.

Im Hinblick auf die Epidemiologie werden in der Regel drei Datenquellen benutzt: die polizeiliche Kriminalstatistik, die Analyse der Anzeigen in den Akten und Erhebungen zum Dunkelfeld.

1. Die **polizeiliche Kriminalstatistik** weist als Verdächtigenstatistik zahlreiche Einschränkungen im Hinblick auf die Abschätzung der realen Delinquenz Strafunmündiger auf (z. B. geringe Anzeigebereitschaft, fehlerhafte Erfassung der Delikte, hohes Dunkelfeld, erhebliche regionale Unterschiede). Trotz dieser Einschränkungen wird sie aber, mangels ge-

nauerer Datenquellen, zur Abschätzung der Kriminalitätsentwicklung herangezogen, was im Hinblick auf die Kinderdelinquenz folgende Aussagen erlaubt:

- Im Zeitraum von 1979 bis zur Wiedervereinigung (1989) blieb die Rate der straffälligen Kinder pro 100.000 Einwohner weitgehend konstant, um bis 1996 kontinuierlich anzusteigen, am stärksten in der Altersgruppe der 12- bis 13-jährigen Jungen. Ab 1998 zeigt sich, bezogen auf die Gesamtzahl der Delikte, wieder eine gewisse Rückbildungstendenz.
- Berücksichtigt man die Art der Straftaten, so ergibt sich von 1991–2007 ein kontinuierlicher Anstieg für Gewalttaten (einfache und schwere Körperverletzung) und – in geringerem Ausmaß – auch für Raub.
- Wie auch im Jugend- und Erwachsenenalter ist die Delinquenz von Kindern ein ganz überwiegend männliches Phänomen. Mädchen sind mit 15 bis maximal 25% an allen erfassten Straftaten beteiligt.
- Beim Vergleich deutscher und nichtdeutscher tatverdächtiger Kinder auf Bundesebene ergibt sich, dass das Gros der Straftaten von deutschen Kindern begangen wird. Relativiert man aber die Tatverdächtigenzahlen auf die jeweilige Bevölkerung, so sind die TVBZ der ausländischen Kinder doppelt so hoch wie diejenigen der deutschen.
- Ein besonderes Augenmerk muss den **Intensivtätern** gelten, über die die polizeiliche Kriminalstatistik keine Auskunft gibt. Sie machen nur rund 5% der kindlichen Straftäter aus, sind aber für eine Vielzahl von Straftaten verantwortlich, die nach Zahl und Intensität mit dem Älterwerden ansteigen.

2. Bei den **Aktenerhebungen** handelt es sich in der Regel um Querschnittsuntersuchungen, die entweder nach dem **Kohortenprinzip** (Kinder bestimmter Geburtsjahrgänge) angelegt sind oder als **Totalerhebungen** (alle während eines bestimmten Zeitraumes in der Region registrierte Kinder) erfolgen. Ihre Ergebnisse lassen sich wie folgt zusammenfassen:
   - Die überwiegende Mehrzahl der registrierten Kinder hat nur einmal Kontakt mit der Polizei, wobei die meisten Täter Jungen sind (rund 80%).
   - Der Schwerpunkt der Kinderdelinquenz liegt zwischen dem 10. und 13. Lebensjahr, d. h., in diesem Alter wird auch das erste Delikt registriert.
   - Stadtkinder sind überrepräsentiert, ebenso solche aus den unteren sozialen Schichten, was sich am stärksten bei den Mehrfachtätern zeigt.
   - Registrierte Kinder leben überwiegend in ungünstigen familiären Verhältnissen und weisen Defizite in ihrer Schulbildung auf, wovon Mehrfachtäter am häufigsten betroffen sind.
   - Die Inanspruchnahme von Jugendhilfemaßnahmen und von Einrichtungen der psychosozialen Versorgung ist bei den registrierten Kindern schon vor der ersten Straftat erhöht, am meisten wiederum bei den Mehrfachtätern.
3. Unter dem Begriff **Dunkelfeld** werden alle strafbaren Handlungen zusammengefasst, die entweder der Polizei nicht bekannt geworden sind (absolutes Dunkelfeld) oder zwar bei der Polizei gemeldet wurden, aber unaufgeklärt blieben (relatives Dunkelfeld). Zur Messung dieser »unregistrierten Delinquenz« werden in der Regel Befragungen in den entsprechenden Bevölkerungsgruppen durchgeführt, die zwar methodische Probleme aufweisen, aber dennoch im Vergleich zu der polizeilichen Kriminalstatistik und zu Aktenerhebungen weitergehende Erkenntnisse liefern:
   - Delinquentes Verhalten im Kindesalter ist eher die Regel, denn eine Ausnahme. In mehreren Befragungen von Schülern zwischen 9 und 16 Jahren wurden Begehungsraten für mindestens eine Straftat zwischen 88% und 92% ermittelt.
   - Nach den Ergebnissen von Längsschnittstudien beginnt die unregistrierte Delinquenz bereits im frühen Kindesalter und steigt kontinuierlich bis zum 15. bis 18. Lebensjahr an, um danach wieder etwas abzunehmen. Dies trifft aber nicht auf alle Delikte zu.
   - Es besteht ein statistisch signifikanter Zusammenhang zwischen Schwergrad der De-

likte und Lebensalter: Je schwerer das Delikt, desto später wird es im Durchschnitt begangen.

- Es finden sich auch im Dunkelfeld regelmäßig Geschlechterunterschiede. Der Anteil der Jungen, die Straftaten begehen, ist deutlich höher als der der Mädchen. Sie begehen auch schwerwiegendere Delikte, z. B. Gewaltdelikte.
- Es besteht ein inverser Zusammenhang zwischen Dunkelfeldbelastung und sozialer Schicht, die insbesondere bei den schweren Delikten ausgeprägt ist. Dies gilt für Jungen und Mädchen gleichermaßen. Bei leichteren Straftaten zeigt sich dieser Zusammenhang allerdings nicht.
- In der Marburger Studie zum Dunkelfeld der Kinderdelinquenz ergaben sich in einer Faktorenanalyse drei unabhängige Faktoren: Ein **Delinquenzfaktor**, auf dem nahezu alle Deliktvariablen luden, ein **Persönlichkeitsfaktor**, der sich u. a. durch die Persönlichkeitsmerkmale Extraversion, Maskulinität und Wegfall von Hemmungen charakterisieren ließ und ein dritter Faktor, der **psychische Auffälligkeiten** (Nervosität, Aggressionsneigung, Depressivität, Erregbarkeit und emotionale Labilität) umfasste.

Ursachen und Delinquenztheorien

Theorien zur Erklärung von Kinderdelinquenz und ihren Weiterungen sollten mindestens den folgenden sechs Kriterien genügen. Sie sollten

- den Beginn delinquenten Verhaltens erklären können;
- erklären können, warum es bei einem Teil der delinquenten Kinder zu einer Persistenz oder Chronifizierung ihres normabweichenden Verhaltens kommt;
- in der Lage sein, den Ausstieg bzw. den Abbruch delinquenten Verhaltens zutreffend zu erklären;
- plausible Argumente für die in allen Studien gefundenen Geschlechterunterschiede enthalten;
- Voraussagen (Prädiktion) ermöglichen und
- durch empirische Studien fundiert sein.

Alle diese Voraussetzungen erfüllt keine der bislang veröffentlichten Theorien. Dies ist aber nicht verwunderlich, denn das Phänomen Delinquenz ist so komplex und von so vielen und im Verlaufe der Entwicklung außerordentlich variablen Faktoren abhängig, dass eine alle Aspekte umfassende schlüssige Theorie nach derzeitigem Wissensstand eher den Utopien zuzurechnen wäre.

Auch schlüssige Einteilungsversuche der bislang vorliegenden Theorien sind schwierig. Wir haben uns auf eine pragmatische Einteilung festgelegt, die zunächst auf biologische Erklärungsansätze eingeht, gefolgt von psychologisch-soziologischen Theorien, entwicklungsbezogenen Theorien, um dann mit vorläufigen integrativen Modellvorstellungen zu enden.

3.1 Biologische Risikofaktoren und Erklärungsansätze

Biologische Erklärungsansätze sind durch methodische Fortschritte auf dem Gebiet der Untersuchungsmethoden (Genetik, bildgebende Verfahren, Elektrophysiologie, Biochemie und Endokrinologie) wieder stark in den Brennpunkt des wissenschaftlichen Interesses gerückt. Allerdings herrscht weitgehende Übereinstimmung darüber, dass biologische Faktoren allein das Phänomen Delinquenz nicht erklären können. Dem derzeitigen Erkenntnisstand entspricht am ehesten der biopsychosoziale Erklärungsansatz, dessen Kernmerkmal die Interaktion zwischen biologischen, psychologischen und sozialen Faktoren darstellt, die sich im Übrigen im Verlauf der Entwicklung fortlaufend verändert. Dennoch ist es sinnvoll, jene biologischen Faktoren zu betrachten, die sich in der empirischen Forschung als relevant für die Entstehung delinquenten Verhaltens erwiesen haben.

Eine Vielzahl von biologischen Risikofaktoren trägt, in unterschiedlichem Ausmaß und variabel über die Lebensspanne, zu dissozialem und delinquentem Verhalten bei. In ▶ Übersicht »Biologische Risikofaktoren für Dissozialität und Delinquenz« sind die wichtigsten von ihnen wiedergegeben.

Biologische Risikofaktoren für Dissozialität und Delinquenz

- Männliches Geschlecht
- Angeborene Auffälligkeiten der vegetativen Reaktionen
  - Erniedrigte Herzfrequenz
  - Erniedrigte Erregbarkeit (Arousal)
  - Erniedrigter Hautleitwiderstand
- Prä- und perinatale Risikofaktoren
  - Erhöhte Rate an Geburtskomplikationen
  - Mangelgeburt
  - Rauchen und Alkoholkonsum der Mütter in der Schwangerschaft
- Geringfügige körperliche Anomalien
- Neuroendokrinologische Auffälligkeiten
  - Erniedrigte Serotonin- und Noradrenalinspiegel
  - Erhöhte Testosteronspiegel (stark situationsabhängig)
  - Erniedrigte Kortisolspiegel (insbesondere bei ausgeprägter Delinquenz)
- Reifungsabhängige Risikofaktoren
  - Frühe Pubertät
  - Reifungsdissoziation zwischen physischer und psychischer Entwicklung
- Strukturelle und funktionelle Beeinträchtigungen der Hirnfunktion

▼

  - Strukturelle Auffälligkeiten des präfrontalen Kortex
  - Strukturelle Auffälligkeiten im Bereich der Temporallappen
  - Imbalance von Neurotransmittersystemen
- Psychische Störungen und Entwicklungsstörungen
  - Verschiedene psychische Störungen sind mit erhöhten Delinquenzraten assoziiert (z. B. Störungen des Sozialverhaltens, ADHS/HKS, umschriebene Entwicklungsstörungen wie Legasthenie, Persönlichkeitsstörungen)
- Genetische Einflüsse
  - Familienstudien: mehrfach erhöhte Rate gleichsinnigen Verhaltens bei Verwandten ersten Grades von Probanden mit dissozialem/antisozialem Verhalten
  - Zwillingsstudien: mäßige Erhöhung der Konkordanzraten bei monozygoten Zwillingen im Vergleich zu dizygoten
  - Adoptionsstudien: höhere Delinquenzraten bei Adoptierten mit einschlägiger Belastung der leiblichen Eltern (meist Vater)

3.1.1 Männliches Geschlecht

Alle Studien, die sich mit Geschlechterunterschieden im Hinblick auf Delinquenz beschäftigen, kommen zu dem Ergebnis, dass das männliche Geschlecht bei Weitem überwiegt. Die Unterschiede zwischen Jungen und Mädchen im Hinblick auf unangepasstes bzw. aggressives Verhalten zeigen sich bereits im Kleinkindesalter, sodass für diese Differenzen kaum Erziehungseinflüsse oder andere psychosoziale Faktoren herangezogen werden können. Die Relation zwischen Jungen und Mädchen im Hinblick auf dissoziales Verhalten beträgt zwischen 5:1 und 2,4:1. In der Dunedin-Studie wurde ein Verhältnis bezüglich der Lebenszeitprävalenz für antisoziales Verhalten zwischen Jungen und Mädchen von 2,4:1 gefunden, im Einklang mit anderen Längsschnittstudien (Moffitt et al. 2001). In dieser Studie wurden auf allen Altersstufen mehr Störungen des Sozialverhaltens bei Jungen als bei Mädchen diagnostiziert, wobei die höchste Rate dissozialen Verhaltens bei Mädchen um die Pubertät gefunden wurde. In der Netzwerkstudie delinquenten Verhaltens von Sarnecki (2001), in der u. a. die Geschlechterrelation im Rahmen einer Verdächtigenstatistik an einer großen Stockholmer Stichprobe im Alter von 5–20 Jahren erhoben wurde, betrug die Relation zwischen Jungen und Mädchen ab dem 13. Lebensjahr etwa 3:1, während bis zum 12. Lebensjahr Mädchen kaum in Erscheinung traten. Während das Geschlechterverhältnis zwischen Jungen und Mädchen bis zum 14. Lebensjahr noch variabel war, war die Relation zwischen Jungen und Mädchen zwischen dem 15. und 20. Lebensjahr relativ stabil (Sarnecki 2001).

Auch die deutsche Kriminalstatistik, die ebenfalls eine Verdächtigenstatistik ist, zeigt dasselbe Phänomen.

Für die Geschlechterunterschiede werden in der Literatur verschiedene Erklärungen gegeben. Herangezogen hierfür werden höhere Testosteronspiegel bei Jungen, insbesondere zum Zeitpunkt der Pubertät, eine stärkere Ängstlichkeit der Mädchen, weshalb diese prekäre Situationen eher meiden als Jungen (Campbell 2006). Ein evolutionstheoretischer Erklärungsansatz geht davon aus, dass das Überleben der Nachkommen stärker von einem guten Gesundheitszustand der Mutter abhing als von dem des Vaters, weshalb die Mutter weniger Gefahren oder körperlichen Auseinandersetzungen ausgesetzt werden sollte, was im Verlaufe der Evolution dann dazu geführt hat, dass Frauen sich sowohl weniger gefährlichen Situationen aussetzen als auch weniger aggressive Verhaltensweisen zeigen (Archer u. Coté 2005).

3.1.2 Angeborene Auffälligkeiten der vegetativen Reaktionen

Vielfach repliziert ist der Sachverhalt, dass dissoziale und delinquente Kinder und Jugendliche und später kriminelle Erwachsene, insbesondere Gewalttäter, in verschiedenen vegetativen Parametern Auffälligkeiten zeigen, so eine erniedrigte Herzfrequenz, eine erniedrigte Erregbarkeit (Arousal) und eine erniedrigte Hautleitfähigkeit. Diese

Auffälligkeiten werden auch bei Persönlichkeitsstörungen (Psychopathien) gefunden (Hare 1968, 1982; Venables 1987). Die erniedrigte Herzfrequenz lässt sich sowohl in Ruhe als auch unter Belastung nachweisen (Pitts 1997; Raine 1993). Eine niedrige Herzfrequenz im Kindes- und Jugendalter hat sich in Langzeitstudien als Prädiktor für Delinquenz, insbesondere für gewalttätiges Verhalten, im Erwachsenenalter erwiesen (Farrington 1987; Raine et al. 1990). Hingegen kann eine hohe autonome Erregbarkeit als protektiver Faktor gegen Kriminalität im Erwachsenenalter angesehen werden (Raine et al. 1995).

Diese Befunde konnten in einer Metaanalyse von 95 Studien zum Zusammenhang zwischen Herzfrequenz und elektrodermaler Aktivität von Lorber (2004) im Wesentlichen bestätigt und differenziert werden. Niedrige Herzfrequenz im Ruhezustand und hohe Reaktivität der Herzfrequenz waren assoziiert mit aggressivem Verhalten und Störungen des Sozialverhaltens. Niedrige elektrodermale Aktivität im Ruhezustand und während stimulierender Aufgaben war assoziiert mit Persönlichkeitsstörungen/Soziopathie und Störungen des Sozialverhaltens.

Diese Befunde können im Sinne einer geringeren Aktivierung des autonomen Nervensystems von dissozialen und delinquenten Kindern und Jugendlichen interpretiert werden (Herpertz et al. 2003). Da andererseits Angst- und Furchtzustände mit einer deutlichen Aktivierung des Zentralnervensystems einhergehen und als somatische Korrelate Pulsfrequenz- und Atemfrequenzerhöhungen zeigen, ist aus diesem Befund geschlossen worden, dass dissoziale und delinquente Kinder, Jugendliche und auch Erwachsene weniger furchtsam sind, was inzwischen auch bestätigt werden konnte. Da sie darüber hinaus durch die Absenkung der vegetativen Parameter eine geringere endogene Stimulation aufweisen, suchen sie sich vermehrt Situationen, in denen sie eine externe Stimulation erhalten, was mit »sensation-seeking behaviour« oder »stimulation-seeking behaviour« in der angelsächsischen Literatur umschrieben wird (Ortiz u. Raine 2004).

3.1.3 Prä- und perinatale Risikofaktoren

Eine erhöhte Rate an Geburtskomplikationen oder auch Auffälligkeiten während der Schwangerschaft werden für zahlreiche psychische Störungen verantwortlich gemacht, von Störungen des Sozialverhaltens bis zur Schizophrenie. Ihr Stellenwert im Hinblick auf die Verursachung dissozialen und delinquenten Verhaltens ist inzwischen relativ gut abgeklärt. Allgemein lässt sich aber sagen, dass durch pränatale Beeinträchtigungen und Sauerstoffmangel während der Geburt sowohl Einschränkungen der kognitiven Entwicklung entstehen können als auch Entwicklungsstörungen und nicht zuletzt Impulsivität und Störungen des Aufmerksamkeitsverhaltens. Was die kognitive Entwicklung betrifft, so ist bekannt und in vielen Studien repliziert, dass dissoziale und delinquente Kinder einen im Vergleich zu nicht beeinträchtigten Gleichaltrigen erniedrigten Intelligenzquotienten aufweisen und dass die aus prä- und perinatalen Belastungen resultierende Irritabilität einen Risikofaktor für aggressives Verhalten darstellt. Darüber hinaus sind Alkoholgenuss und Rauchen der Mütter während der Schwangerschaft bedeutsame Risikofaktoren sowohl für ADHS als auch für Störungen des Sozialverhaltens (Fast et al. 1999; Laucht u. Schmidt 2004; Raine 2002).

Was den Wirkungsmechanismus prä- und perinataler Risikofaktoren betrifft, so lassen sich folgende Aussagen machen:

- Sie stehen in Wechselwirkung mit psychosozialen Risikofaktoren in der Familie (z. B. eheliche Auseinandersetzungen der Eltern, Trennung von der Mutter, psychische Erkrankung eines Elternteils, Abwesenheit des Vaters) (Werner 1987).
- Bezüglich dieser Wechselwirkung scheint es auch recht spezifische Zusammenhänge zu geben. So konnte in einer Studie in Dänemark von Raine et al. (1994) aus der Interaktion von Geburtskomplikationen und Zurückweisung des Kindes durch die Mutter im ersten Lebensjahr gewalttätiges Verhalten im Alter von 18 Jahren vorausgesagt werden. Diese Voraussage war auch noch stabil, als die Probanden 34 Jahre alt waren, und galt in spezifischer Weise für Gewalt-

taten, nicht jedoch für nichtgewalttätige Straftaten. Diese Ergebnisse konnten in anderen prospektiven Längsschnittuntersuchungen bestätigt werden (Piquero u. Tibbetts 1999; Hodgins et al. 2001), wobei in einer Studie (Brennan et al. 1993) auch eine Interaktion zwischen Geburtskomplikationen und psychischer Erkrankung eines Elternteils im Hinblick auf die Voraussage von Gewalttaten gefunden wurde.

- Eine ähnliche Interaktion wurde auch für Nikotinkonsum der Mütter während der Schwangerschaft und psychosozialen Variablen im Hinblick auf das Auftreten von Störungen des Sozialverhaltens bzw. gewalttätigen Verhaltens ihrer Nachkommen gefunden. In einer Studie von Brennan et al. (1999) war die Rate gewalttätigen Verhaltens der männlichen Nachkommen um das Fünffache erhöht, wenn die Mütter in der Schwangerschaft geraucht hatten und zusätzlich Geburtskomplikationen aufgetreten waren, was auf die Nachkommen jener Mütter nicht zutraf, die zwar in der Schwangerschaft geraucht hatten, bei denen es aber keine Geburtskomplikationen gegeben hatte.

3.1.4 Geringfügige körperliche Anomalien

Unter geringfügigen körperlichen Anomalien versteht man morphologische Auffälligkeiten in bestimmten Körperregionen (z. B. Ohren, Mundbereich, Augen, Kopf, obere und untere Extremitäten), die – häufig nur geringfügig – von der Norm abweichen. Sie können mit Hilfe der Waldrop-Skala quantitativ erfasst (Waldrop et al. 1968) und als Störung der fetalen Entwicklung aufgefasst werden. Sie kommen gehäuft bei einer Reihe von psychischen Störungen vor, u. a. beim frühkindlichen Autismus (Walker 1977), bei schizophrenen und bipolaren Patienten und ihren Geschwistern (Green et al. 1994), bei hyperaktivem Verhalten (Fogel et al. 1985) und auch bei erwachsenen Gewalttätern (Kandel et al. 1989).

Ausgehend von der zuletzt genannten Beobachtung haben Arseneault et al. (2000) nachgewiesen, dass geringfügige körperliche Anomalien einen Risikofaktor für das Auftreten von Gewaltdelikten in der Adoleszenz darstellen, nicht jedoch für Straftaten ohne Gewaltkomponente. Dabei erwiesen sich sowohl die Gesamtzahl der körperlichen Anomalien als auch die Anomalien in der Mundregion als prädiktiv für das Auftreten von Gewaltdelinquenz. Da geringfügige körperliche Anomalien mit Funktionsstörungen des ZNS assoziiert sind und sich organ- bzw. körperregionbezogen in kritischen Perioden der embryofetalen Entwicklung ereignen, können sie Ausdruck einer Vulnerabilität für verschiedene Störungen sein, u. a. auch für gewalttätiges Verhalten. Die Bedeutung der Mundregion interpretieren Arseneault et al. (2000) dahingehend, dass diese von Geburt an von besonderer Bedeutung ist, nicht nur für Kau- und Schluckvorgänge, sondern auch für die Kommunikation und den Ausdruck von Emotionen. Einschränkungen dieser Funktionen beeinträchtigen möglicherweise auch die Mutter-Kind-Beziehung. Auf diese Weise kann die frühe Sozialisation dieser Kinder erschwert und aufgrund kommunikativer Defizite oder Missverständnisse aggressives und gewalttätiges Verhalten gefördert werden.

3.1.5 Neuroendokrinologische Auffälligkeiten

Die am häufigsten replizierten Befunde bei Kindern, Jugendlichen sowie Erwachsenen mit dissozialen und delinquenten Verhaltensweisen sind erniedrigte Serotonin- und Adrenalin-Blutspiegel, ein erhöhter Testosteronspiegel, der allerdings starken situationsabhängigen Variationen unterworfen ist, und ein erniedrigter Kortisolspiegel, der insbesondere bei ausgeprägter Delinquenz gefunden worden ist.

Der Neurotransmitter **Serotonin** ist in zahlreiche zentralnervöse Regelkreise eingebaut und spielt sowohl bei der Depression, bei der Schizophrenie und auch beim hyperkinetischen Syndrom eine wichtige Rolle. Er ist im Hinblick auf dissoziales und delinquentes Verhalten der bislang am besten untersuchte Neurotransmitter. Serotonin ist im Zentralnervensystem weit verbreitet und ist, neben den bereits erwähnten Funktionen, auch an der

Regulation des Sexualverhaltens, des Appetits, des Schlafs und der Schmerzempfindung beteiligt.

Diese vielfältigen Regulationszusammenhänge des Neurotransmitters werfen natürlich die Frage auf, wie spezifisch die erhobenen Befunde für das jeweils untersuchte Verhalten (z. B. aggressives Verhalten) sind.

Serotoninmessungen können entweder im Liquor, im Blut oder im Rahmen eines medikamentösen Belastungstests vorgenommen werden. Im Zusammenhang mit dissozialem, aggressivem und delinquentem Verhalten sind folgende Ergebnisse, die überwiegend in Liquorstudien gefunden wurden, bemerkenswert:

- Gewalttätiges Verhalten und Suizidalität (sowohl Suizidversuche als auch vollendete Suizide) sind mit niedrigen Konzentrationen des Serotoninmetaboliten 5-HIAA (5-Hydroxyindolessigsäure) assoziiert (Asberg et al.). Diese Assoziation ist unterschiedlich eng auf verschiedenen Altersstufen. Sie ist z.B. im Kindes- und Jugendalter enger als im Erwachsenenalter (Zubieta u. Alessi 1993).
- Ihre Untersuchungen an Probanden mit antisozialem Verhalten zeigte sich eine negative Korrelation zwischen dem Serotoninmetaboliten 5-HIAA im Liquor und in der Intensität ihres antisozialen Verhaltens (Linnoila 1997).
- Eine Reduktion von Serotonin in den frontalen Regionen ist besonders ausgeprägt bei gewalttätigen Patienten mit dissozialer (antisozialer) Persönlichkeitsstörung (Berman et al. 1997).
- Kinder mit aggressiven und impulsiven Verhaltensauffälligkeiten wiesen im Liquor niedrigere Konzentrationen des Serotoninmetaboliten 5-HIAA auf (Kruesi et al. 1992).
- Es konnte, zunächst im Tierversuch bei Affen, gezeigt werden, dass das serotoninerge System auch durch Umweltnoxen verändert werden kann. Von Müttern aufgezogene Affenkinder zeigten unterschiedliche Liquorwerte des Serotoninmetaboliten 5-HIAA im Vergleich mit solchen, die nicht von der Mutter, sondern von »peers« aufgezogen wurden (Kramer 1997). Nach Susman u. Finkelstein (2001) eröffnet dies präventive Maßnahmen.
- Schließlich gibt es auch Hinweise auf familiär verbreitete Muster, auf Konzentration und Reaktion des serotoninergen Systems, was einen genetischen Hintergrund nahelegt.

Diese Einzelergebnisse konnten durch Metaanalysen, die sich auf Patienten bzw. Probanden verschiedener Altersstufen bezogen, im Wesentlichen bestätigt werden. Tuinier et al. (1999) analysierten 23 Studien, in denen der Serotoninmetabolit 5-HIAA im Liquor untersucht, und 11 Studien, in denen ein medikamentöser Belastungstest (Fenfluramin) durchgeführt wurde, im Hinblick auf die Serotonin-Aggressionshypothese. Sie kamen zu dem Schluss, dass der Zusammenhang zwischen erniedrigter Konzentration von 5-HIAA und Aggressivität nicht universell gültig ist, aber für eine Subgruppe relativ junger Patienten mit Persönlichkeitsstörungen zutraf. Moore et al. (2002) führten eine Metaanalyse an 20 Studien durch, die sich ebenfalls mit dem Zusammenhang zwischen 5-HIAA und antisozialem Verhalten befassten. Die Autoren konnten diesen Zusammenhang mit erniedrigten 5-HIAA-Konzentrationen im Liquor bestätigen, wobei sich dieser bei jüngeren Patienten unter 30 Jahren weitaus deutlicher zeigte als bei älteren Patienten. Dies deuten die Autoren im Einklang mit dem bekannten Rückgang krimineller Aktivitäten mit zunehmendem Lebensalter.

Erhöhte Testosteronspiegel In mehreren Studien wurde gefunden, dass das männliche Geschlechtshormon Testosteron mit einer Reihe antisozialer bzw. delinquenter Verhaltensweisen assoziiert ist. Dies trifft zu auf allgemeines aggressives Verhalten, Gewalttätigkeit und Dominanzstreben. Nach einer Übersicht von Mazur u. Booth (1998) ist Dominanzstreben die führende Wirkung von Testosteron. Wie die meisten anderen Hormone unterliegt Testosteron auch einem Entwicklungstrend mit einem steilen Anstieg um die Pubertät und in der frühen Adoleszenz. Dies erklärt, dass bei jüngeren Kindern etwa vom 4. bis 10. Lebensjahr (Constantino et al. 1993) mit der Diagnose »Störung des Sozialverhaltens« kein Zusammenhang zur Testosteron-Sekretion gefunden wurde.

Bei Heranwachsenden ist dies jedoch anders. So fanden Olweus et al. (1988) bei normalen männlichen Heranwachsenden einen direkten Einfluss des Testosteronspiegels im Blut auf die Bereitschaft, aggressiv auf Provokationen zu reagieren. Andererseits hat der Testosteronspiegel einen indirekten schwächeren Einfluss auf die Muster aggressiven Verhaltens. Hohe Testosteronspiegel führen zu Ungeduld und Irritierbarkeit und damit eher zu aggressiv-destruktivem Verhalten, das durch situative Einflüsse getriggert werden kann.

So konnten Olweus et al. (1988) zeigen, dass Testosteron auch die Frustrationstoleranz bei Adoleszenten erniedrigt und dass ein hoher Testosteronspiegel dazu prädestiniert, bei Provokationen mit aggressiven Handlungen zu reagieren. Dies bedeutet, dass ein hoher Testosteronspiegel an sich nicht bereits aggressives und gewalttätiges Verhalten hervorruft, sondern durch die Erzeugung von Irritierbarkeit, Ungeduld und Frustrationsintoleranz zu derartigem Verhalten disponiert. Dieser Zusammenhang bildet sich erst zum Zeitpunkt der Pubertät und dann weiter in der Adoleszenz aus. Über diese allgemeinen Zusammenhänge hinaus verdienen folgende Ergebnisse eine besondere Erwähnung:

Die Tatsache, dass hohe Testosteronwerte vor allen Dingen bei Jugendlichen gefunden wurden, die im Kreise Gleichaltriger dominant waren und eine Führungsposition einnahmen (Schaal et al. 1996), kann aber auch so interpretiert werden, dass die erhöhten Testosteronspiegel eine sekundäre Folge des dominierenden Verhaltens waren und nicht umgekehrt dessen Auslöser oder Verursacher (Constantino et al. 1993; Susman u. Finkelstein 2001). Wenn dies zutrifft, so wäre dies ein weiterer Hinweis darauf, dass individuelles Verhalten oder auch Gruppenverhalten hormonelle Funktionen verändern kann.

Insgesamt ist der Zusammenhang zwischen aggressivem und gewalttätigem Verhalten und Testosteron zumindest im Jugendalter belegt. Es scheint aber eine Reihe von Mediatoren zu geben, die diesen Zusammenhang erst zur Auswirkung bringen, z. B. provokatives Verhalten gegenüber irritierbaren und »gewaltgeneigten« männlichen Jugendlichen.

Erniedrigte Kortisolspiegel In verschiedenen Studien wurde, allerdings nicht konstant, ein Zusammenhang zwischen niedrigen Kortisonplasmakonzentrationen im Blut und dissozial-antisozialem Verhalten gefunden. So konnten Virkkunen et al. (1994) zeigen, dass das Kortikotropin-Releasing-Hormon (CRH) bei jungen Delinquenten und gewalttätigen Jugendlichen gegenüber der alterstypischen Norm deutlich verringert war. Allerdings findet man erniedrigte Kortisolkonzentrationen nicht bei allen dissozialen und aggressiven Jugendlichen, sondern eher bei einer kleineren Gruppe mit besonders ausgeprägtem dissozialen Verhalten (Loney et al. 2006). Erniedrigte Kortisolspiegel wurden auch bei präpuberalen Kindern von drogenabhängigen Eltern gefunden (Moss et al. 1995).

Nach Raine (1996) können diese Befunde als verminderte Reagibilität der Hypophysen-Nebennieren-Achse gedeutet werden und entsprechen den bei dissozialen/delinquenten Kindern und Jugendlichen gefundenen Auffälligkeiten des vegetativen Nervensystems (erniedrigte Pulsfrequenz, erniedrigtes Arousal, verringerte Hautwiderstandsreaktionen). Auch in diesem Zusammenhang kann auf eine Neigung zu »sensation-seeking behavior« bzw. »stimulation-seeking behavior« geschlossen werden.

3.1.6 Reifungsbedingte Risikofaktoren

Frühe Pubertät wird im Hinblick auf dissoziales und delinquentes Verhalten unterschiedlich gesehen. Einerseits wird berichtet, dass eine frühe Pubertät im Gegensatz zu einer spät einsetzenden zu aggressivem und delinquentem Verhalten disponiert (Cota-Robles et al. 2002), andererseits gibt es Hinweise darauf, dass früh reifende Jungen auch in ihrer Persönlichkeit spät reifenden überlegen sind, sie sind im Durchschnitt auch beliebter, ausgeglichener, selbstbewusster und weniger ängstlich.

Gegenteilige Auffassungen (Moffitt 1993a) gehen davon aus, dass es bei früh reifenden Jugendlichen zu Reifungsdissoziationen kommen kann, die dazu führen, dass sie von ihrem äußeren Habitus her eher als Erwachsene betrachtet werden, aber in ihrer kognitiven und emotionalen Entwicklung den entsprechenden Reifegrad noch nicht erreicht haben, d. h., es besteht eine Diskrepanz zwischen physischer und psychischer Entwicklung. Durch ihre nach außen sichtbare körperliche Reife werden sie dann vermehrt mit Aufgaben konfrontiert, denen sie noch nicht gewachsen sind. Darüber hinaus kann sie der rasant um die Pubertät ansteigende Testosteronspiegel mit den bekannten Folgen der vermehrten inneren Unruhe, Irritierbarkeit und Provozierbarkeit in Situationen bringen, die aggressives Verhalten auslösen (Daitzman u. Zuckerman 1980).

3.1.7 Strukturelle und funktionelle Beeinträchtigungen der Hirnfunktionen

Unter den strukturellen Besonderheiten kommen Schädigungen bzw. Beeinträchtigungen der frontalen Hirnfunktionen eine besondere Bedeutung zu. Im Hinblick auf den präfrontalen Kortex wurden sowohl strukturelle Auffälligkeiten dissozialer und delinquenter Jugendlicher beschrieben (Raine 2002) als auch funktionelle Auffälligkeiten, die sich sowohl neurophysiologisch als auch neuropsychologisch nachweisen lassen. Relativ gut untersucht ist dieser Zusammenhang bei Kindern mit Aufmerksamkeitsdefizitstörungen bzw. dem hyperkinetischen Syndrom (Konrad et al. 2006; Seidman et al. 2005). Untersuchungen mit bildgebenden Verfahren zeigten strukturelle und funktionelle Auffälligkeiten im Bereich des präfrontalen Kortex, des anterioren Gyrus cinguli sowie der Basalganglien und ihrer Verbindungen. Darüber hinaus wurden in weiteren Hirnregionen (motorischer Kortex, parietale und temporale Kortexareale sowie im Kleinhirn und seinen Verbindungen) eine Reihe von Normabweichungen gefunden, deren Bedeutung und Auswirkung insbesondere auf dissoziales und delinquentes Verhalten im Einzelnen noch nicht aufgeklärt ist (Sowell et al. 2003; Seidman et al. 2005). Da der Frontallappen bekanntlich für vorausschauendes und planerisches Handeln zuständig ist, was mit dem Begriff der exekutiven Funktionen bezeichnet wird, ist naheliegend, dass Defizite der Frontalhirnaktivität insbesondere mit impulsivem aggressivem Verhalten einhergehen können. Dies kann sich in verschiedener Hinsicht äußern:

- Zum einen als impulsives aggressives und gewalttätiges Verhalten, das dadurch zustande kommt, dass die hemmenden Impulse fehlen,
- zum anderen dadurch, dass vorausschauendes Planen bei diesen Kindern und Jugendlichen nur in unzureichendem Maße möglich ist,
- zum dritten dadurch, dass diese Kinder aufgrund ihrer Defizite nur unzureichend Selbststeuerungsstrategien erlernen können (Tremblay u. Nagin 2005).

Von besonderer Bedeutung sind unter der Entwicklungsperspektive zwei Fragen:

1. Zeigen sich die im Erwachsenenalter bei aggressiven Menschen aufgefundenen hirnstrukturellen und funktionellen Auffälligkeiten auch bereits im Kindesalter?
2. Werden im Kindesalter aufgefundene Besonderheiten der Hirnstruktur und Hirnfunktion ins Erwachsenenalter »tradiert« und bereiten so den Boden für Persönlichkeitsstörungen, die häufig mit Aggressivität und Straftaten verknüpft sind?

Es gibt Anhaltspunkte dafür, dass sich beide Fragen positiv beantworten lassen. So konnte gezeigt werden, dass Auffälligkeiten der Reagibilität des autonomen Nervensystems bei Jungen mit Störungen des Sozialverhaltens auch bei deren Vätern zu finden waren (Herpertz et al. 2007), zum anderen ergaben mehrere mit Hilfe der Magnetresonanztomografie durchgeführte Untersuchungen, dass bei Kindern hirnstrukturelle Auffälligkeiten gefunden wurden, wie sie für Erwachsene mit antisozialem Verhalten typisch sind. Diese erstrecken sich auf eine Reduktion der grauen Hirnsubstanz sowie auf reduzierte Volumina des orbifrontalen Kortex, der Temporallappen, der Amygdala und des Hippocampus (Kruesi et al. 2004; Huebner et al. 2008; Sterzer et al. 2007).

Schließlich wurde auch der Frage nachgegangen, ob in der Kindheit erlebte körperliche Misshandlung zu Gewalttätigkeit im Erwachsenenalter disponiert. In einer experimentellen Studie mithilfe der funktionellen Magnetresonanztomografie konnten Raine et al. (2001) nachweisen, dass Misshandlungsopfer im Kindesalter, die als Erwachsene Gewaltdelikte begangen hatten, Einschränkungen der rechten Hemisphärenfunktion aufwiesen, insbesondere des rechten temporalen Kortex. Da Gewaltdelikte in einer Vergleichsgruppe ebenfalls körperlich misshandelter Kinder, die als Erwachsene eine normale Funktion der rechten Hemisphäre aufwiesen, nicht vorkamen, schließen die Autoren daraus, dass eine intakte rechte Hemisphärenfunktion vor der Ausübung von Gewalttaten schützt.

3.1.8 Psychische Störungen und Entwicklungsstörungen

Vielfältig belegt sind die Zusammenhänge zwischen ADHS/hyperkinetischem Syndrom und dissozialem bzw. delinquentem Verhalten. Gleiches gilt für den Übergang von früh auftretenden Störungen des Sozialverhaltens und Delinquenz. Weitere Risikofaktoren sind leichte Intelligenzminderungen und umschriebene Entwicklungsstörungen wie Legasthenie oder Rechenstörungen.

Von besonderem Interesse sind Kinder mit bestimmten Temperamentseigenschaften und emotionalen Reaktionsweisen, die als Vorstufen von Persönlichkeitsstörungen aufgefasst werden können. Persönlichkeitsstörungen sind ja im Erwachsenenalter sehr häufig mit Gesetzesverstößen assoziiert. Kinder mit Temperaments- und Persönlichkeitseigenschaften, die sich als eingeschränkte Empathie, Rohheit, Fehlen von Schuldgefühlen beschreiben lassen, sind gefährdet, später Persönlichkeitsstörungen vom Typus der dissozialen Persönlichkeit zu entwickeln (Frick u. Morris 2004).

In ◘ Tab. 3.1 sind psychische Störungen (in der Klassifikation nach ICD-10 und DSM-IV) wiedergegeben, die häufig mit Dissozialität und/oder Delinquenz assoziiert sind. Aus der Tabelle ist zunächst ersichtlich, dass die Kategorien in den beiden Klassifikationssystemen weitgehend übereinstimmen. Das gehäufte Vorkommen dissozialer und delinquenter Verhaltensweisen bei hyperkinetischen Störungen ist in der Literatur vielfach beschrieben. Dies gilt ebenso für Störungen des Sozialverhaltens. Was diese betrifft, so ist in der ICD-10 eine Unterscheidung getroffen worden, die soziale Bindungen bzw. deren Fehlen einbezieht, was im DSM-IV nicht der Fall ist. Diese Differenzierung ist aber bedeutsam und korrespondiert mit den später beschriebenen psychosozialen Delinquenztheorien, z. B. mit der Kontroll-/Bindungstheorie von Sampson u. Laub (1993, 1995).

Kombinierte Störungen des Sozialverhaltens und der Emotionen sind ebenfalls häufig mit dissozialem und delinquentem Verhalten assoziiert, wobei die Bedeutung der depressiven Komponente häufig in der Literatur vernachlässigt wird. Für die folgenden Kategorien (Persönlichkeitsstörungen und Störungen der Impulskontrolle) ist der Zusammenhang mit delinquenten Handlungen in vielfältiger Weise beschrieben worden. Nicht so eindeutig ist der Zusammenhang für die abnormen Gewohnheiten und Störungen der Impulskontrolle, wobei die Gültigkeit der Kategorien Pyromanie und Kleptomanie heute angezweifelt werden muss. Sexuelle Verhaltensstörungen disponieren häufig zu den in der Tabelle genannten Sexualdelikten, während psychische Auffälligkeiten durch psychotrope Substanzen einerseits mit Drogenbeschaffungsdelinquenz häufig assoziiert sind, andererseits aber auch einen Risikofaktor für gewalttätiges Verhalten darstellen. Die zuletzt genannten Anpassungsstörungen spielen im Hinblick auf Dissozialität und Delinquenz eine eher untergeordnete Rolle.

Insgesamt ist darauf hinzuweisen, dass eine bemerkenswerte Anzahl junger Straftäter an psychischen Störungen leidet, wie sie nach den Kriterien der ICD-10 und des DSM-IV festgelegt sind. Sie bleiben häufig unentdeckt, da psychiatrische Untersuchungen häufig unterbleiben. Eine repräsentative Studie in Jugendstrafanstalten in den Niederlanden (Vreugdenhil et al. 2004) eruierte bei 90% der Inhaftierten mindestens eine psychische Störung. Die häufigsten waren: Störungen des Sozialverhaltens/oppositionelles Verhalten (75%), Störungen durch psychotrope Substanzen (55%), psychotische Symptome (34%) und Aufmerksamkeitsdefizit-/Hyperaktivitätsstörungen (8%).

3.1.9 Genetische Einflüsse

Genetische Einflüsse werden zum Schluss der biologischen Erklärungsansätze erörtert, da viele, wenn nicht alle der bislang beschriebenen biologischen Determinanten oder Teildeterminanten delinquen-

Tab. 3.1 Psychische Störungen, die häufig mit Dissozialität und/oder Delinquenz assoziiert sind, nach den international angewandten Klassifikationssystemen ICD-10 und DSM-IV

ICD-10	DSM-IV
Hyperkinetische Störungen (F90) – Einfache Aktivitäts- und Aufmerksamkeitsstörung (F90) – Hyperkinetische Störung des Sozialverhaltens (F90.1)	**Aufmerksamkeitsdefizit-/Hyperaktivitätsstörung (314)** – Mischtypus (314.01) – Vorwiegend hyperaktiv-impulsiver Typus (314.1) – Vorwiegend unaufmerksamer Typus (314.00)
Störungen des Sozialverhaltens (F91) – Auf den familiären Rahmen beschränkt (F91.0) – Bei fehlenden sozialen Bindungen (F91.1) – Bei vorhandenen sozialen Bindungen (F91.2) – Mit oppositionellem, aufsässigem Verhalten (F01.3)	**Störungen des Sozialverhaltens (312.8)** – Mit Beginn in der Kindheit – Mit Beginn in der Adoleszenz – Mit oppositionellem Trotzverhalten (313.81)
Kombinierte Störungen des Sozialverhaltensund der Emotionen (F92) – Störung des Sozialverhaltens mit depressiver Störung (F92.0) – Sonstige kombinierte Störung des Sozialverhaltens u. der Emotionen (F92.8)	
Persönlichkeitsstörungen (F60) – Dissoziale Persönlichkeitsstörung (F60.2) – Emotional instabile Persönlichkeitsstörung (F60.3)	**Persönlichkeitsstörungen** – Antisoziale Persönlichkeitsstörung (301.7) – Borderline-Persönlichkeitsstörung (301.83)
Abnorme Gewohnheiten und Störungen der Impulskontrolle (F63) – Pathologisches Glücksspiel (F63.0) – Pathologische Brandstiftung (Pyromanie) (F63.1) – Pathologisches Stehlen (Kleptomanie) (F63.2)	**Störungen der Impulskontrollenicht andernorts klassifiziert** – Intermittierende explosible Störung (312.34) – Pathologisches Spielen (312.31) – Kleptomanie 312.32 – Pyromanie (312.33)
Sexuelle Verhaltensstörungen (F65) – Exhibitionismus (F65.2) – Pädophilie (F65.4) – Sadomasochismus (F65.5)	**Sexuelle Verhaltensabweichungen (Paraphilien)** – Exhibitionismus (302.4) – Pädophilie (302.2) – Sexueller Masochismus (302.83)
Psychische und Verhaltensstörungen durch psychotrope Substanzen (F1)	**Störungen im Zusammenhang mit psychotropen Substanzen (303.90–292.9)**
Anpassungsstörungen (F43.2) – Mit vorwiegender Störung des Sozialverhaltens (F43.24) – Mit gemischter Störung von Gefühlen und Sozialverhalten (F43.25)	**Anpassungsstörungen (309.xx)** – Mit Störungen des Sozialverhaltens (309.3) – Mit emotionalen Störungen und Störungen des Sozialverhaltens (309.4)

ten Verhaltens genetisch bedingt oder mitbedingt sind.

Genetische Studien haben sich frühzeitig mit dissozialem und delinquentem Verhalten befasst. Nach heutigen Erkenntnissen kann aber nicht davon ausgegangen werden, dass genetische Faktoren Dissozialität oder Delinquenz kausal determinieren. Es ist allenfalls so, dass genetische Einflüsse Dispositionen determinieren, die in entsprechenden Kontexten bzw. Situationen das Auftreten von dissozialem und delinquentem Verhalten fördern. Am Beispiel der Lese-Rechtschreib-Schwäche, die ja auch bei den Betroffenen mit einem weitaus höheren Risiko delinquenten Verhaltens assoziiert ist, lässt sich dieser Grundsatz gut verdeutlichen. Die Lese-Rechtschreib-Schwäche (Legasthenie) wird als solche nicht vererbt, hingegen werden Dispositionen genetisch weitergegeben (z. B. Einschränkungen des phonologischen Bewusstseins), die unter bestimmten schulischen Bedingungen (z. B. Ganzwortmethode) zur Entwicklung einer Legasthenie führen.

Wenn es um genetisch determinierte Zusammenhänge geht, so werden in aller Regel Familienstudien, Zwillingsstudien und Adoptionsstudien herangezogen, um den genetischen Zusammenhang zu belegen. Dies ist auch im Hinblick auf delinquentes Verhalten geschehen.

Familienstudien zeigen, dass Delinquenz familiär gehäuft auftritt, was natürlich kein Beweis für eine genetische Determinierung ist.

Verwandte ersten Grades von Individuen, die antisoziales/dissoziales Verhalten zeigen, weisen eine drei- bis vierfach höhere Rate desselben Verhaltens auf als die Durchschnittsbevölkerung (Moffitt et al. 2001).

Zwillingsstudien zeigen regelmäßig höhere Konkordanzraten für antisoziales Verhalten bei monozygoten (MZ) Zwillingen im Vergleich zu dizygoten (DZ). In der bislang umfangreichsten Zwillingsstudie zu delinquentem Verhalten an 3586 Zwillingspaaren fand Christiansen (1977) Konkordanzraten von 52% für MZ- und von 22% für DZ-Zwillinge. Adoptionsstudien zeigen im Hinblick auf dissoziales Verhalten eine stärkere Übereinstimmung zwischen den dissozial auffälligen Kindern und ihren biologischen Eltern (Übersicht bei Rhee u. Waldman 2002).

Sie sind in besonderer Weise geeignet, Gen-Umwelt-Interaktionen verständlich zu machen. So zeigte sich in einer schwedischen Adoptionsstudie, dass männliche Adoptierte, die eine genetische Disposition für kriminelles Verhalten in Gestalt eines entsprechend belasteten leiblichen Vaters hatten und zusätzlich ungünstigen Umwelteinflüssen in der Adoptivfamilie ausgesetzt waren, weitaus größere Kriminalitätsraten (40%) aufwiesen, als solche, für die nur eine der beiden Risikobedingungen zutraf (12,1% für nur genetisch Belastete und 6,7% für nur Umweltbelastete). Ihre Kriminalitätsrate war höher als die Addition der Kriminalitätsraten der Probanden, für die nur einer der beiden Risikofaktoren zutraf, was für eine echte Gen-Umwelt-Interaktion spricht (Cloninger et al. 1982).

Insgesamt kommen Rhee u. Waldman in ihrer Metaanalyse zu dem Ergebnis, dass im Hinblick auf dissoziales Verhalten eine Heritabilität von 41% besteht, während Moffitt (2005), ebenfalls nach einer Analyse zahlreicher Studien, herausstellt, dass die meisten Studien zu einer Heritabilität von 50% kommen. Dies bedeutet, dass mindestens 50% der Varianz im Hinblick auf die Erklärung dissozialen Verhaltens durch Umweltfaktoren bedingt ist, unter denen nichtgenetische Familieneinflüsse eine große Rolle spielen dürften. Die Entwicklung dissozialen und delinquenten Verhaltens dürfte durch eine Interaktion zwischen genetischen und Umweltfaktoren erklärt werden (Taylor u. Kim-Cohen 2007), wobei bestimmte genetische Faktoren, z. B. Temperamentseigenschaften oder ein hyperkinetisches Syndrom, ein Kind vulnerabler im Hinblick auf Einflüsse der Umgebung machen. Kommt ein insuffizientes Erziehungsverhalten der Eltern noch hinzu, so entwickelt sich durch Aktion und Reaktion eine Spirale dissozialen Verhaltens mit einer Steigerungstendenz, die möglicherweise in eine persistierende Delinquenz führt. Diesbezüglich erscheint auch der Zeitpunkt des ersten Auftretens dissozialen Verhaltens bedeutsam zu sein. Es liegt nahe anzunehmen, dass früh auftretende Dissozialität stärker genetisch determiniert ist als später auftretende, in Analogie zu depressiven Störungen.

3.2 Psychologische Risikofaktoren und Erklärungsansätze

3.2.1 Problemstellung

Die Frage, ob und in welchen Merkmalen sich Straftäter von Nichtstraftätern unterscheiden, war schon immer von hohem wissenschaftlichen und gesellschaftlichem Interesse. Aufgrund der durch die strafrechtliche Verantwortlichkeit vorgegebenen Altersgrenzen konzentrierte sich die Forschung vorwiegend auf Jugendliche und Erwachsene. Kinder wurden seltener untersucht, da sie Sanktionsschutz genießen und dem Zugriff des staatlichen Sanktionsapparates entzogen sind. Erschwerend kommt hinzu, dass die Grenzen der Strafmündigkeit von Land zu Land variieren, sodass vorhandene Untersuchungen nicht ohne Weiteres vergleichbar sind.

Hathaway u. Monachesi (1957) schrieben in der Einleitung zu ihrem Artikel »The personalities of pre-delinquent boys«:

> Delinquente scheinen sich nur in einer Hinsicht ähnlich zu sein, nämlich dass sie eine Handlung begangen haben, die zulässigerweise als delinquent betrachtet wird. (Hathaway u. Monachesi 1957, S. 149, Übersetzung R. Walter)

Heute, 50 Jahre später, ist diese Aussage nicht mehr haltbar.

Der folgende Abschnitt befasst sich mit Merkmalen kindlicher Straftäter und deren Familien. Sofern keine Untersuchungen an ausschließlich kindlichen Stichproben zur Verfügung standen, wurde auf altersmäßig gemischte Stichproben, bestehend aus Kindern und Jugendlichen (im Strafmündigkeitsalter) zurückgegriffen. Da die Jugendlichen der Altersgruppe der Kinder am nächsten stehen, schien es vertretbar, ggf. auch solche Untersuchungen hinzuzuziehen, die sich ausschließlich auf Jugendliche stützen. Aufgrund der Fülle der untersuchten Merkmale haben wir uns auf bestimmte Merkmalsgruppen beschränkt, die häufig Gegenstand der Forschungen waren und theoretisch als bedeutsam angesehen werden, nämlich Intelligenz, Schulversagen sowie neuropsychologische Auffälligkeiten und Teilleistungsstörungen. Alle Merkmale hängen teilweise miteinander zusammen. Das Gleiche gilt auch für die Persönlichkeitsmerkmale und psychiatrische Auffälligkeiten (Komorbidität der Delinquenten). Auf die Gruppe der biologischen Faktoren (Hormone, Hirnaktivitäten, Herzfrequenz usw.) wurde bereits in ▶ Abschn. 3.1 eingegangen.

Vor allem die Ergebnisse älterer Untersuchungen stützen sich auf Kontrastgruppenvergleiche zwischen registrierten und unregistrierten Personen, die jedoch aufgrund der Ergebnisse der Dunkelfeldforschung fragwürdig geworden sind. Die unregistrierte Delinquenz wurde erst später berücksichtigt. Auf diese Untersuchungen wird gesondert hingewiesen. Die zahlreichen Unterschiede, die zwischen Delinquenten und Nichtdelinquenten gefunden wurden, lassen jedoch nicht den Schluss zu, dass die Merkmale kausal an der Entstehung der Delinquenz beteiligt sind. So kann z. B. ein überstrenger, kontrollierender Erziehungsstil der Eltern Folge und nicht Ursache von Straftaten sein. Umgekehrt müssen ein Schulversagen und der Anschluss an delinquente Peers nicht die Ursache für eine delinquente Karriere sein, sondern alle drei Auffälligkeiten können Ausdruck eines gemeinsamen, zugrunde liegenden familiären oder psychischen Problems sein. Fragen der Kausalität sind somit nicht durch Querschnittuntersuchungen, sondern ausschließlich durch prospektive Längsschnittstudien zu beantworten. Außerdem berücksichtigen Querschnittuntersuchungen vielfach nicht die Tatsache, dass die Variablen miteinander korrelieren können, d. h. einen sich überlappenden Varianzbereich haben, sodass die Bedeutung eines Merkmales künstlich erhöht wird. Es ist daher sehr wichtig zu überprüfen, ob sich die gefundenen Unterschiede auch in prospektiven Längsschnittstudien replizieren lassen, d. h. die jeweiligen Merkmale eine prognostische Bedeutung haben.

3.2.2 Intelligenz

Zu den mit am häufigsten untersuchten Merkmalen gehört zweifellos die Variable Intelligenz. War man noch in älteren Untersuchungen, z. B. in der »Cambridge-Somerville Youth Study« (McCord et al. 1959; Wadsworth 1979b) der Meinung, dass kein Zusammenhang zwischen niedriger Intelligenz und Delinquenz besteht bzw. dass Intelligenzunterschiede auf den sozialen Schichteinfluss zurückzuführen sind, wurde spätestens in der Übersichtsarbeit von Hirschi u. Hindelang (1977) deutlich gemacht, dass – unabhängig von der sozialen Schichtzugehörigkeit – sehr wohl Intelligenzunterschiede zwischen delinquenten und nichtdelinquenten Jugendlichen bestehen. Dieser Befund wurde auch in nachfolgenden Untersuchungen bestätigt und gilt als gesichert (Wilson u. Herrnstein 1985). Der mit unterschiedlichen Verfahren gemessene IQ der Delinquenten liegt im Durchschnitt etwa eine halbe Standardabweichung, d. h. um 8 IQ-Punkte niedriger als der der nichtdelinquenten Probanden. Diese Minderleistungen beziehen sich jedoch mehr auf die verbale als auf die handlungsbezogene, abstrakt-logische Intelligenz. Sehr häufig zeigte sich in Intelligenztests, die auf dem Wechsler-Intelligenzkonzept basieren, ein geringerer Verbal-IQ bei den Delinquenten und deutlich geringere oder gar keine Unterschiede zu den Nichtdelinquenten bei dem Handlungs-IQ (Moffitt u. Silva 1988b; Moffitt 1997; Prentice u. Kelly 1963; West u. Farrington 1973; Haynes u. Bensch 1981; Tarter et al. 1985; Glueck u. Glueck 1950; Zagar et al. 1989).

Prototypisch für den inversen Zusammenhang zwischen Intelligenz und Delinquenz sind die Ergebnisse der bekannten Untersuchung von Wolfgang et al. (1972) an einer knapp 10.000 Probanden umfassenden Geburtskohorte, deren Mitglieder zwischen ihrem 10. und 18. Lebensjahr in Philadelphia ansässig waren. Es handelte sich um alle Jungen des Geburtsjahrgangs 1945. Der – allerdings mit verschiedenen Tests – während der Schulzeit ermittelte IQ betrug für die in diesem Zeitraum delinquenten Kinder/Jugendliche 100,95 und für die Nichtdelinquenten 107,87. Die Unterschiede bestanden sowohl in den unteren und oberen sozialen Schichten als auch innerhalb jeder Rasse (weiß vs. farbig). Eine Aufschlüsselung der Täter in Einfach- und Mehrfachtäter ergab einen höheren IQ für die Einfachtäter (104,2). Bei den Mehrfachtätern fiel er auf 98,1.

Ein Zusammenhang zwischen IQ und Delinquenz, unabhängig von dem Einfluss der sozialen Schicht, der Rasse/ethnische Zugehörigkeit sowie ungünstiger familiärer Faktoren, wurde auch in anderen Untersuchungen nachgewiesen (Moffitt et al. 1981; Reiss u. Rhodes 1961; Lynam et al. 1993; Short u. Strodtbeck 1965; Sobotowicz et al. 1987; Petee u. Walsh 1987; Osborne u. West 1978; Moffitt u. Silva 1988c; Wolfgang et al. 1972). Der niedrigere IQ bei Delinquenten ist auch nicht durch schlechtere schulische Fähigkeiten oder schlechtere Leseleistungen zu erklären (Lynam et al. 1993; Denno 1989; Moffitt 1990a). Auch scheint die Motivation der Kinder während der Durchführung der Intelligenztests keinen Einfluss auf den Zusammenhang zwischen IQ und Delinquenz zu haben (Lynam et al. 1993). Darüber hinaus konnte gezeigt werden, dass der negative Zusammenhang zwischen Intelligenz und Delinquenz auch für die unregistrierte Delinquenz gilt (Moffitt et al. 1995; Lynam et al. 1993; Moffitt u. Henry 1991; Moffitt u. Silva 1988b), wobei auch hier der verbale IQ der Probanden mit einer intensiveren Delinquenz niedriger lag.

Die Hypothese, dass die niedrigere Intelligenz der delinquenten Kinder/Jugendlichen auf einem Artefakt beruht, kann als widerlegt betrachtet werden. Weder die soziale Schicht, noch die Rassenzugehörigkeit, noch die Leistungsmotivation haben auf den negativen Zusammenhang zwischen Intelligenz und Delinquenz einen Einfluss. Auch die differenzielle Ergreifungshypothese (Sutherland 1931; Stark 1975), wonach insbesondere die Probanden mit einer geringeren Intelligenz häufiger bei ihrer Tat ertappt und angezeigt werden, konnte widerlegt werden (Moffitt u. Silva 1988d). Zudem haben prospektive Studien ergeben, dass ein niedrigerer IQ bereits vor Beginn der delinquenten Aktivitäten vorhanden ist (Denno 1989; Moffitt 1990b; Denno 1990; Moffitt et al. 1981; West u. Farrington 1973; West 1982; Kirkegaard-Sorensen u. Mednick 1977). Somit entfällt auch das Argument, dass es der delinquente Lebensstil ist, der sich negativ auf die Intelligenzentwicklung auswirkt (Lynam et al. 1993). Darüber hinaus konnten White et al. (1989) in der prospektiven neuseeländischen Längsschnittuntersuchung (Dunedin-Studie) nachweisen, dass ein hoher IQ bei Jungen im Alter von 5 Jahren, die ein hohes Delinquenzrisiko aufwiesen, vor der Begehung von Straftaten zwischen dem 13. und 15. Lebensjahr schützte.

Die bisherigen Ergebnisse sprechen dafür, dass Intelligenzfaktoren ursächlich am Zustandekommen delinquenten Verhaltens beteiligt sind. Nicht die Delinquenz bzw. die mit ihr assoziierten Lebensbedingungen haben eine niedrige Intelligenz zur Folge, sondern umgekehrt ist die niedrige Intelligenz Teilursache für eine spätere delinquente Entwicklung. Hierbei wurde angenommen, dass die Intelligenz einen direkten und einen indirekten Einfluss ausübt. Indirekt wirkt sich eine niedrige Intelligenz auf schulische Leistungen aus, die zu einem Schulversagen führen können. Hirschi (1969) geht in seiner Kontrolltheorie davon aus, dass weniger begabte Kinder die Schule als stressvoll erleben und daher nicht die sozialen Bindungen eingehen, die delinquentes Verhalten verhindern. Umgekehrt haben begabte Kinder in der Schule Erfolgserlebnisse und entwickeln an die Institution

Schule Bindungen. Die schulischen Misserfolge haben wiederum weitreichende Auswirkungen auf die Persönlichkeit (Selbstwertgefühl, das soziale Ansehen und vor allem auf die beruflichen und gesellschaftlichen Chancen). Der direkte Einfluss wirkt über die exekutiven Funktionen der Intelligenz, die dysfunktional sind und als neuropsychologische Auffälligkeiten in Erscheinung treten. Hierzu gehören Symptome wie Impulsivität oder Aufmerksamkeitsstörungen, die sich unmittelbar negativ auf die Intelligenzleistungen auswirken. Weniger intelligente Kinder können solche Defizite auch weniger gut kompensieren, d. h., sie sind anfälliger für die Entwicklung abweichenden Verhaltens.

3.2.3 Schulversagen

Zunächst soll auf die Bedeutung des Schulversagens für delinquentes Verhalten eingegangen werden. Die Hypothese geht davon aus, dass Schulversagen, das auf mangelnder Intelligenz oder auf Lernschwächen, einschließlich Teilleistungsstörungen basieren kann, die Ursache für Delinquenz ist (Keilitz u. Dunivant 1986).

Als wichtige kausale Faktoren werden genannt:

- Die Tendenz, problematisches Verhalten (dissoziales und delinquentes Verhalten) zu zeigen, nimmt in dem Maße zu, wie sich die Leistungen verschlechtern. Das Kind zeigt zunehmend disziplinäre Probleme, die auch von den Erwachsenen beklagt und sanktioniert werden.
- Das Kind wird aufgrund seiner Leistungsprobleme von anderen abgewertet, entwickelt ein negatives Selbstwertgefühl sowie eine feindselige Einstellung zur Schule und zu den Lehrern. Dies verschlechtert die Leistungsmotivation.
- Als Folge der vorhergehenden Einflüsse wird das Kind von der Schule verwiesen oder es verlässt sie vorzeitig, was die Wahrscheinlichkeit delinquenten Verhaltens vor allem den Kontakt mit gleichgesinnten Peers, abermals erhöht.

Es ist seit Langem bekannt, dass delinquente Kinder und Jugendliche in der Schule schlechtere Leistungen zeigen als ihre »gesetzestreuen« Altersgenossen. Bereits das Ehepaar Glueck stellte in seiner bekannten Untersuchung an 500 delinquenten männlichen Jugendlichen, die sie mit 500 nichtdelinquenten Jugendlichen verglichen, erhebliche Unterschiede fest (Glueck u. Glueck 1950). Die straffällig gewordenen Jugendlichen besuchten häufiger die Sonderschule und Spezialklassen, sie hatten häufiger eine Klasse wiederholt und befanden sich 1 bis 2 Jahre im Rückstand. Ihre Leistungen waren, vor allem im Lesen und Rechnen, schlechter und sie hatten weniger Interesse an der Schule. Dies zeigte sich auch in der Häufigkeit des Schuleschwänzens. So hatten 95% der Straftäter mindestens einmal die Schule geschwänzt, aber nur 11% der nichtstraffällig gewordenen Jugendlichen. Das Ergebnis war umso erstaunlicher, als beide Gruppen zuvor hinsichtlich Alter (beide im Mittel 14 Jahre) und IQ parallelisiert worden waren. Es konnte somit nicht auf eine niedrige Intelligenz der Delinquenten zurückgeführt werden.

Der Zusammenhang zwischen schlechten schulischen Leistungen und Delinquenz wurde in zahlreichen, z. T. groß angelegten epidemiologischen Untersuchungen immer wieder bestätigt und kann als gesichert angesehen werden (Fergusson 1952; Wolfgang et al. 1972; Douglas et al. 1968; Polk u. Schafer 1972; Elliott u. Voss 1974; Feldhusen et al. 1973; Keilitz u. Dunivant 1986; Patterson 1986). Er gilt auch für die unregistrierte Delinquenz (Loeber et al. 1991; Fergusson et al. 1993b; Moffitt u. Silva 1988b; Lynam et al. 1993). Unklar blieb jedoch lange Zeit die Ursache des Zusammenhangs. Diesbezüglich wurden folgende Hypothesen aufgestellt (Gordon 1993; Brier 1988):

- Unter den delinquenten Kindern/Jugendlichen mit Schulversagen befinden sich häufiger lernschwache Schüler, die entweder aufgrund niedriger Intelligenz oder aufgrund von Teilleistungsstörungen eine höhere Wahrscheinlichkeit haben polizeilich registriert zu werden (»differential detection«). Ihnen fehlt es an Strategien, unentdeckt zu bleiben bzw. nicht erwischt zu werden.
- Die Schulversagenshypothese (»school failure rational«) geht davon aus, dass die niedrige Intelligenz und Lernschwächen schlechte schulische Leistungen zur Folge haben, die wiederum

das Selbstwertgefühl schwächen. Das Kind wird von den Schülern abgewertet und entwickelt eine feindselige Einstellung zur Schule und zu den Lehrern. Die Wahrscheinlichkeit für delinquentes Verhalten wird durch Anschluss an delinquente Gruppen erhöht. Das Kind verhält sich zunehmend dissozialer, wird schließlich von der Schule verwiesen oder verlässt diese vorzeitig. Schulversagen führt also zur Delinquenz.

- Die dritte Hypothese (»susceptibility hypothesis«) besagt, dass Kinder mit Intelligenz- und Lernschwächen bestimmte Persönlichkeitsmerkmale aufweisen, z. B. Aggressivität, Impulsivität, Suggestibilität, ausagierendes Verhalten, die sie anfälliger für die Begehung von Straftaten machen. Diese Merkmale können unabhängig von der Lernschwäche existieren oder aber mit dieser ursächlich zusammenhängen. Erst als Folge des delinquenten Verhaltens tritt Schulversagen auf.

Was die erste Hypothese anbetrifft, so hat sich die Vermutung hinsichtlich der Intelligenz nicht bestätigt. Das häufigere Auftreten von weniger intelligenten Probanden unter den Delinquenten ist nicht darauf zurückzuführen, dass »dümmere« Personen leichter erwischt werden. Auch unter den polizeilich nicht registrierten Probanden befinden sich häufiger weniger intelligente Personen.

Mit den beiden anderen Hypothesen haben sich die Untersuchungen von Offord et al. (1978) und Offord (1981), Waldie u. Spreen (1993), Lynam et al. (1993), Fergusson et al. (1993b) und Patterson et al. (1991) befasst.

Dass schulische Leistungsprobleme keine ausreichende Erklärung für Delinquenz sind, konnten Offord et al. (1978) und Offord (1981) in ihren Untersuchungen an Jugendlichen nachweisen. Sie verglichen schulisch retardierte Jugendliche, die Straftaten begangen hatten, mit Jugendlichen ohne Leistungsprobleme in der Schule. Das Ergebnis war, dass die schulisch schlechten Straftäter häufiger aus einem deprivierten Milieu kamen (»broken home«, sozial randständig). Die Autoren schlossen daraus, dass sowohl Delinquenz als auch Leistungsprobleme in der Schule jeweils nur eine der möglichen Folgen früher Deprivation in der Familie sind.

Beitrag von Längsschnittuntersuchungen

Waldie u. Spreen (1993) führten eine Längsschnittuntersuchung an 203 lernschwachen Schülern im Alter zwischen 8 und 12 Jahren durch. Es handelte sich sowohl um allgemeine als auch um spezifische Lernschwächen. Kinder mit einem IQ unter 70 wurden zuvor ausgeschlossen, desgleichen Kinder mit primär emotionalen Problemen sowie Personen, die später eine Schädelhirnverletzung erlitten. Die Probanden wurden im Durchschnitt mit 18 und mit 25 Jahren mittels standardisierter Interviews und psychologischer Tests nachuntersucht, ferner wurden alle Kontakte mit der Polizei ermittelt. Die Auswertung mittels Diskriminanzanalysen ergab, dass schulische Leistungsprobleme untauglich für die Vorhersage persistierender Delinquenz waren. Nur 64% der Probanden wurden richtig klassifiziert. Wesentlich besser gelang jedoch die Vorhersage mittels Verhaltensauffälligkeiten, wie sie häufig als Folge von Lernschwächen auftreten oder mit ihnen in Zusammenhang stehen (Impulsivität, Aggressivität, mangelndes Urteilsvermögen usw.). Mit diesen wurden 75% der Probanden richtig klassifiziert. Als trennscharf erwiesen sich die Merkmale »Impulsivität« und »mangelndes Urteilsvermögen«, nicht jedoch ausagierende Verhaltensweisen wie z. B. Aggressivität, Wutausbrüche, Ungehorsam usw.

In der »Oregon Youth Study«, einer Längsschnittuntersuchung an Schülern der 4. Klasse, deren registrierte und unregistrierte Delinquenz bis zur 8. Klasse ermittelt wurde, stellten Patterson et al. (1991) mit Hilfe von Pfadanalysen fest, dass Leistungsprobleme in der 4. Klasse keinen signifikanten Beitrag zur Vorhersage der Delinquenz erbringen konnten, wohl aber antisoziales Verhalten, das auf Grundlage von Interviews mit den Schülern, häuslichen Beobachtungen sowie aufgrund von Eltern- und Lehrerbefragungen diagnostiziert wurde.

Zu ganz ähnlichen Ergebnissen kamen Tremblay et al. (1992) in ihrer Längsschnittuntersuchung an 324 kanadischen Schülerinnen und Schülern, die sie von der 1. bis zur 8. Klasse untersuchten. Sie fanden unter Anwendung des LISREL-Verfahrens bei den Jungen einen signifikanten Pfad zwischen störendem Sozialverhalten in Klasse 1 und selbstberichteter Delinquenz in Klasse 8. Es gab jedoch keinen Zusammenhang zwischen schlechten Schulleistungen und Delinquenz. Bei den Mädchen konnte die selbstberichtete Delinquenz weder durch störendes Sozialverhalten, noch durch die Schulleistungen vorhergesagt werden. Wurde jedoch nicht die selbstberichtete Delinquenz als Vorhersagekriterium zugrunde gelegt, sondern eine delinquente Persönlichkeit im Alter von 14 Jahren, definiert über Skalen des Persönlichkeitsinventars von Jesness (manifeste Aggressivität, Wertorientierung, soziale Fehlanpassung), so fiel das Ergebnis anders aus. Schlechte Leistungen in der 1. Klasse prognostizierten bei den Jungen schlechte Leistungen in der 4. Klasse und diese wiederum eine delinquente Persönlichkeit in der 8. Klasse. Störendes Sozialverhalten in der 1. Klasse war weder ein direkter, noch ein indirekter kausaler Faktor für eine delinquente Persönlichkeit. Bei den Mädchen hingegen trugen störendes Sozialverhalten und schlechte Leistungen in der 1. Klasse zu Leistungsproblemen in der 4. Klasse bei und diese hatten wiederum Auswirkungen auf eine delinquente Persönlichkeit in der 8. Klasse. Selbstberichtete Delinquenz und Merkmale einer delinquenten Persönlichkeit korrelierten bei Jungen und Mädchen der 8. Klasse maximal mittelhoch mit einem gemeinsamen Varianzanteil von 27%. Vereinfacht besagen die Ergebnisse, dass bei Jungen und Mädchen eine delinquente Persönlichkeit (in der 8. Klasse) vorhersagbar ist (mit unterschiedlichen Variablen), selbstberichtete Delinquenz aber nur bei den Jungen. Delinquente Persönlichkeitsmerkmale manifestieren sich nur bedingt in einem delinquenten Verhalten.

Die Hypothese, dass schulisches Versagen zur Delinquenz führt, fand durch die Längsschnittuntersuchung von Lynam et al. (1993) ebenfalls keine überzeugende Bestätigung. Im Rahmen der »Pittsburgh Youth Study« ermittelten die Autoren mittels eines Screening-Verfahrens eine Risikostichprobe hoch delinquenzgefährdeter Jungen sowie eine Vergleichsstichprobe nicht gefährdeter Jungen. Die Probanden, die beim Screening 10 Jahre alt waren, wurden zwischen ihrem 12. und 13. Lebensjahr untersucht. Als Variablen wurden erhoben: IQ, selbstberichtete Delinquenz, soziale Schicht, Anstrengungsbereitschaft während der Testdurchführung, Impulsivität sowie Schulerfolg aufgrund von Lehrerbeurteilungen. Der Gesamt-IQ und der verbale IQ hatten einen negativen Effekt auf die Delinquenzbelastung, aber nicht der Handlungs-IQ. Der Zusammenhang zwischen IQ und Delinquenzbelastung wurde auch nicht durch die soziale Schicht beeinflusst. Ausgehend von der Überlegung, dass ein niedriger Verbal-IQ Anzeichen einer neuropsychologischen Dysfunktion ist, die mit Impulsivität in Zusammenhang steht, wurde erwartet, dass der Zusammenhang zwischen Intelligenz und Delinquenz reduziert wird, wenn zusätzlich die Impulsivität als Variable eingeführt wird. Die getrennt an schwarzen und weißen Jungen durchgeführten Pfadanalysen ergaben zwar, dass die Impulsivität einen signifikanten Einfluss auf die Delinquenz hat, dass sie aber nicht den direkten Zusammenhang zwischen verbaler Intelligenz und Delinquenz beeinflusst. Der direkte Effekt des verbalen IQ blieb signifikant. Anders ausgedrückt: nur 17–25% des durch den IQ auf die Delinquenz ausgeübten Effekts wurden indirekt über die Impulsivität erklärt, der Rest ausschließlich direkt über den IQ. Auf ähnliche Weise wurde der Einschluss der Variablen Schulerfolg bzw. Schulversagen überprüft. Der IQ beeinflusste signifikant bei weißen und schwarzen Kindern den Schulerfolg. Er übte jedoch bei weißen und schwarzen Kindern einen unterschiedlichen Effekt auf die Delinquenz aus. Während sich bei weißen Kindern der Schulerfolg nicht auswirkte, hatte er bei den schwarzen Kindern eine große Wirkung. Bei weißen Kindern konnte die direkte Wirkung des verbalen IQ auf die Delinquenz durch Berücksichtigung der Variablen Schulerfolg nicht reduziert werden, aber bei den schwarzen Kindern wirkten sich ca. 75% des Effekts des IQ auf die Delinquenz indirekt über Schulleistungen aus.

Die Ergebnisse sprechen dafür, dass ein niedriger IQ eine Ursache für Delinquenz ist und nicht umgekehrt. Es sind nicht die mit einem niedrigen verbalen IQ in Zusammenhang stehenden Merkmale, wie Impulsivität, und auch nicht schlechte Schulleistungen als Folge eines niedrigen IQ. Die Schulversagenshypothese trifft allenfalls auf schwarze Kinder und auf Mädchen zu. Bei ihnen hat Schulversagen eine delinquenzerhöhende Wirkung, wobei sich der IQ indirekt über die schulischen Leistungen auswirkt.

Die Ergebnisse der Untersuchung von Fergusson et al. (1993b; Fergusson u. Horwood 1995) basieren ebenfalls auf Längsschnittdaten einer neuseeländischen Geburtskohorte von 1265 Kindern, die ab dem Zeitpunkt ihrer Geburt bis zu ihrem 13. Lebensjahr mehrfach untersucht worden sind. Neben zahlreichen individuellen und familiären Variablen wurde die Intelligenz (mit 8 Jahren), die selbstberichtete Delinquenz und schulische Fähigkeiten (jeweils mit 13 Jahren) erhoben. Die methodisch sehr aufwendige und differenzierte Auswertung, die LISREL-Verfahren zu Überprüfung von Modellen verwendete, ergab zwei unterschiedliche Entwicklungsverläufe.

Untersucht wurden der Einfluss von Aufmerksamkeitsstörungen und Störungen des Sozialverhaltens im Alter von 6, 8 und 10 Jahren auf Schulleistungen und delinquentes Verhalten im Alter von 13 Jahren.

1. Störungen des Sozialverhaltens als Vorläufer für Delinquenz
   Im ersten Verlaufsmodell fungierten die Störungen des Sozialverhaltens (»conduct disorders«) als Vorläufer für spätere Delinquenz. Die Einführung des IQ als zusätzliche Erklärungsvariable änderte an diesem Zusammenhang nichts. Die Störungen des Sozialverhaltens hatten aber keinen Einfluss auf später auftretende Schulschwierigkeiten, wenn der Zusammenhang zwischen Störungen des Sozialverhaltens und Aufmerksamkeitsstörungen eliminiert wurde.
2. Aufmerksamkeitsstörungen als Prädiktor für späteres Schulversagen
   Im zweiten Verlaufsmodell sagten Aufmerksamkeitsstörungen späteres Schulversagen voraus. Sie hatten aber keinen Einfluss auf die Entwicklung von Delinquenz, wenn der Zusammenhang zwischen den Störungen des Sozialverhaltens und Aufmerksamkeitsstörungen berücksichtigt wurde. Der Zusammenhang zwischen Aufmerksamkeitsstörungen und späterem Schulversagen konnte durch die zusätzliche Variable Intelligenz erklärt werden. Kinder mit schweren Aufmerksamkeitsstörungen hatten einen niedrigeren IQ und es gab einen sehr engen Zusammenhang zwischen dem in mittlerer Kindheit gemessenen IQ und später auftretenden Schulschwierigkeiten. Aufmerksamkeitsstörungen hatten aber einen kleinen, vom IQ unabhängigen Einfluss, auf schulische Leistungen. Vereinfacht ausgedrückt besagen die Ergebnisse, dass Aufmerksamkeitsstörungen (ohne Kombination mit Störung des Sozialverhaltens) zu Schulversagen führen, nicht aber zu Delinquenz. Aus sozial abweichendem Verhalten im Grundschulalter entwickelt sich später Delinquenz, aber kein Schulversagen, es sei denn, das Kind leidet zusätzlich unter einer Aufmerksamkeitsstörung. Die Ergebnisse waren unabhängig davon, ob die Störung des Sozialverhaltens oder die Aufmerksamkeitsstörungen im Alter von 6, 8 oder 10 Jahren gemessen wurden. Der auch in dieser Untersuchung nachgewiesene Zusammenhang zwischen Intelligenz und Delinquenz wurde über die Korrelation zwischen Intelligenz und Störungen des Sozialverhaltens im Alter von 8 Jahren nachgewiesen, das wiederum mit späterer Delinquenz korrelierte.

Die Ergebnisse widerlegen die Hypothese, dass Schulschwierigkeiten zur Delinquenz führen. Dies ist allenfalls bei Kindern der schwarzen US-Bevölkerung der Fall, aber nur deshalb, weil sich bei ihnen der niedrige IQ negativ auf die schulischen Leistungen auswirkt. Bei weißen Kindern wirkt sich der niedrige verbale IQ direkt auf die Delinquenz aus. Ein niedriger IQ erhöht generell die Wahrscheinlichkeit für delinquentes Verhalten, gleichgültig, ob es registriert wird oder nicht. Was Verhaltensweisen anbetrifft, die mit einem niedrigen IQ assoziiert sind, wie z. B. Störungen des Sozialverhaltens, Impulsivität, ADHS, so scheint es auch hier primär der IQ zu sein, der delinquentes Verhalten erklärt. Dies geht zumindest aus Untersuchungen mit komplexeren Auswertungen hervor (Lynam et al. 1993; Fergusson et al. 1993b), in denen die Variable Intelligenz berücksichtigt wurde. In gewissem Widerspruch hierzu stehen die Ergebnisse von Waldie u. Spreen (1993), die eher die dritte Hypothese (»susceptibility hypothesis«) stützen. Bezüglich des Kriteriums Delinquenz konnten lernschwache Kinder besser aufgrund ihres sozial abweichenden Verhaltens, insbesondere ihrer Impulsivität, klassifiziert werden als aufgrund ihrer schulischen Schwierigkeiten. Der Einfluss des IQ wurde jedoch nicht überprüft, was möglicherweise die Erklärung für die Abweichung ist.

3.2.4 Umschriebene Entwicklungsrückstände

Als wichtige Ursache für schulische Leistungsprobleme wurden neben kognitiven Defiziten und neuropsychologischen Auffälligkeiten immer auch die umschriebenen Entwicklungsrückstände diskutiert.

Lesestörungen und Delinquenz

Ein besonderes Interesse galt hierbei den Lesestörungen, die sich gehäuft bei schlechten Schülern oder bei Kindern mit antisozialem Verhalten fanden (Rutter et al. 1970; Bale 1981; Stott 1981; Sturge 1982). Zur Erklärung des Zusammenhangs wurden drei Hypothesen aufgestellt (Rutter et al. 1970):

1. Leseschwäche geht dem problematischen Verhalten (auch Delinquenz) voraus.
2. Das problematische Verhalten hat Leseschwäche zur Folge.
3. Leseschwäche und Problemverhalten sind Auswirkungen eines gemeinsamen Faktors.

Wadsworth (1979b), der sich auf die Daten des National Survey of Health and Development bezieht, fand, daß die Lesefähigkeit im Alter von acht Jahren signifikant die registrierte Delinquenz zwischen dem achten und 21. Lebensjahr vorhersagt. Wurde jedoch die Wirkung anderer Variablen ausgeschlossen (soziale Schicht, Geschwisterfolge), so war kein Zusammenhang mehr nachweisbar. Ensminger et al. (1983) fanden bei über 1000 Erstklässlern aus Chicago keinen Zusammenhang zwischen Lesefähigkeit und späterer selbstberichteter Delinquenz. Dies traf auf Jungen und Mädchen zu.

Aus Neuseeland liegen zwei Längsschnittuntersuchungen vor, die sich mit der gleichen Thematik befassen.

- In der **Dunedin-Studie** wurde ein vollständiger Geburtsjahrgang von 1037 Kindern erstmalig im Alter von 3 Jahren und dann in Abständen von 2 Jahren bis zum Alter von 15 Jahren untersucht. McGee et al. (1988) berichteten über Ergebnisse des Follow-up bis zum Alter von 13 Jahren. Jungen und Mädchen mit einer Leseschwäche waren über die Jahre verhaltensauffälliger als solche, die keinen Rückstand aufwiesen. Die Probleme waren Folge der Leseschwäche und nicht umgekehrt. Was die Delinquenz anbetrifft, so zeigte sich im Alter von 13 Jahren kein Unterschied zwischen leseschwachen und »normal« lesenden Schülern hinsichtlich der selbstberichteten und der polizeilich registrierten Delinquenz (Moffitt u. Silva 1988a). Nur die Eltern der leseschwachen Kinder berichteten über mehr oppositionelles, ungehorsames Verhalten. In Fortführung der Untersuchung bestätigten Williams u. McGee (1994) die Ergebnisse. Die Lesefähigkeit beeinflusste nicht die spätere Delinquenz mit 15 Jahren. Jedoch hatte antisoziales Verhalten in den ersten Schuljahren eine hohe Vorhersagekraft für delinquentes Verhalten im Alter von 15 Jahren. Die Ergebnisse waren vom IQ und von sozialen Variablen unbeeinflusst. Antisoziales Verhalten wirkte sich nachteilig auf die Lesefähigkeit aus. Die Lesefähigkeit mit 9 Jahren sagte Störungen des Sozialverhaltens im Alter von 15 Jahren voraus.
- In der »**Christchurch Health and Development Study**«, in der eine Geburtskohorte von Geburt bis zum Alter von 18 Jahren untersucht wurde, fanden Fergusson u. Linskey (1997b) ebenfalls einen Zusammenhang zwischen Leseschwäche bei Schulantritt und späteren Störungen des Sozialverhaltens im Alter von 16 Jahren. Wurden jedoch eine Reihe von familiären und sozialen Variablen eliminiert, die mit Leseschwäche und Störungen des Sozialverhaltens korrelieren, so zeigte sich kein Effekt mehr. Dies bedeutet, dass das höhere Risiko leseschwacher Kinder, später dissozial aufzufallen, einzig auf Variablen zurückzuführen ist, die mit Leseschwäche und Störungen des Sozialverhaltens korrelieren. Leseschwäche an sich verursachte demnach keine Störung des Sozialverhaltens. Die Auswirkungen der Lesefähigkeit auf die Delinquenz wurden nicht untersucht.

Zusammenfassend lässt sich feststellen, dass die immer wieder gefundenen Zusammenhänge zwischen Leseschwäche und Delinquenz nicht kausal interpretiert werden dürfen. Eine Leseschwäche verursacht nicht Delinquenz. Die Zusammenhänge lassen sich durch kovariierende Variablen erklären.

Neben der Leseschwäche gibt es aber noch andere Teilleistungsstörungen bzw. (laut ICD) umschriebene Entwicklungsrückstände, die Einfluss auf schulische Leistungen haben und im Verdacht stehen, sich später ungünstig auf die psychische und soziale Entwicklung auszuwirken. Gemeint sind insbesondere die Entwicklungsstörungen des Sprechens und der Sprache sowie der motorischen Funktionen. Im Hinblick auf deren Auswirkungen auf die Delinquenz liegen hierzu nur sehr wenige Untersuchungen vor.

Andere umschriebene Entwicklungsstörungen und Delinquenz

West (1982) stellte in der Längsschnittuntersuchung an Londoner Jungen fest, dass die psychomotorischen Leistungen der Jungen im Alter von 10 Jahren Delinquenz im Jugendalter vorhersagten. Als jedoch die Variable Intelligenz eliminiert wurde, unterschieden sich Delinquente und Nichtdelinquente nicht mehr in den psychomotorischen Leistungen. Ebenso verschwanden die Intelligenzunterschiede zwischen den beiden Gruppen, nachdem der Effekt der Variablen Psychomotorik ausgeschaltet worden war. Die Unterlegenheit der delinquenten Probanden im psychomotorischen Bereich beruhte also nicht auf einem umschriebenen Defekt, sondern reflektierte lediglich ihren niedrigeren intellektuellen Entwicklungsstand zum Zeitpunkt der Untersuchung.

Im Rahmen der neuseeländischen Dunedin-Studie untersuchten Moffitt u. Silva (1988b) bei 13-jährigen Jungen und Mädchen den Einfluss neuropsychologischer Variablen auf die Delinquenz. Die Zugehörigkeit zur Gruppe der Delinquenten wurde unter Berücksichtigung der registrierten und unregistrierten Delinquenz definiert. Die Auswertung ergab, dass die neuropsychologischen Variablen, die mittels Faktorenanalysen zu drei Faktoren aggregiert worden waren, einen signifikanten Beitrag zur »Vorhersage« der Gruppenzugehörigkeit lieferten. Bei den Faktoren handelte es sich um einen verbalen, einen Gedächtnis- sowie um einen visuomotorischen Faktor. In einer weiteren Untersuchung überprüften Moffitt u. Silva (1988c) die Möglichkeit, dass die neuropsychologischen Auffälligkeiten der Delinquenten auf diejenigen beschränkt sind, die gleichzeitig unter einer Aufmerksamkeitsdefizit-/Hyperaktivitätsstörung (ADHS) leiden. Es zeigte sich, dass Delinquente in allen übergeordneten Variablen (Faktoren) schlechter abschnitten als Nichtdelinquente, gleichgültig ob sie eine ADHS hatten oder nicht. Die Jugendlichen, die nur eine ADHS hatten, aber nicht delinquent waren, waren nicht so beeinträchtigt wie die Delinquenten mit einer ADHS. Letztere Gruppe war neuropsychologisch am auffälligsten. Auf die ADHS-Problematik wird später noch ausführlicher eingegangen.

Die beiden letzten Untersuchungen von Moffitt u. Silva beschränkten sich auf eine Querschnittanalyse, die nur eine begrenzte Aussagekraft hat. Sechs Jahre später veröffentlichten Moffitt et al. (1994) eine Arbeit, in der sie die Auswirkungen neuropsychologischer Auffälligkeiten, erhoben im Alter von 13 Jahren, auf die nachfolgende legale Entwicklung untersuchten. Sie kamen zu dem Schluss, dass neuropsychologische Defizite keinen Einfluss auf eine spätere Delinquenzentwicklung (Beginn ab dem 13. Lebensjahr) hatte. Die Defizite wiesen aber sehr wohl einen Zusammenhang mit einer frühen Delinquenzentwicklung auf (Beginn vor dem 13. Lebensjahr). Moffitt wertete das Ergebnis als Bestätigung ihres Delinquenzentwicklungsmodells, indem sie zwei Arten von Entwicklungen unterschied: solche, die früh beginnen und persistieren und solche, die in der Adoleszenz beginnen und spätestens im frühen Erwachsenenalter enden. Von den insgesamt fünf Faktoren konnten zwei nicht zwischen Delinquenten und Nichtdelinquenten (vor dem 13. Lebensjahr) diskriminieren, nämlich visuomotorische Koordination und mentale Flexibilität. Die übrigen drei Faktoren trennten hingegen die Gruppen: verbale Intelligenz, verbales Gedächtnis und visuell-räumliches Vorstellungsvermögen.

Der Einfluss von Teilleistungsstörungen (umschriebenen Entwicklungsstörungen) wurde sehr eingehend in der Mannheimer Längsschnittuntersuchung (»Kurpfalz-Erhebung«) überprüft. Es handelte sich allerdings nicht um eine unausgelesene Stichprobe, sondern um eine selegierte Stichprobe, angereichert durch Problemkinder, die nach Meinung der Eltern/Lehrer psychisch auffällig waren. Minderbegabte (IQ unter 70) sowie chronisch kranke oder behinderte Kinder wurden zuvor ausgeschlossen. Die erste Untersuchung fand statt, als die Probanden 8 Jahre alt waren, die folgenden im Alter von 13, 18 und 25 Jahren. Neben der polizeilich registrierten Delinquenz zwischen dem 14. und 25. Lebensjahr, die zu einer Verurteilung geführt hatte, wurde auch die unregistrierte Delinquenz rückwirkend vom 13. bis 18. Lebensjahr und vom 18. bis 25. Lebensjahr erfasst (Schmidt et al. 2001). Beide Kriterien wurden zur Definition eines Delinquentenstatus herangezogen. Unter den delinquenten Jugendlichen wurden im Alter von 8 Jahren 42% als entwicklungsgestört diagnostiziert und im Alter von 13 Jahren 27%. Die entsprechenden Zahlen für die Vergleichsgruppe der nichtdelinquenten Jugendlichen betrugen 21% und 14%, lagen also deutlich niedriger. Die Auswertung mittels schrittweiser multipler logistischer Regressionen, in denen simultan mehrere Prädiktoren berücksichtigt wurden, ergab, dass umschriebene Entwicklungsrückstände im Alter von 6–8 Jahren einen signifikanten Beitrag zur Vorhersage des Delinquentenstatus zwischen dem 13. und 18. Lebensjahr liefern konnten. Bei Vorliegen einer umschriebenen Entwicklungsstörung verdoppelte sich das Risiko für spätere Delinquenz. Im Falle der bis zum 25. Lebensjahr fortgesetzten Delinquenz verbesserte sich die prädiktive Wirkung der Entwicklungsstörungen nochmals. Es waren aber jetzt nicht mehr die im Alter von 6–8 Jahren vorhandenen, sondern die zwischen dem 8. bis 13. Lebensjahr diagnostizierten Störungen (Lay et al. 2001). Sie vergrößerten das Risiko für eine persistierende Delinquenz um das 4,5-fache. Vermutlich handelte es sich bei diesen überwiegend um (neu diagnostizierte) Lese- und Rechtschreibstörungen.

Die Ergebnisse der Mannheimer Studie widersprechen der Theorie Moffitts insoweit, als die Entwicklungsstörungen auch Delinquenz vorhersagten, die auf das 13. bis 18. Lebensjahr beschränkt war. Nach ihrer Theorie (Moffitt et al. 1994) sind Entwicklungsstörungen charakteristisch für Straftäter, die sich durch einen frühen Beginn der Straffälligkeit (vor dem 13. Lebensjahr) und einen chronischen Verlauf auszeichnen (»life-course-persistent«), nicht aber für solche, die mit dem 18. Lebensjahr enden (»adolescence-limited«). Persistierende Delinquenz (bis zum 25. Lebensjahr) konnte in der Mannheimer Studie aber wiederum sehr gut vorhergesagt werden, wenngleich deren Beginn nicht in der Auswertung berücksichtigt wurde (s. auch Schmidt et al. 2009).

Esser (1991) hat sich mit den Auswirkungen einzelner Teilleistungsstörungen bei den Mannheimer Kindern beschäftigt. Kinder mit Teilleistungsstörungen zeichneten sich durch Impulsivität, Konzentrationsschwäche und ein geringes Kurzzeitgedächtnis aus. Ihr nonverbaler IQ lag im Normbereich, der verbale IQ war um 9 IQ-Punkte schlechter. Zusätzlich waren sie höheren psychosozialen Belastungen ausgesetzt. Im Längsschnitt (8–18 Jahre) wiesen Kinder mit umschriebenen Entwicklungsstörungen mehr dissoziale Symptome auf als normal begabte Kinder ohne umschriebene Entwicklungsstörungen. Im Alter von 18 Jahren war der Anteil der Delinquenten (ab dem 14. Lebensjahr) in der Gruppe der Jugendlichen, bei denen eine umschriebene Entwicklungsstörung im Kindesalter diagnostiziert worden war, signifikant höher als in der Kontrollgruppe (22% vs. 5,8%). Unklar bleibt allerdings, inwieweit die höhere Delinquenzrate durch die höhere psychosoziale Belastung verursacht worden ist.

3.2.5 Neuropsychologische Auffälligkeiten

Neuropsychologische Auffälligkeiten manifestieren sich nicht nur in umschriebenen Entwicklungsrückständen, sondern in einer breiten Palette von Verhaltensauffälligkeiten und mentalen Defiziten, die zumeist in den gängigen Klassifikationssystemen nicht verschlüsselt werden, da für sie keine eigenständigen diagnostischen Kategorien zur Verfügung stehen. Sie werden vielmehr Krankheitsbildern zugeordnet, die als übergeordnete diagnostische Kategorien die speziellen Symptome umfassen. Es handelt sich vor allem um die Auswirkungen auf verbale Fähigkeiten und Beeinträchtigungen der sog. Exekutivfunktionen der Intelligenz. Letztere stellen eine Sammelbezeichnung für eine Reihe mentaler Prozesse höherer Ordnung dar, die Steuerungs- und Leitungsfunktionen sowie Planungsprozesse betreffen. Diese Funktionen werden überwiegend durch das Frontalhirn wahrgenommen, bei dessen Schädigung es zu Ausfällen im Bereich des Gedächtnisses, der Konzentration, aber auch der Planung und Koordinierung von Handlungsabläufen kommen kann.

Dass überhaupt neuropsychologische Auffälligkeiten, die eine biologische Grundlage haben, mit Delinquenz in Zusammenhang gebracht werden, hängt damit zusammen, dass Verhalten generell durch das Gehirn beeinflusst wird und dass speziell eine Verbindung zwischen neuropsychologischen Defiziten und Delinquenz gefunden wurde (Moffitt 1990a; Moffitt u. Henry 1991). Die Ursachen neuropsychologischer Auffälligkeiten sind vielfältig. Neben genetischen Einflüssen werden embryonale Schädigungen, Geburtskomplikationen, neonatale Deprivationen in den vitalen Lebensbereichen sowie Schädel-Hirn-Verletzungen infolge von Unfällen oder Kindesmisshandlungen genannt. Solche Kinder wachsen leider auch gehäuft in benachteiligten Umgebungen auf, d. h., sie haben Eltern, die nicht in optimaler Weise auf ihre Defizite eingehen können, weil diesen die entsprechenden psychischen, gesundheitlichen und materiellen Voraussetzungen fehlen. Schwierige Kinder haben häufiger problematische Eltern. Es trifft aber auch das Gegenteil zu, dass nämlich einfühlsame Eltern in der Regel Kinder haben, die »pflegeleicht« sind (Plomin et al. 1990). Zwischen einem vulnerablen Kind und einem ungünstigen Milieu entwickeln sich Interaktionen, die die Grundlage für die Entstehung antisozialen Verhaltens bilden. Hierzu liegen eine Reihe von Untersuchungen vor (Übersicht bei Moffitt 1997).

Intelligenzfaktoren

Es wurde bereits erwähnt, dass sich Delinquente von Nichtdelinquenten hinsichtlich ihrer Intelligenz unterscheiden. Erstere haben einen niedrigeren IQ, vor allem im Bereich der verbalen Fähigkeiten. Der IQ gilt als das beste globale Maß für neuropsychologische Auffälligkeiten (Moffitt u. Lynam 1994). Weil sprachliche Funktionen in der linken Gehirnhälfte lokalisiert sind (Benson u. Zaidel 1985), wurden die Ergebnisse als Beleg für eine Dysfunktion der linken Gehirnhälfte angesehen. Dieser cerebralen Dysfunktion wurde eine ätiologische Bedeutung für die Entwicklung antisozialen Verhaltens zugeschrieben. Die Theorie geht auf Flor-Henry u. Yeudall zurück, die sich auf klinische Beobachtungen stützten (Flor-Henry 1973; Flor-Henry u. Yeudall 1973). Die Beeinträchtigungen im verbalen Intelligenzbereich zeigten sich nicht nur bei chronischen erwachsenen Straftätern, sondern bereits bei kindlichen und jugendlichen Rechtsbrechern. Noch größer war die Diskrepanz zwischen verbalen und nichtverbalen Intelligenzleistungen bei Gewalttätern (DeWolfe u. Ryan 1984; Heilbrun 1982; Heilbrun u. Heilbrun 1985; Holland et al. 1981; Holland u. Holt 1975; Spellacy 1978). Es sei nochmals betont, dass die verbalen Defizite unabhängig von der sozialen Schicht und negativen familiären Einflüssen sind (Moffitt et al. 1981; Moffitt u. Silva 1988b; Sobotowicz et al. 1987) sowie unabhängig von der ethnischen Zugehörigkeit (Petee u. Walsh 1987) existieren. Die verbalen Defizite sind auch nicht Folge einer Leseschwäche, sondern sie sind bereits im Kindesalter vor Schulbeginn nachweisbar (McMichael 1979, Denno 1989). Da sie auch mit der Dunkelfelddelinquenz korrelieren (Moffitt 1988), besteht kein Zweifel, dass mangelnde sprachliche Fähigkeiten einen Risikofaktor für Delinquenz darstellen. Die Defizite betreffen nicht nur die verbale Intelligenz, sondern das Gedächtnis für verbales Material, die Fähigkeit zuzuhören, zu lesen und zu schreiben, zu verbalisieren und Probleme zu lösen. Unklar ist allerdings noch, wie die sprachlichen Defizite Delinquenz verursachen.

Hypothesen zum Zusammenhang zwischen reduzierten verbalen Fähigkeiten und Delinquenz

Luria (1961; Luria u. Homskaya 1964) hat darauf hingewiesen, dass die Sprache eine wichtige Funktion für die Selbstkontrolle des Verhaltens hat. Das Kind lernt verbale Anweisungen zu befolgen und verinnerlicht schließlich die Gebote und Verbote. Die Anweisungen werden quasi zu »inneren Stimmen«, die bei einer Versuchungssituation aufgrund von Konditionierung aktiviert werden. Die

Konditionierung des Verhaltens erfolgt zu einem wesentlichen Teil über die Sprache.

Wilson u. Herrnstein (1985) haben die Bedeutung der Sprache für die Entwicklung prosozialen Verhaltens hervorgehoben, z. B. für die Entwicklung der Fähigkeit, Bedürfnisse aufzuschieben oder Konsequenzen zu antizipieren.

Eysenck (1977b) stellte im Rahmen seiner Konditionierungstheorie die Behauptung auf, dass eine Reizgeneralisation durch Benennungen eines Verhaltens (z. B. als schlecht, ungezogen) verstärkt wird. Kinder mit sprachlichen Schwierigkeiten profitierten daher weniger von verbalen Erziehungsmaßnahmen wie Lob und Strafe.

Savitsky u. Czyzewski (1978) haben die Hypothese aufgestellt, dass sich Personen mit einem geringen Verbalisierungsvermögen ersatzweise eher zu tätlichen Reaktionen hinreißen lassen, da sie sich auf verbalem Wege nicht wehren können.

Tarter et al. (1984) vermuteten, dass Kinder, die verbal schlechter kommunizieren können, auch schlechtere Interaktionen mit ihren Eltern entwickeln und eher körperliche Strafen provozieren, insbesondere wenn die Eltern gestresst sind. Hierfür spricht auch der Befund von McDermott u. Rourke (zit. in Rourke u. Fiske 1981), die die Interaktion von Vätern mit ihren Kindern untersuchten, von denen das eine sprachlich beeinträchtigt war, das Geschwister hingegen nicht. Die Väter verhielten sich gegenüber dem sprachlich beeinträchtigten Kind zurückweisender und negativer, was wiederum die Bindung an die Eltern beeinträchtigte.

Exekutivfunktionen und Aufmerksamkeitsstörungen

Was den Einfluss der Exekutivfunktionen anbetrifft, so standen bei Kindern und Jugendlichen insbesondere die Störungen der Aufmerksamkeit und der Impulskontrolle in Verdacht, Delinquenz zu verursachen. Beide Defizite wirken sich auf die Fähigkeit aus, das eigene Verhalten zu regulieren. Entsprechend beeinflussen sie auch die Interaktion zwischen Eltern und Kind.

Es gibt nicht nur einen Zusammenhang zwischen Aufmerksamkeitsstörungen und Delinquenz (Satterfield et al. 1982; Moffitt u. Silva 1988a; Wolff et al. 1982; Zagar et al. 1989), sondern auch ein gehäuftes Auftreten von verschiedenen Störungen der Exekutivfunktionen bei Delinquenten mit einer Aufmerksamkeitsstörung (Moffitt u. Silva 1988c; Moffitt u. Henry 1989), was die Vermutung nahe legte, dass Aufmerksamkeitsstörungen durch Fehlfunktionen des Frontalhirns verursacht werden (Moffitt u. Henry 1991). Andererseits sind Störungen der Exekutivfunktionen nicht bei allen Kindern mit einer Aufmerksamkeitsstörung vorhanden. Moffitt u. Henry (1989) untersuchten in einer neuseeländischen Geburtskohorte die Exekutivfunktionen (außer Aufmerksamkeit) bei vier Probandengruppen im Alter von 13 Jahren: 1) bei delinquenten Kindern, 2) bei Kindern mit einer Aufmerksamkeitsstörung, 3) bei Kindern, die delinquent und aufmerksamkeitsgestört waren sowie 4) bei einer Kontrollgruppe normaler Kinder. Zur Messung der Exekutivfunktionen wurden Tests angewandt, die die Fähigkeit zur Konzeptbildung sowie visuell-räumliche, visuell-motorische und Gedächtnisleistungen erfassten. Der Delinquentenstatus wurde auf Basis der selbstberichteten Delinquenz definiert. Kinder mit einer Aufmerksamkeitsstörung hatten dreimal soviel unregistrierte Straftaten angegeben wie Kinder ohne diese Diagnose (Moffitt u. Silva 1988a).

Die gemessenen Exekutivfunktionen waren im Vergleich zur Kontrollgruppe nur bei den delinquenten Kindern, die gleichzeitig eine Aufmerksamkeitsstörung hatten, beeinträchtigt. Die Exekutivvariablen unterschieden sich nicht zwischen unregistrierten und registrierten Delinquenten, d. h., die Beeinträchtigungen hängen mit dem antisozialen Verhalten selbst zusammen, sie erhöhen nicht die Registrierungswahrscheinlichkeit. Aus den Ergebnissen lässt sich schließen, dass neuropsychologische Untersuchungen besonders bei den Kindern positive Befunde erwarten lassen, die delinquent sind und gleichzeitig eine Aufmerksamkeitsstörung aufweisen (Moffitt u. Silva 1988c). Störungen der Exekutivfunktionen treten nicht generell bei Delinquenten auf.

Aufmerksamkeitsstörungen und Störungen des Sozialverhaltens/Delinquenz

Unter straffälligen Kindern und Jugendlichen ist der Anteil derjenigen mit einer Aufmerksamkeitsstörung recht hoch. Zagar et al. (1989) untersuchten fast 2000 registrierte Straftäter im Alter von 6–17 Jahren und fanden einen Anteil von 46% mit einer Aufmerksamkeitsstörung, 9% hatten ein hyperkinetisches Syndrom und weitere 15% waren intellektuell minderbegabt (IQ unter 70). Insgesamt litten 53% unter einer Aufmerksamkeitsstörung.

In zwei Publikationen berichtete Moffitt (1990b), dass sich die Gruppe der aufmerksamkeitsgestörten und delinquenten Kinder schon im Vorschulalter antisozialer verhielten als die anderen Gruppen. Sie wiesen die höchste familiäre Belastung auf, die niedrigste Intelligenz und die schlechtesten Leseleistungen. Für diese Kinder konnte persistierende Delinquenz bis in die Adoleszenz vorhergesagt werden.

Aufmerksamkeitsgestörte Kinder, die zugleich eine Störung des Sozialverhaltens aufwiesen, waren nicht nur aggressiver, sondern auch ängstlicher und sie besaßen weniger Selbstvertrauen als Kinder, die nur im Sozialverhalten gestört waren (Kuhne et al. 1997; Walker et al. 1987). Ihre Prognose war entsprechend schlechter (Hirnshaw 1994; Jensen et al. 1997; Satterfield u. Schell 1997).

Einen genaueren Aufschluss über den Zusammenhang zwischen Aufmerksamkeitsstörungen, Störungen des Sozialverhaltens und Delinquenz lieferte die von Fergusson et al., ebenfalls in Neuseeland, durchgeführte Längsschnittuntersuchung an einer Geburtskohorte von über 1200 Kindern, die längsschnittlich bis zum 18. Lebensjahr verfolgt wurden (Fergusson et al. 1993b; Fergusson u. Horwood 1995; Fergusson et al. 1997). Aufmerksamkeitsdefizite und Störungen des Sozialverhaltens wurden im Alter von 6–10 Jahren aufgrund von Lehrer- und Elternurteilen festgestellt. Im Alter von 13, 15 und 18 Jahren gaben die Probanden rückwirkend für 1–2 Jahre begangene Straftaten und den Gebrauch von Drogen an. Mit Hilfe von LISREL-Analysen gelang es den Autoren, verschiedene Entwicklungsverläufe nachzuweisen.

- Frühe Störungen des Sozialverhaltens hatten einen Einfluss auf spätere Delinquenz und auf Drogengebrauch, aber das gestörte Sozialverhalten wirkte sich nicht auf die späteren Schulleistungen aus, wenn die Korrelation zwischen Störungen des Sozialverhaltens und Aufmerksamkeitsstörungen in Rechnung gestellt wurde.
- Aufmerksamkeitsdefizite hatten schlechte Schulleistungen zur Folge, aber sie hatten keinen Einfluss auf Delinquenz oder Drogengebrauch, wenn die Korrelation zwischen Störungen des Sozialverhaltens und Aufmerksamkeitsstörungen eliminiert wurde.

Anders ausgedrückt: Störungen des Sozialverhaltens im Kindesalter wirken sich nicht auf die Schulleistungen aus, erhöhen aber das Risiko für Delinquenz und Drogengebrauch. Umgekehrt werden schlechte Schulleistungen durch frühe Aufmerksamkeitsstörungen verursacht, Letztere haben aber keine Wirkung auf die Entwicklung von Delinquenz und Drogengebrauch. Der Zusammenhang zwischen Aufmerksamkeitsstörungen und Delinquenz stellt somit ein Artefakt dar. Er besteht nur deshalb, weil Aufmerksamkeitsstörungen mit Störungen des Sozialverhaltens korrelieren. Wenn Kinder nur aufmerksamkeitsgestört sind und keine Störung des Sozialverhaltens zeigen, sind sie auch nicht delinquenz- und drogengefährdet. Diese Ergebnisse wurden konsistent für die Altersgruppe der 13-, 15- und 18-Jährigen gefunden, wobei der Drogengebrauch nur für die 15- und 18-Jährigen in die Auswertung einbezogen wurde.

Auch in einer dänischen Längsschnittuntersuchung (Wallander 1988) konnten bei 10- bis 13-jährigen Jungen keine Auswirkungen von Aufmerksamkeitsstörungen auf antisoziales Verhalten acht Jahre später gefunden werden, wenn der Einfluss bestimmter Variablen eliminiert wurde (IQ, Alkoholprobleme des Vaters).

Impulsivität und Delinquenz

Die Annahme, dass Impulsivität, ähnlich wie Aggressivität, einen Einfluss auf Delinquenz hat, ergab sich einfach aus der Beobachtung, dass insbesondere bei Straftaten gegen Personen, der persönliche Kontrollverlust, teilweise auch durch Alkoholgenuss begünstigt, häufig eine Rolle spielt.

Impulsivität ist ein Bestandteil des hyperkinetischen Syndroms, das unzweifelhaft eine Bedeutung für die Entstehung von Delinquenz hat (► Abschn. »Hyperkinetisches Syndrom/Aufmerksamkeitsdefizit-/Hyperaktivitätsstörung«). Unabhängig davon gilt aber Impulsivität auch als eigenständiges Merkmal, das – wenn es in starker Ausprägung auftritt – den Grad einer psychiatrischen Störung annehmen kann. Es wird als Impulskontrollstörung unter F63 in der ICD-10 verschlüsselt.

Darüber hinaus kann impulsives Verhalten auch als Symptom einer psychopathischen Persönlichkeit auftreten, die fast immer in kriminelle Aktivitäten involviert ist (Eysenck u. McGurk 1980).

Wenn bei Kindern und Jugendlichen impulsives Verhalten (nicht in Zusammenhang mit dem hyperkinetischen Syndrom (HKS) untersucht wurde, so wurde es immer operational definiert. Die Zuordnung zu einem psychiatrischen Störungsbild spielte hierbei keine Rolle. In ▶ Abschn. »Impulsivität« wird auf die Ergebnisse dieser Untersuchungen näher eingegangen.

3.2.6 Psychiatrische Störungen

Generelle Beziehungen zwischen psychiatrischen Auffälligkeiten und Delinquenz

Bereits in frühen Untersuchungen konnte nachgewiesen werden, dass delinquente Jugendliche häufiger unter psychiatrischen Auffälligkeiten leiden als nichtdelinquente, so z. B. in der berühmten Untersuchung »Unraveling Juvenile Delinquency« des Ehepaares Glueck (1950). Der Anteil der psychopathologisch Auffälligen war bei den Delinquenten deutlich höher, sie zeigten häufiger destruktiv-sadistische Tendenzen, eine geringere Selbstkontrolle und eine höhere emotionale Labilität. Nichtdelinquente waren hingegen häufiger neurotisch (unsicher, ängstlich, zwanghaft), hinsichtlich depressiver Tendenzen fanden sich aber keine Unterschiede.

Spätere Untersuchungen, die mit besseren Methoden durchgeführt wurden, ergaben mindestens eine psychiatrische Diagnose für die Mehrzahl der Delinquenten (Ulzen u. Hamilton 1998; Pliszka et al. 2000; Vermeiren et al. 2000). Nach Untersuchungen von Neighbors et al. (1992), Ulzen u. Hamilton (1998), und Vermeiren et al. (2000) haben ein bis zu 2/3 aller delinquenten Jugendlichen sogar mehr als eine psychiatrische Störung. Vermeiren et al. (2000) konnten bei Jugendlichen im Alter von 14–17 Jahren aus drei Ländern (Belgien, Russland, USA) zeigen, dass mit zunehmendem Grad des antisozialen Verhaltens die Werte verschiedener psychopathologischer Skalen (Depression, Somatisierung, Angstsymptome, sensationssuchendes Verhalten) bei Jungen wie bei Mädchen zunahmen. Das antisoziale Verhalten wurde mit Hilfe eines Fragebogens zu begangenen Straftaten erfasst.

Der Zusammenhang zwischen psychiatrischen Störungen und Delinquenz ist auch daran erkennbar, dass unter jugendlichen Patienten psychiatrischer Einrichtungen die Rate der Straftäter höher als in vergleichbaren Kontrollgruppen ist und auch deren legale Entwicklung schlechter verläuft (Kjelsberg 1999; Larsen et al. 1990; Kjelsberg u. Dahl 1998). Daraus ergibt sich zwangsläufig die Frage, ob psychiatrische Störungen Delinquenz verursachen können oder ob sie auch als Folge von Delinquenz denkbar sind. Die dritte Möglichkeit wäre, dass beiden eine gemeinsame Ursache zugrunde liegt oder dass überhaupt keine kausalen Zusammenhänge bestehen.

Elliott et al. (1989) haben im Rahmen des »National Youth Survey« versucht, hierauf eine Antwort zu finden. Die Autoren untersuchten, beginnend mit dem Jahr 1976, eine Stichprobe Jugendlicher (n=1725) im Alter von 11–17, 15–21 und 18–24 Jahren hinsichtlich des Auftretens von Delinquenz, des Konsums von Alkohol und Drogen und hinsichtlich psychischer Gesundheitsprobleme (soziale Kontakte, emotionale Probleme, Depressivität). Es wurde zwar ein genereller Zusammenhang zwischen Delinquenz und psychischen Gesundheitsproblemen gefunden, doch dieser war viel schwächer als der Zusammenhang zwischen Alkohol/Drogen und Delinquenz. Alle drei Variablen interkorrelierten zwar, hatten aber, wie die Pfadanalysen ergaben, keine gemeinsame Ätiologie, sondern gänzlich unterschiedliche Entstehungsbedingungen. Mit Ausnahme des Alkoholmissbrauchs verringerten sich bei den meisten Jugendlichen der Drogenmissbrauch, die Begehung von Straftaten und die Häufigkeit psychischer Gesundheitsprobleme. Delinquenz wurde vor allem durch das Geschlecht (männlich) und die Bindung an delinquente Peergroups beeinflusst, psychische Gesundheitsprobleme hingegen durch familiäre Kontextvariablen und indirekt durch Schulstress und die ethnische Zugehörigkeit. Psychische Gesundheitsprobleme waren kein Prädiktor für Delinquenz und umgekehrt. Tendenziell ging aber Delinquenz dem Drogengebrauch voraus, andererseits hatte massiver Drogengebrauch schwere Delinquenz zur Folge bzw. hielt diese aufrecht. Auf Delinquenz folgten psychische Gesundheitsprobleme, beide Variablen gingen illegalem Drogengebrauch voraus. An der Untersuchung ist zu kritisieren, dass die Variable »psychische Gesundheitsprobleme« über vermutete Fremdwahrnehmungen durch Eltern und Peers der untersuchten Probanden definiert wurde. Erst in der letzten Untersuchungswelle kam ein Depressionsfragebogen und ein Fragebogen zur Inanspruchnahme von privaten und institutionellen Hilfen aufgrund emotionaler Probleme zum Einsatz. Die Verwendung eines globalen Maßes für psychische Auffälligkeit hat sich zudem nicht als zweckmäßig erwiesen, da die Ergebnisse unterschiedlich ausfallen, wenn man die Delinquenz in Relation zu einzelnen psychiatrischen Diagnosen setzt. Im Folgenden sollen daher die Störungsbilder behandelt werden, die relativ am häufigsten zusammen mit Delinquenz auftreten. Dies sind die Störungen des Sozialverhaltens, das hyperkinetische Syndrom, Substanzmissbrauch, depressive Störungen sowie Angststörungen.

Störungen des Sozialverhaltens und Delinquenz

Unter Experten besteht Einigkeit darüber, dass es sich bei den Störungen des Sozialverhaltens um eine heterogene Gruppe von Verhaltensauffälligkeiten und Symptomen handelt, deren Kernsymptomatik durch ein persistierendes aggressives und antisoziales Verhalten gekennzeichnet ist. Es werden wiederholt soziale Normen und Rechte anderer Menschen verletzt. Uneinig ist man sich hinsichtlich der Kriterien, die für eine Diagnosestellung erforderlich sind. So müssen die Verhaltensauffälligkeiten nach DSM-IV seit mindestens 12 Monaten bestehen, nach ICD-10 aber nur seit mindestens 6 Monaten. Was die Anzahl der erforderlichen Symptome anbetrifft, sind nach DSM-IV nur eins erforderlich, nach ICD-10 entweder nur eins von sieben Symptomen (Gebrauch von gefährlichen Waffen, körperliche Grausamkeit gegenüber anderen Menschen, vorsätzliche Sachbeschädigung oder Brandstiftung, körperlicher Angriff auf Menschen, Zwang zu sexuellen Handlungen sowie Einbrüche) und/oder mehrere Verhaltensweisen aus der übrigen Symptomliste. Hinzu kommt, dass sich die Kriterien der Diagnosesysteme im Verlauf der Jahre verändert haben und unterschiedliche Informationsquellen (Eltern, Lehrer, Kind) und Erhebungsmethoden (Interview, Fragebögen) verwendet wurden.

Prävalenz Es verwundert daher nicht, dass für die Störungen des Sozialverhaltens sehr unterschiedliche Prävalenzraten für adoleszente Delinquente gefunden wurden. Sie reichen von 38% (Papageorgiou u. Vostanis 2000) bis zu über 90% (Alessi et al. 1984; McManus et al. 1984; Timmons-Mitchell et al. 1997; Ollendick et al. 1999; Haapasalo u. Hämäläinen 1996). Ungeachtet der methodischen Probleme zeichnet sich aber doch deutlich ab, dass von allen Diagnosen die Störungen des Sozialverhaltens bei delinquenten Adoleszenten mit einer Prävalenzrate von über 50% am häufigsten vorkommen (Hollander u. Turner 1985; Neighbors et al. 1992; Richards 1996; Pliszka et al. 2000; Vermeiren et al. 2000). Demgegenüber liegen die Prävalenzraten in auslesefreien Bevölkerungsstichproben, je nach Klassifikationssystem und -methode, zwischen 1,8% und 16% bei den Jungen und zwischen 0,8% und 9,2% bei den Mädchen (Remschmidt 1990; Vermeiren 2002). Sie sind darüber hinaus altersabhängig, bei Adoleszenten wurden Störungen des Sozialverhaltens häufiger gefunden. In der Isle-of-Wight-Studie lag die Prävalenzrate bei den 10- bis 11-jährigen Kindern bei 4,2% (Jungen 6%, Mädchen 1,6%), in der ebenfalls groß angelegten Ontario-Child-Health-Studie fanden Offord et al. (1991) für die Jungen 6,5% in der Altersgruppe der 4- bis 11-Jährigen und 10,4% in der Altersgruppe der 12- bis 16-Jährigen (Mädchen analog: 1,8% und 4,1%).

Die Häufigkeit der Störung nimmt also mit dem Alter zu, wobei aufgrund mehrerer Längsschnittuntersuchungen angenommen werden muss, dass in der Adoleszenz der Anstieg zum Stillstand kommt und die Raten wieder abzunehmen beginnen (Übersicht bei Esser et al. 1992).

Persistenz Der Einfluss der Störung des Sozialverhaltens reicht weit bis in das Erwachsenenalter. Er wirkt sich negativ auf zahlreiche Lebensbereiche aus (soziale Beziehungen, Alkohol- und Drogenmissbrauch, Umgang mit Geld, Ausbildung und Berufsleben) und vermag auch die Persönlichkeit dauerhaft zu deformieren (Farrington 1991b; Zoccolillo et al. 1992; Robins u. McEvory 1990, Robins 1966). Gerade die Längsschnittuntersuchungen von Robins (1966; 1978, 1991) haben gezeigt, dass praktisch alle Erwachsenen, die eine antisoziale Persönlichkeitsstörung aufwiesen, bereits als Kinder eine Störung des Sozialverhaltens hatten. Umgekehrt entwickelten aber nur 1/3 der Kinder mit einem gestörten Sozialverhalten später eine Persönlichkeitsstörung, was zu der Annahme verleiten könnte, dass die Entwicklung derart auffälliger Kinder positiv verläuft. Tatsächlich gelang aber nur 23% der Kinder eine gute Anpassung im Erwachsenenalter, die übrigen waren in irgendeiner Weise psychisch auffällig.

Die Bedeutung der Störungen des Sozialverhaltens für Delinquenz ergibt sich zum einen aus dem großen Überschneidungsbereich beider Muster abweichenden Verhaltens und zum anderen aus der Tatsache, dass diese einer der besten Prädiktoren für Delinquenz bis in das Erwachsenenalter sind (Blumstein et al. 1985; Farrington et al. 1990a; Robins 1993; Robins et al. 1990; Stattin u. Magnusson 1991; Kandel et al. 1986; Moffitt 1994; Pulkkinen u. Pitkanen 1993).

Als Beispiel sei die Untersuchung an einer über 12.000 Personen umfassenden Alterskohorte erwähnt, die von den Autoren bis zu ihrem 30. Lebensjahr hinsichtlich des Auftretens von Delinquenz und psychiatrischer Erkrankungen untersucht wurde. (Kratzer u. Hodgins 1997). Es handelte sich um alle im Jahr 1953 in Stockholm geborenen Kinder. Im Mittelpunkt standen die Auswirkungen der Störungen des Sozialverhaltens. Von den männlichen Personen, die als Kinder in ihrem Sozialverhalten gestört waren, begingen 75% bis zu ihrem 30. Lebensjahr Straftaten, von den Unauffälligen waren es aber nur 30%. Bei den Mädchen betrugen die Prozentzahlen analog 26% und 6% (alle Zahlen gerundet). In der neuseeländischen »Christchurch Health and Development Study« ermittelten Fergusson u. Horwood (1996) eine hohe Korrelation von 0,5 zwischen störendem Sozialverhalten im Alter von 8 Jahren und selbstberichteter Delinquenz im Alter von 14 und 16 Jahren (Fergusson et al. 1993b; Fergusson u. Horwood 1995). Mit zunehmendem Grad der Störung des Sozialverhaltens im Alter von 8 Jahren nahm auch der Prozentanteil derjenigen Probanden zu, die im Alter von 15 Jahren Alkoholprobleme hatten, täglich rauchten oder illegale Drogen verwendeten (Lynskey u. Fergusson 1995).

Nach allen vorliegenden Erkenntnissen besteht kein Zweifel, dass störendes Sozialverhalten im Kindesalter einen erstrangigen Risikofaktor für eine spätere delinquente Entwicklung darstellt.

Aggressives Verhalten Ein wichtiger Bestandteil von Störungen des Sozialverhaltens stellt aggressives Verhalten dar, das sowohl als Symptom, als auch als eigenständiges Persönlichkeitsmerkmal betrachtet werden kann. Da es in den meisten Untersuchungen nicht klinisch, sondern operational definiert wurde, wird sein Einfluss auf die Delinquenz in ► Abschn. »Aggressivität« behandelt.

Hyperkinetisches Syndrom/ Aufmerksamkeitsdefizit-/ Hyperaktivitätsstörung (ADHS)

Das hyperkinetische Syndrom (HKS) ist durch Überaktivität bzw. motorische Unruhe, Impulsivität und eine Störung der Aufmerksamkeit gekennzeichnet. Im englischsprachigen Raum wird synonym die Diagnose ADHD verwendet (»Attention Deficit Hyperactivity Disorder«). Sowohl die ICD-10 als auch das DSM-IV setzen einen Beginn vor dem 6. Lebensjahr und eine Dauer der Symptomatik von mindestens 6 Monaten voraus.

Ein wesentlicher Unterschied in den diagnostischen Kriterien zwischen den beiden Klassifikationssystemen besteht darin, dass nach der ICD-10 für die Diagnose eines HKS alle drei Symptome (Aufmerksamkeitsstörung, Hyperaktivität und Impulsivität) vorhanden sein müssen, während das DSM-IV drei ADHS-Subtypen unterscheidet:

- einen ADHS-Mischtyp, der definitionsgemäß alle drei Kernsymptome umfasst, die in den letzten 6 Monaten aufgetreten sein müssen,
- einen vorwiegend Unaufmerksamen-Typus, bei dem, wie die Bezeichnung schon sagt, nur das Symptom Unaufmerksamkeit in den letzten 6 Monaten erfüllt sein muss, und

- einen vorwiegend Hyperaktiv-Impulsiven-Typus, bei dem die in der Bezeichnung angeführten Symptomen in den letzten 6 Monaten vorhanden gewesen sein müssen.

Aufgrund dieser Unterschiede werden unter Zugrundelegung der ADHS-Definition im Vergleich zur ICD-10-Definition rund doppelt so viele ADHS-Diagnosen bei den untersuchten Kindern gestellt.

Da ein HKS häufig in Kombination mit einer Störung des Sozialverhaltens auftritt, wurde in der ICD-10 eine eigene diagnostische Kategorie »Hyperkinetische Störung des Sozialverhaltens« geschaffen.

Prävalenz In der Gesamtbevölkerung der Kinder und Jugendlichen schwankt die Häufigkeit des HKS bei einem Beobachtungszeitraum von drei Monaten bis zu einem Jahr mehrheitlich zwischen 0,4% und 6,7% (Fergusson et al. 1993a; Angold et al. 1999). Zwischen 3% und 41% der Kinder/Jugendlichen mit einer Störung des Sozialverhaltens haben gleichzeitig ein HKS, umgekehrt weisen zwischen 14% und 93% der hyperkinetischen Kinder auch eine Störung des Sozialverhaltens auf. Unter adoleszenten Delinquenten schwankt der Anteil der Probanden mit einem HKS ebenfalls erheblich, er liegt jedoch deutlich über dem in der Normalbevölkerung, nämlich zwischen mindestens 14% und maximal 75% (Übersicht in Vermeiren 2002).

HKS/ADHS und Delinquenz Hyperkinetische Kinder haben ein erhöhtes Risiko, später psychische Auffälligkeiten sowie Alkoholmissbrauch und antisoziales, delinquentes Verhalten zu entwickeln. Dies haben nicht nur Follow-up-Studien von HKS-Kindern ergeben (Weiss et al. 1985; Gittelman et al. 1985; Satterfield 1987; Mannuzza et al. 1998; Satterfield u. Schell 1997; Weiss u. Hechtmann 1986), sondern auch Untersuchungen vollständiger Alterskohorten, deren Entwicklung bis in das Erwachsenenalter verfolgt wurde. Bei Letzteren haben Selektionskriterien keine Rolle gespielt, ihre Aussagekraft ist daher höher.

Signifikante Zusammenhänge zwischen einem HKS im Kindesalter (11–13 Jahre) und späterer Gewaltdelinquenz (22–26 Jahre) wurden in den Untersuchungen von Brennan et al. (1993) in Dänemark und von Klinteberg et al. (1993) in Schweden gefunden. Das Ergebnis der schwedischen Untersuchung ist insofern interessant, als hier der Einfluss des Ausprägungsgrades des HKS berücksichtigt wurde. Es zeigten sich zwei unterschiedliche Verläufe. Kinder mit einem sehr ausgeprägten HKS entwickelten häufiger Alkoholprobleme und begingen häufiger Gewaltdelikte, Kinder mit einem schwächer ausgeprägten HKS entwickelten hingegen bis zu ihrem 26. Lebensjahr keine Alkoholprobleme und keine Gewaltdelinquenz. In der Mannheimer Längsschnittstudie erwies sich eine dissoziale und/oder hyperkinetische Störung im Kindesalter ebenfalls für die spätere Delinquenz als prognostisch bedeutsam (Lay et al. 2001). Von den delinquenten Jugendlichen (13–18 Jahre) hatten im Alter von 8 Jahren 21% eine bzw. beide Störungen (von den nichtdelinquenten nur 7%), in der Gruppe der fortgesetzt delinquenten Erwachsenen (18–25 Jahre) waren es 30%, in der restlichen Gruppe nur 7%.

Bedeutung der Komorbidität Wegen der hohen Komorbidität des HKS/ADHS mit den Störungen des Sozialverhaltens lässt sich die Auswirkung eines HKS auf die spätere Entwicklung allerdings nur dann genauer ermitteln, wenn die Auswertung für die Diagnosegruppen getrennt erfolgt. Dies wurde in mehreren Untersuchungen berücksichtigt.

Im Rahmen der Cambridge-Studie haben Farrington et al. (1990a) 8- bis 10-jährige Jungen eines Londoner Stadtteils hinsichtlich ihres Verhaltens durch Lehrer und Mütter beurteilen lassen. Zusätzlich wurden psychologische Tests durchgeführt. Es zeigte sich, dass sowohl Störungen des Sozialverhaltens als auch ein HKS unabhängig voneinander in der Lage waren, Delinquenz vorherzusagen. Bei Ersterem war die Prognose jedoch besser. Von den Kindern mit einer Störung des Sozialverhaltens wurden 35% zwischen dem 10. und 16. Lebensjahr straffällig, von den Kindern mit einem HKS waren es aber nur 23,5%. Kinder mit beiden Diagnosen im Alter von 8–10 Jahren wurden sogar in 45,8% der Fälle straffällig. Von den Kindern, die keine der beiden Diagnosen aufwiesen, begingen nur 12,6% Straftaten. Wurde nur die selbstberichtete Delinquenz berücksichtigt, so waren die Relationen ähnlich. Allerdings war eine Vorhersage der selbstberichteten Delinquenz allein aufgrund eines HKS nicht möglich, sondern nur in Kombination mit einer Störung des Sozialverhaltens. Ein weiteres Ergebnis der Untersuchung war, dass auch die jeweiligen Ausprägungsgrade des HKS und der Störungen des Sozialverhaltens Einfluss auf die Delinquenzentwicklung hatten. War das HKS stark ausgeprägt, so begingen 37,6% dieser Jungen im Jugendalter Straftaten, bei schwacher Ausprägung fiel die Rate auf 15,4%.

Chronische Straftäter (mindestens 6 Verurteilungen bis zum 25. Lebensjahr) konnten durch ein HKS ebenso gut prognostiziert werden wie durch eine Störung des Sozialverhaltens. So hatten 63,9% der chronischen Straftäter ein HKS mit oder ohne eine Störung des Sozialverhaltens und 56,9% eine Störung des Sozialverhaltens alleine oder in Kombination mit einem HKS; ein HKS **und** eine Störung des Sozialverhaltens hatten 30,6% der chronischen Straftäter.

Diese und andere Untersuchungen legen den Schluss nahe, dass sowohl das HKS als auch die Störung des Sozialverhaltens unabhängig voneinander das Risiko einer delinquenten Entwicklung erhöhen (Loeber 1988b; Magnusson 1984; Walker et al. 1987; Moffitt 1990b; Hinshaw 1994; Jensen et al. 1997; Mannuzza et al. 1998; Satterfield u. Schell 1997; Weiss u. Hechtmann 1986). Treten beide Störungen kombiniert auf, so steigt nochmals das Risiko. Der mit Abstand negativste Effekt scheint jedoch von den Störungen des Sozialverhaltens auszugehen. Deren Auswirkungen werden durch ein HKS nur noch verschlimmert. Dies wird in ◘ Abb. 3.1 veranschaulicht.

Da das HKS einen hohen Anteil bei chronischen Straftätern hat und gleichzeitig genetisch stark beeinflusst wird (Eaves et al. 1997; Hudziak et al. 2000; Levy et al. 1997; Nadder et al. 1998), ließe sich somit – zumindest teilweise – die Stabilität der lebenslänglich persistierenden Delinquenz erklären.

Die Frage, ob ein HKS allein oder erst in Kombination mit einer Störung des Sozialverhaltens Delinquenz verursacht, ist bislang nicht eindeutig geklärt.

Loeber et al. (1995) berichteten, dass hyperkinetische Kinder ein fünffach erhöhtes Risiko haben eine Störung des Sozialverhaltens zu entwickeln. Im Rahmen der »Pittsburgh Youth Study«, einer Länggschnittuntersuchung an 500 Jungen im Alter von 7–18 Jahren, fanden Loeber et al. (1999) keinen Zusammenhang zwischen einem HKS und späterer Delinquenz bzw. dauerhaftem Drogengebrauch. Die Diagnose des HKS basierte allerdings auf der Anwendung eines Fragebogens, der von den Erziehungspersonen beantwortet wurde (DISC-P). Ein HKS wurde diagnostiziert, wenn 8 von 14 Fragen positiv beantwortet wurden.

Ob sich ein HKS allein oder erst in Kombination mit einer Störung des Sozialverhaltens negativ auf die legale Entwicklung auswirkt, hängt sicherlich auch von den diagnostischen Kriterien und von der Schwere der jeweiligen Störungsbilder ab. Dies könnte die unterschiedlichen Ergebnisse erklären.

Mehrheitlich sprechen die Befunde jedoch für einen unabhängigen Effekt des HKS, wobei dieses Störungsbild allein eher zu leichteren Delikten führt, eine Störung des Sozialverhaltens allein oder in Kombination mit einem HKS jedoch eine schwere und persistierende Delinquenz verursachen kann (Babinski et al. 1999).

Alkohol- und Drogenmissbrauch

Delinquenz tritt häufig in Kombination mit Alkohol- und Drogenmissbrauch auf, was zu der Vermutung Anlass gab, dass beide verschiedene Muster ein und derselben Grundstörung sind (Robins u. Wish 1977).

Prävalenz Die Verbreitung von Alkohol- und Drogenkonsum unter Straftätern ist sehr hoch. In einer der größten Untersuchungen, die sich mit der Thematik befasste, wurden in den USA über 1800 jugendliche Straftäter aus 39 Gefängnissen über ihren Substanzenmissbrauch befragt (Morris et al. 1995). Es berichteten ein Viertel der Befragten über Alkoholmissbrauch in der Vergangenheit, 70% über den Konsum von Marihuana (40% waren regelmäßige Konsumenten), 30% hatten bereits im Alter von 14 Jahren Kokainerfahrungen. Auch in anderen Untersuchungen fand man bei über der Hälfte der Delinquenten einen Substanzenmissbrauch (McManus et al. 1984; Milin et al. 1991; Neighbors et al. 1992; Haapasalo u. Hä-

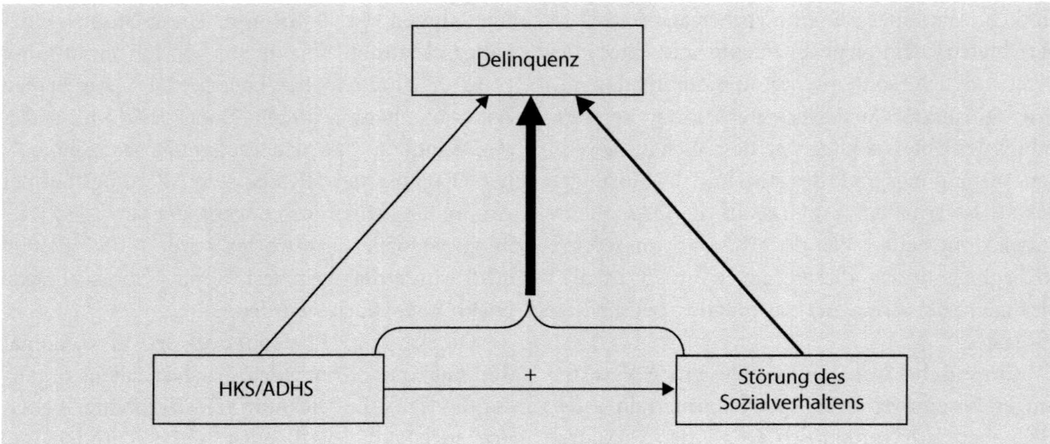

Abb. 3.1. Einfluss von HKS/ADHS und Störung des Sozialverhaltens auf die Entstehung von Delinquenz

mäläinen 1996; Richards 1996; Timmons-Mitchel et al. 1997; Ulzen u. Hamilton 1998; Pliszka et al. 2000; Ruchkin et al. 2002).

In der jugendlichen Gesamtbevölkerung wurden jedoch weit niedrigere Raten ermittelt. Im Rahmen der amerikanischen »National Youth Survey« untersuchten Elliott et al. (1989) eine Alterskohorte 11- bis 17-Jähriger im Jahre 1976. Die Probanden wurden 1980 nachuntersucht, als sie 15 Jahre alt waren und schließlich noch einmal im Jahre 1983 im Alter von 18–24 Jahren. Die Rate der mehrfachen Drogenkonsumenten nahm über die drei Messzeitpunkte allmählich zu (3,4%, 12%, 15,6%), während die Rate der Delinquenten abnahm (8,6%, 4,5%, 2,6%). Der Delinquentenstatus wurde über einen anonymen Fragebogen zur selbstberichteten Delinquenz erhoben. Leichtere Straftaten wurden nicht berücksichtigt. Weit verbreitet war der Alkoholmissbrauch. Er wurde von 49% der 11- bis 17-jährigen Jungen betrieben, bei d en 15- bis 21-Jährigen erhöhte sich der Anteil auf 82% und bei den 18- bis 24-Jährigen stieg er sogar auf 89% (alle Zahlen gerundet). Bei den Mädchen betrugen die Anteile analog 43%, 80% und 87%. Auch der Gebrauch von Marihuana nahm zu, nämlich bei den Jungen von 19%, über 46% auf 48%, bei den Mädchen von 16% (11- bis 17-Jährige) auf 41% (15- bis 21-Jährige), um bei den 18- bis 24-Jährigen leicht abzusinken (39%).

Im Unterschied zur »National Youth Survey« ergab eine ebenfalls in den USA und im gleichen Zeitraum durchgeführte Längsschnittuntersuchung, dass Delinquenz und Drogenmissbrauch von der frühen Adoleszenz bis in das Erwachsenenalter stabil blieben (Brook et al. 1996). Die Autoren verfolgten die Entwicklung von 5- bis 10-jährigen Kindern bis zum 22. bzw. 27. Lebensjahr.

Die Zahlen geben nur ein ungefähres Bild von der Verbreitung von Drogen- und Alkoholmissbrauch unter Jugendlichen wieder. Sie schwanken in Abhängigkeit von der Erhebungsmethode und dem Alter der Probanden. Ferner haben regionale und epochale Faktoren einen Einfluss. Von größerer Bedeutung ist jedoch die Frage, in welchem Umfang Alkohol und Drogen an der Entwicklung von Delinquenz ursächlich beteiligt sind bzw. welche Wechselwirkungen bestehen.

Alkohol-/Drogenkonsum und Delinquenz Mehrere Untersuchungen haben übereinstimmend ergeben, dass Delinquenz in der Regel dem Alkohol- und Drogenmissbrauch vorangeht und nicht umgekehrt (Loeber 1988a; Bukstein 2000; Clark et al. 1997; Cadoret et al. 1995; Elliott et al. 1989; Loeber et al. 1999). Alkohol ist ein notwendiger Vorläufer von illegalem Drogengebrauch. Mit Ausnahme des Alkoholmissbrauchs beendet jedoch ein Großteil der Jugendlichen gegen Ende der Adoleszenz sowohl Delinquenz als auch Substanzenmissbrauch. Als Folge eines kontinuierlichen Drogengebrauches nimmt die Delinquenz zu (Loeber 1988a; Elliott et al. 1989; Brook et al.

Huizinga et al. (1993) berichteten über die Ergebnisse von drei Längsschnittuntersuchungen, die in drei Städten (Denver, Pittsburgh, Worchester) an ca. 4000 Kindern durchgeführt wurden. Die Projekte begannen 1986, die Kinder waren damals 7 Jahre alt. Die Anteile der Jungen, die in ernsthafte Delikte verwickelt waren (selbstberichtete Delinquenz) nahm von 14–16% (6- bis 10-Jährige) auf 20–25% (11- bis 17-Jährige) zu. Die Raten der Städte bewegten sich in den angegebenen Spannweiten der Prozentzahlen. Der Alkohol- und Drogenmissbrauch, der erst ab dem 13. Lebensjahr erfasst wurde, steigerte sich ebenfalls. Alkoholmissbrauch betrieben 19,1–25,1% der 13-Jährigen, 40,9–57,3% der 15-Jährigen und 56,7–67,6% der 17-Jährigen. Der Gebrauch von Marihuana nahm für die gleichen Altersgruppen von 3,7–9,8% auf 11,6–21,4% und schließlich auf 22,7–34,4% zu. Ähnliche Entwicklungen zeigten sich bei den übrigen Drogen. Drogen außer Marihuana konsumierten 0–0,6% der 13-Jährigen, 1,7–6,3% der 15-Jährigen und 7,1–10,2% der 17-Jährigen.

In der neuseeländischen »Christchurch Health and Development Study« (Fergusson et al. 1993a) betrieben (abhängig von der Methode) 5,2–7,7% der 15-Jährigen Alkohol- oder Drogenmissbrauch. Mädchen waren hiervon etwas häufiger betroffen als Jungen (6,7–8,9% zu 3,7–6,5%). Einen Polizeikontakt im Alter von 15 Jahren hatten 9,7% aller Jugendlichen. Spezifiziert nach einzelnen Subtanzen ergaben sich für das 14. bis 15. Lebensjahr folgenden Prävalenzraten: Cannabis 9,9%, Alkoholmissbrauch 5,1%. Die DSM-III-Kriterien für Substanzmissbrauch (außer Alkohol) erfüllten aber nur 4,6% der Jugendlichen. Alle Angaben basieren auf eigenen Berechnungen auf Grundlage der publizierten Daten (Fergusson et al. 1993a).

1996). Elliott et al. (1989) fanden in der »National Youth Survey« unter den Probanden, die schwere Straftaten begangen hatten, die höchste Rate von Alkohol- und Drogenkonsumenten, gefolgt von den Probanden mit leichteren Straftaten und Nichtdelinquenten. Von den Probanden mit schwereren Straftaten waren in der Altersgruppe der 11- bis 17-Jährigen 16% multiple Drogenkonsumenten, in der Gruppe der 15- bis 21-Jährigen 49% und in der Gruppe der 18- bis 24-Jährigen sogar 70%. Praktisch alle Personen, die jemals Marihuana oder andere Drogen konsumiert hatten, waren in der Vorgeschichte durch Alkoholmissbrauch aufgefallen, desgleichen fast alle Straftäter. Jedoch waren nicht alle Konsumenten multipler Drogen auch schwere Straftäter. Als die Probanden 1976 11–17 Jahre alt waren, hatten 40% aller Konsumenten von Drogen (multipler Substanzenmissbrauch) schwere Straftaten begangen, vier Jahre später (15–21 Jahre) fiel die Rate auf 17% sowie auf 12%, als die Probanden 18–24 Jahre alt waren. Vereinfacht ausgedrückt: Bezogen auf die Personen mit schweren Straftaten nahm der Anteil der multiplen Drogenkonsumenten mit dem Alter zu, bezogen auf die multiplen Drogenkonsumenten nahm der Anteil der schweren Straftäter hingegen mit dem Alter ab. Dieser inverse Zusammenhang erschwert es, allgemeingültige Aussagen über das gleichzeitige Auftreten von Delinquenz und Drogenmissbrauch zu machen.

Unterschiedliche Entwicklungsverläufe Trotz eines großen Überlappungsbereiches scheint es zwei verschiedene Entwicklungsverläufe zu geben:

1. Der eine Entwicklungspfad läuft über den Alkoholmissbrauch der Eltern direkt zum Alkohol- und Drogenmissbrauch im Jugendalter, was wiederum die Begehung von Straftaten begünstigt.
2. Der andere, für die Delinquenzentwicklung bedeutsamere Pfad beginnt mit einer Störung des Sozialverhaltens, in dessen Folge Straftaten begangen werden, und führt schließlich zu Alkohol- und Drogenmissbrauch.

Aggressives Verhalten im Kindesalter stellt ein erhöhtes Risiko für späteren Substanzenmissbrauch dar (Donovan et al. 1988; Lynskey u. Fergusson 1995; Brook et al. 1996; Loeber et al. 1999). Letzterer verstärkt die Tendenz zu kriminellen Handlungen. Elliott et al. (1989) haben auf Grundlage der Daten der »National Youth Study« mit Hilfe von Pfadanalysen sehr klar herausgearbeitet, dass für Delinquenz und Drogenmissbrauch unterschiedliche Entstehungsbedingungen anzunehmen sind. Ein Prädiktor, der beiden gemeinsam ist, ist der negative Einfluss gleichgesinnter delinquenter Peers. Dieser Prädiktor hat das größte Gewicht. Geschlecht ist ein signifikanter Prädiktor für Delinquenz, aber nicht für Drogen, und eine fehlende Bindung für Gemeinschaftswerte ist ein signifikanter Prädiktor für Alkohol- und Drogenmissbrauch, aber nicht für Delinquenz. Personen, die gesellschaftliche Normen internalisiert haben, betrieben weniger Alkohol- und Drogenmissbrauch als solche mit einem geringeren Grad an Internalisierung. Wie erwartet, erhöhte die Bindung an delinquente Peers Delinquenz sowie Alkohol- und Drogenmissbrauch, während mit zunehmender Moralbildung die jeweiligen Häufigkeiten abnahmen. Neben den genannten Variablen, die einen direkten Einfluss hatten, spielte noch das Alter und die familiäre Bindung eine Rolle. Das Alter wirkte sich direkt auf Alkoholmissbrauch und multiplen Drogenkonsum aus, aber nicht auf Delinquenz. Der Gebrauch von Marihuana wurde direkt durch die fehlende familiäre Bindung beeinflusst.

Der hier beschriebene Sachverhalt ist in ◘ Abb. 3.2 vereinfacht dargestellt. Die vier Prädiktoren Geschlecht, delinquente Peers, fehlende Norminternalisierung und Alter haben unterschiedliche Auswirkungen. Delinquente Peers sagen sowohl Delinquenz als auch Drogenmissbrauch und -abhängigkeit voraus, während das (männliche) Geschlecht Delinquenz voraussagt und fehlende Normorientierung sowie Alter Drogenmissbrauch und Drogenabhängigkeit.

Die Ergebnisse weisen nach Meinung der Autoren auf die Wirksamkeit zweier theoretischer Modelle hin, die zur Erklärung des abweichenden Verhaltens herangezogen werden. Das lerntheoretische Modell, repräsentiert durch den negativen Einfluss von Peers (»delinquent peer group bonding«), erklärt sowohl Delinquenz als auch Alkohol- und Drogenmissbrauch, die Kontrolltheorie, repräsentiert durch Internalisierung sozialer Normen (innere Kontrolle) zusätzlich zur Lerntheorie den Alkohol- und Drogenmissbrauch. Leider äußerten sich die Autoren nicht zur theoretischen Einordnung der Variablen Alter und Geschlecht, denen eine biologische Bedeutung sicherlich nicht abzusprechen sein dürfte.

Depressive Störungen

Der Zusammenhang zwischen Depressivität und Störungen des Sozialverhaltens ist seit Langem bekannt. Er wurde bereits in den Untersuchungen des Ehepaars Glueck (Glueck u. Glueck 1950) bei Jugendlichen festgestellt und hat sich in nachfolgenden Untersuchungen an klinischen Stichproben immer wieder bestätigt (Alessi u. Magen 1988; Harrington et al. 1991; Kovacs et al. 1988; Marriage et al. 1986). Auch in unselegierten Bevölkerungsstichproben wiesen Kinder und Jugendliche mit einer Störung des Sozialverhaltens eine hohe Komorbidität mit Depression auf. Bei der Mehrzahl der Untersuchungen lag die Rate depressiver Erkrankungen (»major depression«) zwischen 11% und 46% (Übersicht bei Angold et al. 1999). Noch stärker schwankten bei depressiven Kindern und Jugendlichen die Anteile derer, die gleichzeitig eine Störung des Sozialverhaltens hatten, nämlich zwischen 21% und 83% (Angold u. Costello 1993; Fleming u. Offord 1990). Fergusson et al. (1996) berichteten über korrelative Zusammenhänge zwischen affektiven Störungen (»major depression« und Dysthymia) und Störungen des Sozialverhaltens von r=0,35 bei 14- bis 15-Jährigen und von r=0,34 bei 15- bis 16-Jährigen. Die Daten stammten aus der neuseeländischen Längsschnittuntersuchung (»Christchurch Health and Development Study«). Speziell bei Delinquenten fanden sich Prävalenzraten für depressive Störungen im Bereich zwischen 11% und 33% (Übersicht bei Vermeiren 2002). Auch bei der unregistrierten Delinquenz wurde der Zusammenhang mit Depressivität gefunden (Howard 1981). Die Komorbidität von Störungen des Sozialverhaltens und depressiven Störungen bedeutet, dass sich die Auftretenswahrscheinlichkeit einer Störung erhöht, wenn die andere vorhanden ist, d. h., ein im Sozialverhalten gestörter Mensch erkrankt leichter an einer Depression und ein depressiver Mensch entwickelt leichter eine Störung des Sozialverhaltens. Kinder und Jugendliche, die unter beiden Störungen gleichzeitig leiden, entwickeln sich ungünstiger als solche, bei denen nur eine Depression diagnostiziert wurde. Sie haben zwar ein geringeres Risiko, im Erwachsenenalter (noch oder schon wieder) eine Depression diagnostiziert zu bekommen, dafür sind sie aber sozial weniger erfolgreich, begehen mehr Straftaten und zeigen häufiger suizi-

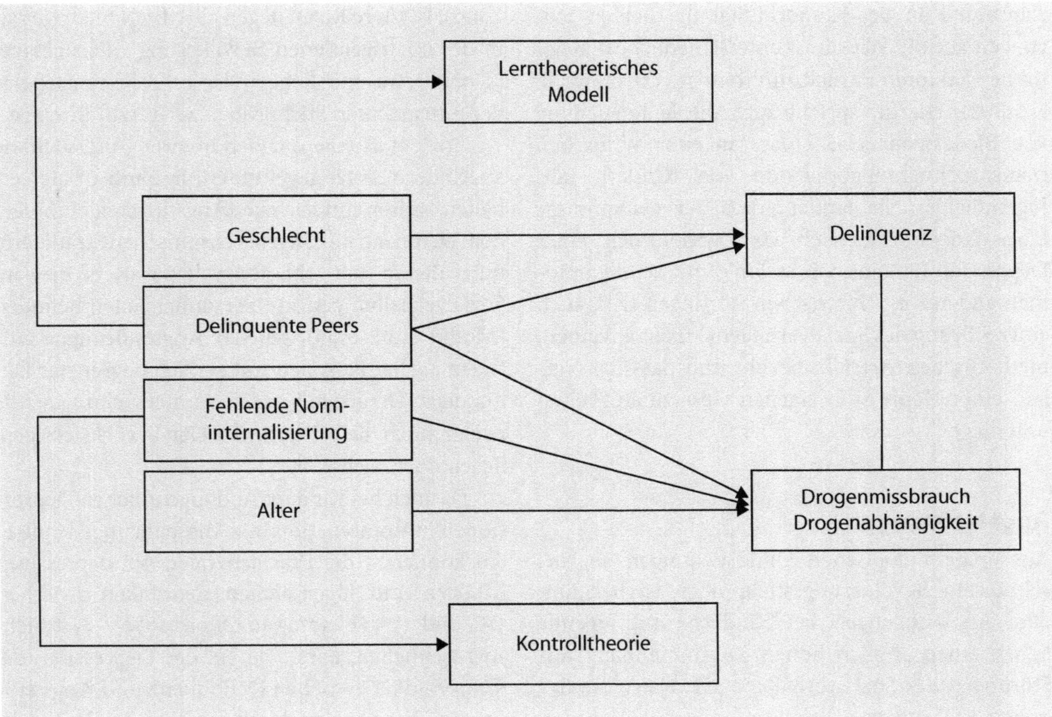

Abb. 3.2. Prädiktoren für Delinquenz und Drogenmissbrauch

dales Verhalten (Harrington et al. 1991; Fombonne et al. 2001; Capaldi 1992). Falls im Kindesalter nur eine Depression festgestellt wurde (»major depression«), dann entwickelte sich hieraus häufig eine Persönlichkeitsstörung, u. a. auch eine antisoziale Persönlichkeitsstörung (Kasen et al. 2001). Das Risiko, eine solche Persönlichkeitsstörung zu entwickeln, war für die depressiven Kinder gegenüber den nichtdepressiven um das 10-fache erhöht. Dieses Ergebnis unterstreicht die Notwendigkeit, Delinquenz nicht nur unter dem Aspekt der homotypischen Entwicklung zu betrachten, sondern auch Möglichkeiten einer heterotypischen Entwicklung in Erwägung zu ziehen, d. h., Delinquenz kann sich auch aus einem anderen Störungsbild als aus einem gestörten Sozialverhalten entwickeln. Über die Ursachen der Delinquenz sagt dies aber noch nichts aus.

Einer Längsschnittuntersuchung von Aguilar et al. (2000) zufolge zeigen chronische Straftäter häufiger depressive Symptome zu Beginn ihrer Karriere (im Kindesalter), während Personen, deren Straftaten auf die Adoleszenz beschränkt sind, häufiger in der Adoleszenz depressiv sind. Da die Ergebnisse auf Stichprobeneffekten beruhen können, ist die inhaltliche Bedeutung des Befundes noch unklar.

Basierend auf den Längsschnittdaten der neuseeländischen »Christchurch Health and Development Study« haben Fergusson et al. (1996) herausgefunden, dass der überwiegende Teil der Komorbidität zwischen Störungen des Sozialverhaltens und affektiven Störungen (»major depression« und Dysthymie) auf Risikofaktoren zurückzuführen sind, die beide Störungen gemeinsam haben. Zwei Drittel der Varianz waren durch gemeinsame Risikofaktoren zu erklären. Die Ergebnisse konnten mit Hilfe von kategorialen Urteilen (Diagnosen) repliziert werden. Die weitere Auswertung ergab keinen direkten kausalen Zusammenhang zwischen Störungen des Sozialverhaltens und affektiven Störungen, d. h., die eine Störung wird nicht durch die andere verursacht.

Untersuchungen an Zwillingspaaren legen die Vermutung nahe, dass der nicht aufgeklärte Varianzanteil an der Komorbidität der beiden Störungen auf die Wirkung (unterschiedlicher) genetischer Faktoren zurückzuführen ist (O'Connor et al. 1998). Hierfür spricht auch die Untersuchung von Biederman et al. (1995) an einer klinischen Inanspruchnahmepopulation von Kindern und Jugendlichen. Sie fanden, dass der gemeinsame Überschneidungsbereich von Symptomen einer Depression (»major depression«) mit den Symptomen anderer psychiatrischer Störungen (z.B. auch einer Störung des Sozialverhaltens) nicht auf einem methodischen Artefakt beruht und dass der Verlauf einer Depression eigenen Gesetzmäßigkeiten unterliegt.

Angststörungen

Aus epidemiologischen Untersuchungen an unselegierten Bevölkerungsstichproben ist bekannt, dass Angststörungen bei Kindern und Jugendlichen einen ähnlich hohen Zusammenhang mit Störungen des Sozialverhaltens aufweisen wie depressive Störungen (Angold et al. 1999). Von den Kindern/Jugendlichen mit einer Störung des Sozialverhaltens weisen zwischen 5% und 55% eine Angststörung auf. Die meisten Raten, die berichtet werden, liegen jedoch nicht höher als 26%. In der Mehrzahl der referierten Untersuchungen war die Angsterkrankungsrate bei Kindern/Jugendlichen mit einer Störung des Sozialverhaltens signifikant höher als bei Kindern/Jugendlichen ohne die zuletzt genannte Störung. Dies unterstreicht erneut die Notwendigkeit und den Nutzen einer diagnostischen Kategorie in der ICD-10, in der diese Komorbidität berücksichtigt wird (kombinierte Störung des Sozialverhaltens und der Emotionen).

Leider sind speziell bei delinquenten Kindern und Jugendlichen die Angststörungen nicht besonders gut erforscht. Man weiß, dass bei inhaftierten jugendlichen Straftätern die Rate der angstgestörten Personen höher ist als bei den nicht inhaftierten, was möglicherweise eine Folge der Gefängnisstrafe ist. Die Raten liegen zwischen 22% und 62% (Neighbors et al. 1992; Ollendick et al. 1999; Timmons-Mitchell et al. 1997; Ulzen u. Hamilton 1998), während von den nicht einsitzenden Straftätern maximal 3% unter einer Angststörung leiden (Doreleijers et al. 2000; Papageorgiou u. Vostanis 2000). Letztere Raten liegen allerdings niedriger als in der unausgelesenen Bevölkerung Gleichaltriger (s. oben), was möglicherweise auf Selektionseffekte der untersuchten Stichproben zurückzuführen ist.

Frick et al. (1999) haben in ihrer Untersuchung an Kindern bestätigt gefunden, dass antisoziale Verhaltensweisen mit geringer Ängstlichkeit einhergehen. Demnach müssten bei chronischen Straftätern, unter denen sich gehäuft psychopathische bzw. im Sozialverhalten gestörte Persönlichkeiten befinden (Moffitt et al. 1996), seltener Angststörungen auftreten als bei Personen mit zeitlich begrenzter Delinquenz. Derartige Vergleichsuntersuchungen, die zudem noch die Wirkung der Haft berücksichtigen, liegen noch nicht vor.

Da auch bei Kindern und Jugendlichen Depressionen in Kombination mit Angststörungen auftreten können – die Prävalenzraten bei depressiven Kindern und Jugendlichen schwanken zwischen 32% und 75% (Fleming u. Offord 1990) –, ist nicht auszuschließen, dass, wie bei der Depression, die Komorbidität zwischen Delinquenz und Angststörungen überwiegend durch gemeinsame Risikofaktoren zu erklären ist. Allerdings müsste hierbei die Art der depressiven Erkrankung und der Angststörung berücksichtigt werden.

Zusammenfassung und Schlussfolgerungen

- Psychische Störungen sind maßgeblich an der Verursachung dissozialen und delinquenten Verhaltens beteiligt.
  Eine Übersicht über die in ► Abschn. 3.2.6 abgehandelten Störungen ist in ◘ Abb. 3.3 wiedergegeben.
- Gesicherte und vielfach bestätigte Zusammenhänge existieren zwischen Intelligenzminderung, neuropsychologische Auffälligkeiten, Störungen des Sozialverhaltens sowie Drogen- und Alkoholkonsum und Delinquenz. Aber auch die übrigen in der Abbildung bezeichneten Störungsmuster leisten zur Delinquenzentwicklung einen Beitrag.
- Verschiedene der in der Abbildung angeführten Störungen treten komorbid mit anderen Störungen auf. Dies gilt z. B. für die Komorbidität von hyperkinetischem Syndrom und Störun-

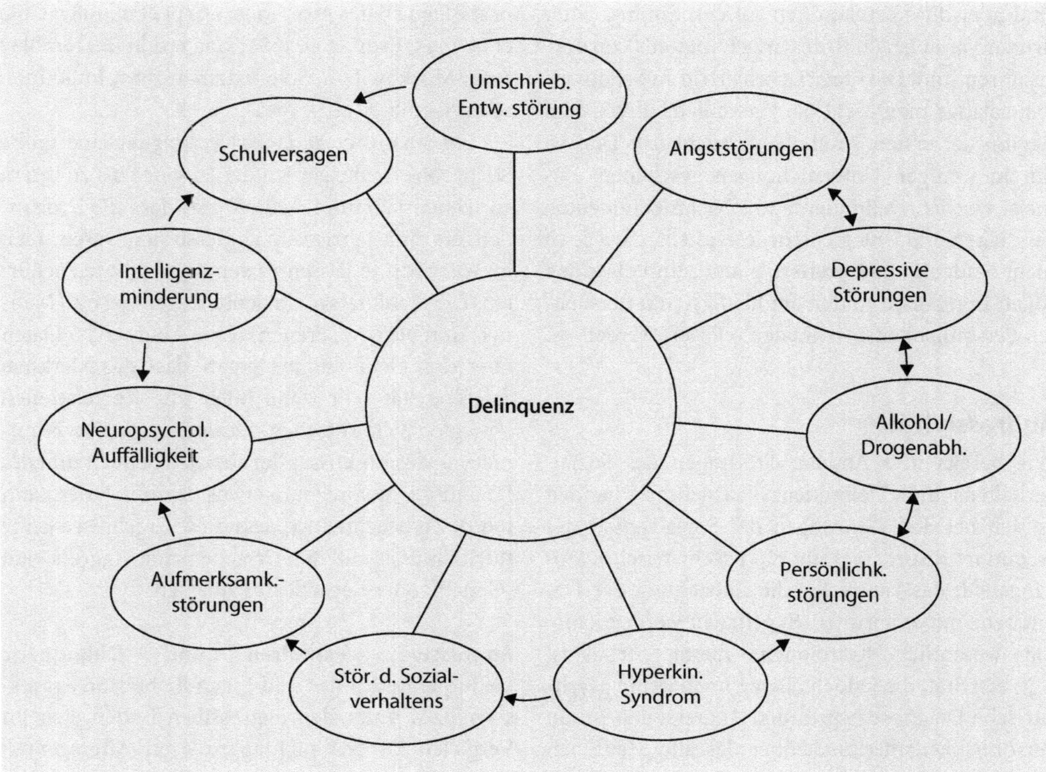

Abb. 3.3. Einfluss psychischer Störungen auf die Entwicklung von Delinquenz

gen des Sozialverhaltens oder das komorbide Auftreten von Störungen des Sozialverhaltens mit depressiven Störungen oder Alkohol- und Drogenkonsum. In der Regel determiniert das komorbide Auftreten der jeweiligen Störungen die Entstehung von Delinquenz stärker als eine einzelne im komorbiden Muster enthaltene Störung.

- Im Hinblick auf den Zeitpunkt des Auftretens der einzelnen Störungen existieren ebenfalls Unterschiede, sowohl im Hinblick auf die Komorbidität als auch im Hinblick auf den Beitrag zum Verlaufstyp delinquenten Verhaltens. So unterliegen hyperkinetische Kinder einem fünffach erhöhten Risiko, nachfolgend eine Störung des Sozialverhaltens zu entwickeln, und die Kombination eines hyperkinetischen Syndroms mit einer Störung des Sozialverhaltens ist ein weitaus stärkerer Prädiktor für Delinquenz als jedes der beiden Störungsmuster allein.
- Wenngleich psychische Störungen als Teilursache delinquenten Verhaltens nicht zu übersehen sind, so stellen sie aber doch nicht die Hauptursache delinquenten Verhaltens dar. Sie müssen im Kontext mit anderen Ursachenfaktoren gesehen werden, unter denen biologische Merkmale, familiäre und soziale Faktoren eine mindestens ebenso wichtige Rolle spielen.

3.2.7 Persönlichkeitsmerkmale

In zahlreichen Arbeiten wurde der Einfluss von Persönlichkeitsmerkmalen auf die Delinquenz untersucht. Die meisten Autoren gehen davon aus, dass Zusammenhänge bestehen. Unklar ist allerdings, ob Ausprägungen in bestimmten Persönlichkeitsmerkmalen Ursache oder Folge der Delinquenz sind oder die Korrelationen auf den Einfluss einer dritten Variablen (z. B. des Erziehungsstils) zurückzuführen sind. Die Frage ist schwierig zu beantworten, solange man nicht die Persönlichkeit vor dem Beginn der ersten Straftat untersucht hat. Dies ist nur in wenigen Untersuchungen geschehen. Zumeist wurden Delinquente mit Nichtdelinquenten verglichen und Unterschiede festgestellt, die jedoch nicht eindeutig interpretierbar sind. Im Folgenden sollen Ergebnisse zu den am häufigsten untersuchten Persönlichkeitsmerkmalen referiert werden.

Aggressivität

Wie bereits in ► Abschn. »Störungen des Sozialverhaltens und Delinquenz« ausgeführt, handelt es sich bei den »Störungen des Sozialverhaltens« (»conduct disorders«) um ein psychiatrisches Störungsbild, das kausal für die Entstehung der Delinquenz mitverantwortlich gemacht werden kann. Eine wesentliche Komponente dieser Störung ist Aggressivität, die jedoch alleine noch keine psychiatrische Diagnose begründet. Aggressivität ist ein Persönlichkeitsmerkmal, über das alle Menschen in mehr oder weniger starker Ausprägung verfügen. Ein gewisses Maß ist sogar zum (Über-) Leben erforderlich. Erst in übersteigerter Form gewinnt es eine pathologische Bedeutung. Übersteigerte Aggressionsbereitschaft, Störungen des Sozialverhaltens und Delinquenz gehören zur Kategorie der externalisierenden Verhaltensstörungen. Von allen untersuchten Persönlichkeitsmerkmalen ist die Aggressivität das Merkmal, das am höchsten mit Delinquenz und antisozialem Verhalten korreliert. Gleichzeitig ist es sehr zeitstabil. Insofern kommt ihm eine besondere Bedeutung zu.

Stabilität aggressiven Verhaltens Olweus (1979) analysierte 16 Längsschnittstudien mit einer Zeitspanne von 6 Monaten bis 21 Jahren und ermittelte einen durchschnittlichen korrelativen Zusammenhang zwischen Aggressivität im Kindes- und Jugendalter und späterer Aggressivität von 0,63. Die Stabilitätskoeffizienten, die für Jungen höher als für Mädchen waren, nahmen mit zunehmender Dauer des Beobachtungszeitraumes ab (Olweus 1981). Nachfolgende Längsschnittuntersuchungen konnten die Stabilität des Merkmals bestätigen (Bates et al. 1995; Caspi et al. 1987; Coie et al. 1995; Eron et al. 1984; Haapasalo u. Tremblay 1994; Moskowitz u. Schwartzman 1983; Pulkkinen 1992; Tremblay et al. 1991).

Huesmann et al. (1984) verfolgten eine große Stichprobe 8-jähriger Kinder (n>600) bis zu ihrem 30. Lebensjahr und stellten fest, dass die Probanden, die als 8-Jährige am aggressivsten waren, auch im Alter von 30 Jahren zu den Aggressivsten gehörten. Die Stabilitätskoeffizienten lagen bei 0,5 (Männer) und bei 0,35 (Frauen). Eine Analyse der Daten über drei Generationen ergab, dass das Merkmal Aggressivität sehr stabil blieb (die Korrelationen bewegten sich zwischen 0,2 und 0,35). Die Eliminierung des Einflusses der sozialen Schicht und des IQ änderte hieran kaum etwas (Eron u. Huesmann 1990). Zu beachten ist, dass diese Ergebnisse keine Rückschlüsse auf die Ursachen der Aggressivität (Genetik oder Lerneffekte) zulassen.

Aggressives Verhalten und Delinquenz Delinquente Kinder und Jugendliche sind aggressiver bzw. unter den aggressiven finden sich im Vergleich zu den nichtaggressiven Altersgenossen häufiger solche, die Straftaten begangen haben (Douglas et al. 1968; Glueck u. Glueck 1950; Vazsonyi et al. 1999; West u. Farrington 1973). Bei 18-Jährigen, die an der neuseeländischen Dunedin-Studie teilnahmen, korrelierte das Merkmal Aggressivität zu 0,24 (Mädchen) bzw. zu 0,17 (Jungen) zu der Anzahl bisheriger Polizeikontakte, jedoch zu 0,48 (Mädchen) bzw. zu 0,52 (Jungen) mit der selbstberichteten Delinquenz (Krueger et al. 1994). Letztere bezog sich auf die vergangenen zwölf Monate. Das Merkmal Aggressivität wurde mit einem Fragebogen (MPQ) gemessen, als die Probanden 18 Jahre alt waren.

Die Zahlen stimmen gut mit den Ergebnissen einer eigenen Untersuchung überein (Walter et al. 1975). In einer repräsentativen Stichprobe von Schülerinnen und Schülern im Alter von über 15 Jahren korrelierte das Merkmal Aggressivität (gemessen mit dem FPI) mit der Gesamtzahl der vor dem 14. Lebensjahr begangenen, jedoch nicht entdeckten Straftaten zu 0,42 (Jungen) bzw. 0,41 (Mädchen). Im Dunkelfeld hochbelastete Probanden waren signifikant aggressiver, umgekehrt begingen aber Probanden mit einem hohen Aggressions-

Von den Jungen, die im Alter von 8 Jahren als wenig aggressiv von ihren Peers eingeschätzt wurden, begingen in dieser Zeitspanne nur 10% eine Straftat, von den als sehr aggressiv beurteilten 8-jährigen Jungen waren es aber 23%. Ähnliche Ergebnisse erbrachte die »Cambridge-Somerville Youth Study«, in der eine Stichprobe 5- bis 9-jähriger Kinder zwischen 1936 und 1937 untersucht wurde (McCord 1978, 1983, 1992). Die Studie diente der Beantwortung der Frage, ob eine Prävention von Delinquenz möglich ist. Zwischen 1976 und 1978, also 40 Jahre später, wurden die Strafregisterauszüge eingeholt. Von den 227 Männern hatte jeder Dritte (n=77) einen Eintrag im Verlauf seines bisherigen Lebens. Von den 113 Männern, die in der Adoleszenz als aggressiv beurteilt worden waren, hatten 42% eine indizierte Straftat begangen, von den übrigen (n=114) als nichtaggressiv eingeschätzten Probanden waren es aber nur 25%.

wert nicht mehr unregistrierte Straftaten als solche mit einem durchschnittlichen oder niedrigen Wert. Dies spricht dafür, dass man von einer hohen Aggressivität nicht unbedingt auf eine hohe Delinquenzneigung schließen kann. Wer strafrechtliche Normen verletzt, ist aggressiver, aber wer aggressiver ist, begeht nicht unbedingt mehr Rechtsbrüche. In der Dunedin-Studie wurde das Ergebnis insofern bestätigt, als die 18-jährigen Probanden, die im Dunkelfeld hoch belastet waren, aggressiver waren als diejenigen, die angaben, in den letzten 12 Monaten überhaupt keine Straftaten begangen zu haben. Die nicht in diesem Zeitraum delinquent gewordenen Jugendlichen waren wiederum deutlich weniger aggressiv als die Jugendlichen mit »normaler« Delinquenz in den letzten 12 Monaten (Krueger et al. 1994).

Aggressives Verhalten im Längsschnitt und registrierte Delinquenz Von besonderer Bedeutung sind, wie bereits erwähnt, prospektive Längsschnittstudien, in denen untersucht wurde, wie sich erhöhte Aggressivität im Kindesalter auf die spätere Delinquenzentwicklung auswirkt. Die klassische Vorgehensweise besteht darin, zunächst Aggressivität bei Kindern mittels unterschiedlicher Verfahren zu ermitteln (zumeist Befragungen durch Peers, Einschätzungen durch Lehrer), um anschließend ihre legale Entwicklung zu verfolgen. Die registrierte Delinquenz wurde in Form von gerichtlichen Verurteilungen, Strafregisterauszügen oder auch der Häufigkeit von Polizeikontakten erfasst. Die Kinder waren zu Beginn der Untersuchung nicht älter als 14 Jahre. Die Follow-up-Phase erstreckte sich über mehrere Jahre und reichte teilweise bis in das mittlere Erwachsenenalter. Trotz der Verschiedenheit der Stichproben, der unterschiedlichen Messungen der Merkmale Aggressivität und Delinquenz kommen alle Untersuchungen zu dem gleichen Ergebnis, nämlich dass aggressives Verhalten in Kindesalter spätere Rechtsbrüche prognostiziert (Magnusson et al. 1983; Coie et al. 1995; McCord 1983; Hämäläinen u. Pulkkinen 1995, 1996; Huesmann et al. 1984; Roff u. Wirt 1984, 1985; Roff 1992; Kupersmidt u. Coie 1990; Magnusson 1988; Feldhusen et al. 1973; Stattin u. Magnusson 1984). Mit zunehmender Aggressivität im Kindesalter steigen in der Folgezeit Häufigkeit und Schwere von Straftaten. Von den Kindern, die als wenig aggressiv eingestuft wurden, zeigten später nur sehr wenige delinquentes Verhalten im Jugend- und Erwachsenenalter.

In der bereits erwähnten Studie von Huesmann et al. (1984) zeigte sich dies wie folgt:
McCord (1983) stellte darüber hinaus fest, dass der elterliche Erziehungsstil einen signifikanten Einfluss auf die Ausbildung von Aggressivität im Kindesalter hatte, als deren Folge sich dann antisoziales Verhalten einstellte. Über 5% der Varianz des Merkmals konnte durch die Variablen »körperliche Bestrafung durch den Vater« und »fehlende Aufsicht« aufgeklärt werden. Die negativen Auswirkungen von erzieherischem (Fehl-) Verhalten auf die Aggressivität von Kindern ist auch durch andere Untersuchungen gut belegt (Haapasalo u. Tremblay 1994; Bates et al. 1995; Eron et al. 1984; Scarpa 1997; Loeber u. Hay 1997; Barnow et al. 2000; Pfeiffer et al. 1999). Lefkowitz et al. (1977) fanden, dass sich ein strenger, bestrafender Erziehungsstil der Eltern aggressionshemmend auf diejenigen Kinder auswirkte, die nicht aggressiv waren und sich mit ihren Eltern identifizierten, aber aggressionsfördernd auf die Kinder, die ohnehin schon aggressiv waren und sich mit ihren Eltern eher nicht identifizierten.

Der vielfach beobachtete Zusammenhang zwischen Aggressivität im Kindesalter und späterer Delinquenz gilt für Jungen wie für Mädchen, wobei er bei den Jungen enger zu sein scheint (Coie et al. 1995; Huesmann et al. 1984). Eine Erklärung hierfür wäre, dass Jungen im Allgemeinen aggressiver als Mädchen sind, das Merkmal also auch bei ihnen eine größere Variabilität aufweist und die Höhe der Korrelationen beeinflusst. In der Untersuchung von Roff u. Wirt (1984, 1985) zeigte eine getrennt nach Geschlechtern durchgeführte Pfadanalyse, dass bei den Mädchen die Aggressivität keine signifikante prognostische Bedeutung hatte, stattdessen aber familiäre Beeinträchtigungen die spätere Delinquenz vorhersagten.

Aggressives Verhalten im Längsschnitt und nichtregistrierte Delinquenz (Dunkelfeld) Die bisherigen Aussagen zum (kausalen) Zusammenhang zwischen Aggressivität und Delinquenz beziehen sich überwiegend auf registrierte Straftaten. Man könnte einwenden, dass das Merkmal Aggressivität bei den gefassten Tätern ausgeprägter ist, weil sie aufgrund ihres aggressiven Verhaltens, das sie schon im Kindesalter gezeigt hatten, mehr auffallen und deshalb häufiger zur Anzeige kommen. Die Aggressivität wäre dann ein Effekt der Registrierung, aber kein Merkmal der Delinquenz schlechthin. Mehrere Längsschnittuntersuchungen, in denen die selbstberichtete Delinquenz als Prognosekriterium gewählt wurde, haben jedoch gezeigt, dass diese Vermutung unbegründet ist (Haapasalo u. Tremblay 1994; Haapasalo et al. 2000; Ensminger et al. 1983; Brook et al. 1992; Loeber et al. 1991; Feldhusen et al. 1973). Auch die von den Probanden berichtete Delinquenz, die nicht polizeilich registriert worden war, konnte durch Aggressivität im Kindesalter vorhergesagt werden. Prototypisch hierfür ist die Untersuchung von Ensminger et al. (1983). Die Autoren untersuchten 1242 Schülerinnen und Schüler der 1. Klasse mit Hilfe von Mütter-Interviews und Lehrer-Ratings. Die Lehrer beurteilten die Kinder hinsichtlich der Merkmale Aggressivität, Schüchternheit und Lernprobleme. Zehn Jahre später wurden die jetzt 16- bis 17-Jährigen zu begangenen Straftaten in den zurückliegenden drei Jahren befragt. Die Auswertung mittels logistischer Regressionsanalysen ergab, dass Aggressivität allein oder in Kombination mit Schüchternheit die selbstberichtete Delinquenz vorhersagen konnte, allerdings nur bei den Jungen, nicht bei den Mädchen. Schüchternheit ohne Aggressivität hemmte hingegen die Delinquenzbereitschaft. Lernprobleme sagten weder bei den Jungen, noch bei den Mädchen selbstberichtete Straftaten voraus.

In einigen Untersuchungen hat man speziell aggressives Verhalten in der Schule von Lehrern beurteilen lassen und zugleich die Schüler und deren Eltern selbst hierüber – in Form von Fragebögen – befragt. Die Daten wurden in der Grundschule erhoben und zur registrierten und selbstberichteten Delinquenz in der Adoleszenz in Beziehung gesetzt. Das Ergebnis war, dass Lehrer besser die spätere Delinquenz vorhersagen konnten als die Eltern oder die Schüler (Bank et al. 1993; Dishion u. Patterson 1993; Green et al. 1980; Ollendick et al. 1990). Vazsonyi et al. (1999) konnten sowohl mit Hilfe der Lehrerurteile als auch mit Hilfe der Selbstbeurteilungen der Kinder, die sich im Grundschulalter befanden, jeweils 2/3 im Hinblick auf ihre polizeiliche Registrierungen richtig klassifizieren.

Die Ergebnisse unterstreichen die Bedeutung des Merkmals Aggressivität für die Entstehung von Delinquenz. Wenn sich aggressives Verhalten früh manifestiert, zeigt es eine hohe zeitliche Stabilität und beeinflusst delinquentes Verhalten bis ins Erwachsenenalter. Diese Merkmale hat es mit der diagnostischen Kategorie der Störung des Sozialverhaltens gemeinsam.

Impulsivität

Den vorliegenden Untersuchungen liegen operationale Definitionen der Impulsivität zugrunde, keine klinischen. Da es sich bei der Impulsivität um ein stabiles Merkmal handelt, lässt es sich durchaus den Persönlichkeitsmerkmalen zuordnen und als solches behandeln.

Der Zusammenhang zwischen Impulsivität und Delinquenz wurde im Rahmen der »Pittsburgh Youth Study« in einer kombinierten Quer- und Längsschnittuntersuchung untersucht (Loeber et al. 1998; White et al. 1994). Es handelt sich zweifellos um die methodisch aufwendigste Untersuchung zu diesem Thema. An der Studie nahmen 430 Jungen teil, die zuvor mit einem speziellen Delinquenzfragebogen gescreent worden waren. Dieser erfasste die Bereitschaft, Straftaten zu begehen. Die Stichprobe wurde so zusammengesetzt, dass die Hälfte der Jungen einen hohen kriminellen Gefährdungsgrad aufwies. Im Alter von 12–13 Jahren, also zwei Jahre später, nahmen sie an einer umfangreichen Untersuchung teil, in der 12 verschiedene Impulsivitätsmaße aus mehreren Informationsquellen (Mutter, Lehrer, Selbstberichte, Beobachter) mit Hilfe mehrerer Methoden (Ratingskalen, neuropsychologische Tests, Computerspiele, Fragebögen, Videoaufnahmen) erhoben wurden. Die lineare Kombination der Impulsivitätsmaße ergab einen signifikanten Zusammenhang zwischen Impulsivität und persistierender Delinquenz zwischen dem 10. und 13. Lebensjahr, der selbst nach Kontrolle der Variablen IQ, Rasse und soziale Schicht erhalten blieb. Die Werte für Impulsivität lagen bei den delinquenten Jungen um 1,75 Standardabweichungen höher als bei den nichtdelinquenten Altersgenossen.

Eine Faktorenanalyse lieferte zwei Faktoren, die die Autoren als kognitive Impulsivität und als Verhaltensimpulsivität bezeichneten.

- Kognitive Impulsivität
  Sie zeigte sich ausschließlich im mentalen, kognitiven Bereich und bezeichnet eine Unfähigkeit, sich geistig anzustrengen und Leistungen zu erbringen. Das Denken ist sprunghaft, unüberlegt und planlos. Die Impulsivität im Verhalten war hingegen von Außenstehenden (Lehrern, Eltern) leicht als solche erkennbar. Auch die Probanden selbst beklagten ihre mangelnde Fähigkeit zur Verhaltenskontrolle.
  Die kognitive Impulsivität korrelierte signifikant negativ mit dem IQ (r=-0,52), d. h., weniger intelligente Kinder waren impulsiver.
  Das Merkmal korrelierte ferner signifikant mit selbstberichteter Delinquenz im Alter von 10 Jahren (r=0,20) und mit 12–13 Jahren (r=0,16).
- Verhaltensimpulsivität
  Sie korrelierte (ebenfalls) signifikant negativ mit dem IQ (r=-0,36). Die Korrelationen mit selbstberichteter Delinquenz waren deutlich höher: Sie lagen bei r=0,43 mit 10 Jahren und bei r=0,44 mit 12–13 Jahren. Hierarchische Regressionsanalysen, in denen Effekte der sozialen Schicht und des IQ kontrolliert wurden, konnten selbstberichtete Delinquenz mithilfe der beiden Impulsivitätsfaktoren sowohl für die 10-Jährigen als auch für die 12- bis 13-Jährigen signifikant vorhersagen, wobei die Verhaltensimpulsivität den mit Abstand höchsten Anteil hatte. Die Stabilität delinquenten Verhaltens zwischen dem 10. und 13. Lebensjahr ließ sich durch das Merkmal Impulsivität vorhersagen. Fast die gesamte Varianz wurde durch die Verhaltensimpulsivität aufgeklärt.

Der Zusammenhang zwischen registrierter Delinquenz und mangelnder Selbststeuerung konnte auch in einer deutschen Untersuchung an 9- bis 13-jährigen Kindern nachgewiesen werden (Schwabe-Höllein 1984).

Impulsivität als Prädiktor für später auftretende Delinquenz Farrington u. Loeber (1999) verglichen die Ergebnisse der »Cambridge Study in Delinquent Development« mit denen der »Pittsburgh Youth Study« hinsichtlich der Bedeutung von Prädiktoren für die registrierte Delinquenz im Altersbereich zwischen 10–16 Jahren. Die Teilnehmer der Cambridge-Studie waren 411 Londoner Jungen im Alter von 8–9 Jahren, die Pittsburgher Stichprobe bestand aus ca. 500 Jungen im Alter von 10–11 Jahren. Zu den Risikofaktoren, die signifikant Straftaten vorhersagen konnten, gehörte Impulsivität (London) bzw. Hyperaktivität (Pittsburgh). In hierarchischen Regressionsanalysen sowie in logistischen Regressionen tauchte das Merkmal der Impulsivität jedoch als unabhängiges, eigenständiges Merkmal nicht mehr auf, es wurde durch die Variable Erziehungsstil ersetzt bzw. vorausgesagt. Die Erziehung hatte den höchsten Einfluss auf die Fähigkeit zur Eigenkontrolle, was durch andere Untersuchungen auch bestätigt wurde (Patterson et al. 1992b; Trasler 1962).

Von der neuseeländischen Längsschnittuntersuchung, der »Dunedin Multidisciplinary Health and Development Study«, wird berichtet, dass diejenigen Jungen, die bis zum Alter von 18 Jahren straffällig wurden, bereits mit 3 und 5 Jahren in ihrem Verhalten als unkontrollierter beurteilt worden waren (Henry et al. 1997). Die Vergleichsgruppe bestand aus Probanden ohne registrierte Straftaten.

Eine andere Auswertung ergab, dass unkontrolliertes Verhalten im Alter von 3 und 5 Jahren mehr mit externalisierenden als mit internalisierenden Störungen im Alter von 13 und 15 Jahren korrelierte (Caspi et al. 1995). Die Korrelationen waren signifikant, aber nicht höher als 0,3. Kein signifikanter Zusammenhang fand sich hingegen mit der Skala »sozialisierte Delinquenz«, die die Neigung zu Straftaten erfasste und auf Einschätzungen der Eltern beruhte. Möglicherweise wurden die Angaben von den Eltern dissimuliert.

Im Querschnitt zeigte sich hingegen wieder der Zusammenhang zwischen Impulsivität und Delinquenz. Bei den 18-Jährigen wurden die Straftaten rückwirkend für die letzten 12 Monate erfragt und in Bezug auf die Skalen des MPQ ausgewertet (Krueger et al. 1994). Der MPQ enthält eine Skala, die Selbstkontrolle erfasst. Unterschieden wurden drei Gruppen: Jugendliche ohne Straftaten, Intensivtäter und »normale Delinquente«. Jugendliche ohne Straftaten verfügten über mehr Eigenkontrolle als normale Delinquente. Intensivtäter waren unkontrollierter als Letztere. Die Unterschiede wurden bei Jungen und Mädchen gefunden.

In einer weiteren Längsschnittstudie, in der unregistrierte Delinquenz im Alter von 10–12 Jahren das Vorhersagekriterium war, erwies sich unkontrolliertes Verhalten, das bei über 1000 Jungen am Ende des Kindergartens (mit 6 Jahren) erhoben worden war, ebenfalls als prädiktiv wirksam (Haapasalo et al. 2000). Die Odds Ratio war mit 2,6 recht hoch, in der Cambridge-Studie (Farrington u. Loeber 1999), die sich auf registrierte Delikte bezog, betrug sie 2,3, d. h., dass impulsives, unkontrolliertes Verhalten im Kindesalter die Wahrscheinlichkeit, später delinquent zu werden, mehr als verdoppelt.

Dies bestätigten auch die Ergebnisse der Untersuchung von Stevenson u. Goodman (2001), die die Familien von 828 3-jährigen Kindern ausführlich über ihr Verhalten befragten. Zwanzig Jahre später, als die Probanden 23–24 Jahre alt waren, wurden die Strafregisterauszüge ausgewertet. Es sollte herausgefunden werden, welche Verhaltensauffälligkeiten im Alter von 3 Jahren Delinquenz im Erwachsenenalter vorhersagten. Logistische Regressionsanalysen, in denen der Einfluss korrelierender Variablen (familiäre Dysfunktionen, soziale Benachteiligungen, körperliche und psychische Entwicklungen usw.) berücksichtigt wurden, ergaben eine signifikant prognostische Bedeutung für das Merkmal Wutausbrüche, insbesondere bei Tätern mit Gewaltdelikten gegen Personen.

Auch Waldie u. Spreen (1993) sowie Babinski et al. (1999) haben nachweisen können, dass Impulsivität im Kindesalter eine prognostische Bedeutung für die Kriminalität in der Adoleszenz und im Erwachsenenalter hat.

Die Ergebnisse zur Impulsivität ähneln insgesamt denen des Merkmals Aggressivität. Das Verhalten zeigt sich bereits im frühen Kindesalter, es ist sehr zeitstabil und hat einen kausalen Einfluss auf die spätere Delinquenz. Ebenso wie die Aggressivität ist auch Impulsivität durch den elterlichen Erziehungsstil modifizierbar.

Impulsivität und spätere Lebensbewährung

Dass eine mangelnde Impulskontrolle bzw. ein unkontrolliertes Verhalten nicht nur Delinquenz begünstigt, sondern sich auch schädlich auf das gesamte Leben auswirkt, zeigt eine eindrucksvolle Studie von Caspi et al. (1987) an 8- bis 10-jährigen Jungen und Mädchen, die längsschnittlich bis zu ihrem 40. Lebensjahr untersucht wurden. Das unkontrollierte Verhalten wurde über die Häufigkeit und Schwere von Wutausbrüchen nach Angaben der Eltern definiert. Die Ratings zu Häufigkeit und Schwere wurden kombiniert und auf einer Fünf-Punkte-Skala codiert, ab einem Wert von drei galt ein Kind als impulsiv/unkontrolliert.

Die Stabilität des Verhaltens war insbesondere bei den Jungen sehr hoch. Es korrelierte zu 0,45 mit ihrem späteren Verhalten als Erwachsene. Männer wie Frauen, die als Kinder explosibel waren, entwickelten sich beruflich schlechter, stiegen sozial ab und hatten eine höhere Scheidungsrate im Vergleich zu ihren im Temperament ausgeglichenen Altersgenossen. Die Auswirkungen auf Delinquenz wurden nicht untersucht.

Risikobereitschaft

Ebenso wie bei der Impulsivität, handelt es sich bei der Risikobereitschaft um ein Merkmal, das sich relativ häufiger bei Menschen mit einem gestörten Sozialverhalten und bei Straftätern findet. Gemeint ist hiermit allerdings keine Risikobereitschaft im positiven, unternehmerischen Sinne, sondern mehr ein waghalsiges, leichtsinniges Verhalten (»daring«), das reale Gefahren unterschätzt oder ausblendet.

In der Persönlichkeitsforschung wurde dieses Verhalten auf ein entsprechendes, zugrunde liegendes Persönlichkeitsmerkmal zurückgeführt. Eysenck, dessen Persönlichkeitsmodell ursprünglich aus drei Dimensionen bestand (Extraversion, Neurotizismus, Psychotizismus), hat im Verlauf seiner Forschungen weitere Merkmale entdeckt, die er »primary personality traits« nannte (Eysenck u. Eysenck 1977, 1978; Eysenck u. McGurk 1980; Eysenck u. Zuckermann 1978). Hierzu gehörten neben den Merkmalen Impulsivität und Empathie auch das Merkmal Abenteuerlust (»venturesomeness«), das inhaltlich dasselbe wie Risikobereitschaft meint. Eysenck fand einen Zusammenhang zwischen den Merkmalen Extraversion und Abenteuerlust, die beide mit Delinquenz korrelierten, sowie einen Zusammenhang zwischen Neurotizismus und Impulsivität. Neurotizismus und Abenteuerlust korrelierten nicht miteinander. Die erhöhte Abenteuerlust und die Neigung zu delinquentem Verhalten der Extravertierten erklärte Eysenck damit, dass sie kortikal weniger erregbar und konditionierbar seien. Daher müssten sie vermehrt auf Reizsuche gehen. Die Begründung kann heute als widerlegt angesehen werden (Kröber et al. 1994a).

Zuckerman (1979) entwickelte die Skala »Thrill and Adventure Seeking«, die niedrig, jedoch signifikant mit den Skalen Eysencks korrelierte: Neurotizismus -0,2, Extraversion 0,3, Psychotizismus 0,2 (Zuckerman et al. 1993). Die Skala wurde auch ins Deutsche übersetzt (Andresen 2002) und diente der Entwicklung ähnlicher Skalen (Schneider u. Rheinberg 1996). In Cloningers Persönlichkeitsmodell, das aus drei Dimensionen besteht, findet sich ein diesem Konzept verwandtes Merkmal (»novelty seeking«), das zusammen mit den Merkmalen »harm avoidance« und »reward dependence« zur Erklärung von Delinquenz herangezogen wird (Cloninger 1988, 1991; Cloninger et al. 1991). Demnach neigen diejenigen Personen zu Straftaten, die Anstrengungen bzw. Belastungen vermeiden (Leben nach dem Lustprinzip), nicht abhängig von Belohnungen sind (positive Verstärker wirken nicht) und die gleichzeitig ein hohes Bedürfnis nach Neuem (Reizsuche) haben. Dass Delinquente eine höhere Risikobereitschaft haben, zeigt sich nicht nur in Ergebnissen von Fragebögen bzw. in den daraus resultierenden Skalen, sondern lässt sich auch auf andere Weise empirisch nachweisen.

Risikobereitschaft und Mortalitätsraten Interessant ist in diesem Zusammenhang das Ergebnis einer 50-jährigen Längsschnittstudie über die Ursachen der Mortalität von Delinquenten (Laub u. Vaillant 2000). Es wurden 475 delinquente Jungen im Alter von 14 Jahren mit altersgleichen nichtdelinquenten Jungen hinsichtlich ihrer Mortalität bis zum 65. Lebensjahr verglichen. Bis zu diesem Alter waren 42% (n=201) der ehemals Delinquenten verstorben, aber nur 27% (n=123) der Nichtdelinquenten. Der Anteil der Personen, die eines unnatürlichen Todes (Unfall, Suizid, Ermordung, Alkoholismus, Vernachlässigung, Infektionen) gestorben waren, lag bei den ehemals delinquenten Jugendlichen mit 31% – bezogen auf die Zahl der Verstorbenen in ihrer Gruppe – höher als der entsprechende Anteil von 23% in der Kontrollgruppe. Hierbei spielten Unfälle in beiden Gruppen die größte Rolle. Sie traten doppelt so häufig bei den ehemals delinquenten Jugendlichen auf, was für eine gewisse Risikobereitschaft spricht. Der Alkohol hatte auf die Unfallneigung bei den Delinquenten keinen Einfluss. In einer ähnlichen Untersuchung, die an 832 delinquenten Jungen in Schweden durchgeführt wurde, lag die Todesrate bis zum Alter von 40 Jahren viermal höher als erwartet (Rydelius 1988). Von den 110 Todesfälle waren 2/5 auf einen Unfall zurückzuführen, 1/5 auf Suizid und nur 3% auf Mord.

Risikobereitschaft und Delinquenzentwicklung Die Auswirkungen der Risikoneigungen auf die spätere Delinquenzentwicklung wurden längsschnittlich kaum untersucht. Insofern stellt die Cambridge-Studie, die unter der Federführung von Farrington durchgeführt wurde, eine Ausnahme dar. Die Ausgangsstichprobe bestand aus 411 8- bis 10-jährigen Londoner Jungen, die prospektiv in mehreren Abständen, unter Einbeziehung von Eltern, Lehrern und Peers bis zum Alter von 32 Jahren untersucht wurden. Die Einschätzung der

Risikobereitschaft erfolgte nach Angaben der Eltern und der Spielkameraden (Peers) im Rahmen der Erstuntersuchung (West u. Farrington 1973). Die Informationen wurden zu einem Gesamtrating kombiniert. Mithilfe verschiedener Berechnungsmethoden (hierarchische Regressionsanalyse, logistische Regression, Kontingenzkoeffizienten) konnte nachgewiesen werden, dass die Risikobereitschaft zu den Merkmalen gehörte, das am besten die registrierte Delinquenz zwischen dem 10. und 16. Lebensjahr, zwischen dem 17. und 20. Lebensjahr sowie zwischen dem 10. und 20. Lebensjahr vorhersagen konnte (Farrington 1985, 1995c; Farrington u. Hawkins 1991; Farrington u. Loeber 1999). Ferner war es auch in der Lage, die unregistrierte Delinquenz zwischen dem 14. und 15. Lebensjahr sowie zwischen dem 18. und 19. Lebensjahr vorherzusagen (Farrington 1985). Als beste Prädiktoren für eine hohe Risikobereitschaft erwiesen sich wiederum eine mangelhafte elterliche Aufsicht, ein harter Erziehungsstil sowie außerhäuslich verbrachte Freizeit (Farrington u. Loeber 1999). Die Risikobereitschaft hatte selbst dann noch eine prädiktive Wirkung, wenn die registrierte Delinquenz über den gesamten Beobachtungszeitraum (bis zum 32. Lebensjahr) als Vorhersagekriterium verwendet wurde, sei es in Form von persistierender, chronischer Delinquenz oder generell von registrierter Delinquenz (Farrington 1993, 1995c; Farrington u. West 1993).

Eine bessere Vorstellung von der Bedeutung des Merkmals geben Wahrscheinlichkeiten (Odds Ratios). So war in der Cambridge-Studie die Wahrscheinlichkeit zwischen dem 10. und 16. Lebensjahr registriert zu werden 4,2-mal höher, wenn der Proband im Alter von 8–10 Jahren durch hohe Risikobereitschaft auffiel (Farrington u. Loeber 1999). Die Wahrscheinlichkeit, bis zum 32. Lebensjahr registriert zu werden, war bei ausgeprägter Risikoneigung im Alter von 8–10 Jahren 3,2-mal höher, verglichen mit Probanden ohne Registrierung (Farrington 1993). Bei chronischen Straftätern schnellte die Wahrscheinlichkeit – im Vergleich zu den übrigen Straftätern – auf 4,6 in die Höhe und stieg sogar auf 8,2, wenn diese mit allen übrigen Probanden (Straffälligen und Nichtstraffälligen) verglichen wurden (Farrington u. West 1993).

Die logistischen Regressionsanalysen haben gezeigt, dass die Risikoneigung, wenn sie mit anderen Variablen kombiniert wird, als unabhängiger Prädiktor erhalten bleibt (Farrington 1993, 1995c; Farrington u. Hawkins 1991; Farrington u. Loeber 1999). Seine Wirkung auf die Delinquenzbereitschaft muss, wie die Odds Ratios belegen, als hoch bezeichnet werden.

Extraversion

Eine der bekanntesten Persönlichkeitstheorien, mit der die Entstehung psychischer Störungen, einschließlich der Delinquenz erklärt wurde, stammt von Eysenck (1947; Eysenck u. Rachman 1967).

Das dreidimensionale Persönlichkeitsmodell Eysencks Eysenck ging von einem dreidimensionalen Persönlichkeitsmodell aus, das aus den Verhaltensdispositionen Extra-/Introversion, Neurotizismus und Psychotizismus besteht. Das Modell war das Ergebnis umfangreicher faktorenanalytischer Untersuchungen, die auf Daten von Fragebögen basierten. Nach Eysenck sind die Verhaltensdispositionen weitgehend genetisch bedingt. Das Merkmal Extra-/Introversion wurde neurophysiologisch durch das Verhältnis von Erregungs- und Hemmungsprozessen im ZNS erklärt. Introvertierte sind danach leichter zu konditionieren als Extravertierte, bei denen die Hemmungsprozesse im Kortex überwiegen. Letztere lernen daher allgemein schwerer, was sich auch im Bereich des Erlernens sozialer Normen nachteilig auswirkt. Extravertierte Menschen gelten als sozial aufgeschlossen, gesellig, mitteilsam, unternehmungslustig optimistisch, Introvertierte hingegen als ruhig, beherrscht, vorsichtig, ernst und distanziert. Mehr als zwanzig verschiedene Tests haben Eysenck und seine Mitarbeiter verwendet, um die Dimensionen Extra-/Introversion zu objektivieren. Das Merkmal gilt bis heute als das am besten untersuchte und empirisch fundierteste Persönlichkeitsmerkmal. Neurotizismus wurde ebenfalls auf eine konstitutionelle Spezifität des autonomen Nervensystems (labile Reaktivität) zurückgeführt, die dann durch das Einwirken von Umwelteinflüssen die Entstehung neurotischer Störungen begünstigt. Menschen mit einem hohen Neurotizismus-Wert sind emotional unkontrollierter, labiler, leicht zu verunsichern, z. B. zu verängstigen, innerlich unruhig, verstimmbar usw. Der emotionalen Labilität entspricht eine Übererregbarkeit des vegetativen Nervensystems, die sich auf der symptomatischen Ebene in Form von »Nervosität« zeigt.

Nach Eysenck bestimmt das Mischungsverhältnis von Ausprägungen auf den Dimensionen Extra-/Introversion und Neurotizismus die Art der neurotischen Störung. Er unterschied Neurotiker vom introversiven und extraversiven Typus. Zu Letzterem, auch Störungen zweiter Art genannt, zählte er u. a. Störungen des Sozialverhaltens, insbesondere Delinquenz. Erst später entwickelte Eysenck, gestützt auf Fragebögen, die Psychotizismus-Dimension, die er jedoch nicht neurophysiologisch ableitete (Eysenck u. Eysenck 1968). Die Psychotizismus-Dimension (»tough-mindedness«) erfasste recht unterschiedliche Aspekte menschlichen Verhaltens, wie z. B. Aggressivität, Grausamkeit, Gefühlsarmut, Rücksichtslosigkeit, geringe Anpassungsfähigkeit, Mangel an echten Beziehungen usw. Eysenck (1977b) nahm an, dass Delinquente nicht nur hohe Werte in den Merkmalen Extraversion und Neurotizismus aufweisen, sondern auch im Merkmal Psychotizismus. Straftäter verfügen nach dieser Theorie über ein nur mangelhaft ausgebildetes Gewissen, weil sie schlechter zu konditionieren sind. Da bei ihnen Strafreize eine zu geringe Wirkung haben, gelingt es ihnen nur schwer oder gar nicht, soziale Normen zu erlernen.

Im Bereich der klinischen Psychologie hat sich das Eysenck-Modell zur Erklärung psychischer Störungen aus verschiedenen Gründen nicht durchsetzen können (Bastine 1998). Auch in der Kriminologie stieß das Modell, nicht zuletzt wegen der stark biologischen Ausrichtung, auf Vorbehalte. Zudem hat sich der erwartete Zusammenhang zwischen Delinquenz und Extraversion bzw. Unterschiede zwischen Delinquenten und Nichtdelinquenten nicht durchgängig nachweisen lassen (Wadsworth 1979b). Das Merkmal Extraversion zeigt im Längsschnitt – ebenso wie die Merkmale Impulskontrolle und emotionale Stabilität – nur eine mäßige Stabilität (Conley 1984), was dafür spricht, dass das Eysenck-Persönlichkeitsmodell nur einen begrenzten Erklärungswert hat. Hohe Extraversionswerte reichen zudem zur Erklärung von Delinquenz nicht aus. Straftäter sind zwar häufig extravertierter, aber umgekehrt begehen ausgeprägt extravertierte Menschen nicht mehr (unregistrierte) Delikte als introvertierte (Walter et al. 1975). Darüber hinaus hat sich gezeigt, dass das Merkmal Extraversion nicht einmal für einen kurzen Zeitraum von zwei Jahren in der Lage ist, unregistrierte Delinquenz bei Adoleszenten vorherzusagen, wohl aber das Merkmal Psychotizismus (Heaven 1996).

Überprüfung des Eysenck-Persönlichkeitsmodells im Hinblick auf registrierte und nichtregistrierte Delinquenz (Dunkelfeld) Farrington et al. (1982) haben in der Cambridge-Studie Eysencks Theorie unter Bezug auf die offizielle, registrierte und unregistrierte Delinquenz untersucht. Neurotizismus korrelierte mit offizieller Delinquenz, aber nicht Extraversion. Umgekehrt korrelierte Extraversion mit selbstberichteter Delinquenz, aber nicht das Merkmal Neurotizismus. Diejenigen Jugendlichen, die hohe Werte auf den Skalen E und N hatten, berichteten über unentdeckte Straftaten, waren aber nicht registriert, was nach der Eysenck-Theorie zu erwarten gewesen wäre. Eine genaue Analyse der einzelnen Items ergab, dass der hohe Zusammenhang zwischen den Merkmalen Extraversion und Delinquenz vor allem durch Items verursacht wurde, die Impulsivität messen. Die Autoren schlossen daraus, dass Eysencks Dimension der Extraversion in engem Zusammenhang mit dem Merkmal Impulsivität steht. Die Psychotizismusskala korrelierte mit beiden Delinquenzformen. Auch in anderen Untersuchungen diskriminierte das Merkmal Psychotizismus am besten zwischen Straftätern und Nichtstraftätern (Arbuthot et al. 1987; Eysenck u. Gudjonsson 1989). Es sagte auch am besten unregistrierte Delinquenz voraus (Heaven 1996).

An der Psychotizismusskala wurde zurecht kritisiert (Moffitt et al. 1995; Farrington et al. 1982), dass sie zu dem Zweck konstruiert worden war, Straftäter zu identifizieren, die Ergebnisse somit tautologisch seien. Die Auswahl der Items erfolgte unter dem Gesichtspunkt der maximalen Diskriminierung zwischen Straftätern und unbelasteten Personen.

Die bisherigen Ausführungen machen verständlich, warum in den groß angelegten Längsschnittstudien der letzten zwei Jahrzehnte die Persönlichkeitstheorie Eysencks nicht mehr im Mittelpunkt des Interesses stand. Ihr Verdienst war es jedoch, lebhafte Forschungsaktivitäten ausgelöst und die empirische Persönlichkeitsforschung weiter entwickelt zu haben. Nach dem gegenwärtigen Wissensstand reicht ein rein neurophysiologisches Modell zur Erklärung von Delinquenz nicht aus bzw. ist sogar als spekulativ zu bezeichnen (Kröber et al. 1994a).

Neurotizismus

Insbesondere durch die Forschungen Eysencks wurde die Aufmerksamkeit auf den Zusammenhang zwischen Neurotizismus und Delinquenz gelenkt. Die Annahme, dass neurotische Menschen aufgrund ihrer erhöhten emotionalen Labilität besonders anfällig für Straftaten seien, schien zunächst sehr plausibel und wurde auch teilweise empirisch bestätigt. Die Mehrzahl der Untersuchungen wurden mit dem Maudsley-Personality-Inventory (MPI) und dem Eysenck-Personality-Inventory (EPI) durchgeführt. So fand z. B. Wadsworth (1979b) bei über 1700 13-jährigen Schülern, die sich mit einem Fragebogen von Pintner selbst beurteilten, einen Zusammenhang zwischen Neurotizismus und Delinquenz (nicht aber zwischen Extraversion und Delinquenz). Das Merkmal Neurotizismus diskriminierte signifikant zwischen Delinquenten und Nichtdelinquenten. Als die Schüler 16 Jahre alt waren, bearbeiteten 1680 von ihnen das MPI von Eysenck. Auch hier fand sich wieder ein signifikanter Zusammenhang zwischen Neurotizismus und Delinquenz. Die Ausprägungen in den Merkmalen Extraversion und Neurotizismus nahmen mit der Schwere der Straftaten zu. Als die zwei Skalen des MPI und die von Pintner (Extra-/Introversion, Neurotizismus) zusammen mit anderen Merkmalen (soziale Schicht, Geschwisterposition) in einer multiplen Regressionsanalyse zur »Vorhersage« des Delinquentenstatus verwendet wurden, ergab sich nur bei der Neurotizismusskala von Pintner ein signifikanter Prädiktor. Wadsworth zog aus den Ergebnissen den Schluss, dass die Skalen der beiden Instrumente nicht dasselbe messen.

Es gab jedoch auch gegenteilige Befunde, die den Eysenck-Hypothesen widersprachen und teilweise auch von ihm selbst stammten (Eysenck u. Eysenck 1977; Saklofske u. Eysenck 1980).

Neurotizismus und Delinquenz Die wohl umfangreichsten Untersuchungen zum Thema Neurotizismus und Delinquenz wurden im Rahmen der englischen Längsschnittstudie (»Cambridge Study in Delinquent Development«) von Farrington durchgeführt. Auch hier wurde wegen des geringen Alters der Kinder das Merkmal Neurotizismus nicht über Fragebögen erfasst, sondern die Mütter beurteilten mit Hilfe von Ratings den Grad der »Nervosität« ihrer Kinder. Der Ausdruck ist eine volkstümliche Bezeichnung für die Übererregbarkeit des vegetativen Nervensystems. Insofern deckt es sich inhaltlich mit dem Begriff des Neurotizismus. Das Merkmal »nervousness« hatte keinen signifikanten Bezug zur registrierten Delinquenz im Alter von 10–16 und 17–20 Jahren, auch nicht zur selbstberichteten Delinquenz im Alter von 14–15 und 18–19 Jahren (Farrington 1985). Weder mit Hilfe von multiplen Regressionsanalysen, noch mittels logistischer Regressionen gelang es, die registrierte Delinquenz zwischen dem 10. und 16. Lebensjahr sowie zwischen dem 10. und 20. Lebensjahr vorherzusagen (Farrington u. Loeber 1999; Farrington u. Hawkins 1991). Bei den registrierten Probanden, die zwischen dem 10. und 16. Lebensjahr registriert worden waren, lag die Odds Ratio lediglich bei 1,0 (Farrington u. Loeber 1999), d. h. ein Kind, das im Alter von 8–9 Jahren von der Mutter als nervös beschrieben wurde, hatte die gleiche Wahrscheinlichkeit, später registriert zu werden wie ein nichtnervöses Kind. Selbst für den Zeitraum bis zum 32. Lebensjahr konnte die registrierte Delinquenz nicht mit Hilfe des Merkmals »Nervosität« vorhergesagt werden (Farrington 1993). Damit wird deutlich, dass die Annahmen Eysencks, wonach ein erhöhter Neurotizismus die Delinquenz disponiert, empirisch nicht gesichert ist.

Dies haben Haapasalo et al. (2000) mit einer anderen Methode bestätigt. Sie versuchten ebenfalls herauszufinden, ob sich Nervosität prognostisch auf die spätere Begehung von Straftaten auswirkt. Sie ließen Lehrer über 1000 6-jährige Kinder hinsichtlich ihrer Ängstlichkeit und Unaufmerksamkeit mit Hilfe von Rating-Skalen beurteilen. Durch Anwendung statistischer Verfahren identifizierten sie eine Gruppe von Kindern (n=157), die hohe Ausprägungen in den beiden oben genannten Merkmalen hatten, aber nicht in den übrigen, ebenfalls von den Lehrern beurteilten Merkmalen (Aggressivität, Hyperaktivität, unsoziales Verhalten). Diese Kinder wurden als »nervös« definiert. Im Alter von 10, 11 und 12 Jahren wurde die selbstberichtete Delinquenz von den Kindern erfragt. Ein Kind galt als delinquent, wenn es bei zwei von drei Messzeitpunkten hinsichtlich der Häufigkeit der zugegebenen Straftaten einen Prozentrang von über 80 erreichte. Logistische Regressionsanalysen ergaben, dass das Merkmal »nervousness« nicht die so definierten Straftäter vorhersagen konnte. Die Odds Ratio betrug lediglich 1,11.

Einige Autoren haben bestimmte Merkmale untersucht, die als neurotische Symptome gelten und damit einen engen Bezug zu Neurotizismus haben. Neurotizismus und Neurose sind jedoch nicht dasselbe. Während unter Neurotizismus ein vegetativ verankerter Anlagefaktor verstanden wird, bezieht sich der veraltete Begriff der Neurose auf eine psychische Störung bzw. Verhaltensstörung, die sich aufgrund von äußeren Einflüssen oder Lebensumständen entwickelt hat. Neurotizismus begünstigt zwar eine neurotische Störung, ist hierfür aber nicht Vorbedingung. Auch ein Mensch mit einem niedrigen Neurotizismuswert kann theoretisch ein neurotisches Symptom entwickeln. Unter diesem Vorbehalt müssen die Ergebnisse der folgenden Untersuchungen betrachtet werden.

Ängstlichkeit und Delinquenz Einen engen Bezug zu Neurotizismus hat das Merkmal Ängstlichkeit. Neurotizismus entspricht dem 2. Faktor in Cattells faktorenanalytischem Persönlichkeitsmodell, der dort die Bezeichnung »Angst« trägt. Er bezieht sich auf die Intensität und Kontrolle emotionaler Reaktionen. Die Untersuchung im Rahmen der Pittsburgh-Studie ergab, dass erhöhte Ängstlichkeit kein Risikofaktor für die Begehung von (registrierten) Straftaten darstellt (Farrington u. Loeber 1999). Eine Stichprobe von über 500 Jungen, die jeweils zur Hälfte aus High- und Low-risk-Kindern bestand, wurde im Alter von 10–11 Jahren untersucht und bis zum 16. Lebensjahr prospektiv weiter verfolgt. Neben zahlreichen Merkmalen wurde auch das Merkmal Ängstlichkeit auf Basis mehrerer Informationsquellen (Eltern, Lehrer, Kind) erhoben. Eine durchgeführte hierarchische Regressionsanalyse hatte zum Ergebnis, dass ein Prädiktor für registrierte Delinquenz vom 10. bis 16. Lebensjahr geringe Ängstlichkeit war. Zu einem ähnlichen Ergebnis kamen auch Haapasalo et al. (2000). Über 1000 Jungen wurden von ihren Lehrern im Alter von 6 Jahren hinsichtlich mehrerer Merkmale beurteilt. Ängstlichkeit und selbstberichtete Delinquenz (im Alter von 10–12 Jahren) korrelierten überhaupt nicht miteinander (r=-0,03, nicht signifikant). Das Merkmal zeigte auch nach Durchführung einer logistischen Regressionsanalyse, in die alle erhobenen Merkmale eingingen, keine prädiktive Wirkung. Daraus kann man schließen, dass erhöhte Ängstlichkeit keinen Risikofaktor, sondern eher einen protektiven Faktor für Delinquenz darstellt.

Schüchternheit und Delinquenz In ähnlicher Weise wirkt sich Schüchternheit aus. Ensminger et al. (1983), erhoben bei Schülern der 1. Klasse verschiedene familiäre Faktoren und Persönlichkeitsmerkmale, Letztere auf Basis von Lehrerurteilen (Rating-Skalen). Zehn Jahre später, als die Schüler 16–17 Jahre alt waren (n=705) wurden sie mit Hilfe eines Dunkelfeldfragebogens über Straftaten befragt, die sie in den letzten drei Jahren begangen hatten. Die Auswertung, die mittels logistischer Regressionen erfolgte, ergab, dass sich Schüchternheit (ohne Aggressivität) hemmend auf die spätere Delinquenz auswirkte. Dies galt jedoch nur bei den Jungen, bei den Mädchen war kein Effekt nachweisbar. Die Kombination von Schüchternheit **und** Aggressivität war ein guter Prädiktor für Delinquenz, allerdings nur bei den Jungen, nicht bei den Mädchen. Ebenso sagte Aggressivität allein (ohne Schüchternheit) Delinquenz voraus. Die Autoren interpretierten die Ergebnisse als Hinweise auf unterschiedliche Sozialisationen der Jungen und Mädchen.

Sowohl in der Cambridge- als auch in der Pittsburgh-Längsschnittstudie war Schüchternheit bzw. Rückzug kein signifikanter Prädiktor für die registrierte Delinquenz im Alter von 10–16 Jahren

(Farrington u. Loeber 1999). Das Merkmal wurde ausschließlich bei Jungen im Alter von 8–9 Jahren (London) bzw. 10–11 Jahren (Pittsburgh) über Interviews der Mütter erfasst. Darüber hinaus wurden in der Cambridge-Studie keine signifikanten Korrelationen zwischen dem Merkmal Rückzug (»nervous-withdrawn«) und registrierter und unregistrierter Delinquenz im Altersbereich von 10–20 Jahren gefunden (Farrington 1985).

Gehemmtheit, sozialer Rückzug und Delinquenz Kerr et al. (1997) unterschieden zwischen »Gehemmtheit« und »sozialem Rückzug«. Gehemmtheit definierten sie als Tendenz, furchtsam auf fremde Menschen, Objekte oder Situationen zu reagieren oder auf Bestrafungen bzw. auf ausbleibende Belohnungen. Gehemmtheit fassten sie als einen Bestandteil von Ängstlichkeit bzw. Schüchternheit auf. Sozialen Rückzug beschrieben sie hingegen als unängstliche Bevorzugung von (einzelgängerischen) Aktivitäten außerhalb der Gemeinschaft bei gleichzeitigem Verzicht auf Belohnung mit sozialen Aktivitäten. Das Merkmal entspricht Kloningers Persönlichkeitsfaktor Abhängigkeit/Unabhängigkeit von Belohnungen und Eysencks Psychotizismusfaktor.

Kerr et al. führten in Kanada eine Untersuchung an über 1000 Jungen im Alter von 10–12 Jahren durch. Sie ließen sie von ihren Klassenkameraden (Peers) hinsichtlich der Merkmale Gehemmtheit, sozialer Rückzug und Verhaltensstörungen (Aggressivität, Hyperaktivität) beurteilen. Diejenigen Jungen, die in einem der Merkmale auf der entsprechenden Rating-Skala einen Prozentrang von über 70 erreichten, galten als auffällig. Die selbstberichtete Delinquenz wurde 3 Jahren später, rückwirkend für ein Jahr, mit einem Fragebogen erhoben. Ein Junge galt als delinquent, wenn er, addiert über den dreijährigen Zeitraum, einen Prozentrang von 70 überschritt. Dies traf auf 13,8% aller befragten Jungen zu. Die Merkmale Gehemmtheit und sozialer Rückzug wirkten sich unterschiedlich auf die Begehung von Straftaten aus. Gehemmtheit schützte sowohl verhaltensgestörte als auch nicht verhaltensgestörte Jungen vor Delinquenz. Verhaltensgestörte Jungen, die nicht gehemmt waren, hatten ein viel höheres Risiko delinquent zu werden als Jungen, die verhaltensgestört **und** gehemmt waren. Sozialer Rückzug wirkte sich nicht protektiv aus, sondern im Gegenteil eher fördernd. Jungen, die als verhaltensgestört **und** als sozial zurückgezogen definiert worden waren, hatten das größte Risiko später delinquent zu werden.

Aus den Ergebnissen der Untersuchungen kann man schließen, dass Schüchternheit keinen delinquenzfördernden, sondern eher einen hemmenden Effekt hat. In der Cambridge- und in der Pittsburgh-Studie entsprach die Definition des Merkmals »nervous-withdrawn« eher dem neurotisch-schüchternen Merkmal als dem des unneurotischen, sozialen Rückzugs, was sich auch in dem nichtsignifikanten Ergebnis niederschlägt. Zu beachten ist allerdings, dass das Merkmal Schüchternheit nicht immer isoliert auftritt, sondern auch in Kombination mit anderen Merkmalen (z. B. Aggressivität), die dann ausschlaggebend für die weitere Entwicklung sind.

Moralische Entwicklung und Gewissen

Lerntheoretische Aspekte der Gewissensbildung Aus lerntheoretischer Sicht ist das Gewissen das Ergebnis eines mehrjährigen Lernprozesses, in dem das Kind lernt, zwischen Gut und Böse zu unterscheiden und sich entsprechend zu verhalten. Das Lernen erfolgt auf Ebene der Kognitionen (Einstellungen, innere Überzeugungen), der Emotionen und des Verhaltens. Das Kind wird für erwünschtes Verhalten belohnt und für unerwünschtes bestraft (instrumentelles Konditionieren), zu Übertretungen und Einhaltungen von Normen werden Emotionen wie Angst bzw. Freude konditioniert (klassisches Konditionieren) und schließlich imitiert das Kind Vorbilder, in der Regel seine Eltern nach (Lernen am Modell). Die Moralität, die das Kind entwickelt, entspricht also der Moralität seiner Umgebung, in der es aufwächst. Es bringt keine bestimmte Moralvorstellung mit auf die Welt, sondern übernimmt die der Erziehungspersonen. Dies impliziert auch die Möglichkeit der Übernahme »falscher Normen«, die es in Konflikt mit seiner Umwelt bringen – z. B., wenn ein Kind in einem kriminellen Milieu aufwächst, in dem andere Regeln herrschen als in der übrigen Welt. Ein Normenkonflikt würde auch dann entstehen, wenn jemand in einer

Kultur groß geworden ist, die sich völlig von der unterscheidet, in der er jetzt lebt. Nachdem eine Gewissensbildung erfolgt ist, bedarf es keiner externen Kontrolle mehr, um das jeweils normenkonforme Verhalten zu zeigen, d. h., die Normen wurden internalisiert.

Dies bedeutet jedoch nicht, dass das Gewissen und die daraus resultierenden Handlungsmaximen unbeeinflussbar sind. Es ist möglich, dass der Mensch von den Vorgaben seines Gewissens abweicht oder unter bestimmten Bedingungen sogar dagegen handelt. Dies zeigen nicht nur die zahlreichen Kriegsverbrechen, sondern die aufsehenerregenden sozialpsychologischen Experimente von Milgram und Zimbardo (Neubacher u. Walter 2002). Milgram untersuchte die Gehorsamsbereitschaft Erwachsener, die in einem fiktiven Experiment »Opfern« (von Schauspielern dargestellt) einen fiktiven Elektroschock auf Anordnung des Versuchsleiters verabreichen sollten. Die bekannten und zugleich erschreckenden Ergebnisse konnten in mehreren Ländern repliziert werden. Im Stanford-Prison-Experiment untersuchten Zimbardo et al. die Auswirkungen einer simulierten Gefängnissituation auf studentische Versuchspersonen, denen per Zufall die Rolle eines Wärters oder Häftlings zugeteilt worden war. Schon nach kurzer Zeit kam es zu schikanösem Verhalten der Wärter und zu psychischen Störungen bei den Häftlingen, sodass das Experiment abgebrochen werden musste. Die Verhaltensweisen waren nicht durch Persönlichkeitsmerkmale erklärbar, sondern wurden durch die spezifische Situation ausgelöst. Bei den beschriebenen Experimenten handelt es sich sicherlich um Extremsituationen, die nicht die Situationen widerspiegeln, in denen im Allgemeinen Straftaten begangen werden. Eine ähnliche Wirkung geht jedoch im Alltag von Gruppen aus, die auf den Einzelnen einen erheblichen Druck ausüben können. Durch ihren Einfluss kann die Funktion des Gewissens ganz oder teilweise außer Kraft gesetzt werden. Unter diesem Gesichtspunkt muss auch die Bedeutung von Peers (► Abschn. 3.2.9) gesehen werden.

Psychoanalytische Aspekte der Gewissensbildung Freud hat in seinem Persönlichkeitsmodell dem Gewissen (Über-Ich) den Rang einer Instanz eingeräumt, die neben den beiden anderen Instanzen (Es und Ich) die Persönlichkeit eines Menschen konstituiert. Auch die Psychoanalyse geht davon aus, dass das Gewissen nicht von Geburt an vorhanden ist (im Gegensatz zu den Trieben, die durch das Es repräsentiert werden), sondern in den ersten Lebensjahren erworben wird. Die Entstehung des Gewissen wird aber nicht auf Lernprozesse zurückgeführt, sondern auf die Wirksamkeit des Abwehrmechanismus der Identifikation, der der Lösung des ödipalen Konfliktes dient. Infolge von Strafangst (Kastration) gibt der kleine Junge seine auf die Mutter gerichteten libidinösen Wünsche auf, indem er sich mit dem Vater identifiziert, er verinnerlicht seine Normen, Einstellungen und Verhaltensweisen, ohne sich dessen bewusst zu sein. Das Über-Ich ist sozusagen die Folge der Identifikation mit dem Vater. Der analoge Vorgang spielt sich bei dem Mädchen ab. Mit der (erfolgreichen) Lösung des ödipalen Konflikts ist die Gewissensbildung weitgehend abgeschlossen, d. h. bereits im Vorschulalter. Verletzt der Mensch später seine »Moralitätsprinzipien«, so kommt es zu Schuldgefühlen bzw. es werden Abwehrmechanismen zur Beruhigung des Gewissens eingesetzt. Die Psychoanalyse geht davon aus, dass Straftäter entweder bereits deviante Normen übernommen haben, d. h. über keine nennenswerte Gewissensbildung verfügen oder sog. Über-Ich-Lücken aufweisen (Moser 1972). Darüber hinaus wird eine neurotische Form der Delinquenz unterschieden, die dazu dient, ein Bedürfnis nach Strafe infolge von Schuldgefühlen zu befriedigen.

Kognitive Theorie der Gewissensbildung Mit der kognitiven Theorie der Gewissensentstehung sind untrennbar die Namen Piaget und Kohlberg verbunden. In der Theorie spielen Einsicht und Verständnis für die Übernahme von sozialen Normen und Regeln eine zentrale Rolle. Voraussetzung zum Verständnis sind entwicklungspsychologische Zusammenhänge und Erkenntnisse.

Um das moralische Urteilen bei Kindern zu untersuchen, wählte Piaget, ähnlich wie später Kohlberg, Geschichten, in denen moralische Konfliktsituationen dargestellt wurden (Piaget 1954). Diese mussten von den Kindern gelöst bzw. die Lösungen von den Kindern bewertet werden. Piaget stellte fest, dass sich das moralische Urteil vom heteronomen zum autonomen Stadium entwickelt. Bis zum 7. bis 8. Lebensjahr übernimmt das Kind die Wertvorstellungen der Erwachsenen. Im zweiten Stadium (8. bis 12. Lebensjahr) wird die Moral der Autoritätsperson von der »Moral der Gleichheit« abgelöst. Sie resultiert aus dem Kontakt mit Gleichaltrigen, die Wert auf Gerechtigkeit und gegenseitigen Respekt legen. Regeln, die für alle gelten, werden erfahren und gewinnen an Bedeutung. Die Kinder entwickeln ein feines Gespür für Gerechtigkeit oder Ungleichbehandlungen. Nach dem 12. Lebensjahr entwickelt sich die »Moral der Billigkeit«, die durch Autonomie gekennzeichnet ist. Das Kind entwickelt eigene Wertmaßstäbe, die sich von denen seiner Eltern oder der Gleichaltrigen unterscheiden können, z. B. hinsichtlich Sexualität, Kleidung, Anstandsregeln.

Kohlberg, der die Untersuchungen Piagets unter Anwendung seiner Methode weiterführte, unterschied 6 Stufen der moralischen Entwicklung, die er 3 Niveaus zuordnete (Kohlberg 1963, 1964, 1969a,b, 1976). Er nannte sie das präkonventionelle, das konventionelle und das postkonventionelle Niveau. Das präkonventionelle Niveau, bestehend aus den Stufen »Strafe und Gehorsam« und »naiver instrumenteller Hedonismus«, wird durch eine Orientierung an Autoritäten (Angst vor Strafe) und durch egoistische Motive bestimmt. Moralisch ist das, was Autoritäten billigen oder was der Befriedigung eigener Bedürfnisse dient. Das konventionelle Niveau setzt sich aus den Stufen »Interpersonale oder Gruppenperspektive« und »Gesellschaftsperspektive« zusammen und ist an Konventionen orientiert. Maßgeblich für das moralische Urteil sind zunächst die Normen der Bezugspersonen, später der gesamten Familie, der von Gruppen, Glaubensgemeinschaften, schließlich der Gesellschaft. Die in den jeweiligen sozialen Systemen herrschenden Moralkodizes werden übernommen und befolgt. Auf dem postkonventionellen Niveau, das aus den Stufen »sozialer Kontakt« und »universelle ethische Prinzipien« besteht, wird die konventionelle Moral durch eine Orientierung an Prinzipien abgelöst. Die bis dahin geltenden Konventionen werden nicht mehr als allgemeingültig anerkannt, sondern können im Kontakt mit Einzelpersonen oder sozialen Systemen in gegenseitigem Einvernehmen abgewandelt werden, z. B. durch Mitgliedschaft in einer Sekte, spezielle Interessengemeinschaft, Partnerbeziehung. Die letzte Stufe stellt die autonomste Stufe der Gewissensentwicklung dar. Maßgeblich wird hier das Denken und Handeln nach eigenen Prinzipien (im Sinne des kategorischen Imperativs von Kant), die im Extremfall auch dann eingehalten werden, wenn das eigene Leben gefährdet ist (z. B. Wehrdienstverweigerung oder Demonstrationen in totalitären Staaten). Diese Stufe ist in Untersuchungen fast nie oder selten erreicht worden und wird auch in der Realität nur von wenigen Menschen erreicht, weshalb Kohlberg sie später nur noch als »theoretische Stufe« in seinem Modell der moralischen Entwicklung belassen hat (Colby et al. 1987). Nach Kohlberg entwickelt sich die Moral über Identifikation und unter dem Einfluss von moralischer Bildung.

Sowohl die Theorie Piagets als auch die Kohlbergs bezieht sich auf das moralische Urteil, nicht auf das Handeln. Ein gewisser Zusammenhang zwischen Moral und Handeln scheint zwar zu bestehen, doch ist auch sicher, dass sich das Handeln nicht alleine aus dem moralischen Urteil bestimmt und vorhersagen lässt (Kohlberg u. Candee 1984; Oser 1981; Althof u. Garz 1986; Rothman 1980).

Untersuchungen zur moralischen Entwicklung und Gewissensbildung bei Kindern und Jugendlichen Zum Stand der Gewissensentwicklung von Kindern und Jugendlichen, die strafbare Handlungen begangen haben, liegen nur sehr wenige Untersuchungen vor. Das Thema hat in der kriminologischen Forschung ohnehin nur eine randständige Bedeutung. Lee u. Prentice (1988) verglichen die moralische Urteilsfähigkeit von adoleszenten Delinquenten mit einer Kontrollgruppe Nichtdelinquenter, indem sie u. a. moralische Konfliktsituationen nach Piaget und Kohlberg lösen ließen. Beide Gruppen unterschieden sich nicht hinsichtlich verbaler Intelligenz, sozialer Schicht und ethnischer Herkunft. Die Durchführung einer Kovarianzanalyse, in der der Einfluss von sozialer Schicht und verbaler Intelligenz kontrolliert wurde, ergab, dass die Delinquenten ein niedrigeres moralisches Entwicklungsniveau aufwiesen. Die Entwicklung beschränkte sich bei allen Beteiligten auf das konventionelle Stadium

(Stufe 3), wobei die Mehrzahl der Delinquenten nicht über das präkonventionelle Stadium (Stufe 2) hinauskamen.

Schwabe-Höllein (1984) untersuchte eine Stichprobe straffällig gewordener Kinder im Alter zwischen 9–13 Jahren hinsichtlich mehrerer Einflüsse (Erziehungsstile, traumatische Belastungen, Selbstkonzept, Wertorientierung und moralisches Urteil). Der Vergleich mit einer Kontrollgruppe zeigte, dass sich die delinquenten Kinder in allen Variablen unterschieden. Sie wiesen ebenfalls eine geringere moralische Urteilsfähigkeit auf.

Ein Merkmal eines nur schwach entwickelten Gewissens sind fehlende Schuldgefühle. In der »Pittsburgh-Youth-Study« wurden entsprechende Einschätzungen auf Basis der Interviews mit Lehrern und Müttern vorgenommen (Farrington u. Loeber 1999). Von allen Variablen, die bei den 8- bis 10-jährigen Jungen erhoben wurden, waren es vor allem die fehlenden Schuldgefühle, die am besten die registrierte Delinquenz bis zum 16. Lebensjahr mittels multivariater Verfahren vorhersagen konnten. Die Odds Ratio betrug 3,8, d. h., für ein Kind ohne vorhandene Schuldgefühle war die Wahrscheinlichkeit, später registriert zu werden, fast viermal so hoch wie für ein Kind, das Schuldgefühle zeigte.

Einige Autoren haben den MPQ (»Multidimensional Personality Questionnaire« von Tellegen 1982), einen mehrdimensionalen Persönlichkeitsfragebogen angewandt. Er besteht aus 10 Subskalen, die zu 3 übergeordneten Skalen zusammengefasst werden: Negative Emotionalität, positive Emotionalität und Restriktion bzw. Normorientierung (»constraint«). Letztere Skala, die indirekt auch den Grad der Moralität (Gewissensstränge) erfasst, setzt sich aus den Subskalen Traditionalismus, Kontrolliertheit und Risikovermeidung zusammen. Menschen mit einem hohen Wert auf der Skala vertreten konservative Werte, haben hohe moralische Standards, sind kontrolliert und auf Sicherheit bedacht. Krueger et al. (1994) untersuchten im Rahmen der neuseeländischen Längsschnittuntersuchung (Dunedin-Studie) die inzwischen 18 Jahre alt gewordenen Teilnehmer mit dem MPQ. Es handelte sich um eine vollständige Geburtskohorte von Kindern, die 1972–1973 geboren und ab dem 3. Lebensjahr in regelmäßigen Abständen untersucht worden waren. Als Maße für die Delinquenz wurden die selbstberichtete Delinquenz vor dem 18. Lebensjahr (rückwirkend für ein Jahr), die Polizeikontakte zwischen dem 10. und 16. Lebensjahr und alle gerichtlichen Verurteilungen (außer Verkehrsdelikten) bis zum 18. Lebensjahr erhoben.

Die Skala »Normorientierung« korrelierte signifikant negativ mit selbstberichteter Delinquenz (Jungen und Mädchen jeweils r=-0,44) sowie mit gerichtlichen Verurteilungen (Jungen: -0,13 und Mädchen: -0,17), d. h. dass Delinquente weniger moralischen Prinzipien verpflichtet waren als Nichtdelinquente. Bei den Polizeikontakten waren die Zusammenhänge jedoch nicht signifikant (Junge: r=-0,09, Mädchen: r=-0,07). Ein Gruppenvergleich zwischen Personen, die niemals, sehr häufig und durchschnittlich häufig in Straftaten verwickelt waren, ergab konsistente Ergebnisse. Die Nichtstraftäter waren strengeren moralischen Prinzipien verpflichtet als die »Normaldelinquenten« und letztere waren wiederum moralischer als die Intensivstraftäter.

In der Pittsburgh-Studie korrelierte bei den 12–13-Jährigen die Skala »Normorientierung« zu r=-0,17 (schwarze Jungen) bzw. r=-0,22 (weiße Jungen) mit selbstberichteter Delinquenz und der von Eltern oder Lehrern berichteten Delinquenz zwischen -0,25 und -0,46 (Moffitt et al. 1995). Offensichtlich handelt es sich bei dem Merkmal »Normorientierung« um ein zeitlich sehr stabiles Merkmal, sodass davon ausgegangen werden kann, dass die protektive Wirkung nicht nur auf die Kindheit und Jugend beschränkt ist. McGue et al. (1993) fanden bei 20-Jährigen, die 10 Jahre später erneut untersucht wurden, einen Stabilitätskoeffizienten von 0,58 für dieses Merkmal. Untersuchungen an monozygotischen Zwillingen, die gemeinsam und getrennt aufwuchsen, haben ergeben, dass über 50% der Varianz des Merkmals »Normorientierung« auf genetische Faktoren zurückzuführen ist (Tellegen et al. 1988).

Neben den bisher behandelten Persönlichkeitsmerkmalen wurden noch viele andere bei Delinquenten untersucht. Zur Messung wurden am häufigsten Fragebogen angewandt. Die hier getroffene Auswahl beschränkte sich auf solche Merkmale, die im Rahmen von Längsschnittuntersuchungen untersucht wurden und denen eine mitverursachende Wirkung zugeschrieben werden kann. Auffallend ist hierbei, dass die Persönlichkeitsmerkmale eine mehr oder minder starke biologische Verankerung aufweisen, die zugleich ihre relativ hohe zeitliche Stabilität erklärt.

3.2.8 Familiäre Merkmale

Aus kriminologischer Sicht wird der Familie eine Schlüsselfunktion für die Entstehung von Delinquenz beigemessen, gilt sie doch als die erste und wichtigste Sozialisationsinstanz. »Delinquency begins at home« ist die Überschrift eines Artikels (Farrington 1972), die diese Annahme treffend widerspiegelt. Es ist daher nicht verwunderlich, dass es zu diesem Ursachenbereich die wohl umfangreichste Literatur gibt. Da die Ergebnisse von Querschnittuntersuchungen keine kausalen Schlussfolgerungen ermöglichen, werden sich die folgenden Ausführungen auf Längsschnittuntersuchungen beziehen, die zumindest die prognostische Bedeutung von familiären Faktoren aufzeigen können.

Globale familiäre Belastungsindizes

Ob sich familiäre Merkmale überhaupt auswirken, lässt sich am besten an den Untersuchungen erkennen, die **globale Belastungsindizes**, die sich aus verschiedenen Einzelmerkmalen zusammensetzen, verwendet haben. Demnach ist eine Person um so belasteter, je höher die Anzahl der familiären Risikofaktoren ist. Dass diese eine unterschiedliche Bedeutung oder Gewichtung haben können, wird hierbei nicht berücksichtigt. Hinzu kommt, dass die familiäre Belastung unterschiedlich definiert wird. So z. B. bildeten Haapasalo et al. (2000) einen »family adversity index«, der sich aus folgenden Variablen zusammensetzte: Berufstätigkeit von Vater und Mutter, Schulbildung der Eltern, Alter der Eltern bei Geburt ihres ersten Kindes sowie strukturelle Auffälligkeiten der Familie (intakt vs. nichtintakt). Kolvin et al. (1988) wiederum definierten einen Deprivationsindex anhand folgender Kriterien: Instabilität der Ehe der Eltern, Krankheit der Eltern, schlechte häusliche Versorgung, Familiengröße sowie (mangelnde) mütterliche Qualitäten. Als letztes Beispiel für die inhaltliche Heterogenität sei noch die neuseeländische Längsschnittuntersuchung von Fergusson et al. (1990) erwähnt, in der die soziale Benachteiligung der Familie anhand folgender Merkmale bestimmt wurde: Bildungsgrad der Eltern, soziale Schicht, ethnische Zugehörigkeit des Kindes, Rangreihe des Kindes bei Geburt sowie Alter der Mutter bei Geburt des Kindes. Trotz der sehr unterschiedlichen Konzeptionen von Belastung oder Benachteiligung durch familiäre Merkmale ist es doch erstaunlich, dass mit großer Übereinstimmung Zusammenhänge zwischen familiären Variablen und späterer Delinquenz gefunden wurden (Fergusson et al. 1990; Gorman-Smith et al. 1998; Haapasalo et al. 2000; Moffitt u. Silva 1988a). Diese beziehen sich auf die unregistrierte Delinquenz bis zum 18. Lebensjahr, können also nicht durch Labeling-Effekte zustande gekommen sein.

Die Ergebnisse der verschiedenen Studien können unter folgenden Gesichtspunkten zusammengefasst werden:

- In mehreren Studien erwies sich ein familiärer Belastungsindex neben dem Geschlecht als wichtigster Prädiktor für die registrierte Delinquenz bis zum 18. Lebensjahr (Arseneault et al. 2000; Gibson et al. 2001).
- Auch über längere Zeiträume konnten die Auswirkungen von familiären Belastungen auf die spätere (registrierte) Delinquenz nachgewiesen werden, so z. B. in der »Newcastle Thousand Family Study« (Kolvin et al. 1988; 1990) bis zum 33. Lebensjahr.
- Es besteht auch nach den Ergebnissen der Newcastle-Studie ein Zusammenhang zwischen Anzahl bzw. Schweregrad der familiären Belastungsfaktoren und der Intensität der vorhergesagten Delinquenz. Darüber hinaus wurden Delikte umso früher begangen, je mehr familiäre Belastungsfaktoren vorlagen.

Hier stellt sich die Frage, ob es nicht spezifischere Zusammenhänge gibt als jene, die mit einem globalen Familienbelastungsindex in Verbindung gebracht werden können. Dies scheint der Fall zu sein, wie eine Studie von Haapasalo u. Tremblay (1994) zeigt. In dieser Studie erwies sich als bester Prädiktor für die selbstberichtete Delinquenz im Alter von 13–14 Jahren nicht der »family adversity index«, sondern die Interaktion zwischen aggressivem Verhalten der Kinder und körperlicher Bestrafung durch die Eltern. D. h., Kinder, die aggressiv waren und geprügelt wurden, waren am meisten gefährdet, später delinquent zu werden. Es ist zu vermuten, dass mehrere Interaktionen dieser Art bestehen und dass ein globaler familiärer Belastungsindex unzureichend und vielleicht auch unspezifisch für die Voraussage späterer Delinquenz ist.

Unspezifische oder spezifische Wirkung von familiären Belastungsfaktoren?

Die bisherigen Untersuchungen haben immer nur die Auswirkungen von familiären Variablen auf die Delinquenz untersucht, ohne zu prüfen, ob es sich hierbei um spezifische Effekte handelt. Offen bleibt die Frage, inwieweit durch die gleichen Variablen nicht nur Delinquenz vorhergesagt wird, sondern auch andere Formen von Abweichungen, wie z. B. psychische Auffälligkeiten oder Störungen des Sozialverhaltens. Wenn dies zutreffen würde, dann hätten familiäre Faktoren nur eine unspezifische Wirkung und würden nur allgemein die Vulnerabilität erhöhen. Die Familie hätte dann keine spezifische Bedeutung mehr für die Delinquenz.

Trotz verschiedener Untersuchungen zur Spezifitätsfrage ist das Problem noch nicht gelöst, wobei sich folgende Tendenzen ausmachen lassen:

- Kein Zweifel besteht darüber, dass ungünstige Familieneinflüsse (als deren Indikator verschiedene Belastungsindizes dienen) einen allgemeinen Vulnerabilitätsfaktor darstellen, der das Risiko sowohl für störendes Sozialverhalten, Delinquenz und psychische Störungen erhöht (Fergusson et al. 1990). Ergebnisse dieser Art lassen allerdings die Frage offen, warum der eine Jugendliche bei gleicher familiärer Belastung delinquent wird, während der andere eine psychische Störung entwickelt.
- In einer umfassenden Metaanalyse unter Einbeziehung von über 250 Studien (Loeber u. Stouthamer-Loeber 1986) konnte dieses Ergebnis differenziert werden. Zunächst bestätigte auch diese Studie, dass es einen generellen Zusammenhang zwischen ungünstigen Familienvariablen und Delinquenz sowie anderen Störungen gibt, was auf rund 70% der ausgewerteten Studien zutraf. Die Autoren bildeten in ihrer Metaanalyse sodann vier Merkmalsbereiche familiärer Belastung: Vernachlässigung, Konflikt, Devianz der Eltern und Familienzerfall und benutzten diese als Prädiktoren für die vorauszusagende Delinquenz. Dabei ergab sich Folgendes:
  - Als beste Prädiktoren für Delinquenz und Störungen des Sozialverhaltens erwiesen sich die in den Kategorien »Vernachlässigung« und »Konflikt« subsummierten Sozialisationsvariablen, die sich direkt auf die Eltern-Kind-Beziehung auswirken: Mangel an Aufsicht, elterliche Ablehnung und geringes Interesse/Annahme der Eltern an ihren Kindern.
  - Von mittlerer Güte waren Variablen, die bestimmte Familienverhältnisse widerspiegeln, wie z. B. Qualität der ehelichen Beziehung sowie Kriminalität der Eltern.
  - Schwächere Prädiktoren waren der elterliche Erziehungsstil (Mangel an Struktur), Gesundheit der Eltern sowie Fehlen der Eltern (durch Abwesenheit, Trennung der Eltern). Die Effekte der Prädiktoren waren für Jungen und Mädchen gleich.
  - Die Analyse ergab ferner, dass Delinquenz und Verhaltensauffälligkeiten der Geschwister sowie Geschwisterkonflikte Auswirkungen auf die Bereitschaft hatten, Straftaten zu begehen. Desgleichen nahm die Wahrscheinlichkeit, delinquent zu werden mit der Größe der Familie zu (bereits ab zwei Geschwistern wirksam).

Mit der schicksalhaften Bedeutung früher Trennungen befassten sich Ernst u. von Luckner (1985) in ihrer Monografie (»Stellt die Frühkindheit die Weichen?«). Nach Durchsicht der Literatur kommt sie – im Unterschied zu Loeber u. Stouthamer-Loeber – zu dem Schluss, dass es nicht die Broken-home-Situation an sich ist, die das Delinquenzrisiko erhöht, sondern die Streitigkeiten, die einer Trennung der Eltern vorausgehen, desgleichen anhaltender Streit bei intakten Familien.

Um die Prädiktoren herauszufinden, die auch dann ihre Wirkung behalten, wenn der Einfluss anderer Variablen eliminiert worden ist, haben wir

3

Die Ergebnisse der Metaanalyse von Loeber u. Stouthamer-Loeber sind allerdings nur eingeschränkt aussagekräftig. Die Einwände treffen auch überwiegend auf die Arbeiten zu, die Ernst und von Luckner verwendeten. Zunächst beziehen sie sich nur auf Untersuchungen bis zum Jugendalter, d. h., Spätauswirkungen von familiären Variablen auf die Delinquenz im Erwachsenenalter wurden nicht berücksichtigt. Längsschnittuntersuchungen mit entsprechender Dauer waren noch kaum verfügbar. Zudem wurden in die Analysen auch Studien mit Störungen des Sozialverhaltens einbezogen, was die Ergebnisse jedoch nicht sehr verfälschen dürfte. Schwerer wiegt jedoch ein anderer Einwand. Die Familienvariablen wie z. B. Familiengröße, nichteheliche Geburt, unvollständige Familie, Erziehungsstil usw. korrelieren hoch miteinander, was unter anderem durch faktorenanalytische Studien belegt ist (Fergusson et al. 1992; Kolvin et al. 1990). Die prädiktive Bedeutung einer Variablen lässt sich aber nur dann ermitteln, wenn der Einfluss aller übrigen konstant gehalten wird. In der Praxis ist dies jedoch kaum möglich. Loeber u. Stouthamer-Loeber haben die Wirkung jeder einzelnen Variablen überprüft, in dem sie bei jeder Untersuchung die Probanden mit vs. ohne das jeweilige Familienmerkmal, getrennt für die Gruppe der Delinquenten und der Nichtdelinquenten verglichen haben. Diese »Trefferquote« sagt aber über die wirkliche Bedeutung des Merkmales noch nichts aus, da es von anderen Merkmalen mit beeinflusst wird. Wenn z. B. bei Kindern alleinerziehender Mütter die Delinquenzbereitschaft höher als bei Kindern aus vollständigen Familien ist, dann könnte dies auf den Einfluss fehlender Aufsicht zurückzuführen sein. Beide Merkmale interkorrelieren miteinander, sodass unklar ist, welche Variable für das erhöhte Risiko verantwortlich ist. Eine Möglichkeit, das Problem zu lösen, ist die Durchführung multivariater Verfahren wie z. B. multipler oder logistischer Regressionen oder Pfadanalysen. Diese berücksichtigen die Interkorrelationen und liefern nur solche Prädiktoren, deren Gewichtung von anderen Variablen unbeeinflusst ist. Das Problem, das hierbei entsteht, ist jedoch, dass das Ergebnis davon abhängt, wie viele und welche Variablen erhoben und dem mathematischen Prozess unterzogen werden. Entsprechend können sich die Variablen und ihre Gewichtungen verändern, die das Kriterium »Delinquenz« vorhersagen.

uns im Folgenden ausschließlich auf solche Längsschnittuntersuchungen gestützt, die multivariable Verfahren angewandt haben und deren Ergebnisse erst nach der Metaanalyse von Loeber u. Stouthamer-Loeber im Jahre 1986 publiziert worden sind. Ausnahmen stellen lediglich die Untersuchungen von Mann et al. (1976) und Roff u. Wirt (1984) dar, die aus früheren Jahren stammen.

Da das Alter, für das die Vorhersagen berechnet wurden, möglicherweise eine Rolle spielt, haben wir die Ergebnisse grob nach zwei Altersklassen geordnet (bis zum 20. Lebensjahr, über das 20. Lebensjahr). Weiterhin schien es sinnvoll zu unterscheiden, ob die registrierte oder die unregistrierte Delinquenz als Vorhersagekriterium zugrunde gelegt wurde.

Familienvariablen als Prädiktoren der registrierten Delinquenz bis zum 20. Lebensjahr

Im **Altersbereich bis zu 20 Jahren** konnten für die registrierte Delinquenz folgende unabhängige familiäre Prädiktoren gefunden werden:

- mangelnde elterliche Aufsicht (Farrington u. Loeber 1999),
- strafender bzw. abwertender Erziehungsstil (Farrington u. Loeber 1999),
- familiäre Konflikte (Farrington u. Loeber 1999; Mann et al. 1976; Roff u. Wirt 1984),
- Kriminalität der Eltern und/oder der Geschwister (Farrington 1986b; Farrington u. Loeber 1999),
- Abwesenheit der Eltern oder »broken home« (Farrington u. Loeber 1999; Henry et al. 1997; Werner 1987),
- sozioökonomische Situation der Familie (niedriger Bildungsstand der Eltern, schlechte Wohnverhältnisse, Größe der Familie, Abhängigkeit von Sozialhilfe) (Farrington 1986b; Farrington u. Loeber 1999; Werner 1987).

Die meisten Untersuchungen berücksichtigten ausschließlich männliche Probanden, gemischt geschlechtliche Stichproben wurden von Henry et al. (1997), Roff u. Wirt (1984) und von Werner (1987) verwendet. Nur in den beiden letzten Untersuchungen wurden die Ergebnisse getrennt für Jungen und Mädchen ermittelt. Roff u. Wirt (1984) fanden bei beiden Geschlechtern die gleichen familiären Variablen vorhersagewirksam (soziale Schicht, familiäre Dysfunktion). Werner (1987) bestätigte bei ihren 18-jährigen Insulanern die Wirksamkeit der sozialen Schicht und der geringen Schulbildung der Mutter, nur bei den Jungen hingegen hatte die geringe familiäre Stabilität (im Alter von 2 Jahren) einen Einfluss auf die registrierte Delinquenz bis zum 18. Lebensjahr.

Familienvariablen als Prädiktoren der registrierten Delinquenz jenseits des 20. Lebensjahres

Der Einfluss familiärer Faktoren bleibt erhalten, wenn man die registrierte Delinquenz **jenseits des 20. Lebensjahres** als Kriterium heranzieht. Die Zahl der Längsschnittuntersuchungen (an unausgelesenen Stichproben) reduziert sich allerdings erheblich.

Roff u. Wirt (1984) konnten mit Hilfe einer Pfadanalyse die Variable »familiäre Dysfunktion« als Prädiktor für die registrierte Delinquenz zwischen dem 18. und 27. Lebensjahr identifizieren. Kolvin et al. (1990) wendeten u. a. eine multiple Regressionsanalyse zur Vorhersage der Delinquenz bis zum 33. Lebensjahr an. Als signifikant zeigten sich die geringe Qualität der Pflege und der mütterlichen Fähigkeiten (»poor quality of care and mothering«) und die Größe der Familie. Statistisch unbedeutsam hingegen waren: Scheidung, Krankheit, Persönlichkeit und Beruf der Eltern, soziale Benachteiligungen sowie das Alter der Mutter bei Heirat und Einflüsse von Nachbarn. Vorbestrafungen der Eltern wurden nicht erhoben. Im Rahmen der Cambridge-Untersuchung wurden die umfangreichsten Auswertungen durchgeführt. Für die Altersgruppe der 21- bis 24-Jährigen hatte als einzige Familienvariable das niedrige familiäre Einkommen (im Alter von 14 Jahren) einen Vorhersagewert (Farrington 1986b). Signifikante Prädiktoren für die registrierte Delinquenz bis zum Alter von 32 Jahren waren: Familiengröße, Vorstrafen der Eltern, Trennung der Eltern (außer durch Tod oder Hospitalisierung) sowie schlechte Wohnverhältnisse (Farrington 1993, 1995c). Alle Variablen wurden im Alter von 8–10 Jahren erhoben. Chronische Straftäter konnten im Vergleich zu den nichtchronischen Straftätern vorhergesagt werden durch: Delinquenz von Geschwistern, niedrige soziale Schicht und Desinteresse der Eltern an Bildung (Farrington u. West 1993).

Bemerkenswert an den Untersuchungen, die sich mit Prädiktoren für die Delinquenz im Erwachsenenalter beschäftigen, ist, dass aus den Bereichen »elterliche Aufsicht«, »Erziehungsstil« und »familiäre Konflikte« keine Prädiktoren mehr auftauchen. Offensichtlich verfügen sie nur über eine kurzzeitige Wirkung, die allenfalls bis zur Adoleszenz reicht. Für das Erwachsenenalter sind andere strukturelle Variablen von Bedeutung, die die Kriminalität der Eltern, die Vollständigkeit der Familie sowie die sozioökonomischen Verhältnisse betreffen.

Familienvariablen als Prädiktoren der unregistrierten Delinquenz

Zieht man die Untersuchungen heran, die ausschließlich die unregistrierte Delinquenz bis zur Adoleszenz als Kriterium verwendeten, so treten die genannten Prädiktoren aus den Bereichen »elterliche Aufsicht«, »Erziehungsstil« und »familiäre Konflikte« wieder in Erscheinung. Aus dem Erwachsenenbereich liegen leider keine entsprechenden Längsschnittuntersuchungen, in den multivariable Verfahren angewendet wurden, vor.

Als wichtigste Prädiktoren erwiesen sich in den verschiedenen Studien:

- Mangelnde elterliche Aufsicht: Je besser die elterliche Supervision, umso geringer ist die Delinquenzbereitschaft (Jang u. Smith 1997).
- Erziehungsstil: Ein strafender Erziehungsstil unter Einschluss körperlicher Misshandlungen weist eine hohe Korrelation mit Gewaltdelikten, Suizidversuchen und Alkoholmissbrauch der betroffenen Jugendlichen auf (Fergusson u. Lynskey 1997a). Der Einfluss des elterlichen Erziehungsverhaltens kann aber auch indirekt wirken, z. B. über die durch die Eltern beeinflusste oder nicht beeinflusste Auswahl von Gleichaltrigen (Scaramella et al. 2002).
- Innerfamiliäre Konflikte, wobei sich hier die Frage erhebt, ob manche Konflikte durch das primär aggressiv-aufsässige Verhalten der Kinder mit ausgelöst werden (Mann et al. 1976).
- Streitige Auseinandersetzungen der Eltern: Diesbezüglich besteht ein signifikanter Zusammenhang mit der Häufigkeit von Delikten, z. B. bei 13-jährigen Kindern (Fergusson et al. 1992).

Elterliche Disharmonie wirkte sich stärker delinquenzfördernd aus als der Tod eines Elternteils (Juby u. Farrington 2001).
- Vorstrafen der Eltern und Geschwisterbeziehungen: In mehreren Studien wurde ein Zusammenhang zwischen Vorstrafen und Höhe der selbstberichteten Delinquenz festgestellt (Farrington 1986b). Auch für Geschwisterbeziehungen ist ein ungünstiger Einfluss belegt. Der jeweils jüngere Bruder wurde delinquent, wenn der ältere bereits Straftaten begangen hatte (Slomkowski et al. 2001).

Auch die Untersuchungen zur selbstberichteten Delinquenz belegen den Einfluss familiärer Faktoren. Allerdings scheint deren Bedeutung geringer zu sein, sofern man dies aufgrund der geringen Anzahl der Untersuchungen überhaupt mit hinlänglicher Sicherheit behaupten kann. Generell können jedoch familiäre Faktoren als wichtige Prädiktoren für späteres delinquentes Verhalten angesehen werden. Hierbei spielen jedoch nicht nur direkte Einflüsse, sondern auch komplexere Wechselwirkungen zwischen Familie und Kind, wie im Falle des Erziehungsstils, eine Rolle.

3.2.9 Gleichaltrige (Peers)

Es besteht kein Zweifel darüber, dass delinquente Gleichaltrige (Peers) als einzelne oder Gruppen einen Einfluss auf die Entwicklung dissozialen und delinquenten Verhaltens von Jugendlichen haben (Elliott et al. 1985; Keenan et al. 1995; Thornberry et al. 1993). Während bis zur Pubertät individuelle und familiäre Faktoren einen dominierenden Einfluss auf die Entwicklung des Einzelnen ausüben, gewinnen in der Pubertät und der Adoleszenz die Gleichaltrigen das Übergewicht. Dabei stellt sich die Frage, wie es zu diesem vielfach nachgewiesenen Einfluss kommt:
- Dienen delinquente Jugendliche einzeln oder in Gruppen als Identifikationsmodell für jene Jugendlichen, die sich ihnen anschließen, und haben diese dort ihre Erfolgserlebnisse, die sie anderweitig nicht erreichen können? In diesem Sinne wären die Gleichaltrigen verantwortlich für einen Neubeginn delinquenter Aktivitäten.
- Oder ist der Anschluss an delinquente Gleichaltrige lediglich eine andere Manifestation des bereits im Kindesalter gezeigten gesetzwidrigen Verhaltens?

Es scheint beides zuzutreffen. Einerseits verleiten delinquente Gleichaltrige bislang nichtdelinquente Jugendliche zu strafbaren Handlungen (Elliott u. Menard 1996). Andererseits werden die delinquenten Aktivitäten von Jugendlichen, die bereits als Kinder strafbare Handlungen begangen haben, richtungsgebend verschlimmert (Simons et al. 1994). Neben diesen inzwischen vielfach belegten Einflüssen wurde als entscheidender Mechanismus die Zurückweisung durch Gleichaltrige (Peers) aufgedeckt. Dieser Vorgang spielt bereits im Kindesalter eine entscheidende Rolle, setzt sich häufig in der Adoleszenz fort und wird so zu einem entscheidenden Einflussfaktor auf die Entwicklung delinquenten Verhaltens. Diesbezüglich bieten sich drei Erklärungen an:
1. Die fortgesetzte Zurückweisung und Ablehnung durch Gleichaltrige führt zu einem ausgeprägten Misstrauen gegenüber anderen Menschen, sodass eine Erwartungshaltung dahingehend entsteht, dass diese den Betreffenden feindlich und ablehnend begegnen werden. Dies löst aggressives Verhalten aus und steigert bereits vorhandene aggressive Impulse.
2. Zurückweisung und Ablehnung durch Gleichaltrige führt dazu, dass die betroffenen Kinder oder Jugendlichen geringere Chancen haben, tragfähige soziale Beziehungen zu Gleichaltrigen zu entwickeln, was zur Folge hat, dass sie innerhalb der Gruppe Gleichaltriger in eine Omega-Position geraten. Dadurch entwickeln sie eher die Neigung, sich delinquenten Gruppen anzuschließen in der Hoffnung, dort – nicht zuletzt durch gemeinsam verübte Straftaten – zu mehr Akzeptanz und Ansehen zu gelangen (Bagwell et al. 2000).
3. Das durch die fortgesetzte Zurückweisung und Geringschätzung entstandene negative Selbstbild versuchen die betroffenen Jugendlichen durch Teilnahme an gemeinsamen delinquenten Aktivitäten zu verbessern. Die Teilnahme

an solchen Aktivitäten wäre in dieser Sicht ein kompensatorisches Manöver.

Frühe Risikofaktoren im Individuum, in der Familie und in der Nachbarschaft führen zu aggressivem und zerstörerischem Verhalten. Dieses Verhalten ist bereits im Kindesalter mit einer Zurückweisung bzw. Ablehnung durch Gleichaltrige assoziiert, was sich in der späteren Schulzeit steigert und in der Präadoleszenz delinquente Aktivitäten zur Folge hat. Ebenso führt das aggressive und zerstörerische Verhalten in der Schule zum Anschluss an delinquente Gleichaltrige und mit diesen gemeinsam in der Präadoleszenz zu strafbaren Handlungen. Nach Ansicht der internationalen Kinderdelinquenz-Studiengruppe (Loeber u. Farrington 2001) manifestiert sich der Einfluss Gleichaltriger auf die Delinquenz in zweifacher Weise:

- als Initiierung delinquenten Handelns bei den »Spätstartern«, die im Kindesalter noch keine Straftaten begangen haben,
- in Form einer Eskalation schwerwiegender Straftaten bei den Frühdelinquenten, die massiv gefährdet sind, chronisch-persistente Straftäter zu werden.

Mit diesen Erklärungen sind aber zwei Fragen noch nicht beantwortet: zum einen die unterschiedlichen Beziehungen zu der Peergroup zwischen Jungen und Mädchen und zum anderen die Frage, ob es deliktspezifische Einflüsse der Peergroup gibt, z. B. im Hinblick auf Gewaltdelikte oder auch auf nichtgewalttätige Delinquenz.

Die geringere Neigung von Mädchen, sich delinquenten Gruppen anzuschließen, wird oft als protektiver Faktor angesehen und zur Erklärung der Tatsache herangezogen, dass Mädchen überhaupt weniger Delikte begehen als Jungen (Morash 1986). Unterteilt man darüber hinaus die Straftaten in Gewalttaten gegenüber Personen und Eigentumsdelikte, so ergibt sich auch hier ein erheblicher Unterschied zwischen Jungen und Mädchen: Jungen und junge Männer begehen weitaus mehr Gewalttaten gegen Personen als Mädchen, während diese Differenz bei Eigentumsdelikten und vor allem bei Straftaten, die mit Drogenmissbrauch assoziiert sind, am geringsten ist (Steffensmeier u. Steffensmeier 1980).

Was die **Art der Delinquenz** betrifft (gewalttätige Delinquenz und nichtgewalttätige Delinquenz, so konnte gezeigt werden, dass sowohl die Familie als auch die Peergroup einen signifikanten Einfluss haben (Henry et al. 2001):

- Eine extrem ungünstige und risikoreiche Familiensituation erleichtert sowohl den Anschluss an delinquente Gruppen als auch, z. T. über diese, Gewaltdelikte und nichtgewaltassoziierte Straftaten;
- der Einfluss einer delinquenten Peergroup erstreckt sich ebenfalls sowohl auf Gewaltdelinquenz als auch auf nichtgewalttätige Delinquenz;
- die Mitgliedschaft in einer Bande ist ebenfalls mit beiden Arten von Delikten assoziiert, allerdings eher mit nichtgewalttätiger Delinquenz.

Diese Ergebnisse wurden in der »Chicago Youth Development Study« eruiert, in der männliche und weibliche Adoleszenten im Alter von 12, 14 und 17 Jahren untersucht wurden, wobei Familienvariablen im Alter von 12 Jahren, Variablen, die die Peergroup betrafen, mit 14 Jahren und die individuelle Delinquenz mit 17 Jahren erhoben wurden (Gorman-Smith et al. 1998).

3.3 Psychologisch-soziologische Theorien

Unter dieser Überschrift sind einige Erklärungsmodelle zusammengefasst, deren Kernaussagen sich aus psychologischen bzw. soziologischen Erkenntnissen ableiten. Dabei musste eine Auswahl vorgenommen werden, die nicht frei von subjektiven Einschätzungen ist. Leitend waren dabei die 6 eingangs erwähnten Kriterien, an denen man eine Theorie zur Erklärung dissozialen/delinquenten Verhaltens messen kann.

3.3.1 Moralischer Entwicklungsstand als Erklärungsansatz (Piaget, Kohlberg)

Die Bewertung delinquenten Verhaltens im Kindesalter erfolgt in der Regel nach juristischen Kategorien. Psychologische Gesichtspunkte, etwa das subjektive Bewusstsein der Normverletzung, die Motivation oder der Verhaltenskontext, aus dem sich ein Delikt ergibt, sind aber von großer Bedeutung. Es sind nämlich gerade die entwicklungspsychologischen Momente, die dazu geeignet sind, delinquentes Verhalten von Kindern in seinen Entstehungsbedingungen zu begreifen. Dabei spielen Normgenese und moralische Entwicklung eine große Rolle. Untersuchungen hierzu sind mit den Namen Piaget (1954), Kohlberg (1964) sowie Peck u. Havighurst (1960) verbunden, um nur einige Autoren empirischer Untersuchungen zu nennen. Am weitesten ausgebaut ist die Theorie von Kohlberg (1964), deren Stadieneinteilung in ► Übersicht »Stadien der moralischen Entwicklung nach der Theorie von Kohlberg« wiedergegeben ist.

Stadien der moralischen Entwicklung nach der Theorie von Kohlberg

I **Prämoralisches Stadium (präkonventionelles Stadium)**
1. Stufe: Orientierung an Gehorsam und Strafe
2. Stufe: naive egoistische Orientierung, (richtig ist, was die eigenen Bedürfnisse befriedigt)

II **Stadium der konventionellen Rollenkonformität**
1. Stufe: »Good-boy-Orientierung«, man tut, was erwartet wird (Rollenerwartung)
2. Stufe: Autoritätsorientierung

III **Stadium selbst akzeptierter moralischer Prinzipien**
(Definition moralischer Werte unabhängig von Rollen und Autorität)
1. Stufe: »Vertragsartige gesetzliche Orientierung«
2. Stufe: Prinzipien-Orientierung mit dem Anspruch auf Universalität (»Idee der Gerechtigkeit«)

Wie aus dieser Übersicht hervorgeht, durchläuft ein Kind dabei eine Entwicklung von einem prämoralischen Stadium (auch präkonventionelles Stadium genannt) über ein konventionelles Stadium der Rollenkonformität zum postkonventionellen Stadium, in dem moralische Prinzipien an mehr oder weniger allgemeingültigen Vorstellungen (z. B. der Idee der Gerechtigkeit) orientiert sind. Kohlberg et al. haben Methoden entwickelt, mit deren Hilfe man feststellen kann, auf welcher Stufe der moralischen Entwicklung sich ein Kind oder ein Jugendlicher in etwa befindet. Auf der Grundlage derartiger Experimente haben verschiedene Autoren Untersuchungen bei Delinquenten und Nichtdelinquenten angestellt (Kindern, Jugendlichen und Erwachsenen) und sind dabei zu dem Ergebnis gekommen, dass unter den Delinquenten ein höherer Prozentsatz an Personen gefunden wird, die sich in einem präkonventionellen Stadium der moralischen Entwicklung befinden. Damit sind die wichtigsten Gesichtspunkte aus dem Bereich der persönlichen Wertvorstellungen und der Motivation aufgezeigt, die von großer Bedeutung für die Ätiologie delinquenten Verhaltens bzw. im weiteren Sinne dissozialen Verhaltens sein dürften. Gegen diese Theorie wurden allerdings eine Reihe von Einwänden gebracht, deren wichtigste darin bestehen, dass sie situative Momente nicht berücksichtigt und dass nur eine geringe Korrelation zwischen moralischen Urteilen und moralischem Verhalten besteht, was wohl wiederum mit situativen Faktoren zu tun hat (Graham 1972). Möglicherweise ist es aus diesen Gründen im neueren Schrifttum um die These des moralischen Entwicklungsstandes im Zusammenhang mit Dissozialität und Delinquenz stiller geworden.

3.3.2 Kontroll-/Bindungstheorie (Hirschi)

Die Kontroll-/Bindungstheorie von Hirschi (1969) fußt auf der zentralen Aussage, dass die gesellschaftliche Einbindung des Individuums durch vier Verhaltenselemente verkörpert wird:

1. **Verpflichtung (»commitment«)**
   Darunter ist ein Einsatz für die Werte der Gesellschaft zu verstehen, die aufs Spiel gesetzt

würden, wenn die betreffende Person diese Werte verletzt.

2. **Bindung an andere Personen (»attachment«)**
Mit diesem Element der Bindung oder Einbindung ist gemeint, dass der Einzelne sich an die gemeinsamen Normen gebunden fühlt und diese internalisiert hat, wobei diese Bindung eine personale Perspektive hat. Von zentraler Bedeutung ist dabei die Bindung an die Eltern, an Freunde und an Institutionen wie Schule oder auch andere gesellschaftliche Strukturen.
3. **Engagement (»involvement«)**
Ein Engagement für die Gesellschaft und ihre Institutionen ist geeignet, delinquente Handlungen zu vermeiden.
4. **Überzeugung (»belief«)**

In dieser Einstellung zeigt sich, dass das einzelne Mitglied der Gesellschaft die in dieser Gesellschaft gültigen Normen und Gesetzmäßigkeiten akzeptiert und gewillt ist, sie zu befolgen.

Der Beginn delinquenter Handlungen wird in dieser Theorie entweder durch ein Nichterreichen eines entsprechenden »Bindungsstatus« ermöglicht oder durch einen Kontrollverlust, der durch bestimmte Erlebnisse oder Lebenskrisen einsetzt und einmal vorhandene Bindungen nicht befolgt bzw. nicht mehr akzeptiert. Unter bestimmten Bedingungen kann es zu einer Fortsetzung dieser »Bindungsstörung« und dem damit assoziierten Kontrollverlust kommen, sodass sich eine Chronifizierung einstellt, die in eine delinquente Karriere einmündet. Logischerweise kann die Wiederherstellung der Bindung durch positive Ereignisse oder Erlebnisse wieder herbeigeführt werden, wodurch es zu einem Ausstieg aus der delinquenten Karriere kommen kann.

Die Kontroll-/Bindungstheorie von Hirschi kann Geschlechterunterschiede nicht erklären und nur begrenzt Voraussagen machen, ist aber durch empirische Untersuchungen relativ gut fundiert. Letztlich geht Hirschi von der Annahme aus, dass alle Menschen von Natur aus Delikte begehen würden, dass aber durch die vier Elemente und die dadurch verkörperte Einbindung in die Gesellschaft Derartiges verhindert wird.

■ Tab. 3.2 gibt einen Überblick über die verschiedenen psychologisch-soziologischen Delinquenztheorien.

3.3.3 Selbstkontrolltheorie (Gottfredson u. Hirschi)

Diese Theorie, die man eine eindimensionale Theorie nennen könnte, stützt sich letztlich auf eine einzige Kernaussage, nämlich, dass **fehlende Selbstkontrolle Delinquenz verursacht**. Die Autoren gehen davon aus, dass der einzige durchgehende und fundamentale Unterschied zwischen Delinquenten und Nichtdelinquenten die beeinträchtigte Selbstkontrolle der Delinquenten ist (Gottfredson u. Hirschi 1990). Eine geringe Selbstkontrolle ist meist von Kindheit an vorgebahnt und kann ihre Ursache in bestimmten Persönlichkeitseigenschaften (z. B. Impulsivität, Risikobereitschaft) haben oder durch Erziehungsdefizite herbeigeführt werden. Menschen mit diesem meist früh erworbenen Selbstkontrolldefizit seien gekennzeichnet durch die Unfähigkeit, Belohnungen aufzuschieben, seien besonders risikofreudig, körperorientiert, in ihren intellektuellen Fähigkeiten reduziert, zeigten einen sehr wechselhaften und unzuverlässigen Lebenswandel im Hinblick auf Freundschaften und Partnerbeziehungen, nähmen wenig Rücksicht auf andere Menschen und seien wenig fähig, aus Erfahrung zu lernen. Der Beginn der Delinquenz wird als Folge des Selbstkontrolldefizits angesehen und die Chronifizierung durch die Stabilität dieses Defizits, das durch das delinquente elterliche Vorbild oft gleichsinnig unterstützt wird. Den Ausstieg aus der Delinquenz erklären die Autoren gemäß der Alterskriminalitätskurve, gewissermaßen als einen »gesetzmäßigen Ablauf«. Sie messen individuellen Faktoren dabei keine große Bedeutung bei und stehen der Lebenslaufperspektive skeptisch gegenüber. Geschlechterunterschiede kann die Theorie nicht erklären; sie ist auch zur Prädiktion nicht geeignet und ihre empirische Fundierung ist trotz des im Prinzip einleuchtenden Grundgedankens gering.

Ein genereller Kritikpunkt an dieser Theorie besteht darin, dass sie versucht, alle Arten von Kriminalität und auch eine Vielzahl anderer »abweichender Verhaltensweisen« (wie Rauchen, Un-

Tab. 3.2 Psychologisch-soziologische Delinquenztheorien

Theorie	Kernmerkmale	Beginn	Chronifizierung (Kontinuität)	Abbruch/Ausstieg	Geschlechterunterschiede	Prädiktion	Empirische Fundierung
Kontroll-/Bindungstheorie (Hirschi 1969, 1979)	Gesellschaftliche Einbindung des Individuums durch – »commitment« – »attachment« – »involvement« – »belief«	»Bindungsschwäche, Bindungsdefizit« → Kontrollverlust	Persistenz des Bindungsdefizits u. damit der fehlenden Kontrolle	Wiederherstellung der Bindung u. damit der Kontrolle durch positive Ereignisse u. Erlebnisse	Keine Erklärung	Begrenzt möglich	Relativ gut
Selbstkontrolltheorie (Gottfredson u. Hirschi 1990)	Geringe Selbstkontrolle von Kindheit an, die mit delinquenzgeneigten Verhaltensweisen einhergeht: z. B. Impulsivität, Risikobereitschaft Ursache: Erziehungsdefizite, missglückte Sozialisation	Folge des Selbstkontrolldefizits	Stabilität des Selbstkontrolldefizits	Gemäß Alterskriminalitätskurve, keine Bedeutung individueller Faktoren. Ablehnung der »Life-course-Perspektive«	Keine Erklärung	Nicht möglich	Gering
Theorie der differenziellen Assoziation (Sutherland 1949)	Delinquenz als Resultat eines Lernprozesses; Lernen am Vorbild u. Milieu (Bedeutung von Peers)	Erlernen/Übernahme delinquenten Verhaltens u. entsprechender Einstellungen	Verbleiben im Milieu	Kontaktabbruch, Verlassen des Milieus → nicht-delinquente Kontakte, z. B. zu Einzelpersonen	Keine Erklärung	Nicht möglich	Gering

■ Tab. 3.2 Fortsetzung

Theorie	Kernmerkmale	Beginn	Chronifizierung (Kontinuität)	Abbruch/ Ausstieg	Geschlechterunterschiede	Prädiktion	Empirische Fundierung
Strainttheorien (Theorien sozialer Spannung bzw. sozialen Drucks) Anomietheorie (Merton 1938) Theorie der Reaktionsbildung (Cohen 1955)	Personen, die gesellschaftlich akzeptierte Ziele nicht erreichen können, stehen unter Spannung u. greifen zu illegalen Mitteln. Dies trifft besonders auf Angehörige der Unterschicht zu	Durch sozialen Druck u. gesteigert durch Suche nach Gleichgesinnten u. Gelegenheiten	Konstanz des sozialen Drucks u. Einfluss der Peergroup	Reduktion oder Wegfall des sozialen Drucks, z. B. auch durch Verlassen Druck erzeugender Institutionen (z. B. Schule) oder Aufstieg	Keine Erklärung	Nicht möglich	Gering

fallneigung, Drogen- und Alkoholgebrauch) durch ein Prinzip, nämlich eine geringe Selbstkontrolle, zu erklären. Da sie keine Hinweise darauf geben, in welcher Weise Selbstkontrolle operationalisiert wird, wurde den Autoren vorgeworfen, ihre Theorie auf einer Tautologie aufzubauen, die darauf hinausläuft, dass Selbstkontrolle und Kriminalität mehr oder weniger identisch sind (Akers 1994).

3.3.4 Theorie der differenziellen Assoziation (Sutherland) und Theorie des sozialen Lernens (Akers)

Diese Theorie geht davon aus, dass Delinquenz **Resultat eines Lernprozesses** ist, wobei das Lernen am Vorbild von großer Bedeutung ist (zunächst von den Eltern und später von den Gleichaltrigen).

Zur Erklärung von delinquentem Verhalten führt Sutherland neun mehr oder weniger aufeinander aufbauende Thesen an (Sutherland u. Cressey 1974, zit. nach Schubert 1997):

1. Kriminelles Verhalten ist grundsätzlich erlernt.
2. Der Lernprozess findet im Rahmen einer Interaktion mit anderen Personen statt.
3. Diese Interaktion, mittels derer kriminelles Verhalten erlernt wird, findet im Austausch mit Einzelnen und in kleinen Gruppen statt.
4. Der Lernprozess schließt auch alle Techniken ein, die erforderlich sind, um kriminelle Akte ausführen zu können, einschließlich der entsprechenden Motive und Einstellungen.
5. Im Rahmen dieses Lernprozesses erfolgen Beurteilungen von Gesetzen und Bestimmungen als günstig oder ungünstig.
6. Delinquentes Verhalten tritt dann ein, wenn die Person über mehr Einstellungen verfügt, die Gesetzesverstöße begünstigen, als über solche, die Gesetzesverstöße nicht begünstigen.
7. Die für den Lernprozess erforderlichen Kontakte variieren naturgemäß nach Häufigkeit, Intensität, Dauer und Priorität.
8. Der Lernprozess, in dem kriminelles Verhalten erlernt wird, umfasst alle Mechanismen der zugrunde liegenden Lernprozesse.

9. Auch wenn delinquentes Verhalten als Ausdruck bestimmter Bedürfnisse und Werte angesehen wird, kann es nicht durch diese allein erklärt werden, da nichtdelinquentes Verhalten ebenfalls Ausdruck derselben Bedürfnisse und Werte sein kann.

3

Auch an dieser Theorie ist vielfach Kritik geübt worden, die sich hauptsächlich auf die fehlende Operationalisierbarkeit des Konzeptes bezieht, aber auch auf die These von der Bedeutung gesetzeskonformer und nichtgesetzeskonformer Einstellungen (Lamnek 1993).

Der Beginn der Delinquenz wird als Lernen bzw. Übernahme delinquenten Verhaltens von Vorbildern angesehen. Übernommen werden auch die entsprechenden Einstellungen. Die Chronifizierung ergibt sich durch ein Verbleiben im Milieu und der Abbruch der delinquenten Karriere durch ein Verlassen des Milieus, was z. B. durch Kontakte mit nichtdelinquenten Einzelpersonen geschieht, zu denen eine tragfähige Beziehung aufgebaut werden kann (z. B. Eheschließung). Geschlechterunterschiede kann die Theorie nicht erklären, ebenso ist sie für prädiktive Aussagen nicht geeignet. Die empirische Fundierung ist gering.

Die Theorie der differenziellen Assoziation von Sutherland wurde ergänzt und erweitert durch die Theorie des sozialen Lernens von Akers (1994). Dieser Theorieansatz spezifiziert die für das Erlernen delinquenten Verhaltens verantwortlichen Lernprozesse und fügt der Theorie von Sutherland die lerntheoretischen Begriffe der **differenziellen Verstärkung** (positive und negative Verstärkung im Zusammenhang mit dem Erlernen delinquenten Verhaltens) und der **Imitation** (Übernahme des delinquenten Verhaltens durch Beobachtung eines Vorbildes) hinzu.

Die Theorie von Akers kann den Beginn und die Chronifizierung delinquenten Verhaltens relativ gut erklären, nicht so schlüssig den Ausstieg aus der kriminellen Karriere, der eigentlich nur durch Verlassen der delinquenten Clique bzw. entsprechender Vorbilder erklärt werden kann oder auch durch die Aufnahme von Beziehungen zu nichtdelinquenten Personen im Rahmen des Älterwerdens (z. B. Heirat). Geschlechterunterschiede kann die Theorie nicht erklären, Prognosen sind in Grenzen möglich, die empirische Fundierung ist relativ gut.

3.3.5 Theorien des sozialen Drucks (Straintheorien)

Unter der Bezeichnung »Theorien des sozialen Drucks oder der sozialen Spannung« (Straintheorien) werden Erklärungsansätze zusammengefasst, die von der Annahme ausgehen, dass **Delinquenz durch sozialen Druck** entsteht, der dadurch zustande kommt, dass bestimmte Personen nicht imstande sind, gesellschaftlich akzeptierte Ziele, die sie auch selbst anstreben möchten, zu erreichen, um dann nach illegalen Mitteln zu greifen. In dieser Situation befinden sich vor allem Angehörige der sozialen Unterschichten. Delinquenz wird also mehr oder weniger als Unterschichtphänomen erklärt. Die Neigung zur Delinquenz ist den Betroffenen gewissermaßen in die Wiege gelegt und wird durch die Suche nach Gleichgesinnten gesteigert. Durch das Verbleiben in der Gruppe Gleichgesinnter und Gleichgestellter kommt es zu einer Perpetuierung und Chronifizierung der Delinquenz. Ein Ausstieg ist aber durchaus möglich. Er kann herbeigeführt werden entweder durch das Verlassen der den sozialen Druck erzeugenden Institutionen (z. B. Schule) oder auch durch das Verlassen der delinquenten Bezugsgruppe, in der man sich über längere Zeit befand, z. B. durch sozialen Aufstieg. Auch diese Theorien können Geschlechterunterschiede nicht erklären werden und sind auch für die Prädiktion nicht geeignet. Ihre empirische Fundierung ist ebenfalls gering.

In die Gruppe der Straintheorien gehört auch die **Anomietheorie** (Merton 1938) und die **Theorie der Reaktionsbildung** (Cohen 1955).

Anomietheorie (Merton)

Diese Theorie übernimmt den von Durkheim geprägten Begriff der Anomie, der als Normlosigkeit bezeichnet werden könnte und der eine Gesellschaft charakterisiert, in der aufgrund fehlender allgemein akzeptierter Normen ein sozialer Desorganisationsprozess stattfindet. Die Sozialstrukturtheorie Mertons (1938) geht von der Annahme aus, dass jede Gesellschaft auf einem kulturellen System basiert, das durch allgemein akzeptierte gesellschaftliche Werte gekennzeichnet ist. Innerhalb dieser Wertvorstellungen ist auch festgelegt, welches die für die Mitglieder der Gesellschaft erstrebenswerten Ziele sind. Besteht ein Gleichgewicht zwischen den Werten, den Zielen und den Wegen, mit Hilfe derer die Ziele erreicht werden können, so ist eine Gesellschaft gut integriert. Ist dieses Gleichgewicht gestört, so ist der Weg für abweichendes Verhalten offen, der Zustand der Anomie ist dabei gesellschaftlich definiert, aber ein Individuum unterliegt, was seinen persönlichen Lebenslauf betrifft, diesen gesellschaftlichen Bedingungen und kann das Gefühl entwickeln, dass es in dieser Gesellschaft nichts erreichen kann, dass alles ungeregelt ist, dass es sich nicht lohnt, Lebensziele anzustreben, weil sie ohnehin nicht realisiert werden können, dass das eigene Leben bedeutungslos ist. Auf dieser Grundlage definiert Merton verschiedene Verhaltensmöglichkeiten, mit Hilfe derer der Einzelne auf den Zustand der Anomie reagieren kann und von denen einige in die Delinquenz führen.

Theorie der Reaktionsbildung (Cohen)

Der Erklärungsansatz von Cohen (1955) erstreckt sich auf die Beschreibung und Erklärung delinquenter Subkulturen. Auch in dieser Theorie wird angenommen, dass Delinquenz, insbesondere jene der Unterschicht, aus einem Druck- und Spannungszustand resultiert, der dadurch gekennzeichnet ist, dass der Einzelne seine Ziele aufgrund gesellschaftlicher Hindernisse nicht erreichen kann. Dabei erstrebt die einzelne Person einen anerkannten Platz in der Gesellschaft, wobei Kinder und Jugendliche aus der Unterschicht benachteiligt sind, weil sie an den die Gesellschaftsnormen bestimmenden Mittelschichtwerten gemessen werden, die sie aufgrund ihrer Unterschichtzugehörigkeit nicht erreichen können. Dadurch entsteht ein Zustand der »Statusdeprivation«, der zu einer »Statusfrustration« führt, die sich dann in delinquenten Subkulturen manifestiert.

Die Anomietheorie (Merton) und die Theorie der Reaktionsbildung folgen den grundsätzlichen Annahmen der Straintheorien. Sie sind in der Lage, Hinweise für Beginn, Chronifizierung und Ausstieg der Delinquenz zu geben, können aber auch Geschlechterunterschiede nicht erklären. Sie eignen sich nicht für prädiktive Aussagen und sind auch durch empirische Untersuchungen unzureichend fundiert.

3.4 Entwicklungsbezogene Theorien unter Berücksichtigung der Lebenslaufperspektive

Während die bislang beschriebenen psychologisch-soziologisch orientierten Theorien eher an gesellschaftlichen Strukturen und, bezogen auf Populationen, eher an Querschnittsbetrachtungen orientiert waren, richten sich die im Folgenden beschriebenen theoretischen Ansätze alle an einer Längsschnittbetrachtung aus und berücksichtigen in weitaus stärkerem Maße das Individuum. Eine Übersicht über diese Theorien ist in ◘ Tab. 3.3 wiedergegeben.

3.4.1 Altersbezogene Kontroll-/Bindungstheorie von Sampson u. Laub

Dieser mehrfach weiterentwickelte Theorieansatz verknüpft die Elemente »Bindung« und »Kontrolle« **individuumbezogen** und **lebenslauforientiert**. Im Kern gehen die Autoren (Sampson u. Laub 1993, 1995, 1997) von der Annahme aus, dass bei Nichtzustandekommen oder Abschwächung der Bindungen eines Individuums an Sozialisationsinstanzen oder gesellschaftliche Institutionen das Risiko delinquenten Verhaltens steigt. Was die **Kontrolle** betrifft, so unterscheiden die Autoren zwischen einer formellen und informellen Kontrolle, wobei Letztere auf die interpersonalen Bindungen zwischen den einzelnen Personen untereinander sowie zu sozialen Institutionen wie Familie, Kindergarten, Schule, Betrieb gerichtet ist. Kontrolle und Kontrollinstanzen variieren dabei je nach Alter und Entwicklungsstand des Individuums im biografischen Längsschnitt. In diesem Modell haben auch frühe Erfahrungen in Familie, Kindergarten und Schule eine große Bedeutung für die Entwicklung

Tab. 3.3 Entwicklungsbezogene Delinquenztheorien unter Berücksichtigung der Lebenslaufperspektive

Theorie	Kernmerkmale	Beginn	Chronifizierung (Kontinuität)	Abbruch/ Ausstieg	Geschlechterunterschiede	Prädiktion	Empirische Fundierung
Altersbezogene Kontroll-/Bindungstheorie v. Sampson u. Laub (1993, 1995, 1997)	Delinquenz entsteht, wenn die Bindungen zur Gesellschaft und ihren Strukturen fragmentarisch sind oder werden; Kontrolle variiert je nach Altersstufe	Begünstigt durch schwache Strukturen (z. B. Familie, Schule) und Bindungsschwäche	Persistenz durch Aufrechterhaltung schwacher Strukturen u. schwacher Bindung. Frühe Auffälligkeiten intensivieren spätere (cumulative continuity)	Biografische Wendepunkte (»turning points«) erzeugen stärkere Bindungen u. damit stärkere soziale Kontrolle u. Selbstkontrolle. Rollenübergänge sind bedeutsam	Keine Erklärung	Begrenzt möglich	Relativ gut
Interaktionsmodell der Delinquenzentwicklung (Thornberry 1987)	Delinquenz entsteht durch altersbezogene variable Interaktionen mit Sozialisationsinstanzen (Familie, Schule, Peers), deren Bedeutung mit dem Älterwerden variiert	Durch defizitäre Interaktionen, wobei Schule und Peers bedeutsamer sind als das Elternhaus	Perpetuierung defizitärer Interaktionen durch negative Erfahrung u. Beeinflussung durch delinquente Peers (Annahme delinquenter Wertvorstellungen)	Durch Hinwendung zu erwachsenentypischen Entwicklungsaufgaben: Familiengründung, geregelte Arbeit, Engagement in Institutionen	Keine Erklärung	Keine Angaben	Gering

Tab. 3.3 Fortsetzung

Theorie	Kernmerkmale	Beginn	Chronifizierung (Kontinuität)	Abbruch/ Ausstieg	Geschlechterunterschiede	Prädiktion	Empirische Fundierung
Duale Taxonomie (Moffitt 1993, 1994)	Frühe individuelle Auffälligkeiten determinieren Erstmanifestation u. Verlauf dissozialen und delinquenten Verhaltens. 2 Verlaufstypen: a. lebenslaufpersistente Delinquenz u. b. adoleszenzlimitierte Delinquenz	Persistierende Delinquenz resultiert aus Verhaltensauffälligkeiten in früher Kindheit (ADHS, Aggressivität, »conduct disorders«), limitierte Delinquenz hat sozialpsychologische Ursachen	Perpetuierung durch – Störungsbedingte Einschränkung der Handlungsmöglichkeiten – Aktives Aufsuchen ungünstiger Einflüsse (Peers, entspr. Partner)	Durch Statuspassage u. Rollenwechsel ins Erwachsenenalter: nur zutreffend für den Typus der adoleszenzlimitierten Delinquenz	Duale Taxonomie trifft nur begrenzt auf Mädchen zu	Begrenzt möglich	Relativ gut
Entwicklungspfadmodell (Loeber u. Stouthamer-Loeber 1998)	Ausgangspunkt wie bei Moffitt, jedoch 3 Verlaufstypen: a. Lebenslaufpersistente Delinquenz, b. limitierte Delinquenz, c. später Manifestationstyp (im Erwachsenenalter)	Frühe Verhaltensauffälligkeiten bahnen den Weg	Perpetuierung durch ähnliche Faktoren wie bei Moffitt	Durch Statuspassage im Erwachsenenalter: zutreffend nur für limitierte Delinquenz	Ähnliche Entwicklungspfade auch bei Mädchen, jedoch weniger stabil als bei Jungen	Begrenzt möglich	Relativ gut

von Bindung und Kontrolle oder deren Ausbleiben bzw. Beeinträchtigung. Der Beginn dissozialer und delinquenter Aktivitäten wird erklärt durch ein Nichtzustandekommen oder eine sekundäre Schwächung der Bindungsstrukturen und/oder eine Beeinträchtigung der Kontrollmechanismen. Kontinuität und Persistenz delinquenten Verhaltens entstehen bei Aufrechterhaltung schwacher Strukturen und fragmentarischer Bindungen, wobei frühere Auffälligkeiten zu später auftretenden Steigerungen führen können (»cumulative continuity«). Der Ausstieg aus der Delinquenz wird erklärt durch Wendepunkte in der biografischen Entwicklung, die die Erlangung oder Wiedererlangung stärkerer Bindungen herbeiführen und damit die stärkere informelle soziale Kontrolle ermöglichen. Diese erleichtert wiederum die Selbstkontrolle, wobei im biografischen Längsschnitt Rollenübergänge vom Kind zum Jugendlichen und vom Jugendlichen zum Erwachsenen von Bedeutung sind.

Sampson u. Laub (2009) haben ihre »life-course theory« inzwischen an Längsschnittdaten von der Kindheit bis zum Alter von 70 Jahren überprüft und in vielerlei Hinsicht bestätigen können. Die Entwicklung von Kriminalität wird als ein Prozess betrachtet, der weder auf das Individuum noch auf den sozialen Kontext reduziert werden kann, wobei die mit dem Lebensalter variierende soziale Kontrolle von großer Bedeutung ist. Geschlechterunterschiede kann die Theorie nicht erklären und auch nur begrenzt Vorhersagen machen. Sie ist aber in ihren Kernaussagen relativ gut durch empirische Studien fundiert.

3.4.2 Interaktionstheorie (Thornberry)

Dieser Theorieansatz (Thornberry 1987; Thornberry et al. 1991) versteht Delinquenz als Resultante eines kontinuierlichen Interaktionsprozesses, der mit dem Älterwerden des Kindes variiert und im Sinne sich stets weiterentwickelnder Regelkreise dem biografischen Längsschnitt folgt. Thornberry hat für verschiedene Entwicklungsphasen, insbesondere für die frühe, mittlere und späte Adoleszenz, Teilmodelle aufgestellt, die, bezogen auf die jeweilige Entwicklungsstufe, Bindung an die Eltern, Wertüberzeugungen, Engagement in Institutionen (z. B. Schule), Bedeutung der Gleichaltrigen (Peers), delinquentes Verhalten und delinquente Wertvorstellungen in ihren interaktiven Wechselbeziehungen darstellen. Der Beginn einer kriminellen Entwicklung geschieht nach diesem Modell durch defizitäre Interaktion, wobei Schule und Gleichaltrige bedeutsamer sind als das Elternhaus. So konnten Thornberry u. Henry (2009) anhand von Daten der »Rochester Youth Development Study« nachweisen, dass Schulschwänzen einen signifikanten Einfluss auf die Initiierung von Marihuana-Gebrauch hat und umgekehrt die Initiierung von Marihuana-Konsum einen signifikanten Einfluss auf nachfolgendes Schulschwänzen, unabhängig von anderen Risikofaktoren. Diese Ergebnisse stützen nach Meinung der Autoren die Interaktionstheorie. Die Chronifizierung der Delinquenz wird durch die Perpetuierung der defizitären Interaktionen und auch durch negative Erfahrungen durch die delinquente Gruppe hergestellt, deren Wertvorstellungen übernommen werden. Ein Ausstieg aus der Kriminalität geschieht nach dem Interaktionsmodell durch die Hinwendung zu erwachsenentypischen Entwicklungsaufgaben, z. B. durch Familiengründung, Finden einer geregelten Arbeit, Engagement in Institutionen. Durch diese konstruktiven Veränderungen werden die zuvor vorhandenen defizitären Interaktionen bei einem Teil der Delinquenten abgebaut. Die Stärke dieser Theorie liegt in der Auffassung, dass interaktive Prozesse das zentrale Moment für die Entstehung delinquenten Verhaltens darstellen. Dies korrespondiert mit zahlreichen Befunden zur Interaktion zwischen biologischen und sozialen Variablen. Aber auch diese Theorie kann Geschlechterunterschiede nicht erklären und kaum Voraussagen machen. Die empirische Fundierung ist nicht sehr weit gediehen.

3.4.3 Duale Taxonomie (Moffitt)

Moffitt (1993a, 1994), deren Taxonomie auf die Dunedin-Longitudinalstudie zurückgeht, erklärt die Entstehung delinquenten Verhaltens durch frühe individuelle Auffälligkeiten, die die Erstmanifestation und den Verlauf dissozialen und delinquenten Verhaltens determinieren. In die Dunedin-Kohortenstudie wurden 1037 Kinder eines Geburtsjahrganges eingeschlossen, die in zweijährigen Abständen kontinuierlich untersucht wurden. Im Längsschnitt ergab sich dabei ein Unterschied zwischen jenen Kindern, die bereits im Vorschulalter erhebliche soziale Auffälligkeiten zeigten, und jenen, die solche erst zwischen dem 11. und 15. Lebensjahr entwickelten. Ausgehend von diesen Beobachtungen und den Nachuntersuchungen im Längsschnitt unterscheidet Moffitt **zwei Verlaufstypen** von Delinquenz: a) lebenslaufpersistente Delinquenz, die früh beginnt und sich über das Jugendalter hinweg fortsetzt, und b) adoleszenz-limitierte Delinquenz, die im frühen Erwachsenenalter drastisch abnimmt oder ganz verschwindet.

Lebenslaufpersistente Delinquenz resultiert nach dieser Theorie aus Verhaltensauffälligkeiten in frühester Kindheit (ADHS, Aggressivität, Störung des Sozialverhaltens). Kontinuität und Chronifizierung entstehen einerseits durch die störungsbedingte Einschränkung der Handlungsmöglichkeiten des einzelnen Kindes oder Jugendlichen, der sich in den jeweiligen Situationen aufgrund seiner Defizite nicht anpassen kann, zum anderen suchen die Betroffenen im Sinne eines selbstinduzierten Selektionsprozesses ungünstige Einflüsse und Situationen, die den ihrigen entsprechen, aktiv auf.

Das delinquente Verhalten, das erst in der Pubertät beginnt, und auch auf die Adoleszenz beschränkt ist (»adolescence-limited«) ist im Vergleich dazu nicht auf neurologische Defizite bzw. die Interaktion mit einem ungünstigen sozialen Milieu zurückzuführen, sondern sozialpsychologisch bedingt. Ursachen sind die beginnende Ablösung vom Elternhaus, die Suche nach Anerkennung durch Peers sowie die psychosoziale, berufliche und sexuelle Orientierung, einschließlich der Entwicklung eines Selbstwertgefühls. Der Prozess ist mit der kritischen Auseinandersetzung mit Normen sowie mit oppositionellem Verhalten verbunden, sodass in diesem Entwicklungsabschnitt antisoziales und delinquentes Verhalten gehäuft auftritt. Ist die Entwicklung abgeschlossen, so wird auf das ursprünglich gelernte, angepasste Verhalten wieder zurückgegriffen. Dies kann auch erst im frühen Erwachsenenalter der Fall sein. Die eigentliche Ursache dieser episodenhaft auftretenden Delinquenz ist nach Moffitt einerseits die immer früher einsetzende körperliche und seelische Reife und andererseits die gesellschaftliche Rolle, die Jugendlichen in westlichen Gesellschaften zugestanden wird. Diese immer größer werdende Diskrepanz (»maturity gap«) schafft ein soziales Spannungsfeld, das den Nährboden für episodenhaft auftretende Delinquenz liefert. In dieser Phase der Entwicklung zum Erwachsenen übernehmen die persistent delinquenten Altersgenossen eine Modellfunktion, da ihnen bereits die Überwindung der Abhängigkeit von den Eltern und damit das Erwachsenwerden gelungen zu sein scheint.

Neben den beiden Verlaufsformen (»life-course-persistent« und »adolescence-limited«) unterschied Moffitt noch eine dritte Form, die sie als »Verbesserung« (»recovery«) bezeichnete (Moffitt et al. 1996). Diese definierte sie durch ein ausgeprägt dissoziales Verhalten in der Kindheit, gefolgt von einer moderaten Delinquenz in der Adoleszenz, sodass die Kriterien der »Life-course-persistent«-Verlaufsform nicht erfüllt waren. Als Moffitt jedoch die Entwicklung der männlichen Probanden der neuseeländischen Geburtskohorte (Dunedin-Studie) bis zum Alter von 26 Jahren verfolgte, stellte sie fest, dass diejenigen, die vor ihrem 18. Lebensjahr der Recovery-Gruppe zugeordnet worden waren, eigentlich keinen positiven Verlauf zeigten (Moffitt et al. 2002). Jeder Dritte von ihnen war als Erwachsener erneut straffällig geworden, die meisten von ihnen hatten introversive psychische Auffälligkeiten in Form von Neurosen (Ängste, Depressionen) und Kontaktstörungen entwickelt. Zu dieser Gruppe gehörten ursprünglich 8% der Kohorte. Deutliche Unterschiede fanden sich zwischen Probanden, die der chronischen Verlaufsform (10% der Geburtskohorte) und der auf die Adoleszenz begrenzten Verlaufsform (26%) zugeordnet worden waren. Erstere waren in allen Bereichen auffälliger bzw. gestörter (häufigere Straftaten, Alkohol- und Drogenabhängigkeit, psychiatrische Erkrankungen, finanzielle und Arbeitsprobleme, Misshandlung von Kindern und Ehefrauen) als die Probanden, die der Adoleszentengruppe angehörten. Am besten verlief die Entwicklung der Jungen (5% der Kohorte), die zwischen dem 5. und 18. Lebensjahr fast keine antisozialen Auffälligkeiten gezeigt hatten (»abstainer«), d. h. überangepasst waren. Bemerkenswert ist, dass 51% der Geburtskohorte keiner der vier Verlaufsformen zugeordnet werden konnte. Diese Probanden entwickelten sich bis zum 26. Lebensjahr besser als diejenigen, die dem auf die Adoleszenz begrenzten Verlaufstyp angehörten. Moffitt wertete die Ergebnisse als Bestätigung ihrer Taxonomie, insbesondere für die Existenz zweier unterschiedlicher Verlaufsformen von Delinquenz (»adolescence-limited« und »life-course-persistent«).

Einen Ausstieg aus der Delinquenz erklärt die Theorie nur für den Typus der adoleszenz-limitierten Delinquenz, denn die lebenslaufpersistente Delinquenz setzt sich ins Erwachsenenalter fort.

Die Ergebnisse anderer Längsschnittstudien legen nahe, die Taxonomie von Moffitt durch weitere Verlaufstypen zu ergänzen. So unterscheidet die Arbeitsgruppe von Loeber (Loeber u. Stouthamer-Loeber 1998) bereits drei voneinander abgrenzbare Verlaufs- bzw. Entwicklungspfade: 1) den lebenslauf-persistenten Typus, 2) den zeitlich limitierten Typus und 3) den spät einsetzenden Verlaufstypus

(»late onset type«). Die schwedische Verlaufsstudie, die sich auf eine unselektionierte Stichprobe bezieht, deren Mitglieder (über 15.000 Personen) vom Zeitpunkt der Geburt bis zum Alter von 30 Jahren im Längsschnitt untersucht wurden und deren delinquentes Verhalten anhand des nationalen schwedischen Strafregisters ermittelt werden konnte (Hodgins u. Janson 2002; Kratzer u. Hodgins 1999), ergab ebenfalls unterschiedliche Verlaufstypen:

- Frühstarter mit persistierendem Delinquenzverhalten (»stable early starters«) (6,2% der Männer und 0,4% der Frauen), die vor und nach dem 18. Lebensjahr in den drei in der Studie erfassten Zeiträumen verurteilt worden waren;
- adoleszenz-limitierte Straftäter (9,9% der Männer und 2,2% der Frauen), die ausschließlich vor dem 18. Lebensjahr verurteilt wurden und danach nicht mehr;
- im Erwachsenenalter beginnende Delinquente (»adult starters«) (12,8% der Männer und 3,5% der Frauen), die zum ersten Mal nach dem 18. Lebensjahr strafrechtlich verurteilt wurden und
- diskontinuierlich auffallende Straftäter (»discontinuous offenders«), die nur in zwei von drei definierten Zeiträumen vor und nach dem 18. Lebensjahr verurteilt wurden (4,1% der Männer und 0,6% der Frauen).

Da die schwedische Studie von einer unselektierten Stichprobe ausgeht und die Probanden bis zum Alter von 30 Jahren erfasst werden konnten, ist der Beweiswert dieser Untersuchung hoch.

Neben zahlreichen Befunden, die für die Gültigkeit der Taxonomie Moffitts sprechen, gibt es abweichende Ergebnisse, die diese wiederum in Frage stellen. So ist es zunächst keineswegs so, dass antisoziales oder delinquentes Verhalten, das sich in einem frühen Alter zeigt, fortgesetzt wird. Moffitt et al. (1996) selbst stellten in ihrer neuseeländischen Längsschnittuntersuchung fest, dass von den 59 Jungen, die vor dem 11. Lebensjahr als extrem antisozial diagnostiziert worden waren, fast die Hälfte von ihnen (n=27) im Alter zwischen 15 und 18 Jahren die Kriterien nicht mehr erfüllten. In der renommierten »Cambridge Study in Delinquent Development« kamen Farrington u. Hawkins (1991) nach Auswertung der Daten mittels Regressionsanalyse zu dem Schluss, dass chronische Delinquenz (bis zum 32. Lebensjahr) nicht durch antisoziales Verhalten vorhergesagt werden kann. Weder antisoziales Verhalten, erhoben zwischen 8–10 Jahren, noch selbstberichtete Delinquenz im Alter von 14 und 18 Jahren, noch antisoziale Tendenzen mit 18 Jahren (einschließlich selbst berichteter Gewaltdelinquenz) hatten eine prädiktive Bedeutung. Als Vergleichsgruppe dienten Probanden, die nur bis zum 21. Lebensjahr Straftaten begangen hatten, also der Gruppe der Adolescence-limited-Täter angehörten. Nach der Theorie Moffitts hätten sich beide Gruppen zumindest im antisozialen Verhalten zwischen dem 8. bis 10. Lebensjahr sowie im Ausmaß der selbstberichteten Delinquenz vor dem 14. Lebensjahr unterscheiden müssen. Dies zeigt, dass die »Early-onset«-Gruppe nicht homogen zusammengesetzt ist. Desgleichen scheint es auch Jugendliche zu geben, bei denen das antisoziale bzw. delinquente Verhalten erst während der Adoleszenz beginnt, dann aber im Erwachsenenalter – entgegen der Annahme Moffitts – fortgesetzt wird (Kratzer u. Hodgins 1999). In der bereits erwähnten schwedischen Längsschnittuntersuchung, in der eine Geburtskohorte bis zum 30. Lebensjahr verfolgt wurde, betraf dies 4,1% der männlichen Probanden (Kratzer u. Hodgins 1999). Weitere 12,8% wurden erstmalig nach dem 18. Lebensjahr straffällig, gehörten also teilweise noch zur Gruppe der Adoleszenten im entwicklungspsychologischen Sinne.

Auch die Ergebnisse der Freiburger Kohortenstudie, in der für männliche Personen der Geburtsjahrgänge 1970, 1973, 1975, 1978, 1985 und 1988 aus dem Bundesland Baden-Württemberg alle polizeilichen (Landesebene) und justiziellen Registrierungen (Bundesebene) erfasst wurden, legen eine Relativierung der Unterscheidung zwischen »life-course-persistent« und »adolescence-limited offenders« nahe. Diese Studie ergab, dass Personen in jedem Alter erstmals justiziell auffällig werden, wenngleich dies im Alter von 17–20 Jahren am häufigsten ist. Die Wahrscheinlichkeit, dass sich aus der ersten Auffälligkeit eine kriminelle Karriere entwickelt, nimmt mit dem Alter kontinuierlich ab (Albrecht u. Grundies 2009).

Gravierendere Einwände gegen die Theorie Moffitts stammen von Nagin et al. (1995), die sich auf die Daten der bereits erwähnten Cambridge-Studie stützen. Die Autoren analysierten die Entwicklung von 403 Jungen, über die vollständige Angaben hinsichtlich polizeilicher Registrierungen vom 10. bis zum 32. Lebensjahr vorlagen. Sie unterschieden vier Gruppen: 1) niemals registrierte Personen, 2) Personen, deren Delinquenz auf die Adoleszenz begrenzt war sowie chronische Straftäter mit 3) hoher und 4) niedriger Deliktrate (»high level chronics« und »low level chronics«). Als man die Entwicklung der Gruppen am Ende des Follow-up verglich, stellte man fest, dass diejenigen Personen, die nur in der Adoleszenz registriert worden waren, genauso gut in das Arbeitsleben integriert waren wie die bis dato unregistrierten Personen. Im Vergleich zu den chronischen Straftätern waren sie beruflich besser integriert und sie hatten auch bessere Beziehungen zu ihren Ehefrauen. Als jedoch die eigenen Angaben der Probanden ausgewertet wurden, zeigte sich, dass sie alles andere als angepasst waren. Obwohl diese Probanden ab dem 22. Lebensjahr keine Verurteilungen mehr aufwiesen, unterschieden sie sich hinsichtlich ihrer selbstberichteten Delinquenz in den letzten fünf Jahren (rückwirkend ab dem 32. Lebensjahr) nicht von den chronischen Straftätern. Sie fielen auch (nach eigenen Angaben) durch fortgesetzten, überproportional häufigen Alkohol- und Drogenmissbrauch und durch Beteiligung an Schlägereien auf. Diese Verhaltensauffälligkeiten wurden aber durch die Theorie Moffitts nicht erklärt und vorhergesagt. Nach den Ergebnissen gibt es praktisch keine auf die Adoleszenz begrenzte Delinquenz, wenn man die unregistrierte Delinquenz berücksichtigt. Nagin et al. (1995) vermuteten, dass es diese Gruppe von Tätern gelernt hat, nicht mehr offiziell strafrechtlich in Erscheinung zu treten, um nicht ihre Arbeitsstelle und ihre Beziehungen zu gefährden. Die Schlussfolgerung ist sehr naheliegend, führt aber jedoch sofort zu der Frage, warum nicht auch die chronischen Straftäter ihre offiziellen Straftaten völlig aufgeben.

Zusammenfassend lässt sich feststellen, dass die Taxonomie Moffitts zwar einen interessanten Ansatz darstellt, jedoch noch keine endgültige empirische Bestätigung gefunden hat. Sie berücksichtigt nicht alle Entwicklungsformen von Delinquenz und es gibt Einwände, die die Erklärung einer auf die Adoleszenz begrenzten Delinquenz betreffen (Nagin et al. 1995; Roth u. Bartsch 2004). Darüber hinaus ist fraglich, ob sie auch Gültigkeit für die Delinquenz der Mädchen hat. So stellten z. B. Kratzer u. Hodgins (1999) und Piquero u. Chung (2001) fest, dass der Zusammenhang zwischen frühem Delinquenzbeginn (vor 14 Jahren) und der Schwere der nachfolgend begangenen Straftaten zwar für die Jungen, aber nicht generell für die Mädchen gilt, sondern nur für eine kleine Gruppe von ihnen.

3.4.4 Entwicklungspfadmodelle

Entwicklungspfadmodelle verfolgen das Ziel, die Entwicklung dissozialen und delinquenten Verhaltens über längere Zeiträume zu beschreiben und zu erklären. Unter ihnen gibt es solche, die mit der frühen Kindheit beginnen und unter Einbeziehung im Entwicklungsverlauf zutage tretender Verhaltensweisen (delinquenter wie nichtdelinquenter) spätere Dissozialität und Delinquenz im Erwachsenenalter erklären bzw. voraussagen. Andere wiederum starten im Verlauf der Kindheit und sind bestrebt, aus Verhaltensweisen im Kindesalter solche in der Adoleszenz und im Erwachsenenalter vorauszusagen. Entwicklungspfadmodelle wenden in der Regel auf die erhobenen Längsschnittdaten spezielle statistische Modelle (z. B. LISREL-Modell) an, die die Möglichkeit bieten, die durch einzelne Entwicklungspfade charakterisierten Verhaltensweisen im zeitlichen Längsschnitt miteinander zu verknüpfen.

Das Entwicklungspfadmodell (Loeber)

Ausgehend von der Beobachtung, dass eine Reihe von delinquenten Aktivitäten erst im Erwachsenenalter beginnen, ergänzen Loeber u. Stouthamer-Loeber (1998) die duale Taxonomie von Moffitt durch einen weiteren Delinquenztypus, den sie spätmanifesten Typus (»late onset type«) nennen. Im Gegensatz zu Moffitt unterscheiden die Autoren drei Dissozialitäts- bzw. Delinquenztypen: 1) den Typus, der sich über die ganze Lebensspanne erstreckt (»life-course type«), 2) den zeitlich begrenzten Typus (»limited-duration type«) und 3) den spätmanifesten Typus (»late onset type«).

Innerhalb des die Lebensspanne umfassenden Typus (»life-course type«) unterscheiden sie einen bereits im Vorschulalter einsetzenden Typ (»pre-school-onset type«), der mit einer ADHS-Symptomatik assoziiert ist, von einem im späteren Kindesalter auftretenden (»childhood-onset subtype«), dessen Kennzeichen eher oppositionelles Verhalten, jedoch keine ADHS-Problematik ist.

Obwohl die Autoren selbst die von ihnen definierten Verlaufstypen nach dem Beginn der dissozialen bzw. delinquenten Aktivitäten benennen, weisen sie darauf hin, dass diese Einteilung zu kurz greift, da der Zeitpunkt des Beginns allein nicht hinreichend ist, um eine delinquente Entwicklung über längere Zeiträume zu beschreiben.

Entsprechend der Forderung Rutters (1997), wonach dissoziales und delinquentes Verhalten keine einheitlichen, sondern heterogene Phänomene sind, die folglich auch einer spezifischen Erklärung bedürfen, differenziert die Arbeitsgruppe von Loeber verschiedene Formen dissozialen/delinquenten Verhaltens und versucht, sie voneinander abzugrenzen (Loeber u. Hay 1997; Loeber u. Stouthamer-Loeber 1998). Sie unterscheiden folgende Entwicklungspfade:

- Einen offenen Pfad, bei dem sich aggressives Verhalten früh zeigt und sich im Entwicklungsverlauf in seiner Intensität steigert, um schließlich in offene Gewalttätigkeit einzumünden;
- einen später beginnenden verdeckten Pfad, der mit verschiedenen dissozialen und delinquenten Verhaltensweisen beginnt, die nicht durch Gewalttätigkeit gekennzeichnet sind und der sich in Form von Vandalismus in der Adoleszenz und später im Erwachsenenalter durch unterschiedliche Straftaten wie Betrug und Einbruch fortsetzt; und
- einen dritten Entwicklungspfad, der in Autoritätskonflikten seinen Ursprung hat, sich in oppositionellem Verhalten und Trotz fortsetzt, wobei die Autoritätskonflikte weiterhin beibehalten werden.

Dieser interessante Versuch, verschiedene Entwicklungspfade zu definieren, darf aber nicht so aufgefasst werden, dass sie sich gegenseitig ausschließen; vielmehr gibt es zahlreiche Überschneidungen.

Sozial-interaktives Vier-Stadien-Modell (Patterson)

Die Arbeitsgruppe von Patterson (Patterson et al. 1992b, Patterson et al. 1992b, 1998) geht zunächst von neun Variablen aus, die nach Maßgabe empirischer Untersuchungen mit dissozialem und delinquentem Verhalten von Kindern, Jugendlichen und jungen Erwachsenen assoziiert sind. Es sind dies:

- elterliche Gewalt,
- Fehlen elterlicher Unterstützung,
- Unfähigkeit der Eltern zu effektiver Disziplinierung (»ineffective parental discipline«),
- soziale Benachteiligung,
- geringes Selbstwertgefühl,
- Mitglied einer devianten Peergroup,
- Zurückweisung durch Gleichaltrige (Peers),
- Zurückweisung durch die Eltern,
- Lern- und Leistungsversagen.

Diese Faktoren (Variablen) werden in einer entwicklungsbezogenen Aktion-Reaktion-Sequenz in ein Vier-Stadien-Modell eingebracht, das die Entstehung dissozialen und delinquenten Verhaltens wie folgt erklärt:

1. Im **ersten Stadium** (basales Einübung dissozialen Verhaltens), zeitlich vor der Adoleszenz gelegen, wird zu Hause dissoziales/antisoziales Verhalten regelrecht eingeübt. Dies beginnt mit der Unfähigkeit der Eltern, die notwendige Disziplin in der Erziehung walten zu lassen. Das Kind beginnt, sich gegenüber den Familienmitgliedern durchzusetzen und macht die Erfahrung, dass aversive Verhaltensweisen wie Weinen, Schreien, Schlagen und Temperamentsausbrüche wirksame Methoden der Durchsetzung sind. Es kommt zu eskalierenden Interaktionen mit den Eltern, wobei sowohl das elterliche Verhalten als auch ungünstige Temperamentseigenschaften des Kindes eine Rolle spielen.
2. Im **zweiten Stadium** (dissoziale Reaktion der Umgebung) zeigt das Kind das in der Familie gelernte dissoziale Verhalten auch in der außerfamiliären Umgebung, was es in zweifacher

Weise vulnerabel macht: Einerseits kommt es mit den Gleichaltrigen nicht zurecht, andererseits besteht auch das Risiko, bezüglich der schulischen Anforderungen zu versagen. Es folgen also Zurückweisungen durch die Gleichaltrigen und es ist aufgrund seines Verhaltens schwierig, das Kind in soziale oder schulische Lernprozesse einzubeziehen. Solche Kinder erfahren ständig ein negatives Feedback und vermeiden zunehmend schwierige schulische oder soziale Anforderungen, sie werden mehr und mehr zu Problemkindern. Die Zurückweisung durch die Gleichaltrigen und durch die Eltern führt nach Auffassung der Autoren zu immer wiederkehrenden Episoden der Traurigkeit und Dysphorie, etwa im Alter von 10–11 Jahren.

3. Das **dritte Stadium** (deviante Gleichaltrige und Intensivierung dissozialer Handlungsweisen) ist die Resultante der ersten beiden Stadien. Die betroffenen Kinder (etwa im Alter von 12 oder 13 Jahren) suchen sich Gleichgesinnte, die negative Einstellungen zu Eltern, Schule und der Autorität Erwachsener aufweisen. Es konnte gezeigt werden, dass der Einfluss devianter Gleichaltriger signifikant mit späterer Delinquenz und Substanzmissbrauch assoziiert ist (Elliott et al. 1985). Dabei wird von der Hypothese ausgegangen, dass sich Kinder, die dissoziales Verhalten erlernt und elterliche Zurückweisung erlebt haben und deren Eltern unfähig waren, die notwendige Disziplin ihnen gegenüber zu verkörpern, sich mit Kindern identifizieren, die devianten Peergroups angehören.
4. Das **vierte Stadium** schließlich verkörpert die Delinquenzkarriere Erwachsener. Mehrere Longitudinalstudien haben übereinstimmend gezeigt, dass sich Kinder mit den erwähnten Charakteristika häufig zu kriminellen Erwachsenen entwickeln, die darüber hinaus noch zu einer Vielzahl anderer Risikoverhaltensweisen neigen wie Drogenabhängigkeit, psychischen Störungen, problematischen Ehen und sozialer Isolation.

Was nun den Beginn des dissozialen bzw. delinquenten Verhaltens betrifft, so unterscheiden Patterson et al. (1989) **Frühbeginner** und **Spätbeginner**. Der Entwicklungspfad der Frühbeginner ist gekennzeichnet durch oppositionelles Verhalten im Vorschulalter sowie durch aggressives Verhalten um das 10. Lebensjahr und erhebliche Verhaltensauffälligkeiten in der Adoleszenz. Der Entwicklungspfad der Spätbeginner, bei denen dissoziales und delinquentes Verhalten erst in der Adoleszenz auftritt, lässt Verhaltensauffälligkeiten in der Kindheit vermissen und setzt sich ins Erwachsenenalter fort. Dieser Typus unterscheidet sich also von der auf die Phase der Adoleszenz limitierten Delinquenz im Modell von Moffitt. Frühbeginner und Spätbeginner unterscheiden sich auch hinsichtlich der jeweils führenden Noxe, die bei den Frühbeginnern in Form unangemessenen strafenden Erziehungsverhaltens in der Familie liegt, während der entscheidende Einfluss bei den Spätbeginnern die devianten Peergroups sind.

In ◘ Abb. 3.4 ist das Vier-Stadien-Modell der Dissozialitäts-/Delinquenzentwicklung nach Patterson et al. (1992b) noch einmal zusammenfassend dargestellt. Die Zuordnung der einzelnen Stadien zu Altersgruppen ist unscharf, jedes Stadium ist aber gekennzeichnet durch führende Einflussfaktoren, die im Laufe der Entwicklung variieren, sowie durch Merkmale persönlichen Fehlverhaltens.

Das Delinquenzmodell von Patterson et al. ist sehr gut empirisch evaluiert und hat vor allem zu wirksamen Interventionsmethoden geführt, die früh einsetzbar sind und ihren Schwerpunkt im Elterntraining haben.

Vier-Pfade-Modell (Tremblay)

Im Gegensatz zu den meisten anderen Pfadmodellen geht Tremblay von der Annahme aus, dass körperlich aggressives Verhalten angeboren ist und durch Lernprozesse in der frühen Kindheit in sozial verträgliche Bahnen gelenkt wird (Tremblay 2000). Er begründet dies mit Beobachtungen, wonach die motorische Entwicklung von Kindern in den ersten Lebensjahren dazu führt, dass sie ihre neu erlangten motorischen Fähigkeiten nicht nur für die Fortbewegung, sondern auch für aggressive Auseinandersetzungen benutzen. Dies könne man sehr gut bei Kindern im Kindergartenalter beobachten, die häufiger in physische Auseinandersetzungen

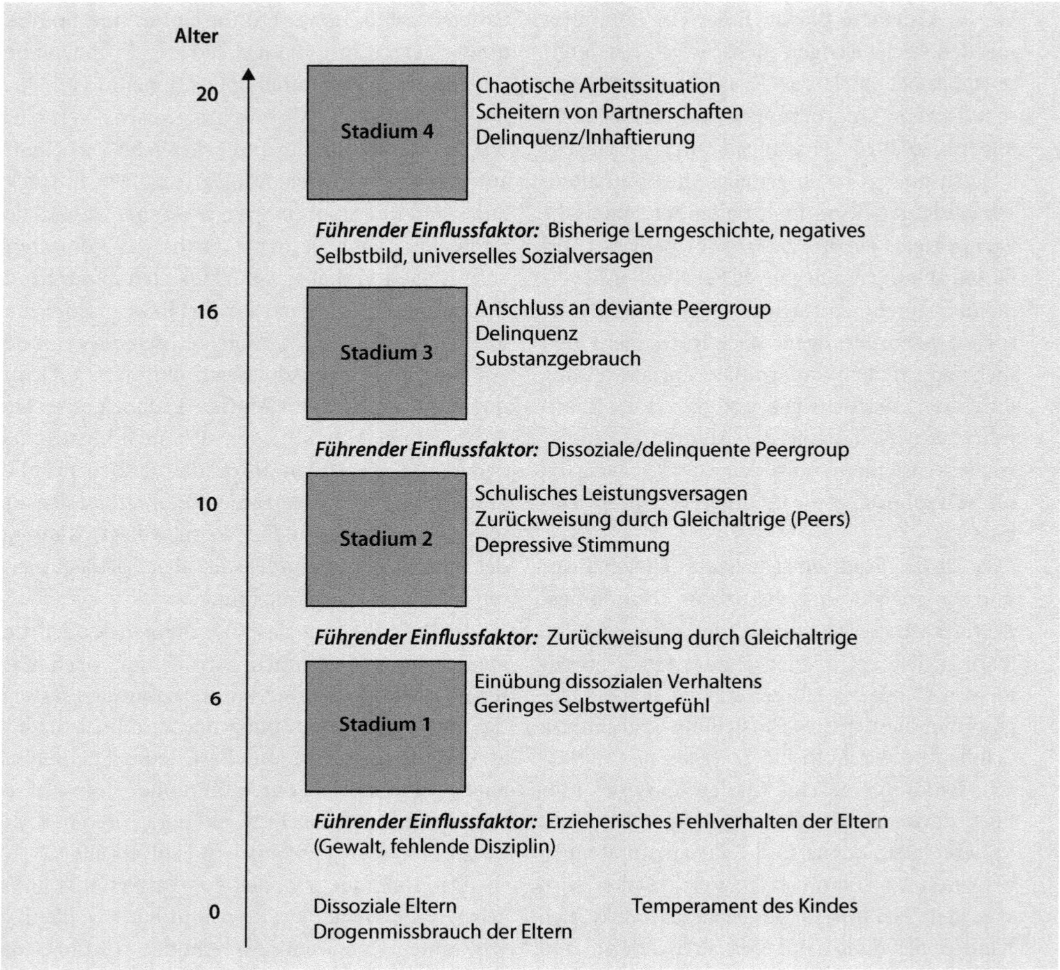

Abb. 3.4. Vier-Stadien-Modell der Dissozialitäts-/Delinquenzentwicklung. (Mod. nach Patterson et al. 1992b)

geraten, bis diese durch andere Formen aggressiven Verhaltens (z. B. verbale Auseinandersetzungen) ersetzt werden bzw. in sozial verträgliche Formen einmünden. In diesem Erklärungsansatz ist das aggressive Verhalten also angeboren und wird durch Sozialisationseinflüsse der Umgebung kanalisiert und durch sozial verträgliche Verhaltensweisen ersetzt.

In der Montreal-Längsschnittuntersuchung an einer Stichprobe von 1037 Jungen, die im Alter von 6–15 Jahren wiederholt untersucht worden waren, leiten Nagin u. Tremblay (1999) im Hinblick auf drei externalisierende Verhaltensauffälligkeiten (physische Aggression, oppositionelles Verhalten und Hyperaktivität) jeweils **vier Entwicklungspfade** ab, die auch mit unterschiedlichen Delikten assoziiert sind. Art und Ausprägung der drei genannten Verhaltensauffälligkeiten wurden von Lehrern eingeschätzt, als die Schüler 6, 11, 12, 13, 14, und 15 Jahre alt waren.

Für alle drei externalisierenden Verhaltensauffälligkeiten ergaben sich über den 9-Jahres-Zeitraum ganz ähnliche Entwicklungspfade:

- Die (weitgehend) **Unauffälligen** (Typ A), die über den ganzen 9-Jahres-Zeitraum keine der drei externalisierenden Verhaltensauffälligkeiten in nennenswertem Umfang zeigten. Sie machten etwa 15–25% der Gesamtstichprobe aus.

- Die **mäßig Auffälligen** mit **deutlicher Rückbildungstendenz** (Typ B). Sie zeigten im Alter von 6 Jahren mäßige Auffälligkeiten bezüglich der drei Problemverhaltensweisen mit einem deutlichen Rückgang derselben ab dem 12. Lebensjahr. Dies traf auf etwa 50% der untersuchten Population zu.
- Die **primär hoch Auffälligen** mit **eklatanter Rückbildung des Problemverhaltens** (Typ C). Sie wiesen im Alter von 6 Jahren hohe Werte in den drei externalisierenden Verhaltensauffälligkeiten auf, deren Intensität bis zum Alter von 15 Jahren erheblich abfiel. Dieser Verlaufstyp traf auf etwa 20–30% der Untersuchungspopulation zu.
- Die **chronisch persistent Auffälligen** (Typ D), die bereits im Alter von 6 Jahren in den Problemverhaltensweisen die höchsten Werte zeigten und über den gesamten Untersuchungszeitraum (9 Jahre) weitgehend konstant blieben. Ihr Anteil an der untersuchten Population belief sich auf 5%.

Die Autoren weisen auf einige weitere wichtige Aspekte ihrer Untersuchung hin:

- Zum einen: Trotz des nahezu gleichartigen Entwicklungsverlaufs der drei Problemverhaltensweisen über den 9-Jahres-Zeitraum gibt es zwischen ihnen erhebliche Überlappungen, bezogen auf die einzelnen erfassten Probanden. Denn eine nicht geringe Anzahl von ihnen ist in allen drei Verhaltensmerkmalen auffällig, manche nur in einer oder in zweien der erfassten externalisierenden Verhaltensweisen.
- Zum anderen: Eine Gruppe mit spät einsetzenden externalisierenden Problemverhaltensweisen konnte, im Gegensatz zu den Studien von Loeber (Loeber u. Stouthamer-Loeber 1998) und Hodgins u. Janson (2002) nicht identifiziert werden.
- Ein weiterer interessanter Aspekt ist darin zu sehen, dass die Entwicklungspfade z. T. unterschiedliche Delikte vorauszusagen erlaubten:
  - Der chronisch persistente Entwicklungspfad (Typ D) für oppositionelles Verhalten (unter Konstanthaltung der Entwicklungspfade für physische Aggression und Hyperaktivität) führte zu »verborgener Delinquenz«, z. B. in Form von Diebstählen;
  - ein chronisch persistenter Entwicklungspfad (Typ D) im Bereich der physischen Aggression (unter Konstanthaltung oppositionellen und hyperaktiven Verhaltens) führte zu offen sichtbarer Delinquenz, z. B. körperlicher Gewalt, und zu den schwersten Straftaten.

In ◘ Abb. 3.5 ist eine stark vereinfachte schematische Darstellung der vier Entwicklungspfade (Verlaufstypen) externalisierender Verhaltensauffälligkeiten aus der Montreal-Längsschnittstudie wiedergegeben.

Sie macht, wie auch die Studien von Moffitt und Loeber, deutlich, dass bestimmte, zu Straftaten disponierende Verhaltensweisen einem Entwicklungsgang unterliegen und mit zunehmendem Alter einen Häufigkeitsabfall aufweisen, diese Verhaltensweisen jedoch bei einer kleinen Gruppe von jungen Menschen persistieren und für einen großen Teil von Straftaten verantwortlich sind.

Zum Modell von Tremblay et al. ist kritisch anzumerken, dass eine Reihe von Verhaltensweisen, die im späten Kindesalter oder im Jugendalter als aggressiv definiert werden, in der frühen Kindheit diese Konnotation nicht verdienen, weil mit ihnen nicht eine Schädigung oder Zerstörung primär intendiert ist. Aggressives Verhalten kann eben auf unterschiedlichen Entwicklungsstufen Unterschiedliches bedeuten, die Existenz eines persistierenden Typus aggressiven und oppositionellen Verhaltens haben die Studien von Tremblay aber klar bestätigt.

3.5 Integrative Modellvorstellungen

Im Gegensatz zu den bisher dargestellten theoretischen Erklärungsansätzen für dissoziales und delinquentes Verhalten, die jeweils mehr oder weniger von einzelnen Faktoren oder auch umgrenzten Konzepten wie Kontrolle, Bindung, sozialer Druck oder auch von Entwicklungspfaden ausgingen, konzentrieren sich integrative Modellvor-

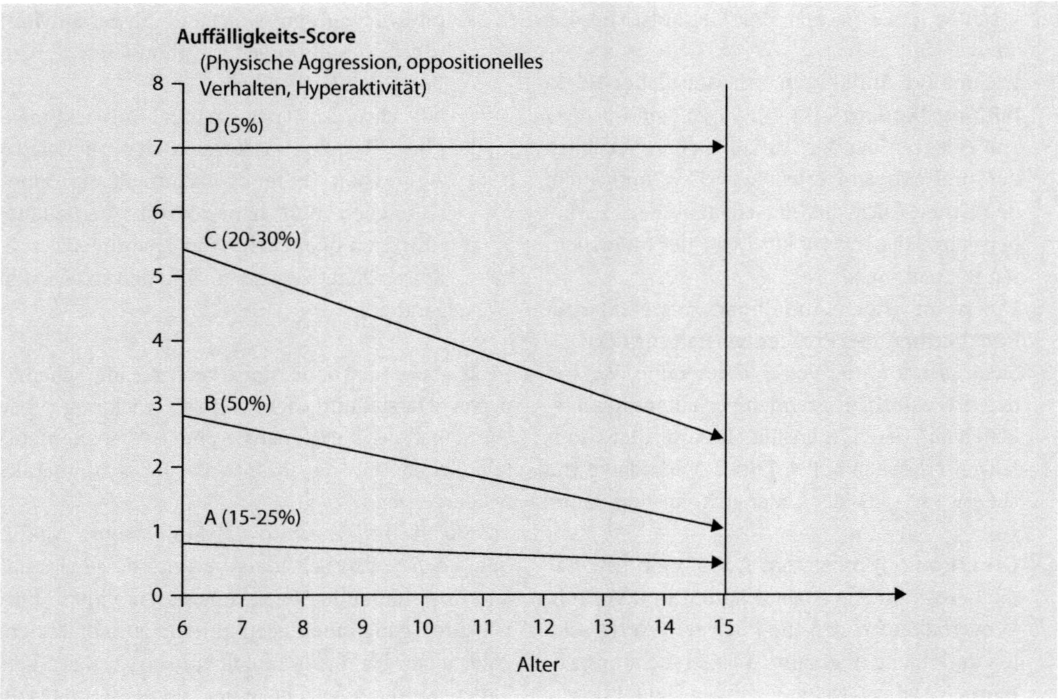

■ **Abb. 3.5.** Stark vereinfachte Darstellung des Vier-Pfade-Modells von Tremblay

stellungen auf die Zusammenschau von Variablen aus verschiedenen wissenschaftlichen Disziplinen und Theoriebereichen, die sie zusammenzuführen versuchen. Ihre Intention ist, entweder eine allgemeine Erklärung für dissoziales und delinquentes Verhalten zu liefern oder bestimmte Formen dieses Verhaltens (z. B. Gewalt) zu erklären.

3.5.1 Biosoziales Modell zur Erklärung gewalttätigen Verhaltens (Raine et al. 1997)

Für ihren Ansatz definieren die Autoren zunächst, was unter biologischen und sozialen Variablen bzw. Risikofaktoren zu verstehen ist. Als biologische Variable definieren sie solche, die sich durch biologische Messparameter oder biologische Konstrukte charakterisieren lassen (z. B. Pulsfrequenz oder Hautleitfähigkeit). Die sozialen Variablen (Risikofaktoren) werden analog definiert als solche, die sozialen Maßen oder Konstrukten entsprechen (z. B. sozioökonomischer Status). Dabei integrieren die Autoren die psychologischen Variablen in den Begriff der sozialen Variablen. Psychologische Variablen wie Intelligenz, Impulsivität, emotionales Verhalten werden den sozialen Variablen zugeschlagen, um die Begriffe »biopsychologisch« oder »biopsychosozial« zu vermeiden. Dabei ist den Autoren bewusst, dass dies eine verkürzte Darstellung ist, da z. B. psychologische Variablen wie der Intelligenzquotient sowohl eine genetische Basis haben als auch von sozialen Einflüssen bestimmt werden. Mit dem Begriff »biosozial« weisen die Autoren darauf hin, dass es ihnen um Interaktionen zwischen verschiedenen Variablen geht und nicht um die getrennte Betrachtung biologischer oder sozialer Einflüsse.

Nach Susman u. Finkelstein (2001) kann man im Hinblick auf den Zusammenhang zwischen biologischen Faktoren und Verhalten vier Modelle unterscheiden:

- **Modell 1** beschreibt den Einfluss von biologischen Faktoren auf das Verhalten. Beispiele hierfür sind zahlreich und reichen von biologischen Entwicklungsprozessen über motorische

Fähigkeiten wie Sitzen, Stehen, Laufen bis zur Beeinflussung des Verhaltens durch Hormone.

- **Modell 2** beschreibt den Einfluss von Verhaltensweisen auf biologische Prozesse. Dieses Modell hat in den letzten Jahren viel Interesse gefunden, z. B. in Untersuchungen über die Auswirkungen von posttraumatischen Belastungsstörungen auf physiologische und endokrine Prozesse.
- **Modell 3** beschreibt eine Interaktion zwischen biologischen Prozessen und Verhaltensweisen. So kann dissoziales Verhalten biologische Prozesse verändern, die die Wahrscheinlichkeit des Auftretens dissozialen und delinquenten Verhaltens steigern oder vermindern. Es ist z. B. bekannt, dass das Einnehmen einer dominanten Stellung in einer Gruppe von Adoleszenten den Testosteronspiegel erhöht, was wiederum die Dominanzstellung verstärkt, aber auch zu vermehrter Irritierbarkeit und Neigung zu Auseinandersetzungen führen kann (Mazur u. Booth 1998).
- **Modell 4** schließlich geht ebenfalls von einer Interaktion zwischen biologischen Prozessen und Verhaltensweisen aus, wobei diese Interaktion durch Mediatoren beeinflusst wird. Als solche können personale (Eltern, Peers) oder soziale Umgebungsfaktoren (Schulen, Nachbarschaft) dienen, die sowohl biologische Prozesse als auch Verhaltensweisen beeinflussen.

Auf der Basis dieser Erkenntnisse haben Raine et al. (1997) ein biosoziales Modell zur Erklärung gewalttätigen Verhaltens konzipiert, das genetische Faktoren und Umweltfaktoren, biologische und soziale Risikofaktoren sowie diesen entgegenwirkende biologische und soziale protektive Faktoren umfasst.

Dieses Modell ist in ◘ Abb. 3.6 dargestellt.

Genetische und Umweltfaktoren stehen in gegenseitiger Wechselwirkung und bilden den Hintergrund für biologische sowie auch soziale Risikofaktoren, die wiederum in gegenseitiger Wechselwirkung stehen. Im Mittelpunkt des Modells steht die biosoziale Interaktion, deren Ergebnis auf dem Hintergrund genetischer und Umweltfaktoren durch das Wechselspiel zwischen biologischen und sozialen Risikofaktoren einerseits und biologischen und sozialen protektiven Faktoren andererseits erklärt werden kann.

Das biosoziale Modell der Entstehung von Gewalt kann durch eine Vielzahl empirischer Untersuchungen gestützt werden und ist, trotz seiner Allgemeinheit, als heuristisches Modell geeignet, gewalttätiges Verhalten zu erklären. Darüber hinaus lassen sich eine Reihe von gezielten Hypothesen aus dem Modell ableiten, die empirisch untersucht werden können (Raine 2002).

3.5.2 Biopsychosoziale Entwicklungsmodelle

Diese Modelle versuchen, biologische, psychologische und soziale/soziologische Einflüsse, die sich in empirischen Untersuchungen als bedeutsam für die Entstehung dissozialen und delinquenten Verhaltens erwiesen haben, in einer Modellvorstellung zu integrieren. Der Vorteil dieses Vorgehens besteht darin, dass das Modell eine Vielzahl von Zusammenhängen sichtbar machen kann; der Nachteil besteht darin, dass sich im Laufe der Entwicklung die Bedeutung einer Vielzahl von Einflussfaktoren verändert und damit auch die Interaktionen mit anderen Faktoren, sodass sich schwer kausale Vorstellungen zur Entstehung dissozialen und delinquenten Verhaltens auf den einzelnen Altersstufen formulieren lassen.

Diese Problematik wird von Loeber u. Pardini (2009) am Beispiel des Zusammenhangs zwischen neurobiologischen Faktoren und gewalttätigem Verhalten umfassend diskutiert, wobei sie vier häufige Annahmen bzw. Kontroversen kritisch analysieren:

1. Die vielfach geäußerte Annahme, dass Unterschiede in den relevanten neurobiologischen Faktoren stabil sind, ist unrichtig.
2. Individuelle Unterschiede bezüglich aggressiven Verhaltens spiegeln einen oder mehrere zugrunde liegende neurobiologische Mechanismen wider, aber es besteht keine Einigkeit darüber, welche die maßgeblichen sind.
3. Die Entwicklung aggressiven und gewalttätigen Verhaltens kann z. T. auch durch soziale, individuelle, ökonomische und Umweltfakto-

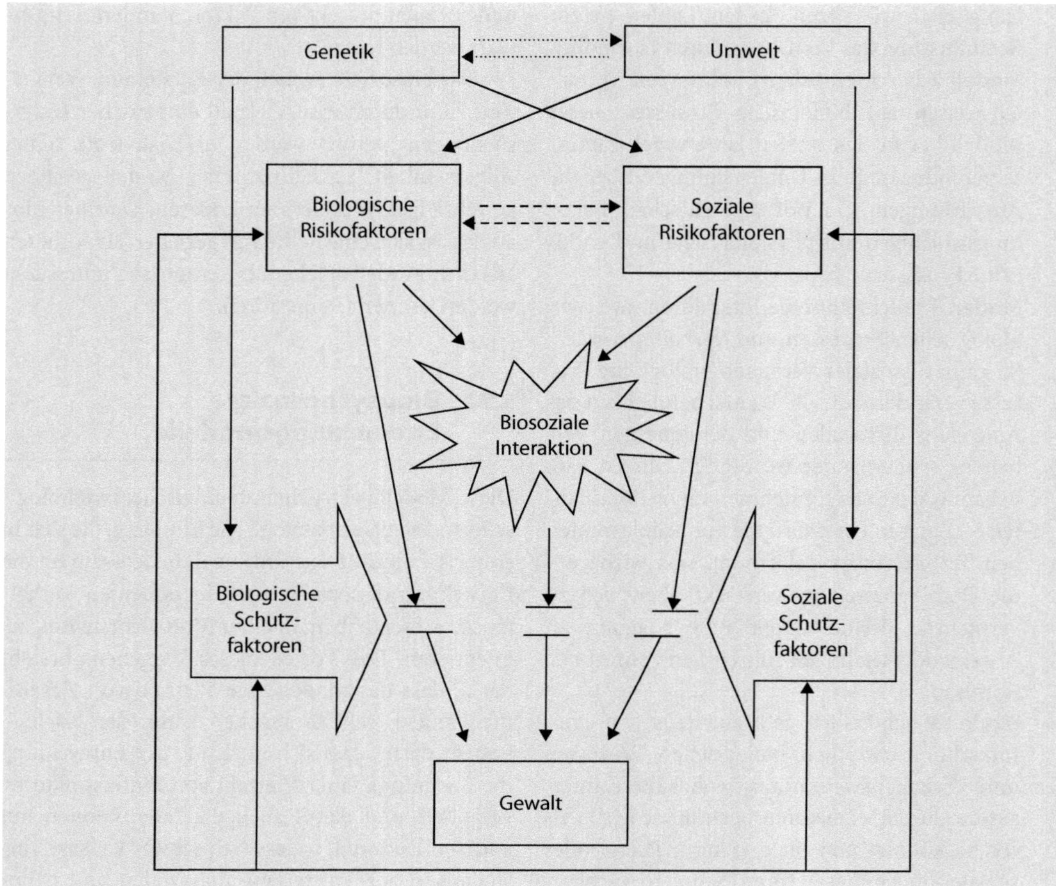

Abb. 3.6. Heuristisches biosoziales Modell zur Erklärung gewalttätigen Verhaltens. (Mod. nach Raine et al. 1997 und Raine 2002)

ren erklärt werden. Es ist aber unklar, welche Rolle dabei neurobiologische Faktoren spielen.

4. Das Ausmaß an Gewalt variiert in der Gesellschaft im Laufe der Zeit. Eine Erklärung dieser stetigen Veränderungen durch neurobiologische oder andere Faktoren steht noch aus.

Diese Kritikpunkte treffen auch auf die biopsychosozialen Entwicklungsmodelle zu, die aber dennoch am ehesten in der Lage sind die Vielzahl von Einzelbefunden zu integrieren.

In Abb. 3.7 ist ein derartiges biopsychosoziales Entwicklungsmodell dissozialen Verhaltens (mod. nach Lösel u. Bender 2003 und Beelmann 2000) in der Darstellung von Beelmann u. Raabe (2007) wiedergegeben.

In diesem Modell wird versucht, verschiedene biologische, psychologische und soziale Risikofaktoren bestimmten Altersstufen zuzuordnen. Danach kommt es bereits in den ersten Lebensjahren durch genetische, biologische und Umweltfaktoren in der frühen Kindheit zu kognitiven Entwicklungsdefiziten und einem »schwierigen Temperament«, was einerseits zu Gegenreaktionen in der Familie und der Umgebung führt und andererseits das Kind in seinen Möglichkeiten einschränkt, angemessen mit Gleichaltrigen umzugehen. In der mittleren Kindheit setzt sich dieses »defizitäre Verhalten« des Kindes fort und seine geringe soziale Kompetenz sowie sein oppositionelles und aggressives Verhalten führen zu weiteren negativen Umgebungsreaktionen. Im Jugendalter persistiert

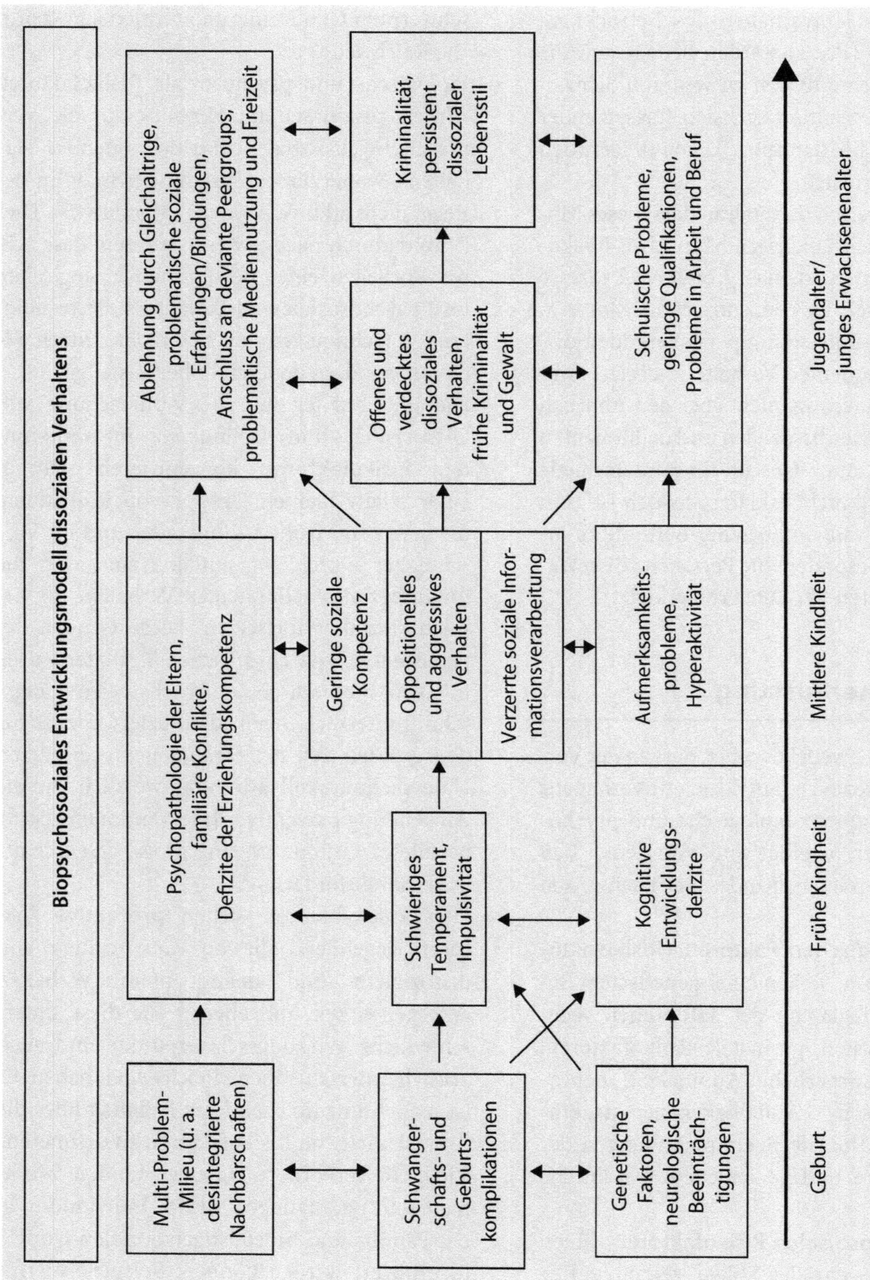

Abb. 3.7. Biopsychosoziales Entwicklungsmodell dissozialen Verhaltens mod. nach Lösel u. Bender (2003) und Beelmann (2000). (Aus Beelmann u. Raabe 2007)

einerseits das Problemverhalten des Betroffenen, die Gleichaltrigen (Peers) werden bedeutsam, die schulischen Probleme führen zu weiteren Schwierigkeiten, und es resultiert ein sich fortsetzender dissozialer Lebensstil, der mit z. T. sich steigernden Straftaten assoziiert ist.

Die Autoren weisen darauf hin, dass dieses Modell natürlich Einschränkungen hat und als Risikomodell zu betrachten ist, das protektive Prozesse nicht berücksichtigt. Es konzentriert sich im Wesentlichen auf die Entstehung persistierenden dissozialen und delinquenten Verhaltens, erklärt zwar gut dessen Perpetuierung, nicht aber den Abbruch oder den Ausstieg aus dissozialen und delinquenten Verhaltensweisen. Auch Geschlechterunterschiede kann dieses Modell nicht erklären. Jedoch ist es in der Lage, eine Vielzahl empirischer Befunde zu integrieren und insbesondere die Persistenz dissozialen und delinquenten Verhaltens zu erklären.

3.6 Zusammenfassung

- Es besteht kein Zweifel darüber, dass an der Verursachung dissozialen (antisozialen) Verhaltens und von Delinquenz biologische und psychosoziale Faktoren beteiligt sind, von denen sich die meisten bereits im Kindesalter nachweisen lassen.
  Zu den **biologischen Faktoren** (Risikofaktoren) gehören u. a., neben einer genetischen Belastung, Auffälligkeiten der autonomen vegetativen Reaktionen, perinatale Risikofaktoren, geringfügige körperliche Anomalien, neuroendokrinologische Auffälligkeiten, strukturelle und funktionelle Beeinträchtigungen der Hirnfunktionen und verschiedene psychische Störungen.
  Zu den **psychosozialen Risikofaktoren** zählen ein ungünstiges soziales Milieu, zerrüttete Ehe der Eltern mit unzureichender Erziehungskompetenz, Ablehnung des Kindes, körperliche und sexuelle Misshandlung, Alkohol- und Nikotinkonsum der Mutter während der Schwangerschaft und psychische Erkrankungen eines oder beider Elternteile.
  Die meisten Risikofaktoren haben einen alters- bzw. entwicklungsbezogenen Wirkungsschwerpunkt und eine unterschiedliche zeitliche Reichweite.
- Biologische und psychosoziale Risikofaktoren wirken zusammen im Hinblick auf die Verursachung dissozialen und delinquenten Verhaltens, wobei dieses Zusammenwirken in der Regel nicht additiv, sondern interaktiv ist. Dies kann dadurch nachgewiesen werden, dass z. B. bei Vorliegen eines bestimmten biologischen **und** psychosozialen Risikofaktors die resultierenden Delinquenzraten sich nicht einfach addieren, sondern deutlich höher ausfallen.
- Die im Hinblick auf die Verursachung von Dissozialität und Delinquenz **interagierenden Risikofaktoren** konzentrieren sich in einer relativ kleinen Gruppe von Individuen, die bereits im frühen Kindesalter und im Vorschulalter einschlägig auffällig sind und die ihr dissoziales/delinquentes Verhalten ins Erwachsenenalter fortsetzen. Diese Gruppe der persistenten bzw. chronischen Straftäter wurde in allen methodisch anspruchsvollen Längsschnittuntersuchungen identifiziert. Sie ist für den größten Teil der Straftaten im jeweiligen Untersuchungskollektiv verantwortlich und die Anwendung präventiver Interventionen gerade bei dieser Gruppe ist eine große gesellschaftliche Herausforderung.
- Den Risikofaktoren stehen **protektive Faktoren** gegenüber, die der Entwicklung von dissozialem und delinquentem Verhalten entgegenwirken und ebenso wie diese unterschiedliche Wirkungsschwerpunkte und auch zeitlich unterschiedliche Reichweiten haben. Es ist jedoch unzureichend, sie lediglich über die Abwesenheit von Risikofaktoren zu definieren. Vielmehr verkörpern sie eigenständige Merkmale und Bedingungen, die im Individuum, in der Familie und im sonstigen sozialen Umfeld identifiziert werden können. Beispiele hierfür sind: eine günstige genetische Disposition ohne familiäre Auffälligkeiten und Erkrankungen, eine sich im Normbereich bewegende vegetative Reagibilität des autonomen Nervensystems, überdurchschnittliche Intelligenz, Empathiefähigkeit, Erfolgserlebnisse in der Schule und im sozialen Umfeld, ein harmonisches Familienklima mit erziehungskompetenten Eltern und

gute familiäre und soziale Entwicklungsbedingungen.

- Es ist aber ebenso unzureichend, die Entstehung von Dissozialität/Delinquenz lediglich aus dem Wechselspiel von Risikofaktoren und protektiven Faktoren erklären zu wollen. Beginn, Verlauf und Beendigung delinquenten Verhaltens werden auch durch individuelle Entscheidungsprozesse beeinflusst, die wiederum durch ganz persönliche Erfahrungen und Wendepunkte in der Biografie herbeigeführt werden.
- Die bislang vorliegenden empirisch fundierten Delinquenztheorien versuchen, eine Vielzahl von Einzelaspekten zu integrieren und können auch Teilaspekte dissozialen und delinquenten Verhaltens gut erklären, ohne jedoch der Vielfalt abweichenden Verhaltens gerecht zu werden. Sie sind eher in der Lage, nicht zuletzt aufgrund der inzwischen vielfach bestätigten biologischen Risikofaktoren, ausagierendes Verhalten und Gewaltdelinquenz zu erklären als Straftaten, die sich im Verborgenen abspielen.

Ergebnisse von Längsschnittuntersuchungen

4.1 Die prognostische Bedeutung der Delinquenz im Kindesalter für die legale Entwicklung

Untersuchungen erwachsener Straftäter haben ergeben, dass die meisten von ihnen ihr erstes Delikt nicht erst im Erwachsenenalter begingen, sondern bereits vorher. Damit rückt das Kindes- bzw. Jugendalter als möglicher Ursprung delinquenter Aktivitäten in den Vordergrund. Die Frage, der in diesem Abschnitt nachgegangen werden soll, ist, welche Bedeutung überhaupt das Alter bei der ersten Tat für die Begehung weiterer Straftaten hat. Stellt ein früher Beginn ein schlechtes Omen dar oder ist Delinquenz in einem frühen Alter (z. B. Kindheit) eher als ein harmloses Durchgangsphänomen im Rahmen des Sozialisationsprozesses zu betrachten? Beide Aussagen sind, wie im Folgenden zu zeigen sein wird, in dieser allgemeinen Formulierung falsch.

Mit der strafrechtlichen Entwicklung polizeilich registrierter Kinder haben sich in Deutschland nur sehr wenige Untersuchungen befasst. Zu nennen sind insbesondere die Arbeiten von Pongratz et al. (1977), Spittler (1968), Steffen (1982), Traulsen (1974, 1976, 1985) und Weschke u. Krause (1982). Dies ist erstaunlich, da es bei Beschäftigung mit dieser Altersgruppe um den möglichen Einsatz präventiver Maßnahmen geht, die kriminelle Entwicklungen verhindern könnten, sofern Zusammenhänge zwischen der Delinquenz von Kindern und der von Strafmündigen bestehen.

Die Ergebnisse der deutschen Untersuchungen weisen insgesamt keinen Zusammenhang zwischen der Delinquenz im Kindesalter und späterer Straffälligkeit auf, wohl aber zwischen Jugenddelinquenz und Delinquenz im Erwachsenenalter. Für eine Fortsetzung der kriminellen Aktivitäten über das 14. Lebensjahr hinaus sind allerdings solche Kinder prädestiniert, die besonders viele und eher schwere Delikte vor dem 14. Lebensjahr begehen. Sie stellen aber nur einen geringen Anteil aller straffälligen Kinder dar.

Die erwähnten Untersuchungen bezogen sich auf selegierte Alterskohorten, deren Mitglieder in einem definierten Zeitraum Polizeikontakte hatten. Interessant ist die Frage, ob sich die Ergebnisse auch dann replizieren lassen, wenn unselegierte Stichproben unter Einbeziehung der unregistrierten Delinquenz im Längsschnitt untersucht werden.

Die einzige deutsche prospektive Längsschnittstudie wurde in der Zeit von 1977–1996 am Zentralen Institut für seelische Gesundheit in Mannheim durchgeführt (Esser et al. 1990, 1992; Lay et al. 2001; Schmidt et al. 2001; Schmidt et al. 2009). Eine Zufallsstichprobe von 8-jährigen Kindern wurde durch Problemkinder angereichert und im Alter von 13, 18 und 25 Jahren erneut untersucht (n=321). Gerichtliche Verurteilungen (richterliche Verwarnungen ausgenommen) wurden für das 14. bis 17. und das 18. bis 25. Lebensjahr erfasst, desgleichen unregistrierte Delikte. Die Zahl der verurteilten Personen verringerte sich vom Jugendalter bis in das Erwachsenenalter von n=29 auf n=19, wobei nur 7 der im Jugendalter Verurteilten im Erwachsenenalter erneut straffällig wurden. Unter Berücksichtigung der unregistrierten Delinquenz nahmen die Täterzahlen jedoch von 48 auf 72 zu. Von den 48 jugendlichen Tätern setzten 27 (das sind 56,3%) ihre Delinquenz über das 18. Lebensjahr hinaus fort, was wiederum die Bedeutung des Jugendalters für die fortgesetzte Delinquenzentwicklung unterstreicht. Leider lieferte die Mannheimer Untersuchung keine Daten, zur Delinquenz vor dem 14. Lebensjahr, sodass keine Zusammenhänge zur Delinquenz auf den nachfolgenden Altersstufen herstellbar sind.

Die Untersuchungen aus dem Ausland, in denen bekanntlich unterschiedliche Strafmündigkeitsgrenzen gelten, kommen mehrheitlich zu dem Ergebnis, dass delinquente Kinder ein höheres Risiko haben, im Jugend- und/oder Erwachsenenalter erneut straffällig zu werden (Kolvin et al. 1988; Osborn u. West 1978; Stattin u. Magnusson 1991, 1995).

McCord u. McCord (1959) stellten im Unterschied zu den vorhergehenden Untersuchungen fest, dass das Rückfallrisiko für kindliche Straftäter nicht höher als für Adoleszente ist. Von den unter 13-jährigen männlichen Straftätern waren nach dem 19. Lebensjahr prozentual genauso viele delinquent wie von der Altersgruppe der 13- bis 17-jährigen Straftäter (47 zu 52%). Auch nach Erreichen des 23. Lebensjahres blieb der Prozentsatz gleich (21 zu 22%).

Einen wesentlich engeren Zusammenhang zwischen Jugend- und Erwachsenendelinquenz stellte

Farrington (1983) in der »Cambridge Study in Delinquent Development« fest. Ausgewertet wurden die Verurteilungen der männlichen Probanden einer Alterskohorten zwischen ihrem 10. und 25. Lebensjahr. Von denjenigen, die im Jugendalter verurteilt worden waren (bis zum 16. Lebensjahr), wurden zwischen dem 17. und 25. Lebensjahr 70,5% erneut verurteilt, Nichttäter aber nur zu 16,4%. Eine nach Altersklassen differenzierte Auswertung ergab ein speziell für die kindlichen Täter ungünstiges Bild (Farrington u. Wikström 1994). Von den 10- bis 12-jährigen Tätern wurden zwischen dem 21. und 25. Lebensjahr 52,9% rückfällig, von den 13- bis 16-Jährigen aber nur 48,6% und von den 17- bis 20-Jährigen sogar nur 40,9%. Ein direkter Vergleich mit einer Stockholmer Untersuchung (»Project Metropolitan«) ergab ein ähnliches Muster (Farrington u. Wikström 1994). Von den 10- bis 12-jährigen Tätern wurden zwischen dem 21. und 25. Lebensjahr 38,2% rückfällig, von den 13- bis 16-Jährigen nur 32,7%. Bei den 17- bis 20-jährigen Tätern stieg dann die Rückfallrate wieder auf 41,7% und war damit etwa genau so hoch wie bei den 10- bis 12-Jährigen mit 38,2%. Probanden der Londoner Stichprobe, die schon sehr früh delinquent geworden waren (zwischen dem 10. und 12. Lebensjahr) begingen bis zum Alter von 24 Jahren am häufigsten Straftaten. Sie hatten in jeder Altersstufe die meisten Delikte begangen.

In der Literatur schwankt der Anteil der Adoleszenten, die gerichtlich verurteilt und als Erwachsene erneut straffällig wurden, zwischen 22% (McCord et al. 1959; Werner 1990) und 79% (McCord 1978). Die Mehrzahl der Raten liegt jedoch zwischen 1/3 und 2/3 aller adoleszenten Straftäter. Die Zahlen variieren zwar in Abhängigkeit von der Länge des Beobachtungszeitraums, belegen jedoch einen Zusammenhang zwischen Jugend- und Erwachsenendelinquenz. Dies gilt auch für Kinderdelinquenz, die sich in mindestens 40% der Fälle in das Jugend- bzw. Erwachsenenalter fortsetzt, wenn man Untersuchungen an unausgelesenen Stichproben heranzieht. Von den Kindern und Jugendlichen sind besonders diejenigen rückfallgefährdet, die mehrfach straffällig wurden.

Ein wichtiges Ergebnis von Längsschnittuntersuchungen ist nicht nur das Phänomen einer gewissen Kontinuität von Delinquenz, sondern auch das der zeitlichen Befristung. Die Delinquenz ist nämlich in starkem Maße altersabhängig, ihr Entwicklungsverlauf weist eine umgekehrte U-förmige Verteilung auf. Bis zum Alter von 17–20 Jahren nimmt die Delinquenz kontinuierlich zu, um danach schnell abzunehmen (Farrington 1995c; Kolvin et al. 1990; Stelly et al. 1998; Tolan u. Thomas 1995). Die Zunahme resultiert sowohl aus einer Steigerung der Täterzahlen (Prävalenz) als auch einer vermehrten Delikthäufigkeit einzelner Täter (Inzidenz). Einige wenige Delikte zeigen hiervon abweichende Verläufe. Sie kulminieren vor dem 17. oder nach dem 20. Lebensjahr (Farrington 1989a; Loeber u. Hay 1997; Pulkkinen 1988). Die meisten kindlichen bzw. jugendlichen Täter beenden im frühen Erwachsenenalter ihre delinquenten Aktivitäten. Nach Farrington (1986b) und Blumstein u. Cohen (1987) haben im Alter von 28 Jahren ca. 85% der ehemaligen Rechtsbrecher ihre delinquenten Aktivitäten eingestellt.

Die genannte Altersabhängigkeit gilt für beide Geschlechter und auch für die unregistrierte Delinquenz (Farrington 1990b; Lauritsen 1998). Somit scheint der überwiegende Teil des delinquenten Verhaltens ein entwicklungsabhängiges, d. h. zeitlich befristetes Phänomen zu sein. Die weitaus meisten Personen, die im Kindes- und Jugendalter delinquent geworden sind, beenden ihr straffälliges Verhalten.

Von einer Zunahme der unregistrierten Delinquenz im Längsschnitt berichten allerdings Figlio (1994) und Schmidt et al. (2001).

Für eine kleine Gruppe von Tätern gilt die Abnahme der Delinquenz mit dem Alter allerdings nicht. Es handelt sich um die sog. chronischen Straftäter (»persisting offenders«), die zumeist über ihr ganzes Leben ihre delinquenten Aktivitäten beibehalten (Blumstein u. Cohen 1979). Die Existenz dieses Tätertyps ist zweifelsfrei nachgewiesen. (Weitekamp 1996).

Man geht davon aus, dass ca. 5–7% der männlichen Bevölkerung zur Gruppe der chronischen Straftäter gehören, die innerhalb der männlichen Straftäter einen Anteil von 17–23% ausmachen (Farrington u. West 1993; Moffitt 1993a; Stattin u. Magnusson 1991; Tracy et al. 1990). Auf sie entfallen mehr als die Hälfte bis drei Viertel aller von einer Alterskohorte begangenen Straftaten, insbesondere die schwereren (Kerner 1989; Mednick u. Christiansen 1977; Tracy et al. 1990; Wilson u. Herrnstein 1985). Chronische Straftäter sind vor allem in neuropsychologischer Hinsicht auffälliger als Personen mit zeitlich limitierter Delinquenz (Kröber et al. 1994a,b; Moffitt 1990a, 1997; Moffitt u. Lynam 1994; Moffitt u. Silva 1988b,d; Moffitt et al. 1994). Diese und andere Befunde haben Moffitt (1993a) veranlasst, eine empirisch begründete Taxonomie delinquenten Verhaltens aufzustellen und zwischen einer auf das Jugendalter begrenzten (»adolescence limited«) und einer lebenslangen (»life-course-persistent«) Delinquenz zu unterscheiden (► Abschn. 3.4.3).

Ein weiteres Merkmal chronischer Straftäter ist, dass sie schon als Kinder ausgeprägt antisoziales Verhalten zeigen bzw. mit Straftaten wesentlich früher in Erscheinung treten als Täter, die nur während der Adoleszenz delinquent sind (Farrington 1995a; Pulkkinen u. Tremblay 1992; Stattin u. Magnusson 1991; Tremblay et al. 1992). Umgekehrt haben Menschen, die schon früh straffällig werden (»early starters«) ein größeres Risiko, chronische Delinquenz zu entwickeln (Farrington 1983; Patterson u. Yoerger 1993; Patterson et al. 1991, 1992a). So z. B. wurden in der »Cambridge-Somerville Youth Study« 72% aller Probanden, die vor dem 16. Lebensjahr arrestiert worden waren, zu Wiederholungstätern (McCord 1981). Stattin u. Magnusson (1991) fanden in der schwedischen Längsschnittuntersuchung, dass 70% der Jungen, die vor dem 15. Lebensjahr registriert worden waren, zwischen dem 21. und 29. Lebensjahr wieder rückfällig wurden. In der »Cambridge Study in Delinquent Development« hatten retrospektiv alle chronischen Straftäter ihr erstes Delikt vor dem 16. Lebensjahr begangen (Farrington 1983). Nach dem Ergebnis mehrerer Untersuchungen ist ein früher Delinquenzbeginn ein exzellenter Prädiktor für spätere Rückfälligkeit (Farrington 1983; Loeber u. Stouthamer-Loeber 1987; Robins 1966; Wolfgang et al. 1972).

Unter den Autoren besteht allerdings keine Einigkeit hinsichtlich der Definition eines frühen oder späten Delinquenzbeginns, sie verbinden mit den Begriffen »early starter«, »early onset« bzw. »late onset« unterschiedliche Altersvorstellungen. So setzten Kratzer u. Hodgins (1999) die Altersgrenze für »early starters« beim 18. Lebensjahr fest, McCord u. McCord (1959) beim 17. Lebensjahr, Simons et al. (1994) beim 14. Lebensjahr, Farrington u. Hawkins (1991) sowie Stattin u. Magnusson (1995) beim 13. Lebensjahr, Loeber et al. (1991) sowie Tolan u. Thomas (1995) beim 12. Lebensjahr und Moffitt et al. (1996) beim 11. Lebensjahr. Die Probanden, die jeweils älter waren, galten als Täter der Kategorie »late onset«. Berücksichtigt man nur Untersuchungen, die die Altersgrenze für »Early-onset«-Täter bei maximal 14 Jahren festgesetzt haben, dann weisen diese Probanden gegenüber den »Late-onset«-Tätern folgende Besonderheiten auf:

- Sie begehen häufiger Straftaten, sind also kriminell aktiver, wobei das Deliktspektrum breiter ist und eine höhere Bereitschaft zur Gewaltdelinquenz bzw. zu schwereren Delikten besteht (Farrington et al. 1990c; LeBlanc u. Frechette 1989; Moffitt et al. 1996; Piquero u. Chung 2001; Stattin u. Magnusson 1991; Tolan u. Thomas 1995).
- Die Dauer der kriminellen Aktivitätsphase ist länger (Farrington u. Wikström 1994; Farrington et al. 1990c; LeBlanc u. Frechette 1989).
- Sie sind in ihrem Verhalten aggressiver und dissozialer (Loeber et al. 1991; Moffitt et al. 1996; Patterson et al. 1992a; Patterson et al. 1998). Hierbei kann man ausschließen, dass das Verhalten eine Folge ihrer Straftaten bzw. der Sanktionen ist, denn sie waren bereits im Alter von 3–10 Jahren durch aggressives, sozial störendes Verhalten bzw. durch ein »schwieriges Temperament« aufgefallen (Farrington u. Hawkins 1991; Moffitt et al. 1996). Loeber et al. (1991) fanden außerdem bei ihnen die Merkmale »Depressivität« und »sozialer Rückzug« stärker ausgeprägt. Auch diese Merkmale scheinen nicht von Sanktionen abhängig zu sein, denn Loeber et al. wählten als Kriterium für einen frühen Einstieg nicht die registrierte, sondern die unregistrierte Delinquenz.
- Sie kommen häufiger aus sozial benachteiligten, großen Familien mit schlechten Wohnverhältnissen und einem niedrigen Einkommen (Aguilar et al. 2000; Patterson et al. 1992a; Piquero u. Chung 2001).
- In den Familien gibt es vermehrt Streit und die Familienstrukturen wechseln häufig (Aguilar

et al. 2000; Patterson et al. 1998; Piquero u. Chung 2001).
- Die emotionale Bindung an die Familie ist schwach und das Interesse der Eltern an der Person eines Kindes eher gering. Die Eltern kommen häufig ihrer Aufsichtspflicht nicht nach (Loeber et al. 1991; Moffitt et al. 1996).
- Berichtet wird ferner ein autoritärer Erziehungsstil sowie körperliche Misshandlungen (Aguilar et al. 2000; Farrington u. Hawkins 1991; Patterson et al. 1998).
- Die Delinquenz der Eltern hat keinen Einfluss auf den (frühen) Beginn der Delinquenz, wohl aber die der Geschwister (Farrington u. Hawkins 1991).
- Die Kinder weisen neuropsychologische Auffälligkeiten, einen niedrigen verbalen IQ sowie schlechte schulische Leistungen auf (Aguilar et al. 2000; Moffitt u. Lynam 1994; Moffitt et al. 1994; 1995; Piquero 2001). In der Längsschnittuntersuchung von Gibson et al. (2001) war ein niedriger verbaler IQ allein kein signifikanter Prädiktor für frühe Straffälligkeit, aber die Interaktion mit familiärer Belastung, entsprechend der Annahme Moffitts.

Die Merkmale, die »Early-onset«-Täter aufweisen, sind weitgehend mit denen der chronischen Straftäter identisch, was für die Theorie Moffitts spricht. Ein früher Delinquenzbeginn sagt aber keine chronische Delinquenz voraus. Eine erhöhte Wahrscheinlichkeit für persistierende Delinquenz haben allenfalls mehrfach straffällig gewordene Kinder.

Auch gibt es Probanden, die erst im Jugendalter straffällig werden und sich zu chronischen Tätern entwickeln ► Abschn. 3.4.3). Die »Early-onset«-Täter scheinen aber, ebenso wie die »Late-onset«-Täter, keine homogene Gruppe zu sein. Ein Merkmal allein (Alter bei Beginn) reicht offenbar nicht aus, um dem komplexen Phänomen der Delinquenz und ihrer Entwicklung gerecht zu werden.

Eine aktuelle Übersicht zur Entwicklungskriminologie findet sich bei Boers et al. (2009) .

4.2 Der Einfluss von Risikofaktoren

4.2.1 Die Bedeutung prospektiver Längsschnittstudien

Bei den prospektiven Längsschnittstudien unterscheidet man zwischen Untersuchungen vom Typus »real-time-prospective« und »catch-up-prospective«. Bei den Ersteren, auch sog. Echtzeit-Studien, werden vollständige Alterskohorten zu einem möglichst frühen Zeitpunkt (nach Möglichkeit bei Geburt) erhoben und bis zu einem bestimmten Lebensalter (nach Möglichkeit mehrfach) untersucht. Bei den Untersuchungen vom Catch-up-Typus beginnt die Erhebung und Erstuntersuchung – in der Regel handelt es sich um die Stichprobe einer Alterskohorte – erst ab einem bestimmten Alter. Zurückliegende Ereignisse werden retrospektiv erfasst, anschließend wird die Stichprobe prospektiv weiter verfolgt. Der Vorteil besteht darin, dass unnötige Wartezeiten vermieden werden, ohne auf eine unselegierte Population zu verzichten.

Stichprobenverzerrungen können bei den retrospektiv angelegten Studien (»follow-back«) auftreten, da hier eine in einer definierten Region lebende Stichprobe, die zusätzlich noch auf eine Problemgruppe eingeschränkt werden kann (z. B. delinquente Jugendliche), untersucht wird. Es werden nur zurückliegende bzw. aktuelle Daten erhoben, eine fortgesetzte Untersuchung findet nicht statt. Prospektive Längsschnittuntersuchungen erfassen eine bestimmte Population (z. B. eine Alters- oder Geburtskohorte) vergleichsweise vollständiger, da auch solche Mitglieder in die Untersuchung einbezogen werden, die nicht mehr in einer bestimmten Region leben. Ein weiterer Vorteil der prospektiven Längsschnittuntersuchung besteht darin, dass die Variablen genauer und zeitnaher gemessen werden. Erinnerungseinflüsse sowie retrospektive Fehlurteile und -einschätzungen, die durch die nachfolgende Entwicklung verfälscht werden können, lassen sich somit vermeiden. Einen ausführlichen Überblick über die Vor- und Nachteile der einzelnen Methoden geben Bergman (1996), Farrington (1992a), Farrington (1991a), Farrington et al. (1990b), Favard (1994), Harway et al. (1984), Janson (1996), Loeber u. Farrington (1994), Mednick (1981), Reiss

(1994), Robins (1980) und Stouthamer-Loeber et al. (1992).

Längsschnittuntersuchungen geben Aufschluss über die Bedeutung von Risikofaktoren und ermöglichen damit eine Vorhersage des Kriteriums. Voraussetzung hierfür ist, dass man die Risikofaktoren kennt bzw. herausfindet, sie zuverlässig erfasst und dann in einer Weise kombiniert, dass eine bestmögliche Vorhersage resultiert. Letzteres geschieht mit Hilfe multivariater statistischer Verfahren. Am häufigsten zur Anwendung kamen schrittweise multiple Regressionsanalysen, logistische Regressionen, Diskriminanzanalysen und (seltener) der LISREL-Ansatz unter Berücksichtigung der Pfadanalyse. Die Verfahren unterscheiden sich hinsichtlich der modelltheoretischen Annahmen, der Zielsetzungen sowie der Anwendungsvoraussetzungen (Verteilungsform der unabhängigen Variablen, Skalenniveau der Prädiktoren und des Kriteriums, Behandlung fehlender Daten, Größe der Stichprobe). Ihnen gemeinsam ist jedoch die Fähigkeit, Zusammenhänge zwischen Variablen zu überprüfen, die vom Untersucher als bedeutsam eingeschätzt werden. Es werden somit Strukturen überprüft. Davon zu unterscheiden sind solche multivariate Verfahren, die Strukturen entdecken (z. B. Cluster- oder Faktorenanalysen). Die Überprüfung der Zusammenhänge führt gleichzeitig zu einer Reduktion der Prädiktoren bzw. Diskriminatoren, da im Ergebnis nur solche berücksichtigt werden, die einen signifikanten Beitrag zur Vorhersage bzw. zur groben Trennung leisten.

Für die folgende Übersicht wurden nur Längsschnittuntersuchungen selegiert, die einen Real-time-prospective- oder einen Catch-up-prospective-Ansatz verfolgten. Retrospektiv oder querschnittlich angelegte Untersuchungen wurden folglich ausgeschlossen. Ferner mussten in den Längsschnittuntersuchungen multivariate Verfahren angewendet worden sein. Diese sollten Variablen aus mindestens zwei der folgenden Lebensbereiche berücksichtigt haben, die bereits vor Messung des Kriteriums (Delinquenz) ermittelt worden waren:

- Leistungsfähigkeit (Intelligenz, Entwicklungsstörungen, neuropsychologische Auffälligkeiten, schulische Leistungen),
- Psychische/psychiatrische Auffälligkeiten (Verhalten, Persönlichkeitsmerkmale, psychiatrische Diagnosen),
- Biologische Merkmale/körperliche Gesundheit,
- Strukturelle Merkmale der Familie (Vollständigkeit, Veränderungen),
- Pädagogisches Milieu (elterliche Aufsicht, Erziehungsstil),
- Abweichendes Verhalten der Eltern/Geschwister (Delinquenz, psychiatrische Erkrankungen, Alkohol- oder Drogenmissbrauch),
- Familiäre Konflikte (z. B. chronischer Streit),
- Sozioökonomische Verhältnisse (soziale Schicht, Bildungsniveau der Eltern, Wohnverhältnisse, Größe der Familie, Einkommen).

Untersuchungen, die sich nur mit speziellen Delinquenzformen beschäftigten, blieben unberücksichtigt (Arsenault et al. 2000; Mann et al. 1976).

4.2.2 Ergebnisse prospektiver Längsschnittuntersuchungen mit Schwerpunkt auf dem Kindes- und Jugendalter

Da das Hauptinteresse den Lebensabschnitten der Kindheit und Jugend galt, wurden schließlich nur solche Arbeiten ausgewertet, die in diesem Alter auch mit den Datenerhebungen begannen; Untersuchungen, die sich ausschließlich auf Erwachsene bezogen, blieben ausgeschlossen.

Die Anwendung der Kriterien führte zu einer drastischen Reduzierung von Untersuchungen, deren Ergebnisse im Folgenden nach dem erreichten Alter der verfolgten Kohorten den folgenden Lebensabschnitten zugeordnet wurden:

- Kindheit (bis 13 Jahre),
- Jugendzeit (14 bis 18 Jahre),
- jüngeres Erwachsenenalter (19 bis 29 Jahre),
- mittleres Erwachsenenalter (über 30 Jahre).

Die Ergebnisse werden jeweils getrennt für die registrierte und unregistrierte Delinquenz referiert. Für die registrierte Delinquenz wurden unterschiedliche Kriterien verwendet: Polizeikontakte, gerichtliche Verurteilungen oder Inhaftierungen.

Auf entsprechende Differenzierungen der Ergebnisse wurde jedoch verzichtet, um nicht die Übersicht zu verlieren.

Leider basiert die Mehrzahl der Untersuchungen nicht auf repräsentativen Stichproben. Bewusst wurden entweder Kinder und Jugendlichen aus unteren sozialen Schichten untersucht bzw. aus kriminell besonders gefährdeten Wohngebieten (»high crime areas«) oder die Autoren verwendeten sog. stratifizierte Stichproben, die einen erhöhten Anteil von Personen mit hohem Delinquenzrisiko enthielten. Die Verwendung solcher nicht repräsentativer Stichproben hat den Vorteil, dass mögliche Prädiktoren der Delinquenz stärker zum Vorschein kommen, jedoch den Nachteil, dass ihre Bedeutung gegenüber repräsentativen Stichproben künstlich erhöht wird. Ein stärkeres Gewicht ist daher Ergebnissen beizumessen, die sich auf repräsentative Stichproben beziehen.

Kindheit Mit der Vorhersage der **registrierten Delinquenz im Kindesalter** (bis zu 13 Jahren) haben sich nur wenige Untersuchungen befasst. Lediglich zwei stützen sich auf repräsentative Stichproben (Fergusson et al. 1990; Farrington 1986b).

Ungeachtet der Stichgruppenrepräsentativität und der Art der Delinquenz (registrierte und/oder selbstberichtete) kristallisieren sich vor allem Störungen des Sozialverhaltens bzw. Aggressivität als der wichtigste Prädiktor für Delinquenz im Kindesalter heraus. Eine weitere direkte oder indirekte Bedeutung kommt einem niedrigen IQ zu. Soweit bestimmte Verhaltensauffälligkeiten (Hyperaktivität, Impulsivität, Störungen der Aufmerksamkeit) in Kombination mit anderen Variablen untersucht wurden, so haben sich diese ebenso als prognostisch bedeutsam erwiesen. Desgleichen scheinen sich bestimmte familiäre Faktoren (Veränderung in der Elternstruktur, familiäre Belastungen) und elterliche Merkmale (strafender Erziehungsstil, schlechte Elternschaft, mangelnde Aufsicht, Streit zwischen den Eltern) auszuwirken, wobei insbesondere der Erziehungsstil in Wechselwirkung mit bestimmten Verhaltensauffälligkeiten der Kinder steht.

Jugendalter (14–18 Jahre) Zur Vorhersage der **registrierten Delinquenz im Jugendalter** (14–18 Jahre) liegen zahlreiche Studien vor, die alle eine Vielzahl unterschiedlicher Variablen (individuelle, familiäre oder soziale) aus dem vorangegangenen Lebensabschnitt der Probanden für die Prädiktion verwenden.

Eine Besonderheit stellen die Untersuchungen von White et al. (1990) und Fergusson u. Horwood (1995) dar, da in diesen eine Kombination von registrierter und unregistrierter Delinquenz als Kriterium verwendet wurde. Sofern die Autoren mehrere mathematische Verfahren gleichzeitig anwandten (z. B. multiple Regression, loglineare Analyse, logistische Regression), werden im Folgenden nur die Prädiktoren erwähnt, die übereinstimmend in jeweils zwei Verfahren identifiziert wurden. Dies betrifft die Untersuchungen von Farrington (1986) und Farrington u. Loeber (1999), die sich auf die Cambridge-Studie beziehen.

Signifikante Merkmale für die Vorhersage von Delinquenz im Jugendalter

- Grob- und feinmotorische Defizite im Vorschulalter (White et al. 1990)
- Verhaltensauffälligkeiten im Vorschulalter (inkl. HKS) (White et al. 1990)
- Psychosozialer Entwicklungsstand im Vorschulalter (White et al. 1990; Werner 1987)
- Hohes Aktivitätsniveau im Vorschulalter (Werner 1987)
- Niedriger Lebensstandard (Vorschulalter) (Werner 1987)
- Körperliche Behinderungen (Werner 1987)
- Störungen des Sozialverhaltens (Fergusson u. Horwood 1995)
- Risikofreudigkeit (Farrington u. Loeber 1999; Farrington 1986b)
- Geringe schulische Leistungen (Farrington u. Loeber 1999)
- Unbeliebtheit (Farrington u. Loeber 1999)
- Unehrlichkeit (Farrington 1986)
- Gerichtliche Verurteilungen (im Alter von 10–13 Jahren) (Farrington 1986)
- Strenger Erziehungsstil bzw. autoritäre Eltern (Farrington u. Loeber 1999)
- Mangelnde Supervision in Interaktion mit einem alleinerziehenden Elternteil (Henry et al. 1997)

▼

- Geringe familiäre Stabilität bzw. häufiger Elternwechsel, Trennung von leiblichen Eltern (Farrington u. Loeber 1999; Henry et al. 1993; Henry et al. 1997; Werner 1987)
- Eltern und/oder Geschwister delinquent (Farrington 1986b; Farrington u. Loeber 1999)

Die in Untersuchungen zur selbstberichteten Delinquenz (Dunkelfelddelinquenz) ermittelten Prädiktoren zur Voraussage von Delinquenz im Altersbereich von 14–18 Jahren unterscheiden sich nicht wesentlich von jenen, die registrierte Delinquenz voraussagen. Eine scharfe Trennung zwischen Prädiktoren, die registrierte Delinquenz voraussagen und solchen, die Dunkelfelddelinquenz voraussagen, ist nicht möglich.

Die Ergebnisse zur registrierten und unregistrierten Delinquenz bei Jugendlichen lassen sich nicht direkt vergleichen, da zum einen unterschiedliche Variablenkombinationen verwendet sowie bestimmte Variablen gar nicht erhoben wurden. Außerdem wurden diese nicht einheitlich definiert (z. B. familiäre Belastungen). Dennoch lassen sich zweifellos gewisse Übereinstimmungen feststellen. Sie betreffen individuelle Merkmale, Verhaltensauffälligkeiten, familiäre Belastungen, Einstellungen und Verhaltensweisen der Eltern sowie soziale Benachteiligungen.

Ein erstrangiger Risikofaktor für Delinquenz ist zweifellos die Zugehörigkeit zum männlichen Geschlecht. Dies drückt sich schon allein darin aus, dass die Mehrzahl der Untersuchungen keine Mädchen einbeziehen. Sodann ist ein sehr zuverlässiger Prädiktor jede Form von vorausgegangener Delinquenz bzw. abweichendem Verhalten, das mit Delinquenz eng assoziiert ist. Hierzu gehören Störungen des Sozialverhaltens sowie Aggressivität. Die Prognosefähigkeit dieser Verhaltensauffälligkeiten ist bereits im Vorschulalter nachweisbar. Ferner geht ein erhöhtes Risiko für spätere Delinquenz von umschriebenen Entwicklungsrückständen und einem geringen Verbal-IQ aus. Familiäre Belastungen in Form von schweren Gesundheitsproblemen der Eltern, Konflikten oder strukturellen Veränderungen (außer Tod eines Elternteils) können ebenfalls als gesicherte Einflüsse gelten. Außerdem spielen deviante Verhaltensweisen und Einstellungen der Eltern und/oder Geschwister (z. B. Delinquenz) eine Rolle. Delinquenzgefährdend sind ferner eine mangelnde elterliche Aufsicht und ein überwiegend strafender, autoritärer Erziehungsstil. Ein niedriger Lebensstandard bzw. eine soziale Benachteiligung der Familie bilden ebenfalls ungünstige Rahmenbedingungen. Die soziale Schichtzugehörigkeit, die sich allein an den Berufen der Eltern orientiert, hat entweder keinen oder allenfalls einen indirekten Einfluss (Elliott et al. 1989; Henry et al. 1993).

Jüngeres Erwachsenenalter (19–29 Jahre) Im Prinzip finden sich bei der Vorhersage der Delinquenz im Altersbereich von 19–29 Jahren die gleichen Prädiktoren wieder wie bei den Kindern und Jugendlichen. Bemerkenswert ist allerdings, dass der Erziehungsstil nicht mehr vorkommt. In der Cambridge-Studie sind lediglich »mangelnde erzieherische Kompetenz der Eltern« (Farrington u. Hawkins 1991) als signifikante Prädiktoren erwähnt. Desgleichen treten nicht mehr familiäre Defizite bzw. widrige familiäre Bedingungen in Erscheinung oder sind sogar nicht signifikant, wie in den Untersuchungen von Roff u. Wirt (1985) und Stevenson u. Goodman (2001). Einzige Ausnahmen sind die Untersuchungen von Lay et. al. (2001) und Patterson u. Yoerger (1999), die allerdings beide mit nicht repräsentativen Stichproben durchgeführt wurden. Patterson u. Yoerger (1999) stellten allerdings fest, dass die Merkmale »Veränderungen der Elternstruktur« sowie »antisoziales Verhalten in Klasse 4 und 12« nicht signifikant wurden, wenn zu den Prädiktoren das Merkmal »chronische Delinquenz bis zur Adoleszenz« hinzugefügt wurde, d. h. der beste Prädiktor für Arrest im Erwachsenenalter (18–22 Jahre) war vorausgegangene (chronische) Delinquenz.

Was individuelle Merkmale anbetrifft, so fällt auf, dass der IQ als Prädiktor keine Rolle mehr spielt. Dafür treten mehr schulische Variablen in den Vordergrund, die jedoch mit dem IQ in Zusammenhang stehen dürften. Bei Farrington u. Hawkins (1991) sind es schlechte schulische Leistungen, bei Hämäläinen u. Pulkkinen (1996) geringer Schulerfolg, bei Farrington (1986) Schulschwänzen, bei

Henry et al. (1999) ist es die geringe Schulbesuchszeit zwischen dem 15. und 21. Lebensjahr.

Für die Veränderungen in den prognoserelevanten Variablen können drei Bedingungen in Frage kommen: 1) Entweder hat sich die Bedeutung der Variablen zunehmend mit dem Alter der Probanden verändert oder 2) es handelt sich bei der Delinquenz, die im Alter zwischen 19 und 29 Jahren auftritt, um eine andere Qualität von Delinquenz als die der vorangehenden Altersgruppen. 3) Eine weitere Möglichkeit wäre eine Wechselwirkung zwischen beiden Erklärungsfaktoren. Näheren Aufschluss hierüber geben möglicherweise Untersuchungen, die die Delinquenz über das 30. Lebensjahr hinaus zum Gegenstand haben, und solche, die sich auf sehr lange Zeiträume beziehen. Deren Anzahl ist leider sehr gering.

Mittleres Erwachsenenalter (30 Jahre und älter)
Die registrierte Delinquenz zwischen dem 21. und 32. Lebensjahr konnte durch folgende Merkmale vorhergesagt werden (Farrington u. West 1995):
- registrierte Delinquenz (zwischen 10 und 20 Jahren),
- hohe selbstberichtete Delinquenz mit 18 Jahren (retrospektiv für 3 Jahre),
- antisoziales Verhalten (im Alter von 14 und 18 Jahren),
- schlechte schulische Leistungen (11 Jahre),
- schwerer Alkoholmissbrauch (18 Jahre),
- Trennung von einem Elternteil (10 Jahre),
- Scheidung/Trennung (26 Jahre),
- keine dauerhafte Ehe (26 Jahre).

Da Farrington u. West (1995) zwei mathematische Verfahren zur Vorhersage der Delinquenz für die Altersbereiche 27–32 und 21–32 Jahre verwendeten, wurden nur diejenigen Variablen angegeben, die jeweils in beiden Verfahren Signifikanz ergaben.

Persistierende Straftäter im Altersbereich von 21–32 Jahren konnten im Vergleich zu den Straftätern, die in diesem Alter keine Delikte mehr begingen (»desisters«) durch folgende Variablen vorhergesagt werden (Farrington u. Hawkins (1991):
- niedriger verbaler IQ (8–10 Jahre),
- geringe Bindung an die Schule (16 Jahre),
- geringe Freizeitaktivitäten mit dem Vater (11 Jahre),
- keine(!) schlechten Wohnverhältnisse (8–10 Jahre),
- schwerer Alkoholmissbrauch (18 Jahre),
- keine Arbeit (18 Jahre).

Beschränkt man sich zunächst auf die Vorhersage der registrierten und unregistrierten Delinquenz im Altersbereich zwischen 21 und 32 Jahren (Farrington u. West 1995), so ist festzustellen, dass Delinquenz (registrierte oder unregistrierte) oder antisoziales Verhalten in der Vorgeschichte als stabiler Prädiktor erhalten bleibt. Letzteres scheint sich in Form von Alkoholismus, Tätowierungen und häufiger Arbeitslosigkeit (mit 18 Jahren) fortzusetzen. In den Familienvariablen bleibt die Trennung von einem Elternteil (mit 10 Jahren) als Risikofaktor bestehen. Der Erziehungsstil tritt hingegen, wie bereits in der Altersgruppe der 19- bis 29-Jährigen, nicht mehr auf. Von den individuellen Merkmalen bleiben nur noch schlechte schulische Leistungen (mit 11 Jahren) übrig. Das Scheitern der Ehe bzw. der Singlestatus (im Alter von 26 Jahren) sind als Prädiktoren problematisch, da sie in die Zeitspanne des vorherzusagenden Kriteriums fallen und somit hiervon beeinflusst sein könnten.

Da sich chronische bzw. persistierende Delinquenz ohnehin in größeren Zeiträumen manifestiert, erscheint es sinnvoll, den gesamten Zeitraum der Strafmündigkeit in Betracht zu ziehen. Ein Vergleich mit nichtchronischen Straftätern (Farrington u. West 1993) oder solchen Straftätern, die nach dem 21. Lebensjahr nicht mehr verurteilt wurden (Farrington u. Hawkins 1991), zeigt, dass individuelle Merkmale (Störung des Sozialverhaltens, geringe Konzentrationsfähigkeit, niedriger verbaler IQ), Merkmale der Familie (delinquente Geschwister, Desinteresse der Eltern an Bildung, geringe Freizeitaktivitäten mit dem Vater) sowie soziale Merkmale (niedrige soziale Schicht) bedeutsame Prädiktoren sind. Der Erziehungsstil spielt als Prädiktor der chronischen Delinquenz im Erwachsenenalter keine Rolle.

Die Wahrscheinlichkeit, jemals im Leben straffällig zu werden, wird durch eine Reihe von individuellen, familiären und sozialen Faktoren erhöht. Dies lässt sich aus repräsentativen Untersuchungen mit einem breiten Beobachtungszeitraum (10–33

Jahre) ableiten (Farrington 1993; Farrington u. West 1993; Kolvin et al. 1990).

Zu den individuellen Merkmalen gehören: Risikobereitschaft, Störung des Sozialverhaltens, schlechte schulische Leistungen, Unehrlichkeit sowie Kontaktfreudigkeit (viele Freunde). Die familiären Merkmale sind: Eltern vorbestraft, Trennung von Eltern, große Familie, Vater ungebildet, Geschwister verhaltensauffällig. Das familiäre Klima ist durch mangelnde Fürsorge bzw. Zuwendung der Eltern gekennzeichnet. Hinsichtlich sozialer Einflüsse werden vor allem die schlechten Wohnverhältnisse genannt. Die meisten Merkmale sind bei chronischen Straftätern ausgeprägter.

Die jüngste Auswertung der Daten aus der Cambridge-Studie, in der die dissoziale und strafrechtliche Entwicklung von 411 Männern von ihrem 8. bis zum 50. Lebensjahr durch wiederholte Befragungen und Auskünfte aus dem Strafregister verfolgt wurde, erbrachte folgende Ergebnisse (Farrington et al. 2009):

- Es wurden 41% der befragten Männer bis zum Alter von 50 Jahren strafrechtlich verurteilt, wobei auf jede strafrechtliche Verurteilung durchschnittlich 39 selbstberichtete Straftaten kamen.
- Stärkste Risikofaktoren waren: ein verurteiltes Familienmitglied, gestörte Familienverhältnisse, unzureichende elterliche Aufsicht, geringe Schulleistungen und hohe Risikobereitschaft.
- Im Hinblick auf die Lebensbewährung zeigte sich, dass Männer, die nach ihrem 21. Lebensjahr nicht mehr strafrechtlich verurteilt wurden, mit jenen vergleichbar waren, die noch nie strafrechtlich verurteilt worden waren.

Aus diesen Ergebnissen ziehen die Autoren den Schluss, dass Interventionen, die sich auf frühkindliche Risikofaktoren konzentrieren am ehesten geeignet sind, Kriminalität zu reduzieren.

4.2.3 Zur Spezifitätsfrage

Als nächstes stellt sich die Frage, inwieweit die Risikofaktoren spezifisch für Delinquenz sind oder nicht generell die Wahrscheinlichkeit für soziale, psychische oder gesundheitliche Abweichungen erhöhen. Erst wenn dies nachgewiesen würde, könnte man speziell von Delinquenzrisiken sprechen.

Für das Kindesalter liegt hierzu eine einzige, bereits erwähnte Untersuchung vor. Fergusson et al. (1990) erhoben im Rahmen der neuseeländischen »Christchurch Health and Development Study« neben der registrierten und unregistrierten Delinquenz bis zum Alter von 11 Jahren folgende abhängige Variablen: Körperliche Erkrankungen, Teilnahme an Frühförderung, Leistungsprobleme in der Schule sowie Störungen des Sozialverhaltens. Die Geburtskohorte bestand aus über 1000 Jungen und Mädchen. Das Ergebnis war, dass keiner der Prädiktoren (Summe widriger Lebensumstände, soziale Benachteiligung der Familie, Lebensstandard und Einkommen) irgendeines der Kriterien spezifisch mit Hilfe von LISREL vorhersagen konnte. Die Prädiktoren erhöhten generell und unspezifisch die Vulnerabilität der Kinder.

Zu ähnlichen Ergebnissen kamen auch andere Untersuchungen. So fanden Roff u. Wirt (1985), die an einer großen Stichprobe von Schülerinnen und Schülern der 3. bis 6. Klasse bis zum Alter von 17 Jahren die delinquente Entwicklung sowie das Vorkommen psychiatrischer Erkrankungen untersuchten, dass Aggressivität im Kindesalter auch bei denjenigen höher ausgeprägt war, die nur im Erwachsenenalter, aber nicht im Jugendalter, auffällig wurden.

Aggressivität korrelierte (über alle Altersgruppen) nicht mit psychiatrischer Behandlung, aber bei beiden Geschlechtern mit der Diagnose einer antisozialen Störung nach DSM-III. Vereinfacht ausgedrückt war Aggressivität das Merkmal, das deutlich zwischen registrierten Personen (Jugendliche und Erwachsene) und psychiatrisch Behandelten unterschied.

In der »Kauai Longitudinal Study« Werner (1990) unterschieden sich alle drei Problemgruppen (Straftäter, psychiatrisch Auffällige sowie Straftäter, die auch psychiatrisch auffällig waren) von den Jugendlichen, die keinerlei Probleme aufwiesen, in folgenden Merkmalen:

- niedrige soziale Schicht (Jungen und Mädchen),
- niedrige Intelligenz der Mutter (im Alter von 2 Jahren: nur Jungen),

- Sonderbeschulung (im Alter von 10 Jahren: Jungen und Mädchen),
- Konflikte mit der Mutter (11–18 Jahre: nur Mädchen),
- Konflikte mit dem Vater (11–18 Jahre: nur Mädchen),
- Heirat im Teenageralter (nur Mädchen).

Die delinquenten Jungen unterschieden sich in keinem einzigen Merkmal spezifisch von den anderen Gruppen, d. h., die Risikofaktoren waren auch bei den anderen Problemgruppen wirksam (psychiatrisch auffällige Probanden allein und/oder in Kombination mit Delinquenz). Delinquente und zugleich psychiatrisch auffällige Probanden zeigten die höchsten Auffälligkeitswerte.

Eine sehr umfangreiche und methodisch sehr anspruchsvolle Untersuchung zum Thema Spezifität stellt die »National Youth Survey« (Elliott et al. 1989) dar. Das Besondere an ihr ist, dass die Vorhersagekriterien (Delinquenz, Alkohol- und Drogenmissbrauch, psychiatrische Erkrankungen) über jährliche Selbstberichte erhoben wurden. Die repräsentative Stichprobe bestand aus 1725 Jungen und Mädchen im Alter von 11–17 Jahren, die prospektiv über einen Zeitraum von 8 Jahren untersucht wurden.

Psychiatrische Erkrankungen wurden direkt durch folgende Variablen beeinflusst:

- negative Einstellung zu familiären Normen,
- geringe Bindung an die Familie (verbrachte Zeit),
- schulische Belastung bzw. Überforderung,
- Rasse (Nichtweiße waren häufiger psychiatrisch auffällig).

Chronologisch betrachtet ging delinquentes Verhalten den psychiatrischen Auffälligkeiten voraus, beide waren Vorläufer von Drogenmissbrauch. Drogenmissbrauch führte also nicht zu Delinquenz sondern umgekehrt. Fast alle Straftäter hatten auch Alkoholmissbrauch betrieben. Die Korrelationen zwischen Delinquenz einerseits und Alkohol- und Drogenmissbrauch sowie psychiatrische Erkrankungen andererseits waren signifikant positiv, d. h., dass die Wahrscheinlichkeit, eine der Auffälligkeiten zu entwickeln stieg, wenn bereits eine vorlag.

Zusammenfassend kann zur Spezifitätsfrage Folgendes ausgeführt werden: Die nur wenigen Untersuchungen zur Spezifität von Prädiktoren legen den Schluss nahe, dass für die Vorhersagbarkeit von Delinquenz, psychiatrische Erkrankungen sowie Alkohol- und Drogenmissbrauch tatsächlich unterschiedliche Prädiktoren und Kombinationen von Prädiktoren maßgeblich sind. Als spezifisch für Delinquenz können bislang nur wenige Merkmale gelten. Es sind dies das Geschlecht, Aggressivität und delinquente Freunde. Bestimmte widrige Lebensumstände und familiäre Merkmale sagen spezifisch die Delinquenz bei Mädchen voraus aber nicht bei den Jungen (Werner 1990). Überhaupt scheinen sich widrige familiäre Bedingungen vielmehr auf psychiatrische Störungsbilder als auf Delinquenz auszuwirken.

Da in den meisten kriminologischen Längsschnittuntersuchungen nur die Delinquenz untersucht wurde und nicht auch andere Abweichungen (psychiatrische Erkrankungen, Alkohol- und Drogenmissbrauch, unangepasstes Sozialverhalten), können die gefundenen Prädiktoren nicht allein auf die Delinquenz bezogen werden. Viel wahrscheinlicher ist, dass die meisten Prädiktoren unspezifisch sind, d. h. gleichzeitig auch andere Abweichungen vorhersagen. Um hierzu gesicherte Aussagen machen zu können, sind jedoch weitaus mehr prospektive, interdisziplinäre Längsschnittuntersuchungen erforderlich, die nicht nur die Delinquenz als einzige Form von Devianz berücksichtigen.

4.3 Protektive Faktoren

Risikofaktoren erhöhen die Vulnerabilität eines Menschen für abweichendes Verhalten oder Erkrankungen. Im Falle der Delinquenz fördern sie die Bereitschaft, Straftaten zu begehen. Im Gegensatz hierzu steht das Konzept der Widerstandsfähigkeit (»resilience«), das auf der Wirksamkeit sog. protektiver Faktoren basiert. Nach Rutter (1985) sollte ein Faktor nur dann als protektiv bezeichnet werden, wenn er bei vorhandener Risikobelastung Delinquenz verhindert bzw. reduziert.

Während es über Risikofaktoren eine kaum übersehbare Zahl von Publikationen gibt, wurden protektive Faktoren relativ selten untersucht. Dabei ist unzweifelhaft, dass solche Faktoren existieren, denn ansonsten wäre nicht zu erklären, warum Kinder bzw. Jugendliche, die kriminogenen Lebensbedingungen ausgesetzt sind, im Verlauf ihres Lebens keine Straftaten begehen. Bereits Robins (1978) und später Moffitt et al. (1996) haben nachgewiesen, dass ca. die Hälfte der Kinder, die eine Störung des Sozialverhaltens hatten, später nicht kriminell wurden. Patterson et al. (1998) fanden ebenso, dass 50% der Kinder, die im Alter von 9–10 Jahren ein gestörtes Sozialverhalten aufwiesen, bis zu ihrem 18. Lebensjahr nicht arrestiert wurden. In der Kauai-Studie von Werner u. Smith (1992) wurden ein Drittel der Kinder mit einem hohen kriminellen Risiko später zu sozial angepassten Erwachsenen. Etwas niedriger war der Anteil in der Cambridge-Studie. Von den 63 vulnerablen Jungen (mindestens drei Risikofaktoren für Delinquenz im Kindesalter vorhanden) blieben bis zum Alter von 32 Jahren 17 straffrei, das sind knapp 27% der Stichprobe. In der »Newcastle 1000 Family Study« fanden Kolvin et al. (1988), dass von den 178 männlichen Kindern, die im Alter von 5 Jahren mindestens ein Deprivationssyndrom aufwiesen (z. B. Krankheit der Eltern, Vernachlässigung des Kindes, instabile Beziehung der Eltern), bis zum Alter von 32–33 Jahren 34,8% einen Eintrag im Strafregister hatten, somit also sogar zwei Drittel unbestraft blieben. Vereinfacht kann man sagen, dass von den risikobelasteten Kinder etwa ein Drittel und mehr später nicht mehr mit dem Gesetz in Konflikt kommen.

Daraus ergibt sich die Frage, welche Merkmale diese Kinder daran hindern, delinquent zu werden.

4.3.1 Zur Wirkungsweise protektiver Faktoren

Nach bisherigen Erkenntnissen gibt es nur sehr wenige Merkmale, die ausschließlich protektiv wirken (Farrington 1994; Loeber et al. 1998; Stouthamer-Lober et al. 1993). Ein typisches Beispiel hierfür ist die Intelligenz. Niedrige Intelligenz stellt einen Risikofaktor dar (Moffitt 1993b), hohe Intelligenz hingegen einen protektiven Faktor (Kandel et al. 1988; White et al. 1989). Ähnlich verhält es sich mit den Merkmalen Schulerfolg, Geselligkeit, Ängstlichkeit, Aggressivität usw. Da die Risiko- und protektiven Faktoren die Kehrseite ein- und derselben Medaille sind, kann man die meisten Variablen nicht generell als protektiv bezeichnen, sondern nur bestimmte Ausprägungen von ihnen. Eine Ausnahme stellen nominalskalierte bzw. dichotome Variablen dar (z. B. ethnische Zugehörigkeit, Geschlecht).

Ein Problem von protektiven und Risikomerkmalen ist, dass sie miteinander in Wechselwirkung stehen, und sich gegenseitig auf vielfältige Weise beeinflussen können. Ein Beispiel für einen sogar additiven Effekt ist die Wechselwirkung zwischen Schüchternheit/sozialem Rückzug und Aggressivität. Schüchternheit bzw. sozialer Rückzug hat sich als zuverlässiges protektives Merkmal erwiesen (Farrington et al. 1988a; Haapasalo et al. 2000). Tritt aber Schüchternheit/sozialer Rückzug in Kombination mit Aggressivität auf, so steigt die Delinquenz (Ensminger et al. 1983; Farrington et al. 1988a; McCord 1987). Dies scheint selbst für lange Zeiträume zu gelten. In der Untersuchung von McCord (1987) begingen Kinder, die im Alter von 7–8 Jahren von ihren Lehrern als schüchtern und aggressiv beurteilt wurden, in den folgenden 40 Jahren die meisten Straftaten.

Jessor et al. (1995) gingen speziell der Frage nach, zu welchen Anteilen protektive und Risikofaktoren problematisches Verhalten erklären. Zu diesem Zweck untersuchten sie Schülerinnen und Schüler der 7. und 9. Klasse (n=2410) über einen Zeitraum von vier Jahren. Das Problemverhalten wurde jährlich mit einem Fragebogen, der folgende vier Bereiche umfasste, eruiert: 1) Alkoholmissbrauch, 2) selbstberichtete Delinquenz, 3) Marihuanakonsum und 4) Sexualverkehr. Die Antworten wurden zu einem Gesamtwert zusammengefasst (»Multi-Problem-Behavior-Index«). Als unabhängige Variablen dienten eine Reihe von protektiven und Risikovariablen, die jeweils den Bereichen Persönlichkeitsmerkmale, Umgebung (z. B. Beziehung zu Erwachsenen, soziale Kontrolle, Freunde) und eigenem Verhalten (prosoziales Verhalten, Schulerfolg) entstammten. Aus den Antworten wurde ein Protektions- und Risikoindex gebildet. Die Auswertung mittels hierarchischer multipler Regressionsanalysen ergab, dass die Risikofaktoren 23% der Varianz aufklärten, die protektiven Faktoren 24% und Interaktion von beiden 25%. Jessor et al. berechneten die Varianzaufklärung für jeden der vier Problembereiche und fanden die Ergebnisse bestätigt, also auch für die selbstberichtete Delinquenz. Mit zunehmender Zahl protektiver Faktoren nahm das Problemverhalten ab und mit zunehmender Zahl von Risikofaktoren entsprechend zu. Aus den Ergebnissen wird deutlich, dass die Bedeutung protektiver Faktoren nicht unterschätzt werden darf. Die Beachtung, die bislang Risikofaktoren in der kriminologischen Forschung gefunden haben, erscheint demnach zu einseitig.

4.3.2 Zur Identifikation von protektiven Faktoren in Längsschnittstudien

Welche Faktoren bzw. Merkmale protektiv wirken, wurde in drei großen Längsschnittstudien ausführlich untersucht. Es handelt sich um die »Newcastle 1000 Family Study« von Kolvin et al. (1990), die »Kauai Longitudinal Study« von Werner (1990, 1987, 1996, 1989) und die »Cambridge Study in Delinquent Development« von Farrington et al. (1988a). Alle drei Studien verfolgten ihre Probanden bis zum 31. bis 33. Lebensjahr und untersuchten die Auswirkungen von protektiven und Risikofaktoren auf die registrierte Delinquenz. In methodischer Hinsicht wählten sie das gleiche Vorgehen. Probanden, die während ihrer Kindheit kriminogenen Risikofaktoren ausgesetzt waren und später Straftaten begingen, wurden mit Probanden verglichen, die ebenso Risikofaktoren ausgesetzt waren, jedoch keine (registrierten) Straftaten begingen.

In der **»Newcastle 1000 Family Study«** wurden Probanden als risikobelastet definiert, wenn sie bis zu ihrem 5. Lebensjahr mindestens eines der folgenden Deprivationskriterien aufwiesen: Trennung der Eltern durch Tod oder Scheidung, Krankheit der Eltern, schlechte häusliche Versorgung, Abhängigkeit von sozialer Unterstützung, enge Wohnverhältnisse, geringe mütterliche Qualitäten. Von den 847 Familien erfüllten 43,1% mindestens ein Kriterium. Bis zum 33. Lebensjahr wurden 18,3% (n=149) aller Probanden straffällig. Innerhalb der Gruppe der Probanden mit einer Risikobelastung (n=365) wurden Straftäter (n=104) mit Nichtstraftätern (n=261) verglichen und protektive Faktoren getrennt für das Alter von 5, 10, 11 und 15 Jahren ermittelt. Die Ergebnisse sind in ◘ Tab. 4.1 enthalten.

Die Ergebnisse, die auf Vergleichen zwischen delinquenten und nichtdelinquenten Probanden innerhalb der risikobelasteten Personen basieren, sind mindestens auf dem 5%-Niveau signifikant. Eine Alphakorrektur wurde jedoch nicht durchgeführt, sodass die Anzahl der protektiven Faktoren in Wirklichkeit geringer sein dürfte. Dennoch wird deutlich, dass es entscheidend vom Alter und vom Geschlecht abhängt, welche Faktoren eine protektive Wirkung haben. Lässt man einmal das Alter von 5 Jahren wegen der spezifischen Entwicklungsbedingungen außer Betracht und berücksichtigt nur die protektiven Faktoren in den Altersgruppen 10, 11 und 15 Jahren, so lässt sich bei beiden Geschlechtern der Faktor Schule (Interesse an Schule, gute schulische Leistungen) als protektiv wirksam erkennen. Speziell im Alter von 10–11 Jahren spielt bei beiden Geschlechtern die Beaufsichtigung eine Rolle. Nur bei den Mädchen bietet in beiden Altersstufen die Präsenz des Vaters einen Schutz, im Alter von 10–11 Jahren ist die Geselligkeit protektiv und im Alter von 13 Jahren die gute körperliche Entwicklung. Die genannten Faktoren wirkten sich bis zum 33. Lebensjahr protektiv aus.

In der Kauai-Studie verglich Werner die Kinder mit einem hohen Delinquenzrisiko, die bis zum 18. Lebensjahr nicht straffällig wurden, mit denen, die – bei gleicher Risikobelastung – polizeilich registriert wurden (Werner 1987). Als risikobelastet wurden Kinder definiert, die aus armen Familien stammten, Geburtskomplikationen hatten, familiärem Stress ausgesetzt waren und deren Mütter eine geringe Schulbildung aufwiesen. Die Faktoren mussten vor dem 2. Lebensjahr vorhanden gewesen sein. Es waren 74 Kinder der Alterskohorte (n=698) risikobelastet, wurden aber nicht straffällig. Darüber hinaus zeigten diese Kinder keine gravierenden Lern- oder Verhaltensprobleme in der Kindheit und Adoleszenz, keines hatte die Sonderschule besucht oder benötigte eine psychiatrische Behandlung.

◘ Tab. 4.2 zeigt die Ergebnisse der Diskriminanzanalysen, getrennt nach Geschlecht und Alter, in dem sich Unterschiede zwischen vulnerablen und widerstandsfähigen Kindern (bei gleich hoher Risikobelastung) fanden.

Tab. 4.1 Wirksame protektive Faktoren für die Delinquenz bis zum 33. Lebensjahr im Alter von 5, 10–11 und 15 Jahren. (Mod. nach Kolvin et al. 1990)

Alter	Nur Jungen	Nur Mädchen	Jungen und Mädchen
5 Jahren	- gute mütterliche Qualitäten - keine räumliche Enge - Gesundheit der Mutter bei Geburt des Kindes - kleine Familie (≤3 Kinder) - Eltern erwerbstätig - Körpergröße im Alter von 3 Jahren (≥0,91 m)	- Keine Abhängigkeit der Familie von sozialer Unterstützung - Keine Unfälle vor dem 5. Lebensjahr	-
10–11 Jahren	- Mitgliedschaft in einem Jugendklub - Gute Rechtschreibleistungen - Ausdauer - Gute Rechenleistungen	- Vater vorhanden - Geselligkeit	- Beaufsichtigung - Zuverlässigkeit
15 Jahren	- Guter Wortschatz - Gute Leseleistungen - Regelmäßiger Schulbesuch	- Körpergröße im Alter von 13 Jahren (≥1,47 m) - Vater vorhanden - Fortsetzung der schulischen Weiterbildung	- Konzentrationsfähigkeit - Ausdauer - Positive Einstellung zur Schule - Interesse der Familie an Schule

Wie bereits bei Kolvin et al.(1990), so zeigt sich auch hier, dass es kaum Faktoren gibt, die generell wirksam sind, sondern dass die protektive Wirkung alters- und geschlechterabhängig ist. Nur einige wenige Faktoren sind alters- und geschlechterunabhängig (s. Tabellenspalte »Jungen und Mädchen«). Sie alle haben mit der Qualität von Beziehungen zwischen Eltern sowie zwischen Eltern und Kind zu tun. Daneben gibt es individuelle Merkmale (Gesundheit, angepasstes Verhalten, soziales Interesse) sowie Merkmale der Familie (Anzahl Kinder, Anzahl Erwachsene, Rangfolge bei Geburt, familiärer Zusammenhalt), die sich alters- und geschlechterspezifisch auswirken. So z. B. wurden Jungen eher vor Delinquenz geschützt, wenn die Mutter nicht berufstätig und der Vater präsent war. Bei den Mädchen verhielt es sich – wie eine spezielle Diskriminanzanalyse bis zum Alter von 10 Jahren zeigte – genau umgekehrt. Die permanente Abwesenheit des Vaters und die Berufstätigkeit der Mutter wirkten protektiv, da die Mädchen zusätzliche Verantwortung im Haushalt und in der Betreuung junger Geschwister übernehmen mussten. Ein höheres Maß an Selbständigkeit und Autonomie war auch bei den Jungen ein Schutz vor Delinquenz, allerdings bereits im 2. Lebensjahr. Werner zog aus ihren Ergebnissen den Schluss, dass konstitutionelle Faktoren (Gesundheit/Temperament) ihre größte Bedeutung in der früheren und mittleren Kindheit haben, während ökologische Faktoren (Struktur und Zusammensetzung der Familie) und kognitive Fähigkeiten im Alter von 10 Jahren an Bedeutung gewinnen. In der Adoleszenz dominieren die Qualität der innerfamiliären Beziehungen sowie die Abwesenheit von belastenden Lebensereignissen.

Werner setzte die Längsschnittuntersuchung fort und verfolgte die Geburtskohorte bis zu ihrem 32. Lebensjahr, wobei folgende Ergebnisse bemerkenswert sind:

- Die Auswertung von Strafregisterauszügen ergab, dass die Mehrzahl der bis zum 18. Lebensjahr delinquenten Jugendlichen danach nicht mehr straffällig wurde (Werner 1996, 1989).

Tab. 4.2 Wirksame protektive Faktoren für die Delinquenz bis zum 18. Lebensjahr für Jungen, Mädchen sowie Jungen und Mädchen gegliedert nach Lebensjahren. (Mod. nach Werner 1987)

Lebensjahr	Jungen	Mädchen	Jungen und Mädchen
1.	– Alter der Mutter bei Geburt (je jünger, desto protektiver) – Rangfolge bei Geburt (je höher der Rang, desto protektiver) – Wenig Verhaltensauffälligkeiten – Positiver Umgang der Mutter mit dem Kind	– Eltern mindestens durchschnittlich intelligent – Aufmerksamkeit gegenüber dem Kind	– Keine längere Trennung von der Mutter – Ausgeglichenes Temperament (pflegeleicht)
2.	– Körperliche Gesundheit – Autonomie – Fähigkeiten zur Selbsthilfe – Weniger schwere oder wiederholte Erkrankungen – Kein länger dauernder Familienzerfall – Weniger Elternkonflikte	– Sozial interessiert – Weniger belastende Lebensereignisse	– Positive Eltern-Kind-Interaktion
2. bis 10.	– Vater nicht ständig abwesend – Mutter weniger berufstätig – Weniger chronische oder wiederholte Erkrankungen der Eltern – Geringere Anzahl verstorbener Geschwister – Emotionale Unterstützung zu Hause – Geringe Fehlerzahl im Bender-Gestalt-Test	– Geschwister verlässt den Haushalt – Weniger Kinder im Haushalt – Anzahl der Erwachsenen im Haushalt (je höher, desto protektiver)	– Weniger chronischer Familienstreit
10. bis 18.	–	– Qualität der Mutter-Tochter-Beziehung	– Qualität der familiären Beziehungen – Weniger belastende Lebensereignisse

- Beim Vergleich chronischer Straftäter, die im Jugend- und Erwachsenenalter Straftaten begangen hatten, mit hoch risikobelasteten Probanden (vier und mehr Risikofaktoren vor dem 2. Lebensjahr), die sich nach dem 18. Lebensjahr zu sozial angepassten Erwachsenen entwickelten (»desisters«), d. h. keine Straftaten mehr begingen, ergaben sich folgende Cluster von protektiven Faktoren:
  - Temperamentsmerkmale (Gesundheit, Autonomie, soziales Interesse, Aktivität),
  - Fähigkeiten und Werthaltungen (gute schulische Anpassung und Leistung, häusliche Verpflichtungen),
  - elterliche Kompetenzen und Erziehungsstil,
  - Unterstützung durch Erwachsene inner- und außerhalb der Familie,
  - Eröffnung von Möglichkeiten in kritischen Übergangsphasen.

Dass Menschen nicht nur auf Umwelten reagieren, sondern sie auch aktiv gestalten, belegt das Ergebnis, dass Probanden mit positiven Eigenschaften eher in der Lage waren, sich günstige Lebensumwelten zu suchen bzw. zu schaffen und angebotene Chancen zu ergreifen. Zu den stärksten protektiven Faktoren zählten die Schulbildung und das Engagement in kirchlichen Organisationen.

Die protektive Wirkung des Faktors Schule bestätigte sich auch in der Untersuchung von Henry et al. (1999) an über 1000 Jungen und Mädchen, die längsschnittlich bis zum Ende des 21. Lebensjahres verfolgt wurden. Die Dauer des Schulbesuchs zwischen dem 15. und 21. Lebensjahr hatte bei Jungen und Mädchen einen signifikanten reduzierenden Einfluss auf die selbstberichtete Delinquenz im Alter von 21 Jahren. Auch die registrierte Delinquenz bis zum 21. Lebensjahr verringerte sich bei den Jungen durch den Schulbesuch. Bei den Mädchen wurde der Einfluss auf die registrierte Delinquenz nicht untersucht. Mögliche Einflüsse des IQ und der sozialen Schicht wurden im Rahmen der multivariaten Regressionsanalysen kontrolliert.

Im Rahmen der »Cambridge Study in Delinquent Development« (Ausgangsstichprobe ausschließlich Jungen, n=411) untersuchte Farrington (1994) die Auswirkungen von Risiko- und protektiven Faktoren auf die Delinquenz in verschiedenen Altersabschnitten, wobei folgende Ergebnisse resultierten:

- Für den Altersbereich von 10–16 Jahren wirkten sich protektiv aus (Odds Ratio ≥2,0): geringe Ausprägung von gestörtem/unruhigem Verhalten mit 10 Jahren, hohes elterliches Interesse an Bildung (8 Jahre), Ehrlichkeit (10 Jahre), hoher Verbal-IQ (10 Jahre) und gute schulische Bildung (10 Jahre). Schutz vor Delinquenz im Alter von 17–20 Jahren boten: elterliche Erwartungen hinsichtlich der Länge des Schulbesuchs (12–14 Jahre), hohe Vitalität/Energie (12–14 Jahre), wenig Freunde (8 Jahre), hoher Verbal-IQ (8–10 Jahre) und großer Wortschatz (14 Jahre).
- Die Delinquenz im Erwachsenenalter (21–32 Jahre) wurde durch folgende Merkmale reduziert: niedrige, selbstberichtete Delinquenz (18 Jahre), einzelgängerische Aktivitäten (18 Jahre), keine straffällig gewordenen Freunde (14 Jahre), ausgeprägte Introversion (16 Jahre) und Freunde, die zumeist noch zur Schule gingen (16 Jahre).
- In einer speziellen Analyse, in der die delinquente Entwicklung über alle Altersstufen ausgewertet wurde, kristallisierten sich vor allem die folgenden Schutzfaktoren heraus: schulische Leistungen und Intelligenz, wenig Freunde bzw. solche ohne Polizeikontakt sowie angepasstes Verhalten in der Kindheit (geringe Aggressivität und Impulsivität).

In einer anderen Auswertung befassten sich Farrington et al. (1988a) speziell mit der Entwicklung von risikobelasteten Kindern. Sie mussten im Alter von 8–10 Jahren mindestens drei der folgenden Risikofaktoren aufweisen: Straffälligkeit der Eltern, niedriges Familieneinkommen, fünf und mehr Kinder in der Familie, niedrige verbale Intelligenz, schlechter Erziehungsstil der Eltern (»laissez-faire«, vernachlässigend, autoritär usw.). Von den 411 Jungen erfüllten 63 das Kriterium, 32 von ihnen wurden im Jugendalter (10–16 Jahre) straffällig, davon 20 mit mindestens zwei Delikten. Die 43 risikobelasteten Kinder, die bis zum 16. Lebensjahr gar nicht oder maximal einmal straffällig wurden, unterschieden sich von den 20 Mehrfachtätern in folgenden Merkmalen: Sie hatten eine bessere Schulbildung, konnten sich besser konzentrieren und wurden von ihren Freunden als weniger waghalsig beurteilt. Eine geringere Bedeutung hatten Störungen des Sozialverhaltens und Disziplinschwierigkeiten (beide Merkmale bei den Mehrfachtätern ausgeprägter) und Trennungen von den Eltern (bei den nichtchronischen Probanden häufiger). Von den 63 risikobelasteten Jungen blieben nur 17 bis zu ihrem 32. Lebensjahr straffrei. Ein Vergleich mit den übrigen risikobelasteten Probanden, die straffällig wurden, ergab folgende protektive Merkmale, die im Alter von 8–10 Jahren vorhanden waren: weniger Freunde, weniger Geschwister mit Verhaltensproblemen, geringere Anzahl straffälliger Eltern, geringere Risikofreudigkeit/Waghalsigkeit. In ihrer protektiven Wirkung schwächer war das Einkommen der Eltern (bei den Straftätern höher) und die Berufstätigkeit der Mutter (bei den Straftätern höher).

Ebenso wie die Risikofaktoren können sich auch protektive Faktoren in ihrer Wirkung aufaddieren (Jessor et al. 1995; Kolvin et al. 1990; Stattin et al. 1997) und den Einfluss kriminogener Faktoren kompensieren. Je mehr Risikofaktoren vorhanden sind, umso mehr protektive Faktoren sind erforderlich, um negative Wirkung zu reduzieren (Werner 1990). Über die komplizierten Wechselwirkungen zwischen protektiven und Risikofaktoren ist noch wenig bekannt (s. Übersicht bei Lösel u. Bender 2003).

4.4 Zusammenfassung

In dem Kapitel werden die **Ergebnisse prospektiver Längsschnittstudien** referiert, in denen die Datenerhebung bereits im Kindes- und/oder Jugendalter erfolgte und in denen multivariate Verfahren angewandt wurden. Die Stichproben bestanden zumeist aus männlichen Probanden, da sie generell einem höheren Delinquenzrisiko ausgesetzt sind als Mädchen. Sofern die unregistrierte Delinquenz als Vorhersagekriterium verwendet wurde, fanden sich ähnliche Prädiktoren wie bei der Vorhersage der registrierten Delinquenz. Unabhängig vom Alter der Probanden am Ende des Follow-up erwiesen sich insbesondere folgende Merkmale als **prognostisch bedeutsam**:

Prognostisch bedeutsame Merkmale

- **Merkmale der Persönlichkeit bzw. des Verhaltens:**
  Störungen des Sozialverhaltens bzw. Aggressivität, hyperkinetisches Verhalten, Entwicklungsrückstand, Risikofreudigkeit
- **kognitive Fähigkeiten:**
  niedrige (verbale) Intelligenz, schlechte schulische Leistungen
- **Merkmale der Familie:**
  Strukturelle Veränderungen bzw. Abweichungen der Elternsituation, Delinquenz der Eltern bzw. der Geschwister, psychische und körperliche Erkrankungen der Eltern
- **Defizite in der erzieherischen Kompetenz der Eltern** (insbesondere mangelnde Aufsicht)
- **Qualität der Beziehungen zwischen den Eltern** (häufige Streitigkeiten) sowie zwischen Eltern und Kind
- **soziale Merkmale der Familie:**
  niedriger Lebensstandard, niedriges Bildungsniveau

Variablen des elterlichen Erziehungsstils hatten ab dem Erwachsenenalter keinen Einfluss mehr auf die Delinquenzentwicklung.

Da die meisten Prädiktoren auch bei anderen Verhaltensabweichungen gefunden wurden (psychiatrische Erkrankungen, Alkohol- und Drogenmissbrach), wurde der Frage nachgegangen, welche Merkmale **spezifisch Delinquenz** und nicht auch andere Abweichungen vorhersagen. Es waren dies die Merkmale Geschlecht, Aggressivität und delinquente Freunde. Familiäre Faktoren scheinen sich mehr auf psychiatrische Störungsbilder als auf Delinquenz auszuwirken.

Die Wirkung protektiver Faktoren ist ebenfalls abhängig vom Alter und Geschlecht. Eine **protektive Wirkung** geht von folgenden Merkmalen aus: Persönlichkeitsmerkmalen (positive Temperamentseigenschaften, angepasstes Sozialverhalten, geringe Risikofreudigkeit, Introversion), kognitiven Fähigkeiten (gute schulische Leistungen, hohe Intelligenz), Merkmalen der Familie (Struktur, Veränderungen, Größe sowie Bildung, Delinquenz und Gesundheit der Eltern), erzieherischer Kompetenz der Eltern und positiven Beziehungen zwischen Eltern und Kind sowie zwischen den Eltern.

Die Marburger Kinderdelinquenzstudie – Eine Längsschnittstudie über 30 Jahre

Fragestellung

Die vorliegende Untersuchung hatte zum Ziel, die legale Entwicklung straffälliger Kinder bis in das mittlere Erwachsenenalter zu verfolgen. Hierbei beschränkten wir uns auf Jungen, da die Mädchen unter Straftätern weit unterrepräsentiert sind. Die Probanden sollten ein Lebensalter von mindestens 40 Jahren erreicht haben, was bisher nur in sehr wenigen Untersuchungen der Fall war. Zudem lagen zu Beginn unserer Untersuchung im Jahr 1972 nur sehr wenige Längsschnittstudien an unausgelesenen Stichproben vor. Die meisten kriminologischen Erkenntnisse stammten aus Quer- und Längsschnittuntersuchungen an selektierten Stichproben, wie sie z. B. von dem Ehepaar Glueck sowie von Robins durchgeführt worden waren. Von besonderem Interesse war die Frage, welche Variablen registrierte Delinquenz im Kindes-, Jugend- und Erwachsenenalter vorhersagen können, wenn Interkorrelationen zwischen ihnen ausgeschlossen werden. Neben sozialen und familiären Risikofaktoren, die bereits im Kindesalter vorhanden sein mussten, sollten auch der elterliche Erziehungsstil, Persönlichkeitsmerkmale, die Intelligenz sowie die im Kindesalter unregistrierte Delinquenz berücksichtigt werden.

Um differenziertere Aussagen über die Täter machen zu können, wurde bei der Delinquenz im Kindesalter zwischen Einfach- und Mehrfachtätern unterschieden, bei der Delinquenz im Jugendalter, die nicht speziell Untersuchungsgegenstand war, beschränkten wir uns auf einen Vergleich zwischen Nichttätern und Mehrfachtätern.

Bei der Vorhersage der Delinquenz straffälliger Kinder über die gesamte Lebenszeit wurde innerhalb der Gruppe der Straftäter zwischen chronischen Straftätern und solchen mit zeitlich befristeter Delinquenz unterschieden. Als Kontrollgruppe sollten Probanden ohne polizeiliche Registrierung zum Vergleich herangezogen werden. Obwohl die Taxonomie Moffitts erst zwei Jahrzehnte später entwickelt wurde, war der Begriff des chronischen Straftäters schon lange bekannt. Chronische Täter unterscheiden sich in einer Vielzahl von Merkmalen von nichtchronischen Tätern. Eine getrennte Betrachtung bzw. Kontrastierung der beiden Gruppen war daher sinnvoll.

Die im Folgenden aufgeführten Fragestellungen und Hypothesen lassen sich inhaltlich unterschiedlichen Themenkomplexen zuordnen. Komplex I befasst sich mit Zusammenhängen zwischen Delinquenz im Kindes-, Jugend- und Erwachsenenalter, Komplex II mit Unterschieden zwischen verschiedenen Delinquentengruppen und Nichtdelinquenten, Komplex III mit prognostisch bedeutsamen Merkmalen und Komplex IV mit protektiven Faktoren.

5.1 Zusammenhänge zwischen registrierter Delinquenz im Kindes-, Jugend- und Erwachsenenalter

- **Werden straffällig gewordene Kinder in der Adoleszenz (14–22 Jahre) häufiger registriert?**
  Es wird erwartet, dass mehrfache Registrierungen vor dem 14. Lebensjahr die Wahrscheinlichkeit nachfolgender mehrfacher Registrierungen erhöhen, d. h., häufige Straftäter setzen ihre Delinquenz im Jugendalter fort. Eine einfache Registrierung im Kindesalter hat jedoch keinen Einfluss auf die mehrfache Straffälligkeit im Jugendalter.
- **Begünstigen polizeiliche Registrierungen im Kindesalter chronische Delinquenz im Lebenslängsschnitt?**
  Es wird erwartet, dass mehrfache Registrierungen im Kindesalter die Entwicklung chronischer Delinquenz im Lebenslängsschnitt begünstigen, nicht jedoch einmalige Registrierungen.
- **Erhöhen mehrfache Registrierungen im Jugendalter die Wahrscheinlichkeit chronischer Delinquenz im Lebenslängsschnitt?**
  Es wird erwartet, dass mehrfache Registrierungen im Jugendalter die Wahrscheinlichkeit chronischer Delinquenz erhöhen.

5.2 Unterschiede zwischen den Bewährungsgruppen

In welchen Merkmalen unterscheiden sich chronische Straftäter, nichtchronische Straftäter und unregistrierte Probanden?
Zwischen chronischen Straftätern, nichtchronischen Straftätern und unregistrierten Probanden

werden Unterschiede in den folgenden Merkmalen erwartet:

- **Häufigkeit unregistrierter Delikte vor dem 14. Lebensjahr**
  Im Vergleich zu unregistrierten Probanden sind nichtchronische Täter höher belastet und chronische Straftäter wiederum höher als die beiden ersten Gruppen.
- **Elterlicher Erziehungsstil**
  Im Vergleich zu unregistrierten Probanden wurden nichtchronische Täter von beiden Eltern strenger und weniger unterstützend erzogen, desgleichen chronische Täter im Vergleich zu den beiden ersten Gruppen.
- **Anzahl sozialer und familiärer Risikofaktoren**
  Im Vergleich zu unregistrierten Probanden sind nichtchronische Täter höher belastet und chronische Straftäter wiederum höher als die beiden ersten Gruppen.
- **Persönlichkeitsmerkmale**
  Im Vergleich zu unregistrierten Probanden sind nichtchronische Täter aggressiver, leichter erregbar, extravertierter, geselliger, emotional labiler und weniger selbstvertrauend, desgleichen chronische Täter im Vergleich zu den beiden ersten Gruppen.
- **Intelligenz**
  Im Vergleich zu unregistrierten Probanden sind nichtchronische Täter weniger intelligent, ebenso chronische Täter im Vergleich zu den beiden ersten Gruppen.

In welchen Merkmalen unterscheiden sich Probanden mit einem frühen Delinquenzbeginn (»early onset«) von solchen mit einem späten Beginn (»late onset«)?

Zwischen den beiden Gruppen (Definition ► Kap. 6) werden die gleichen Unterschiede wie zwischen chronischen und nichtchronischen Tätern erwartet. Täter mit einem späten Delinquenzbeginn sind in den genannten Merkmalen auffälliger.

5.3 Prognose der Delinquenz

Da das Auswertungsverfahren (logistische Regression) nicht konfirmatorisch, sondern explorativ ist, entfallen die auf **spezifische** Prädiktoren bezogenen Hypothesen für die folgenden Fragen:

- Lässt sich polizeiliche Registrierung im Kindesalter vorhersagen?
  Es wird erwartet, dass sich polizeiliche Registrierung im Kindesalter vorhersagen lässt.
- Lässt sich die mehrfache polizeiliche Registrierung im Jugendalter vorhersagen?
  Es wird erwartet, dass sich die mehrfache polizeiliche Registrierung vorhersagen lässt.
- Lässt sich Delinquenz im Lebenslängsschnitt vorhersagen?
  Es wird erwartet, dass sich nicht nur die Delinquenz vorhersagen lässt, sondern speziell die chronische Delinquenz und die zeitlich befristete Delinquenz.
- Lässt sich Gewaltdelinquenz im Lebenslängsschnitt vorhersagen?
  Es wird erwartet, dass sich Gewaltdelinquenz (in Abgrenzung zur übrigen Delinquenz) vorhersagen lässt.

5.4 Protektive Faktoren bei gleich hoher Risikobelastung

In welchen Me.rkmalen unterscheiden sich Straftäter von nicht straffällig gewordenen Probanden, die beide einem gleich hohen Delinquenzrisiko (soziale und familiäre Belastung) ausgesetzt waren?

Erwartet wird, dass sich chronische Täter von allen übrigen Probanden, desgleichen nichtchronische Täter von unregistrierten Probanden in folgenden Merkmalen unterscheiden:

- Sie begehen weniger unentdeckte Straftaten vor dem 14. Lebensjahr.
- Sie sind weniger intelligent.
- Sie sind von beiden Eltern strenger und weniger unterstützend erzogen worden.
- Sie sind aggressiver, erregbarer, extravertierter, geselliger, emotional labiler, depressiver und weniger selbstvertrauend.

Methode

6.1 Stichproben

Zur Beantwortung der Fragestellungen war es erforderlich, eine Stichprobe von männlichen Probanden zu untersuchen, die vor dem 14. Lebensjahr wegen begangener Straftaten polizeilich registriert worden waren. Grundlage hierfür bildete die Grundgesamtheit aller Kinder, die während eines 10-jährigen Zeitraums (1962–1971) bei der Staatsanwaltschaft des Marburger Landgerichtes aktenkundig geworden waren. Die Erhebung, die in einer Auswertung der Ermittlungsakten bestand, wurde 1972 retrospektiv durchgeführt (▶ Abschn. 2.2). Insgesamt wurden n=1758 kindliche Täter erfasst, die sich wie in ◘ Tab. 6.1 dargestellt auf die Merkmale Geschlecht und Täterschaft (Einfach-/Mehrfachtäter) verteilten:

Bei den Tätern handelte es sich ausschließlich um Personen, die im Landgerichtsbezirk wohnhaft waren und Verstöße gegen das Strafgesetz bzw. gegen Nebengesetze begangen haben. Da der Anteil der Mädchen (n=193) nur knapp 11% betrug, wurden sie in der geplanten Längsschnittuntersuchung nicht berücksichtigt. Die Notwendigkeit einer weiteren Reduzierung ergab sich aus der Tatsache, dass nicht alle registrierten Kinder am 31.12.1971 ihre juristische Kindheit abgeschlossen hatten. Einbezogen werden durften nur diejenigen Jungen, die am 31.12.1971 mindestens 14 Jahre alt waren. Aus ◘ Tab. 6.2 ist ersichtlich, dass dieses Kriterium vom n=1006 Jungen erfüllt wurde, die sich wiederum in Einfach- und Mehrfachtäter unterteilen ließen.

Für die weitere Untersuchung standen nun n=749 männliche Einfachtäter und n=257 männliche Mehrfachtäter zur Verfügung, die Ende 1971 älter als 14 Jahre alt waren.

In einem nächsten Schritt wurde die strafrechtliche Entwicklung dieser Probanden bis zum 1. Oktober 1975 überprüft. Alle hatten zu diesem Zeitpunkt ein Mindestalter von 18 Jahren erreicht. Die Überprüfung der polizeilichen Registrierungen erfolgte wiederum am Marburger Landgericht anhand der staatsanwaltlichen Ermittlungsakten und war infolge fehlender elektronischer Datenspeicherungen sehr aufwendig. Die Daten der Probanden mussten einzeln mit den Namen und Geburtsdaten aller bei der Staatsanwaltschaft registrierten Täter verglichen und identifiziert werden. Das Ergebnis der Auswertung enthält ◘ Abb. 6.1.

Für die geplante persönliche Untersuchung der Probanden wurden diejenigen ausgeschlossen, die nur eine Straftat zwischen dem 14. und 17. Lebensjahr begangen hatten. Hierfür waren zwei Überlegungen maßgeblich. Zum einen wurde der Versuchsplan durch die Reduzierung von 6 auf 4 Stichproben verkleinert und zum anderen wäre die Zahl mehrfach registrierter Kinder mit nur einem Delikt nach dem 14. Lebensjahr (n=26) zu klein gewesen, um nach den zu erwartenden Ausfällen noch zuverlässige Aussagen machen zu können. Übrig blieben somit vier Probandengruppen, die sich hinsichtlich ihrer polizeilichen Registrierung vor und nach dem 14. Lebensjahr unterschieden. Die weitere Vorgehensweise zur Gewinnung der Untersuchungsstichproben wird im Folgenden beschrieben und ist im Flussdiagramm (◘ Abb. 6.1) dargestellt.

Als Nächstes wurden die beiden Probandengruppen der Einfachtäter vor dem 14. Lebensjahr, die ein hohes »n« aufwiesen nach Zufall reduziert (◘ Abb. 6.1, Zeile 2).

Um an der Untersuchung teilnehmen zu können, mussten die Probanden im Landgerichtsbezirk Marburg geboren sein, da nur so sichergestellt war, dass alle Registrierungen während der gesamten Zeitspanne der Kindheit erfasst wurden. Dies betraf auch einige ausländische Kinder, deren Anteil an allen im 10-Jahres-Zeitraum registrierten Kindern im Landgerichtsbezirk Marburg ohnehin nur bei 2% lag. Ferner mussten die Probanden intellektuell in der Lage sein, die an sie gestellten Fragen zu beantworten. Unabdingbar waren schließlich die Bekanntheit der Adresse und die Erreichbarkeit der Probanden. Daher wurden Personen mit folgenden Merkmalen ausgeschlossen ◘ Tab. 6.3:

- nicht im Landgerichtsbezirk geboren bzw. vor dem Stichtag (01.10.1975) nach außerhalb verzogen,
- Unterbringung in psychiatrischen Krankenhäusern oder Gefängnissen außerhalb Hessens,
- verstorbene Personen (vor dem 01.10.1975),
- Ausländer, die nicht im Landgerichtsbezirk geboren waren,
- Anschrift unbekannt bzw. unbekannt verzogen,

■ Tab. 6.1 Täterschaft und Geschlecht der im Landgerichtsbezirk Marburg polizeilich registrierten Kinder (1962–1971)

Täterschaft	Männlich	Weiblich	Gesamt
EFT	1217	171	1388
MFT	348	22	370
Gesamt	1565	193	1758

EFT Einfachtäter, *MFT* Mehrfachtäter (≥2 Delikte)

■ Tab. 6.2 Alter (am 31.12.1971) und Täterschaft der im Landgerichtsbezirk Marburg polizeilich registrierten Jungen (1962–1971)

Alter Ende 1971	EFT	MFT	Gesamt
≥14 Jahre	749	257	1006
<14 Jahre	468	91	559
Gesamt	1217	348	1565

EFT Einfachtäter, *MFT* Mehrfachtäter (≥2 Delikte)

- auswärtige Ausbildung oder Militärdienst,
- geistig behindert.

Alle Probanden, die nach Anwendung der Kriterien übrig blieben, wurden kontaktiert und um Teilnahme an einer persönlichen Untersuchung gebeten (■ Abb. 6.1, Zeile 3). Nach Abzug der Verweigerer ergaben sich die in Zeile 4 (■ Abb. 6.1) enthaltenen Stichproben, die persönlich untersucht wurden. Wie aus ■ Tab. 6.3 ersichtlich ist, waren bis zum Zeitpunkt der Untersuchung insgesamt 10 Personen verstorben. Über die Todesursachen lagen keine vollständigen Angaben vor.

Während und nach der Untersuchung stellte sich in einigen Fällen heraus, dass die Datensätze fehlerhaft oder unvollständig waren, oder dass Probanden zu Unrecht einer bestimmten Gruppe zugeordnet waren. Gründe hierfür waren z. B. außerhalb des Landgerichtsbezirks Marburg begangene Straftaten (vor und nach dem 14. Lebensjahr) oder in zwei Fällen Personalverwechslungen (Zwillingsbrüder). Bei den in Zeile 4 (■ Abb. 6.1) aufgeführten Gruppen ergaben sich daher folgende Veränderungen:

- Gruppe 0 – 2: Ein Proband wechselte zu 1 – 2, ein Proband wechselte zu 2 – 2.
- Gruppe 1 – 0: Vier Ausfälle (Datensätze unvollständig oder fehlerhaft); ein Proband wechselte zu 1 – 2, ein Proband wechselte zu 2 – 2.
- Gruppe 1 – 2: Ein Proband wechselte zu 1 – 0.
- Gruppe 2 – 0: Vier Ausfälle (Datensätze unvollständig oder fehlerhaft); drei Probanden wechselten zu 2 – 2.
- Gruppe 2 – 2: Ein Proband wechselte zu 1 – 2, ein Ausfall (Datensatz unvollständig).

Nach Durchführung der Korrekturen ergaben sich die in Zeile 5 (■ Abb. 6.1) dargestellten endgültigen Stichproben.

Um Aussagen über straffällig gewordene Kinder machen zu können, war es erforderlich, Kontrollgruppen zu bilden. Es musste sich um Personen handeln, die als Kinder keine Straftaten begangen hatten. Analog zu den Untersuchungsgruppen war

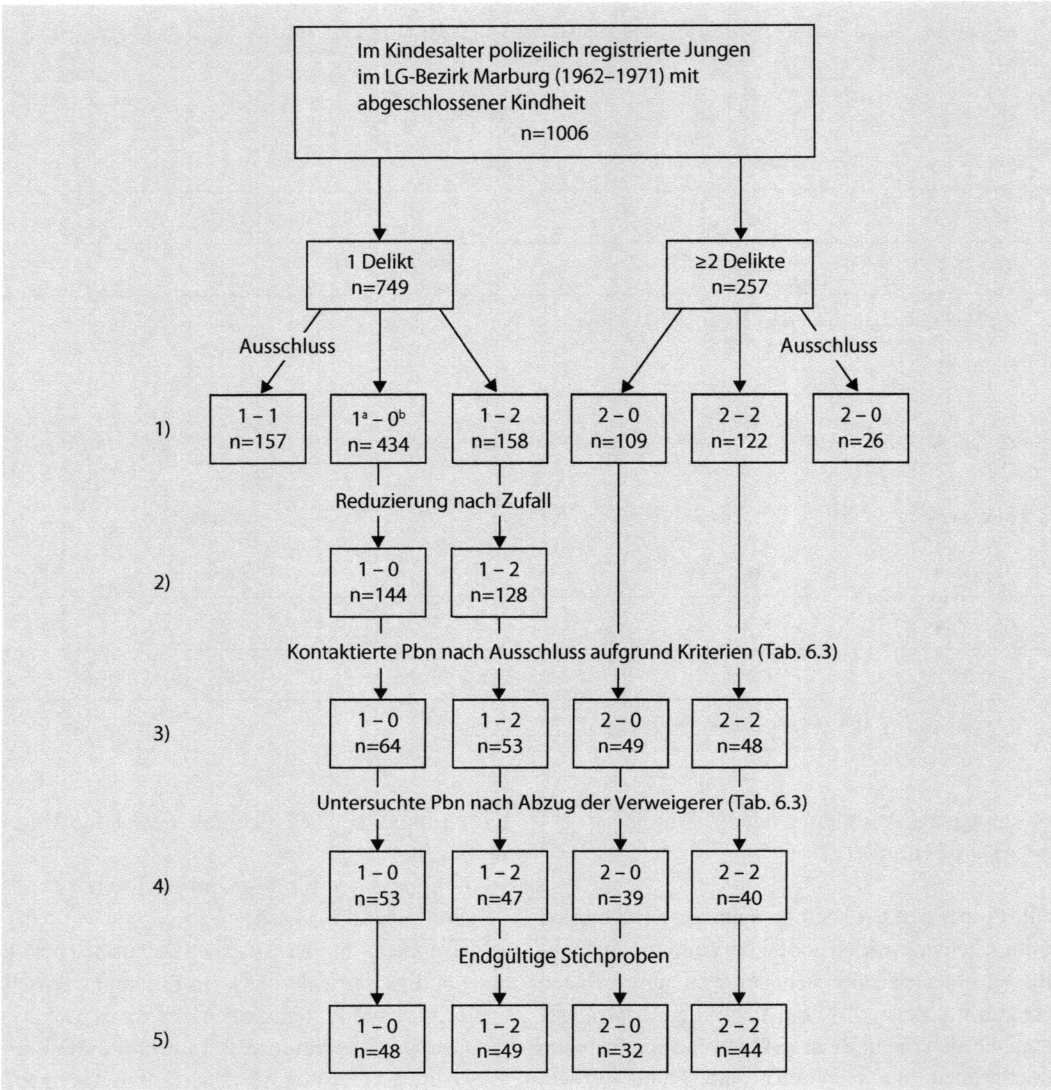

Abb. 6.1. Erhebung der Untersuchungsstichproben. Im Kindesalter polizeilich registrierte Jungen im Landgerichtsbezirk Marburg (1962–1971) mit abgeschlossener Kindheit, n=1006. (Aus Walter u. Remschmidt 2004) [a] Die erste Zahl kennzeichnet die Delikthäufigkeit vor dem 14. Lebensjahr, [b] die zweite Zahl die Delikthäufigkeit nach dem 14. Lebensjahr (1972–1975), *0* kein Delikt, *1* 1 Delikt, *2* ≥2 Delikte, *Pbn* Probanden

aber auch die Delinquenz nach dem 14. Lebensjahr zu berücksichtigen. Somit ergab sich die Notwendigkeit, zwei Kontrollgruppen zu bilden. Die eine Gruppe (0 – 0) durfte weder vor, noch nach dem 14. Lebensjahr polizeiliche Registrierungen aufweisen, die andere Gruppe (0 – 2) sollte aus Probanden bestehen, die mindestens zwei Straftaten nach dem 14. und 17. Lebensjahr (zwischen 1972 und 1975) begangen hatten. Beide Kontrollgruppen wurden auf unterschiedliche Weise gewonnen.

Die Probanden der Gruppe 0 – 2 waren bei der Staatsanwaltschaft des Landgerichtsbezirks Marburg registriert und wurden nach Zufall ausgewählt. Die Auswahl erfolgte nach folgenden Kriterien:

- Alter zum Zeitpunkt der letzten Tat ≥18 Jahre (Stichtag: 01.10.1975),

Tab. 6.3 Gründe für die Nichtteilnahme der Probanden an der persönlichen Untersuchung pro Gruppe

	Untersuchungsgruppen						
	2[a] – 0[b]	1 – 2	2 – 2	1 – 0	0 – 2	0 – 0	Gesamt
Ausgangsstichprobe (n)	109	158	122	434	163	347	1333
Zufallreduzierung auf n	–	128	–	144	–	–	
Ausschluss (n) davon:	60	75	74	80	106	274	669
– Nicht im LG-bezirk geboren bzw. verzogen	45	50	47	42	46	96	326
– Gefängnis/PKH außerhalb Hessens	1	1	3	1	8	–	14
– Az bei Gericht	Entf.	Entf.	Entf.	Entf.	Entf.	69	69
– Parallelisierungsbedingungen nicht erfüllt	Entf.	Entf.	Entf.	Entf.	18	28	46
– verstorben	2	1	2	3	1	1	10
– Ausländer, nicht im LG-Bezirk geboren	1	–	4	3	5	12	25
– Anschrift unbekannt	4	8	9	11	14	30	76
– Auswärtige Ausbildung oder Militärdienst	7	14	9	18	14	32	94
– Geistig behindert	–	1	–	2	–	6	9
Für die Untersuchung geeignete Probanden (n), davon:	49	53	48	64	57	73	344
– Untersuchte Probanden	39	47	40	53	52	52	283
– Verweigerungen	10	6	8	11	5	21	61

[a] Die erste Ziffer bezieht sich auf die polizeiliche Registrierung vor dem 14. Lebensjahr
[b] Die zweite Ziffer bezieht sich auf die Zeit nach dem 14. Lebensjahr (bis zur persönlichen Untersuchung)
0 nicht registriert, *1* einmal registriert, *2* ≥ zweimal registriert

- mindestens zwei Delikte nach dem 14. Lebensjahr (zwischen 1972 und 1975).

Probanden der Kontrollgruppe 0 – 0 wurden hingegen (ebenfalls nach Zufall) aus dem Einwohnermelderegister der Städte und Gemeinden des Landgerichtsbezirks Marburg gezogen. Der Ablauf der Stichprobenrekrutierung ist in ■ Abb. 6.2 dargestellt.

6

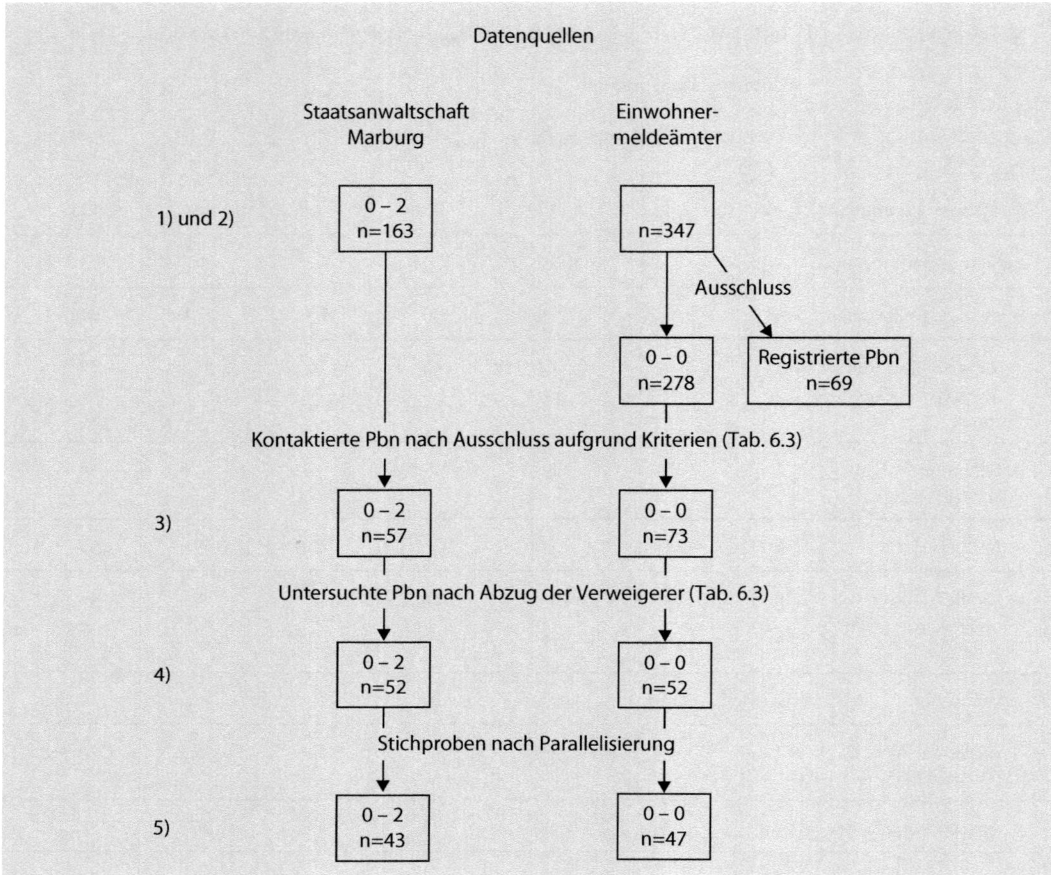

■ **Abb. 6.2.** Stichprobenerhebung der Probanden der Kontrollgruppen (kein Delikt vor dem 14. Lebensjahr), *Pbn* Probanden. (Aus Walter u. Remschmidt 2004)

Alle Probanden der Kontrollgruppe 0 – 0 (n=347) mussten bei der Marburger Staatsanwaltschaft auf begangene Straftaten (vor oder nach dem 14. Lebensjahr) überprüft werden. Vor dem Stichtag (01.10.1975) durften keine Delikte begangen worden sein. Aufgrund der Überprüfung mussten n=69 ausgeschlossen werden. Nach der Zusammenstellung der Stichproben wurden die in ■ Tab. 6.3 aufgeführten Selektionskriterien angewandt, die zu einer erheblichen Reduzierung führten (■ Abb. 6.2, Zeile 3). Zu diesen Kriterien gehörte auch die Anwendung von Parallelisierungsmerkmalen. Beide Kontrollgruppen wurden hinsichtlich der Merkmale Schulbildung, soziale Schicht der Eltern (nach Kleining u. Moore 1968) und Wohnort (Stadt/Land) zu den im Kindesalter registrierten Probanden (alle Probanden der Gruppen 1 – 0, 1 – 2, 2 – 0 und 2 – 2) parallelisiert, wobei alle Variablen auf die Merkmale der Täter zum Zeitpunkt der ersten Tat bezogen wurden. Die Angaben konnten bereits vor Beginn der persönlichen Untersuchung über Akteneinsicht, Einwohnermelderegister, telefonische Auskunft usw. erfragt werden. Erst nach Durchführung der Untersuchung wurde eine weitere Parallelisierung durchgeführt. Die Probanden der beiden Kontrollgruppen sollten sich hinsichtlich ihrer Dunkelfeldbelastung (Gesamtzahl der Delikte vor dem 14. Lebensjahr) nicht von den im Kindesalter registrierten Probanden unterscheiden. Dies führte zu einer abermaligen Reduzierung der Stichproben (■ Abb. 6.2, Zeile 5).

Zwischen 1975 und 1977 wurden insgesamt n=344 Jungen kontaktiert, von denen n=283 untersucht werden konnten (◘ Tab. 6.3); n=61 hatten eine Teilnahme verweigert, dies entspricht einer Quote von 17,7% (◘ Tab. 6.3). Die höchste Verweigerungsquote fand sich in der Kontrollgruppe 0 – 0 (28,8%), die niedrigste in der Kontrollgruppe 0 – 2 (8,8%)! Die soziale Schichtzugehörigkeit hatte auf die Verweigerung keinen Einfluss. Von den 283 Jungen blieben schließlich (nach Anwendung von Korrekturen und Parallelisierung der Dunkelfeldbelastung bei den Kontrollprobanden) n=263 für die prospektive Längsschnittuntersuchung übrig (▶ Zeile 5 der Abb. 6.1 und Abb. 6.2). Unter ihnen befanden sich lediglich zwei Ausländer. Das Durchschnittsalter der n=263 Probanden lag – zum Zeitpunkt der Untersuchung – bei 22 Jahren.

Unbeschränkte Auskünfte aus dem Erziehungsregister und dem Bundeszentralregister in Berlin ermöglichten eine lückenlose Dokumentation der Delikte und der verhängten Strafen bis zum 30.06.1996. Während der Follow-up-Phase verstarben 7 Personen, sodass sich die ursprüngliche Stichprobe auf n=256 Personen reduzierte. Im Jahr 1996 hatten diese ein durchschnittliches Alter von 42 Jahren erreicht. ◘ Tab. 6.4 gibt den beschriebenen Sachverhalt wieder.

Zur Veranschaulichung des Untersuchungsablaufs, der aus drei Zeitabschnitten besteht, dient ◘ Tab. 6.5. Die Datenerhebungen zu den Zeitpunkten 1 und 2 wurden, wie beschrieben, überwiegend retrospektiv durchgeführt, die Erhebung zum Zeitpunkt 3 erfolgte prospektiv.

Da sich einige Fragestellungen auf chronische Straftäter beziehen, musste diese spezielle Tätergruppe definiert werden. Als Kriterien wurden festgelegt:

- polizeiliche Registrierung in der Kindheit oder Adoleszenz (bis Zeitpunkt 2),
- mindestens zwei Straftaten, begangen zwischen 1975 (Zeitpunkt 2) und 1996 (Zeitpunkt 3).

Alle übrigen Täter wurden zur Gruppe der nichtchronischen Täter gezählt. Deren Delinquenz war somit zeitlich begrenzt.

Die Definition der Gewalttäter (»violent offenders«) in Abgrenzung zu den Nichtgewalttätern (»non-violent offenders«) erfolgte anhand des Untersuchungsplans mit insgesamt n=256 Probanden, die am Ende der Untersuchung (1996) noch lebten (◘ Tab. 6.4). Da mithilfe bestimmter Prädiktoren, die teilweise erst nach dem 18. Lebensjahr erhoben wurden, die Gewaltdelinquenz im Lebenslängsschnitt vorhergesagt werden sollte, entfielen alle Probanden, deren Delinquenz auf die Kindheit beschränkt war. Dies traf auf Probanden der Gruppe 1 – 0 und 2 – 0 zu, es sei denn, sie entwickelten sich im Laufe ihres Lebens zu chronischen Straftätern und begingen Gewaltdelikte. Als Gewaltdelikte galten zunächst alle Straftaten, bei denen Gewalt gegen Sachen oder Personen angewandt wurde. Nach Auswertung der Strafregisterauszüge stellte sich allerdings heraus, dass es keine Gewalttäter gab, deren Delikte auf Sachbeschädigungen beschränkt waren. Alle waren zugleich auch aggressiv gegen Personen vorgegangen. Hierbei handelte es sich, zumeist miteinander kombiniert, um folgende Delikte: einfache und gefährliche Körperverletzung, Raub, Nötigung, Widerstand gegen Vollstreckungsbeamte, Geiselnahme, Erpressung, sexueller Missbrauch, gefährliche Straßenverkehrsgefährdung, Notzucht, versuchter Mord, Bedrohung, Hausfriedensbruch, Beleidigung und Gefangenenmeuterei.

Eine spezielle Fragestellung bezog sich auf den Vergleich zwischen Probanden mit einem frühen und einem späten Delinquenzbeginn (»early onset« vs. »late onset«). Zur ersten Gruppe wurden alle Personen gerechnet, die vor ihrem 14. Lebensjahr polizeilich registriert worden waren und ihre Delinquenz im Jugend- oder Erwachsenenalter beendeten. Als »late starter« galten Personen, die erstmalig im Jugendalter registriert worden waren und im Jugend- oder Erwachsenenalter letztmalig straffällig wurden. Es wurden zwei Kontrollgruppen gebildet: Probanden, die niemals in ihrem Leben polizeilich registriert wurden (»unconvicted«), sowie Probanden, deren Delinquenz auf die Kindheit beschränkt blieb. Alle Gruppen konnten erst nach Auswertung der Erziehungs- und Strafregister (bis 1996) gebildet werden.

6.2 Durchführung

Die Auswertung der staatsanwaltlichen Ermittlungsakten des Landgerichtsbezirks Marburg er-

Tab. 6.4 Untersuchte Stichproben zum Zeitpunkt 2 (1975–1977) und 3 (1996) [a]

Anzahl Delikte vor dem 14. Lebensjahr	Anzahl Delikte nach dem 14. Lebensjahr[b]					
	0		≥2		Gesamt	
	1975–1977	1996	1975–1977	1996	1975–1977	1996
0	47 (-1)	46	43	43	90 (-1)	89
1	48 (-1)	47	49	49	97 (-1)	96
≥2	32	32	44 (-5)	39	76 (-5)	71
Gesamt	127 (-2)	125	136 (-5)	131	263 (-7)	256

[a] In Klammern gesetzten Zahlen in der Tabelle bezeichnen die Anzahl der Probanden, die zwischen den Zeitpunkten 2 und 3 verstorben sind
[b] Zwischen Zeitpunkt 1 (1972) und 2 (1975–1977)

Tab. 6.5 Zeitlicher Ablauf der Längsschnittstudie. (Aus Walter u. Remschmidt 2004)

Auswertung der Akten der Staatsanwaltschaft	Individuelle Untersuchung der Probanden	Auswertung des Erziehungs- und Strafregisters
n=1758 Kinder des Landgerichtsbezirks Marburg mit polizeilich registrierten Delikten zwischen 1962–1971	n=263 Probanden ≥18 Jahre mit unterschiedlicher Registrierungshäufigkeit vor bzw. nach dem 14. Lebensjahr, inkl. zweier Kontrollgruppen	n=256 Probanden, die zum Zeitpunkt 2 untersucht wurden und zum Zeitpunkt 3 noch lebten
↓ Reduzierung auf n=1006 Jungen, die bis 1971 das 13. Lebensjahr vollendet hatten	Instrumente: – Standardisiertes Interview – Persönlichkeitsinventar (FPI) – Wechsler-Intelligenztest (WIP) – Fragebogen zur unregistrierten Delinquenz vor dem 14. Lebensjahr – Erziehungsstil der Eltern	
1972	1975–1977	1996
Zeitpunkt 1	**Zeitpunkt 2**	**Zeitpunkt 3**

folgte 1972 rückwirkend für die letzten 10 Jahre (1962–1971). Zusätzlich wurden noch die Akten des Jahres 1972 durchgesehen, um zu vermeiden, dass Kinder, die nach 1971 Delikte begangen hatten, jedoch erst 1972 zur Anzeige kamen, verloren gingen.

Insgesamt wurden für den Landgerichtsbezirk Marburg 1665 Akten mit insgesamt 1931 Strafanzeigen ausgewertet; 35 Akten mit Strafunmündigen als Beteiligte sind in dieser Zahl nicht enthalten, da sie in den Archiven nicht auffindbar waren.

Die staatsanwaltlichen Ermittlungsakten enthielten folgende Angaben:

- Die Strafanzeige mit Angaben über die Täter und die näheren Tatumstände. Oft fehlte das Formblatt für Strafanzeigen. In diesen Fällen waren die Angaben formlos aufgeführt.
- Personalbogen der Beschuldigten mit anhängendem Vernehmungsprotokoll. Diese Anga-

ben fehlten jedoch gelegentlich, da die Strafunmündigen entweder nicht zur Vernehmung erschienen (z. B. im Falle des Einspruchs der Eltern) oder die Polizei eine formlose Niederschrift der Vernehmung anfertigte.

- Personalangaben von Zeugen mit den entsprechenden Vernehmungsniederschriften.
- Schulberichte, Heimberichte und Jugendamtsberichte. Diese Informationen enthielten die Akten nur in Ausnahmefällen.
- Der Schlussvermerk, eine Zusammenfassung der polizeilichen Ermittlungen, befand sich ebenfalls nicht regelmäßig in den Akten.
- Verfügungen, einschließlich des Einstellungsbeschlusses des zuständigen Staatsanwalts.

Bei Durchsicht der Akten musste festgestellt werden, dass die Polizei oft auf eine Aufklärung der Tatumstände verzichtete, sobald feststand, dass die Täter strafunmündig waren. So wurden z. B. bei Tatverdacht nicht selten die weiteren Ermittlungen eingestellt, der Nachweis der Täterschaft blieb dann offen.

Alle in den Gerichtsakten enthaltenen Informationen wurden mithilfe eines statistischen Erhebungsbogens erfasst. Codiert wurden, sofern vorhanden, Angaben zur Tat, Tatorte und -datum, verletzter Paragraf, Geschädigter, Höhe und Art des Schadens usw. als auch Angaben zur Person der beschuldigten Kinder (Alter und Geschlecht, Schulbesuch, Staatsangehörigkeit, psychosoziale Merkmale usw., ferner Merkmale der Familie, Berufstätigkeit, eheliche Situation, Kinderzahl usw.).

In ähnlicher Weise wurden die unbeschränkten Auskünfte aus dem Erziehungs- und Strafregister ausgewertet, die den Zeitraum bis 1996 abdeckten. Alle begangenen Delikte sowie die verhängten Strafen und Maßnahmen wurden detailliert erfasst. Die Auswertung der Registerauszüge war 1997 abgeschlossen.

Die persönliche Untersuchung der Probanden fand zwischen 1975 und Sommer 1977 statt. Nach einem Anschreiben wurden die Personen von Mitarbeitern des Projekts aufgesucht. In dem Anschreiben wurde der eigentliche Zweck der Untersuchung zunächst nicht mitgeteilt, sondern sie wurde als Studie zu Lebenssituation und psychischen Befindlichkeit junger Erwachsener und ihrer Beeinflussung durch Entwicklung, Elternhaus und Lebensereignisse angekündigt. Damit war der inhaltliche Bezug zum Träger des Projekts, der Klinik für Kinder- und Jugendpsychiatrie der Universität Marburg, hergestellt.

Nach telefonischer oder persönlicher Kontaktaufnahme wurde ein Untersuchungstermin vereinbart. Die Untersuchung der inhaftierten oder in psychiatrischen Kliniken untergebrachten Personen erforderte eine Genehmigung des Hessischen Justizministeriums bzw. der Anstaltsleitung. Für die Teilnahme an der Untersuchung erhielten die Probanden einen Betrag von 20 DM ausbezahlt. Eine vertrauliche und anonyme Behandlung der Ergebnisse wurde ihnen zugesichert. Gegen Ende der Untersuchung, die zwischen 2 und 4 Stunden dauerte, wurde den Probanden erklärt, dass sich das Projekt auch mit der Entstehung von Delinquenz befasst. Damit wurden die entsprechenden Fragen begründet, die an das Ende der Untersuchung gesetzt waren (Dunkelfeldbelastung, Polizei- und Gerichtskontakte). Um brauchbare Ergebnisse zu erhalten, wurden die Probanden ausdrücklich auf die Freiwilligkeit ihrer Angaben hingewiesen. Bemerkenswerterweise hat kein einziger Proband von der Möglichkeit Gebrauch gemacht, Auskünfte über unregistrierte Straftaten vor dem 14. Lebensjahr zu verweigern.

Um die Verweigerungsquote möglichst klein zu halten, wurden Personen entweder nach definitiven Absagen oder nach zehn vergeblichen Kontaktierungen fallen gelassen. Allen Wünschen zu Terminverschiebungen oder dem Befragungsort wurde entsprochen. Die meisten Untersuchungen wurden im Elternhaus oder in der Wohnung der Probanden durchgeführt, wobei auf eine störungsfreie Atmosphäre Wert gelegt wurde. Außerdem durfte keine dritte Person zugegen sein. In den Fällen, in denen dies nicht gewährleistet war, fand die Untersuchung in der Klinik statt. ◘ Tab. 6.6 gibt Aufschluss über die Orte, an denen die Untersuchung durchgeführt wurde.

Die Untersuchung musste zumeist in den Abendstunden stattfinden. Hierbei zeigte sich, dass die Begrenzung auf ca. 3 Stunden angemessen war. Eine längere Zeitdauer wäre von den meisten Probanden (trotz Bezahlung) nicht akzeptiert worden.

Tab. 6.6 Durchführungsorte der Untersuchung

Ort	n	[%]
Klinik	30	11,4
Gefängnis	32	12,2
In der Wohnung der Probanden	83	31,6
In der Wohnung der Eltern der Probanden	100	38,0
Sonstige	18	6,8
Gesamt	263	100,0

6.3 Instrumente

Bei der persönlichen Untersuchung der Probanden, die zwischen 1975 und 1977 stattfand, kamen die folgenden Instrumente zum Einsatz:

1. Ein umfangreiches biografisches Inventar, das in Form eines halbstandardisierten Interviews durchgeführt wurde und folgende Daten erfasste:
   - Angaben zur Person (Alter, Geburtsort, Religion, Beruf usw.),
   - Entwicklung (Krankheiten, Unfälle, Operationen usw.),
   - Ehe bzw. Partnerschaften, Kinder,
   - Freizeit, Interessen,
   - Wohnsituation zum Zeitpunkt der Untersuchung,
   - Heimaufenthalte,
   - schulische und berufliche Entwicklung,
   - Erziehungsstationen,
   - Angaben zu Vater und Mutter (Personalien, Beruf, Gesundheitszustand usw.),
   - eheliche Situation,
   - Angaben zum Erziehungsstil,
   - Geschwister sowie
   - bisherige Kontakte mit Polizei bzw. Gerichten.

   Die Informationen dienten unter anderem der Bildung von sozialen und familiären Belastungsindizes, die sich aus der Summe der positiv beantworteten Items (ja = 1, nein = 0) zusammensetzten und entsprechend dem Zeitpunkt der Einwirkung in drei Kategorien unterteilt wurden: vor dem 6. Lebensjahr wirksam, vor dem 14. Lebensjahr wirksam und generell, d. h. altersunabhängig wirksam. Zusätzlich konnte zwischen Faktoren der Eltern, Faktoren der Familie und individuellen Faktoren differenziert, d. h. Subskalen gebildet werden. Tab. 6.7 enthält eine Auflistung der verwendeten Risikofaktoren.
2. Reduzierter Wechsler-Intelligenztest (WIP von Dahl u. Hain 1972), der neben einem Gesamt-IQ die Bestimmung der kognitiven Leistungen in vier Untertests erlaubt: allgemeines Wissen, Gemeinsamkeitenfinden, Bilderergänzen und Mosaiktest.

   Objektivität und Reliabilität (innere Konsistenz) waren hoch (über 0,9). Die Validität des WIP wurde durch Korrelationen mit anderen Intelligenztests nachgewiesen und bestätigt.
3. Freiburger Persönlichkeitsinventar (FPI von Fahrenberg et al. 1973, 1978), ein mehrdimensionaler, faktorenanalytisch konstruierter Fragebogen, der die folgenden 12 Merkmale erfasste:
   - Nervosität,
   - spontane Aggressivität,
   - Depressivität,
   - Erregbarkeit,
   - Geselligkeit,
   - Gelassenheit,
   - Dominanzstreben (reaktive Aggressivität),
   - Gehemmtheit,
   - Offenheit,
   - Extraversion/Introversion,

Tab. 6.7 Erhobene soziale und familiäre Risikofaktoren

Risikofaktoren	Zeitpunkt der möglichen Einwirkung		
	Vor dem 6. Lebensjahr	Vor dem 14. Lebensjahr	Generell wirksam
Faktoren der Eltern			
– Psychiatrische Erkrankung/Alkoholmissbrauch	–	×	×
– Niedrige soziale Schicht [a]	×	×	×
Faktoren der Familie			
– Nichteheliche Geburt	×	×	×
– Heimerziehung vor dem 6. Lebensjahr	×	×	×
– ≥3 Erziehungsstationen vor dem 6. Lebensjahr	×	–	–
– ≥4 Erziehungsstationen vor dem 14. Lebensjahr	–	×	×
– Unvollständige Familie vor dem 6. Lebensjahr [b]	×	–	–
– Unvollständige Familie vor dem 14. Lebensjahr	–	×	×
– Große Familie vor dem 6. Lebensjahr [c]	×	–	–
– Große Familie vor dem 14. Lebensjahr [c]	–	×	×
– Altersabstand zum nächstjüngeren Geschwister ≤2 Jahre	×	×	×
Individuelle Faktoren			
– ≥2 Krankenhausaufenthalte vor dem 6. Lj.	×	–	
– ≥3 Krankenhausaufenthalte vor dem 14. Lj.	–	×	×
– Zurückstellung von der Einschulung	×	×	×
– Schulschwierigkeiten [d]	–	×	×
– Keine Berufsausbildung	–	–	×

[a] Zugehörigkeit zur unteren Unterschicht sowie zur Gruppe der sozial Verachteten (nach Kleining u. Moore 1968)
[b] Eltern geschieden oder getrennt lebend
[c] ≥3 Geschwister
[d] Das Merkmal wurde codiert, wenn ein der folgenden Bedingungen erfüllt war: Besuch einer Sonderschule, Wiederholung einer Klasse, Hauptschule ohne Abschluss

- emotionale Labilität,
- Maskulinität.

Zur Anwendung kam die aus 114 Items bestehende Halbform B. Aufgrund der verfügbaren Normen war es möglich, Stanine-Werte zu ermitteln.

Die Reliabilität der Skalen (6 Wochen) betrug mindestens 0,8. Deutliche Belege für die empirische Validität fanden sich für die Skalen »Nervosität«, »Aggressivität«, »Geselligkeit«, »Gelassenheit« und »Gehemmtheit«. Etwas schwächer fielen die Ergebnisse für die Skalen »Depressivität«, »Erregbarkeit«, »Dominanzstreben« sowie »Extraversion«, »Neurotizismus« und »Maskulinität« aus. Kein Validitätsnachweis konnte hingegen für die Skala »Offenheit« ermittelt werden. Die Autoren schlossen, dass die Skala »Offenheit« keine Persönlichkeitseigenschaft im engeren Sinne erfasst, sondern lediglich die Bereitschaft, unverfälschte Antworten zu geben.

4. Der Erziehungsstil-Fragebogen von Hermann et al. (1971), der retrospektiv den erlebten elterlichen Erziehungsstil auf 4 Dimensionen erfasste:
   - mütterliche Unterstützung,
   - mütterliche Strenge,
   - väterliche Unterstützung,
   - väterliche Strenge.

   Die Skalen, die voneinander unabhängig sind, bestanden aus jeweils 15 Items, die 5-stufig von »sehr oft« bzw. »bis sehr selten« bzw. »fast nie«, zu beantworten waren, z. B.: »Wenn ich etwas erzähle, hört meine Mutter aufmerksam und gespannt zu« (Mutter-Unterstützung) oder »Wenn ich ungezogen bin, bestraft sie mich mit Hausarrest« (Mutter-Strenge). Für jeden Elternteil wurde durch Addition der Antwortkategorien ein Gesamtwert für Strenge und Unterstützung gebildet. Die Koeffizienten für die innere Konsistenz der vier Dimensionen bewegten sich zwischen 0,73 und 0,84 (getrennt für Jungen und Mädchen erfasst), die Stabilitätskoeffizienten (6 Monate) variierten zwischen 0,55 und 0,67. Die Konstruktvalidität war zufriedenstellend (Herrmann et al. 1971).
5. Ein Dunkelfeldfragebogen, der speziell für die Messung der polizeilich unregistrierten Delinquenz im Kindesalter konstruiert wurde (Remschmidt et al. 1975; Walter et al. 1975; Walter et al. 1979) und ebenfalls retrospektiv zu beantworten war. Die revidierte Fassung bestand aus 63 Fragen zu Straftaten, die fast das gesamte Spektrum der Kinderdelinquenz abdeckten (Beschreibung ► Abschn. 2.3.1). Verstöße gegen die Straßenverkehrsordnung wurden nicht berücksichtigt.

6.4 Auswertung

Die Daten wurden auf dem klinikeigenen Rechner mithilfe des Statistik-Programmpakets SAS ausgewertet.

Bei den Variablen mit kontinuierlicher Verteilung kamen zumeist nichtparametrische Verfahren zur Anwendung, da die Voraussetzungen der Normalverteilung in der Regel nicht erfüllt waren.

Zur Bestimmung der Vorhersage der Delinquenz bot sich eine schrittweise logistische Regressionsanalyse an. Im Unterschied zur klassischen Diskriminanzanalyse müssen die Prädiktorvariablen nicht kontinuierlich und normal verteilt sein, sondern es kann sich auch um dichotome Variablen handeln. Eine schrittweise logistische Regression wird durchgeführt, wenn keine spezifischen Hypothesen existieren. Das Verfahren ist nicht konfirmatorisch, sondern explorativ. Hypothesen im statistischen Sinne erübrigen sich daher. Die logistische Regressionsanalyse basiert auf einem additiven Vorhersagemodell. Ihr Vorteil besteht darin, dass aus mehreren Variablen diejenigen ermittelt werden, die signifikant (p mindestens 0,05) zur Verbesserung der Vorhersage beitragen. Das Verfahren trägt gleichzeitig der Tatsache Rechnung, dass Prädiktoren interkorrelieren. Die Variablen werden reduziert, redundante Informationen somit ausgeschlossen. Die Anwendung einer schrittweisen logistischen Regressionsanalyse ermöglicht es ferner, die relative Stärke einzelner Prädiktoren zu ermitteln. Die Ergebnisse der logistischen Regressionsanalysen wurden mithilfe der ROC-Analyse (»Receiver-Operating-Characteristic«, Murphy et al. 1987) ausgewertet. Bei diesem Verfahren wird nicht nur ein optimaler Cut-off-Wert ermittelt, sondern es werden für verschiedene Cut-off-Werte die jeweiligen Richtig-Positiv-Raten (Sensitivität) und die dazugehörigen Falsch-Positiv-Raten (1 minus Spezifität) errechnet und in ein Koordinatennetz eingetragen. Es entsteht eine Kurve, deren Wölbung etwas über die Effektivität des Vorhersagemodells aussagt, wofür die Fläche unterhalb der Kurve (»area under curve«, AUC) als Maß herangezogen wird. Je mehr sich die Kurve der Diagonalen (»line of no information«) annähert, um so geringer ist die Effektivität. Die ROC-Analyse liefert also einen besseren Überblick über die Vorhersageleistung des Modells.

Die Ergebnisse der ROC-Analyse, einschließlich der »Trefferrate in Prozent« und der Fläche unterhalb der Kurve (AUC) basieren auf einer Kreuzvalidierung unter Verwendung der »leaving-one-out-procedure«. Die Ergebnisse zu den Odds Ratios, die die Wahrscheinlichkeit angeben, mit der das Kriterium (Delinquenz) eintritt, wenn ein bestimmter Prädiktor vorliegt, wurden hingegen nicht kreuzvalidiert.

Ergebnisse

Tab. 7.1 Kindliche Straftäter im Marburger Landgerichtsbezirk (1962–1971) und Häufigkeit begangener Straftaten nach dem 14. Lebensjahr (bis 1972–1975)

Häufigkeit der Delikte vor dem 14. Lebensjahr	Häufigkeit der Delikte nach dem 14. Lebensjahr			
	0	1	≥2	Gesamt
1	n=434 (57,9%)	n=157 (21,0%)	n=158 (21,1%)	749 (100,0%)
≥2	n=109 (42,4%)	n=26 (10,1%)	n=122 (47,5%)	257 (100,0%)
Gesamt	n=543 (54,0%)	n=183 (18,2%)	n=280 (27,8%)	1006 (100,0%)
	$Chi^2=68{,}75>Chi^2_{0,001;2}=10{,}8$			

7.1 Zusammenhänge zwischen Delinquenz im Kindes-, Jugend- und Erwachsenenalter

7.1.1 Kinderdelinquenz und Rückfall in der Adoleszenz

Zwischen 1962 und 1971 wurden im Landgerichtsbezirk Marburg 1006 Jungen (mit abgeschlossener Kindheit) ermittelt, die wegen einer Straftat polizeilich registriert worden waren. Über ihre strafrechtliche Entwicklung nach dem 14. Lebensjahr gibt Tab. 7.1 Aufschluss (auch Abb. 6.1). Die Probanden hatten ein Mindestalter von 18 Jahren erreicht, das Durchschnittsalter betrug 22 Jahre.

Insgesamt wurden 46% aller registrierten Kinder rückfällig, 18,2% mit nur einem Delikt, 27,78% mit zwei und mehr Delikten; 54% begingen jedoch keine Straftaten mehr. Der Unterschied ist knapp auf dem 5%-Niveau signifikant ($Chi^2=6{,}36>Chi^2_{0,05;1}=3{,}841$), d. h. von den ehemals straffälligen Kindern ist der Anteil derer, die nicht mehr polizeilich registriert werden, signifikant höher als der Anteil derer, die erneut Straftaten begehen.

Eine Aufschlüsselung der Rückfallquoten in Abhängigkeit von der Registrierungshäufigkeit vor dem 14. Lebensjahr ergab jedoch, dass die kindlichen Mehrfachtäter signifikant häufiger mit mehreren Delikten rückfällig wurden als die kindlichen Einfachtäter. Von den Jungen, die im Kindesalter nur ein Delikt begangen hatten, traten 21% erneut mit einem Delikt in Erscheinung, 21,1% mit mindestens zwei Delikten. Von den im Kindesalter mehrfach straffällig gewordenen Jungen wurden 10,1% mit einem Delikt rückfällig, aber 47,5% mit mindestens zwei Delikten. Somit besteht insofern ein Zusammenhang zwischen Kinder- und Jugenddelinquenz, als mehrfache Delinquenz im Kindesalter die Wahrscheinlichkeit eines Rückfalls im Jugendalter erhöht, insbesondere mit mehreren Straftaten. Für ein mehrfach polizeilich registriertes Kind ist die Wahrscheinlichkeit, auch nach dem 14. Lebensjahr mehrere Straftaten zu begehen, doppelt so hoch wie für ein nur einmal registriertes Kind. Andererseits ist aber auch festzustellen, dass 42,4% der mehrfach registrierten Kinder in den nachfolgenden Jahren keine Straftaten mehr begehen.

7.1.2 Kinderdelinquenz und chronische Delinquenz

Entsprechend der Definition der chronischen Straftäter verteilten sich diese wie folgt auf die einzelnen Stichproben (Tab. 7.2):

Ein Vergleich der Prozentzahlen der Gruppen A, B und C zeigt, dass sich die Raten der chronischen Straftäter in Abhängigkeit von der Anzahl der vor dem 14. Lebensjahr begangenen Delikte nicht voneinander unterscheiden. Es besteht allenfalls eine leichte, statistisch jedoch nicht signifikante Tendenz, dass mehrfache Delinquenz im Kindesalter zu einer höheren Rate chronischer Täter führt (32,4%) als bei Probanden ohne polizeiliche Registrierungen im Kindesalter (23,6%). Dieser minimale Unterschied rechtfertigt jedoch nicht die Aussage, dass Delinquenz im Kindesalter das Risiko für lebenslängliche chronische Delinquenz erhöht.

■ Tab. 7.2 Anzahl der chronischen Straftäter pro Stichprobe. (Aus Walter u. Remschmidt 2004)

Delikte vor dem 14. Lebensjahr	Delikte nach dem 14. Lebensjahr [a]			
	0	≥2	Gesamt	
0	n=0 (0%) von n=46	n=21 (48,8%) von n=43	n=21 (23,6%) von n=89	(A)
1	n=4 (8,5%) von n=47	n=20 (40,8%) von n=49	n=24 (25,0%) von n=96	(B)
≥2	n=4 (12,5%) von n=32	n=19 (48,7%) von n=39	n=23 (32,4%) von n=71	(C)
Gesamt	n=8 (6,4%) von n=125	n=60 (45,8%) von n=131	n=68 (26,6%) von n=256	
	(D)	(E)		

[a] Bis zum Zeitpunkt der Untersuchung (Zeitpunkt 2: 1975–1977; Alter ≥18 Jahre)
Vergleiche: A-B-C: $Chi^2=1,76$; df=2; n. s.; D-E: $Chi^2=50,9$; df=1; p<0,001

7.1.3 Delinquenz im Jugendalter und chronische Delinquenz

Ein Vergleich der Anteile der chronischen Straftäter zwischen Probanden ohne und mit mehrfacher registrierter Delinquenz nach dem 14. Lebensjahr (■ Tab. 7.2, Gruppen D und E) bestätigt die Vermutung, dass die jugendlichen Mehrfachtäter ein hohes Risiko haben, sich zu chronischen Tätern zu entwickeln. Von ihnen werden 48,7% zu chronischen Tätern, aber nur 6,4% der nach dem 14. Lebensjahr nicht straffällig gewordenen Probanden. Bei den bis zum Zeitpunkt 2 (1975) mehrfach straffällig gewordenen Probanden scheint hierbei keine Rolle zu spielen, ob sie vor ihrem 14. Lebensjahr keine Straftat begangen haben oder nur eine oder zwei und mehr. Die Anteile der chronischen Straftäter in den drei genannten Gruppen betragen jeweils 48,8%, 40,8% und 48,7%. Die Gruppe der Probanden, die bis zum Zeitpunkt 2 nicht delinquent waren (Gruppe 0 – 0), enthielten definitionsgemäß keine chronischen Täter. Hierzu hätte es mindestens eines Delikts vor Zeitpunkt 2 und mindestens zweier Delikte zwischen den Zeitpunkten 2 und 3 bedurft. Es fand sich kein einziger Proband, der erstmalig nach Zeitpunkt 2 straffällig wurde, d. h., erstmalige Delinquenz trat nur bis zu einem bestimmten Zeitpunkt bzw. Alter auf, danach nicht mehr. Zu diesem Zeitpunkt (■ Tab. 6.5, Zeitpunkt 2) waren die Probanden im Durchschnitt 22 Jahre alt.

7.2 Unterschiede zwischen chronischen und nichtchronischen Straftätern und unregistrierten Probanden

7.2.1 Dunkelfeld vor dem 14. Lebensjahr

Aus der folgenden ■ Tab. 7.3 ist ersichtlich, dass chronische Täter mehr als doppelt so viele unregistrierte Delikte vor dem 14. Lebensjahr begehen wie Personen, die in ihrem Leben niemals registriert worden waren, und signifikant mehr Delikte als die nichtchronischen Täter. Der Unterschied zwischen unregistrierten Probanden und nichtchronischen Tätern ist hingegen nicht signifikant. Das Ergebnis besagt, dass es sich bei den chronischen Tätern um eine spezielle Gruppe von Personen handelt, die bereits als Kinder besonders intensiv Straftaten begangen haben, bevor überhaupt ihre offizielle Karriere (nach dem 14. Lebensjahr) begann. Auch als Jugendliche gehörten sie bereits zu den Mehrfachtätern.

Tab. 7.3 Häufigkeit selbstberichteter Delikte (vor dem 14. Lebensjahr) in Abhängigkeit von der legalen Bewährung im Lebenslängsschnitt

Legale Bewährung	Häufigkeit selbstberichteter Delikte			
	M	s	Mdn	Q
1. Unregistrierte Probanden (n=46)	155,9	128,5	133,5	83,5
2. Nichtchronische Täter (n=142)	249,2	188,6	203,5	103,8
3. Chronische Täter (n=68)	351,8	227,3	271,0	146,0
Signifikanz (Mediantest)			p=0,0004	
Paarvergleiche			1 vs 2:	p=0,0901
			1 vs 3:	p=0,0001
			2 vs 3:	p=0,0079

M Mittelwert, *s* Standartabweichung, *Mdn* Median, *Q* Quartialabweichung

Aufgeschlüsselt nach Eigentums- und Gewaltdelikten ergab sich ein ähnliches Bild. Die chronischen Täter waren jeweils am stärksten belastet, gefolgt von den nichtchronischen Tätern und den unregistrierten Probanden. Bei der Gewaltdelinquenz, definiert als Straftaten gegen Personen, war allerdings nur der Unterschied zwischen chronischen Tätern und unregistrierten Probanden signifikant, nicht aber die Unterschiede zwischen unregistrierten Probanden und nichtchronischen Tätern sowie zwischen chronischen und nichtchronischen Tätern. Aus dem Ergebnis lässt sich schließen, dass die drei Bewährungsgruppen am besten durch die unregistrierten Eigentumsdelikte im Kindesalter unterschieden werden können und weniger gut durch die unregistrierten Delikte gegen Personen. Die Tab. 7.4 und Tab. 7.5 geben den beschriebenen Sachverhalt wieder.

Hinsichtlich der Schwere der selbstberichteten Straftaten (ohne Tabelle) ist festzustellen, dass zwischen chronischen und nichtchronischen Tätern keine Unterschiede in der durchschnittlichen Anzahl zugegebener Verbrechen bestanden (M=2,1; s=4,4 zu M=1,8; s=3,9; Mediantest: p=0,1641). Beide Gruppen wiesen aber signifikant höhere Verbrechenszahlen als die unregistrierten Probanden auf (M=0,6; s=1,5). Bei dem Vergleich zwischen chronischen Tätern und unregistrierten Probanden ergab der Mediantest ein p von 0,0052, bei dem Vergleich zwischen nichtchronischen Tätern und unregistrierten Probanden resultierte ein p von 0,0489. Die Ergebnisse sprechen ebenso wie bei den Gewaltdelikten dafür, dass chronische Täter vor dem 14. Lebensjahr nicht unbedingt häufiger schwere Delikte begehen als nichtchronische Täter. Nur ihre Häufigkeit an Eigentumsdelikten ist höher. Bei den als »Verbrechen« bezeichneten Delikten handelte es sich um solche Handlungen, die relativ häufig bei Kindern zu beobachten sind, z. B. jemandem mit Gewalt oder Androhung von Gewalt etwas wegnehmen (Raub, räuberische Erpressung) oder vorsätzlich ein anderes Kind verprügeln (Körperverletzung), ohne dass diese von der Umwelt als Verbrechen im juristischen Sinne wahrgenommen werden.

7.2.2 Elterlicher Erziehungsstil

Wie Tab. 7.6 zeigt, fanden sich bei keiner Variablen des Erziehungsstil-Fragebogens von Herrmann et al. (1971) Unterschiede zwischen den Bewährungsgruppen. Der Erziehungsstil hatte somit keinen Einfluss auf die legale Bewährung.

■ **Tab. 7.4** Häufigkeit selbstberichteter Eigentumsdelikte (vor dem 14. Lebensjahr) in Abhängigkeit von der legalen Bewährung im Lebenslängsschnitt

Legale Bewährung	**Häufigkeit selbstberichteter Eigentumsdelikte**			
	M	**s**	**Mdn**	**Q**
1. Unregistrierte Probanden (n=46)	70,4	67,7	48,0	40,5
2. Nichtchronische Täter (n=142)	134,0	122,0	102,5	62,0
3. Chronische Täter (n=68)	201,6	157,5	138,5	105,3
Signifikanz (Mediantest)			p=0,0002	
Paarvergleiche			1 vs 2:	p=0,0023
			1 vs 3:	p=0,0001
			2 vs 3:	p=0,0183

M Mittelwert, *s* Standartabweichung, *Mdn* Median, *Q* Quartialabweichung

■ **Tab. 7.5** Häufigkeit selbstberichteter Gewaltdelikte (vor dem 14. Lebensjahr) in Abhängigkeit von der legalen Bewährung im Lebenslängsschnitt

Legale Bewährung	**Häufigkeit selbstberichteter Gewaltdelikte**			
	M	**s**	**Mdn**	**Q**
1. Unregistrierte Probanden (n=46)	12,9	18,1	6,0	8,0
2. Nichtchronische Täter (n=142)	21,6	25,9	12,0	12,5
3. Chronische Täter (n=68)	30,4	30,7	20,5	19,8
Signifikanz (Mediantest)			p=0,0048	
Paarvergleiche			1 vs 2:	p=0,0507
			1 vs 3:	p=0,0011
			2 vs 3:	p=0,2810

M Mittelwert, *s* Standartabweichung, *Mdn* Median, *Q* Quartialabweichung

7.2.3 Soziale und familiäre Risikofaktoren

■ Tab. 7.7 enthält eine Übersicht über die Häufigkeit einzelner sozialer und familiärer Risikofaktoren in den jeweiligen Bewährungsgruppen. Legt man aufgrund der Alphainflationierung, die durch die multiplen Testungen bedingt ist, ein eher strenges Signifikanzniveau von p=0,01 fest, so ergeben sich nur bei wenigen Variablen überzufällige Gruppenunterschiede.

Signifikante Unterschiede bestehen bei folgenden Variablen:

- Heimeinweisung vor dem 6. Lebensjahr,

Tab. 7.6 Wahrgenommener elterlicher Erziehungsstil in Abhängigkeit von der legalen Bewährung im Lebenslängsschnitt

Legale Bewährung		Vater		Mutter	
		Unterstützung	Strenge	Unterstützung	Strenge
1. Unregistrierte Probanden (n=46)	M	46,2	39,4	50,5	34,7
	s	11,4	9,6	10,2	9,8
	Mdn	47,0	38,0	51,0	33,5
	Q	8,5	7,5	7,0	6,0
2. Nichtchronische Täter (n=142)	M	46,4	40,1	49,1	35,3
	s	11,8	10,9	10,1	10,5
	Mdn	46,5	38,0	50,0	34,0
	Q	8,8	8,0	7,0	7,0
3. Chronische Täter (n=68)	M	43,9	43,4	48,7	36,5
	s	13,2	12,7	10,1	12,8
	Mdn	44,0	42,0	48,5	34,0
	Q	9,5	10,0	7,5	6,5
Mediantests (p)		0,4769	0,2633	0,3993	0,9378

- unvollständige Familie und
- Schulschwierigkeiten.

Chronische Straftäter sind jeweils am häufigsten betroffen, gefolgt von nichtchronischen Tätern und unregistrierten Probanden.

Der Einfluss sozialer und familiärer Risikofaktoren wird deutlicher, wenn man die Anteile der Probanden pro Bewährungsgruppe ermittelt, die überhaupt einen Risikofaktor aufweisen (Tab. 7.8) und nochmals deutlicher, wenn die durchschnittliche Gesamtbelastung pro Bewährungsgruppe errechnet wird (Tab. 7.9).

In Tab. 7.8 ist zunächst das Ergebnis überraschend, dass in der Gruppe der Probanden, die den geringsten Anteil an Personen mit einer Risikobelastung aufweisen (unregistrierte Personen), immerhin 54,4% mit einer Risikobelastung vor dem 6. Lebensjahr aufwachsen; 69,6% waren einer generell wirksamen Belastung ausgesetzt. Damit scheinen soziale und familiäre Belastungen eher die Regel als die Ausnahme zu sein. Die Anteile der Probanden mit einer solchen Belastung sind jedoch bei den nichtchronischen Tätern höher und am höchsten bei den chronischen Tätern.

Bei der Anzahl der sozialen und familiären Risikofaktoren (Tab. 7.9) sind nichtchronische Täter fast doppelt so hoch belastet wie unregistrierte Probanden und chronische Täter fast dreimal so hoch. Alle Gruppenunterschiede sind signifikant. Das, was die drei Bewährungsgruppen somit am deutlichsten unterscheidet, ist die Gesamtzahl der einwirkenden Risikofaktoren und wenige einzelne Variablen oder die Anteile der Personen mit einem Risikofaktor.

Tab. 7.7 Häufigkeit sozialer und familiärer Risikofaktoren (bis zum 14. Lebensjahr wirksam) pro Bewährungsgruppe

Risikofaktoren	Unregistrierte Probanden (n=46)		Nichtchronische Täter (n=142)		Chronische Täter (n=68)		Chi²
	n	[%]	n	[%]	n	[%]	p
Faktoren der Eltern							
– Psychiatrische Erkrankung/Alkoholmissbrauch	1	2,2	17	12,0	10	15,6	0,076
– Niedrige soziale Schicht	6	13,0	23	16,2	15	22,1	0,409
Faktoren der Familie							
– Nichteheliche Geburt	1	2,2	14	9,9	8	11,8	0,184
– Heimerziehung vor dem 6. Lebensjahr	0	0,0	4	2,8	10	14,7	0,001
– ≥4 Erziehungsstationen	0	0,0	4	2,8	5	7,3	0,089
– Unvollständige Familie	4	8,7	24	16,9	22	32,3	0,004
– Große Familie	13	28,3	61	43,0	36	52,9	0,033
– Altersabstand zum nächstjüngern Geschwister ≤2 Jahre	12	26,1	41	28,9	17	25,0	0,822
Individuelle Faktoren							
– ≥3 Krankenhausaufenthalte	2	4,3	10	7,0	7	10,3	0,477
– Zurückstellung von der Einschulung	4	8,7	25	17,6	20	29,4	0,017
– Schulschwierigkeiten	13	28,3	69	48,6	46	67,7	0,001
– Keine Berufsausbildung [a]	3	6,5	39	27,5	16	23,9	0,013

[a] Diese Variable bezieht sich als einzige nicht auf den Zeitraum vor dem 14. Lebensjahr
Signifikante Gruppenunterschiede sind durch *Pfeile* gekennzeichnet (p≤0,01)

Tab. 7.8 Anteile der Probanden mit (sozialen und familiären) Risikofaktoren pro Bewährungsgruppe

Risikofaktoren	Unregistrierte Probanden n=46		Nichtchronische Täter n=142		Chronische Täter n=68		Chi²
	n	[%]	n	[%]	n	[%]	p
Generell wirksam	32	69,6	119	83,8	64	95,5	0,001
Nach dem 6. Lebensjahr wirksam	25	54,4	98	69,0	53	77,9	0,028
Vor dem 14. Lebensjahr wirksam	31	67,4	114	82,4	65	95,6	0,001

Signifikante Gruppenunterschiede sind durch *Pfeile* gekennzeichnet (p≤0,01)

Tab. 7.9 Anzahl der sozialen und familiären Risikofaktoren in Abhängigkeit von der legalen Bewährung im Lebenslängsschnitt

		Anzahl der Risikofaktoren	
Legale Bewährung	n	M	s
1. Unregistrierte Probanden	46	1,28	1,17
2. Nichtchronische Täter	142	2,35	1,83
3. Chronische Täter	68	3,15	1,86
Mediantest		p=0,001	
Paarvergleiche		1 vs 2: p=0,0021	
		1 vs 3: p=0,0001	
		2 vs 3: p=0,0041	

7.2.4 Persönlichkeitsmerkmale

In Tab. 7.10 sind die Persönlichkeitsmerkmale des FPI sowie deren statistische Kennwerte (M, s) pro Bewährungsgruppe aufgeführt. Legt man aufgrund der Alphainflationierung ein strenges Signifikanzniveau von p=0,01 zugrunde, so ergeben sich nur bei den folgenden Merkmalen statistisch bedeutsame Unterschiede:

- Spontane Aggressivität,
- Depressivität,
- Erregbarkeit,
- reaktive Aggressivität,
- Extraversion,
- emotionale Labilität.

Die Unterschiede deuten alle in die gleiche Richtung: Chronische Täter haben die stärksten Ausprägungen, unregistrierte Probanden die geringsten, nichtchronische Täter liegen dazwischen. In vier Persönlichkeitsmerkmalen unterscheiden sich beide Tätergruppen von den unregistrierten Probanden (spontane Aggressivität, Depressivität, Erregbarkeit und Extraversion), in zwei Merkmalen unterscheiden sich nur die chronischen Täter von den unregistrierten Probanden (reaktive Aggressivität und emotionale Labilität). Entgegen den Erwartungen ließen sich keine Unterschiede bei den Merkmalen Geselligkeit sowie Gelassenheit/Selbstvertrauen nachweisen.

7.2.5 Intelligenz

Hinsichtlich des IQ, gemessen mit dem WIP fanden sich keine signifikanten Unterschiede zwischen den Bewährungsgruppen (Tab. 7.11). Dies dürfte ein methodisch bedingter Effekt sein, da zuvor die unregistrierten Probanden zu den in Kindesalter straffällig gewordenen Personen hinsichtlich des IQ parallelisiert worden waren. Erst später differenzierten sich die kindlichen Straftäter in die Gruppe der chronischen und nichtchronischen Täter.

7.3 Unterschiede zwischen Probanden mit einem frühen und einem späten Delinquenzbeginn (»early onset« vs. »late onset«)

7.3.1 Definition der Untersuchungs- und Vergleichsgruppen

Nach Auswertung der Auszüge aus dem Erziehungs- und Strafregister sowie nach Anwendung der Definitionskriterien für »Early-onset«- und

Tab. 7.10 Persönlichkeitsmerkmale des FPI in Abhängigkeit von der legalen Bewährung im Lebenslängsschnitt

Merkmale		Unregistrierte Probanden	Nichtchronische Täter	Chronische Täter	Mediantests
		n=46	n=142	n=68	p
Nervosität	M	4,7	4,9	5,7	0,1044
	s	1,7	2,1	2,2	
Spontane Aggressivität	M	3,5	5,0	5,3	0,0001
	s	1,4	2,0	2,0	
Depressivität	M	4,1	5,2	6,2	0,0001
	s	1,9	1,8	2,1	
Erregbarkeit	M	4,3	5,6	5,9	0,0010
	s	1,6	2,1	1,7	
Geselligkeit	M	5,3	6,1	6,0	0,0709
	s	1,9	2,0	2,0	
Gelassenheit/Selbstvertrauen	M	5,2	5,0	5,2	0,8702
	s	1,5	1,5	1,8	
Reaktive Aggressivität	M	4,7	5,6	5,9	0,0042
	s	1,7	1,9	1,8	
Gehemmtheit	M	4,6	4,5	5,0	0,4406
	s	1,6	1,9	2,1	
Offenheit	M	3,9	5,0	4,9	0,0170
	s	1,8	2,0	1,9	
Extraversion	M	4,4	5,6	5,9	0,0009
	s	1,9	1,8	1,6	
Emotionale Labilität	M	3,7	4,9	5,6	0,0018
	s	1,9	2,0	2,3	
Maskulinität	M	5,2	5,7	5,2	0,0660
	s	1,9	2,0	2,4	

Signifikante Gruppenunterschiede sind durch *Pfeile* gekennzeichnet ($p \leq 0{,}01$)

Tab. 7.11 Intelligenz (WIP-IQ) der Probanden in Abhängigkeit von ihrer legalen Bewährung im Lebenslängsschnitt

Legale Bewährung		**WIP-IQ**	
	n	**M**	**s**
1. Unregistrierte Probanden	46	100,2	8,6
2. Nichtchronische Täter	142	101,2	9,7
3. Chronische Täter	68	99,5	11,3
		Varianzanalyse: p=0,5119	

Tab. 7.12 Häufigkeit selbstberichteter Delikte (vor dem 14. Lebensjahr) in Abhängigkeit von der Typologie des Delinquenzverlaufs

		Selbstberichtete Delikte			
Delinquenzverlauf	**n**	**M**	**s**	**Mdn**	**Q**
1. Unregistrierte Probanden	46	155,9	128,5	133,5	83,5
2. Nur im Kindesalter delinquent	71	209,4	153,1	167,0	86,0
3. »early onset« [a]	96	307,9	232,0	240,5	134,25
4. »late onset« [b]	43	344,3	194,4	289,0	130,5
Mediantest			p=0,0001		
Paarvergleich		1 vs. 2:	p=0,2070		
		1 vs. 3:	p=0,0039		
		1 vs. 4:	p=0,0001		
		2 vs. 3:	p=0,0218		
		2 vs. 4:	p=0,0010		
		3 vs. 4:	p=0,0150		

[a] Beginn der Delinquenz in der Kindheit
[b] Beginn der Delinquenz im Jugendalter

»Late-onset«-Straftäter (► Kap. 6) wurden die Probanden wie folgt den Gruppen zugeordnet:

- n=96: »early onset« (Beginn der Delinquenz in der Kindheit, Ende im Jugend- oder Erwachsenenalter),
- n=43: »late onset« (Beginn der Delinquenz im Jugendalter, Ende im Jugend- oder Erwachsenenalter),
- n=71: Probanden, die ausschließlich im Kindesalter (vor dem 14. Lebensjahr) registriert worden waren,

Tab. 7.13 Häufigkeit selbstberichteter Eigentumsdelikte (vor dem 14. Lebensjahr) in Abhängigkeit von der Typologie des Delinquenzverlaufs

		Selbstberichtete Eigentumsdelikte			
Delinquenzverlauf	**n**	**M**	**s**	**Mdn**	**Q**
1. Unregistrierte Probanden	46	70,4	67,7	48,0	40,5
2. Nur im Kindesalter delinquent	71	104,7	97,4	79,0	42,0
3. »early onset« [a]	96	176,7	157,6	128,0	78,75
4. »late onset« [b]	43	192,6	125,0	157,0	88,5
Mediantest			p=0,0001		
Paarvergleich		1 vs. 2:	p=0,0100		
		1 vs. 3:	p=0,0004		
		1 vs. 4:	p=0,0001		
		2 vs. 3:	p=0,0012		
		2 vs. 4:	p=0,0001		
		3 vs. 4:	p=0,3317		

[a] Beginn der Delinquenz in der Kindheit
[b] Beginn der Delinquenz im Jugendalter

- n=46: niemals in ihrem Leben registrierte Personen.

Diese Gruppen wurden hinsichtlich bestimmter Merkmale miteinander verglichen. Die Anwendung logistischer Regressionen zur Vorhersage der Gruppenzugehörigkeit erschien nicht sinnvoll, da einige Variablen erst im frühen Erwachsenenalter, also nach Abschluss der Kindheit erhoben wurden. Probanden der »Early-onset«-Gruppe konnten daher aus logischen Gründen nicht vorhergesagt werden.

7.3.2 Dunkelfeldbelastung vor dem 14. Lebensjahr

Wie die Ergebnisse in Tab. 7.12 zeigen, ergibt sich hinsichtlich der unregistrierten Delinquenz vor dem 14. Lebensjahr kein signifikanter Unterschied zwischen »Early-onset«- und »Late-onset«-Probanden. Hierbei wurde wegen der Alphainflationierung ein verschärftes Signifikanzniveau von 1% zugrunde gelegt. Probanden beider Gruppen begehen aber häufiger unregistrierte Delikte als die unregistrierten Probanden und als die Probanden, deren Delinquenz auf die Kindheit beschränkt blieb. Zwischen den beiden letzteren Gruppen besteht kein Unterschied. Tendenziell zeichnet sich ab, dass die »Late-onset«-Probanden die meisten Delikte zugeben, gefolgt von den »Early-onset«-Probanden, den Probanden mit auf die Kindheit beschränkter Delinquenz und den unregistrierten Personen.

Betrachtet man speziell Eigentumsdelikte (Tab. 7.13) bzw. Gewaltdelikte (Tab. 7.14) im Dunkelfeld, so bleibt das Ergebnis bestehen, nämlich, dass sich die »Early-onset«- und »Late-onset«-Probanden nicht voneinander unterscheiden, aber

■ **Tab. 7.14** Häufigkeit selbstberichteter Gewaltdelikte (vor dem 14. Lebensjahr) in Abhängigkeit von der Typologie des Delinquenzverlaufs

		Selbstberichtete Gewaltdelikte			
Delinquenzverlauf	**n**	**M**	**s**	**Mdn**	**Q**
1. Unregistrierte Probanden	46	12,9	18,1	6,0	8,0
2. Nur im Kindesalter delinquent	71	17,1	18,4	11,0	7,5
3. »early onset« [a]	96	25,4	29,0	14,0	17,25
4. »late onset« [b]	43	34,0	34,4	20,0	23,5
Mediantest			p=0,0017		
Paarvergleich		1 vs. 2:	p=0,1214		
		1 vs. 3:	p=0,0242		
		1 vs. 4:	p=0,0002		
		2 vs. 3:	p=0,1423		
		2 vs. 4:	p=0,0061		
		3 vs. 4:	p=0,3282		

[a] Beginn der Delinquenz in der Kindheit
[b] Beginn der Delinquenz im Jugendalter

sehr wohl Unterschiede zu den registrierten Probanden und den auf die Kindheit bezogenen Straftäter bestehen.

7.3.3 Elterlicher Erziehungsstil

Wider Erwarten finden sich bei den Variablen des elterlichen Erziehungsstils keine Unterschiede zwischen den vier Gruppen (■ Tab. 7.15).

7.3.4 Soziale und familiäre Risikofaktoren

Probanden der »Early-onset«-Gruppe unterscheiden sich hinsichtlich der Gesamtzahl der vor dem 14. Lebensjahr wirksamen sozialen und familiären Risikofaktoren nicht von den Probanden mit einem späten Delinquenzbeginn. Bei Annahme eines verschärften Signifikanzniveaus von 1% sind nur die Probanden der »Early-onset«-Gruppe höher belastet als die Probanden mit auf die Kindheit begrenzter Delinquenz und die unregistrierten Probanden. Es zeigt sich somit erneut, dass Personen, deren Delinquenzbeginn unterschiedlich ist, eine homogene Gruppe bilden, die sich teilweise von den unregistrierten Probanden und den ausschließlich kindlichen Delinquenten unterscheidet (■ Tab. 7.16).

7.3.5 Persönlichkeitsmerkmale

■ Tab. 7.17 enthält die Persönlichkeitsunterschiede zwischen den vier Probandengruppen mit unterschiedlichem Delinquenzverlauf.

Ausgehend von einem Signifikanzniveau von 1%, das in Folge der multiplen Testungen gewählt

Tab. 7.15 Wahrgenommener elterlicher Erziehungsstil in Abhängigkeit von der Typologie des Delinquenzverlaufs

Delinquenzverlauf		Vater		Mutter	
		Unterstützung	Strenge	Unterstützung	Strenge
1. Unregistrierte Probanden (n=46)	M	46,2	39,4	50,5	34,7
	s	11,4	9,6	10,2	9,8
	Mdn	47,0	38,0	51,0	33,5
	Q	8,5	7,5	7,0	6,0
2. Nur im Kindesalter delinquent (n=71)	M	47,7	39,4	51,0	32,8
	s	11,2	9,7	8,1	8,1
	Mdn	47,0	38,5	50,0	33,0
	Q	7,5	7,0	6,0	6,0
3. »early onset« [a] (n=96)	M	44,7	42,1	48,3	36,5
	s	11,9	12,8	10,7	12,1
	Mdn	45,0	39,0	50,0	35,0
	Q	10,0	10,5	8,0	7,5
4. »late onset« [b] (n=43)	MN	44,0	42,1	47,0	38,5
	s	14,5	11,5	11,3	12,9
	Mdn	44,5	41,0	47,5	34,5
	Q	9,0	7,5	8,5	8,0
Mediantests	(p)	0,6041	0,5430	0,3220	0,3588

[a] Beginn der Delinquenz in der Kindheit
[b] Beginn der Delinquenz im Jugendalter

wurde, ergeben sich nur bei sechs Merkmalen signifikante Unterschiede. Bemerkenswert ist wiederum, dass sich »Early-onset«- und »Late-onset«-Probanden in keinem einzigen Merkmal unterscheiden. Dafür sind beide Gruppen jeweils signifikant spontan aggressiver, depressiver, erregbarer, reaktiv-aggressiver, extravertierter und emotional labiler als die unregistrierten Probanden. Zusätzlich sind die »Late-onset«-Probanden spontan aggressiver, depressiver, reaktiv aggressiver und emotional labiler als die Probanden mit auf die Kindheit begrenzter Delinquenz. »Early-onset«-Probanden sind nur in drei Merkmalen auffälliger als die ausschließlich kindlichen Straftäter. Sie sind depressiver, reaktiv aggressiver und emotional labiler. Die Ergebnisse stützen erneut die bisher gewonnene Erkenntnis, dass »Late-onset«- und »Early-onset«-Probanden eine einheitliche Gruppe bilden, die sich in mehreren Merkmalen von unregistrierten Probanden und ausschließlich kindlichen Straftätern unter-

Tab. 7.16 Anzahl der vor dem 14. Lebensjahr wirksamen sozialen und familiären Risikofaktoren in Abhängigkeit von der Typologie des Delinquenzverlaufs

Delinquenzverlauf	n	M	s	Mdn	Q
1. Unregistrierte Probanden	46	1,2	1,1	1,0	1,0
2. Nur im Kindesalter delinquent	71	1,6	1,3	1,0	1,5
3. »early onset« [a]	96	2,7	1,6	3,0	1,5
4. »late onset« [b]	43	2,7	2,0	2,0	1,5
Mediantest			p=0,0001		
Paarvergleich		1 vs. 2:	p=0,2018		
		1 vs. 3:	p=0,0001		
		1 vs. 4:	p=0,0154		
		2 vs. 3:	p=0,0002		
		2 vs. 4:	p=0,0938		
		3 vs. 4:	p=0,4438		

[a] Beginn der Delinquenz in der Kindheit
[b] Beginn der Delinquenz im Jugendalter

Tab. 7.18 Intelligenz (WIP-IQ) der Probanden in Abhängigkeit von der Typologie des Delinquenzverlaufs

		IQ	
Delinquenzverlauf	**n**	**M**	**s**
Unregistrierte Probanden	46	100,2	8,6
1. Nur im Kindesalter delinquent	71	103,6	8,3
2. »early onset« [a]	96	99,4	10,7
3. »late onset« [b]	43	98,5	11,1
Mediantest		p=0,0826	

[a] Beginn der Delinquenz in der Kindheit
[b] Beginn der Delinquenz im Jugendalter

Tab. 7.17 Persönlichkeitsmerkmale des FPI in Abhängigkeit von der Typologie des Delinquenzverlaufs

		Delinquenzverlauf				
Merkmale		Unregistrierte Probanden (n=46)	Nur im Kindesalter deliquent (n=71)	»early onset«[a] (n=96)	»late onset[b] (n=43)	Mediantest (p)
Nervosität	M	4,7	4,6	5,2	6,0	0,0483
	s	1,7	2,1	2,0	2,1	
Spontane Aggressivität	M	3,5	4,4	5,1	6,1	0,0001
	s	1,4	1,9	2,0	1,7	
Depressivität	M	4,1	4,6	5,8	6,3	0,0001
	s	1,9	1,8	1,9	1,9	
Erregbarkeit	M	4,3	5,2	5,9	6,1	0,0003
	s	1,6	2,2	1,9	1,8	
Geselligkeit	M	5,3	6,0	6,1	6,1	0,1240
	s	1,9	2,0	1,9	2,0	
Gelassenheit	M	5,2	5,0	5,1	5,1	0,9208
	s	1,5	1,4	1,7	1,7	
Reaktive Aggressivität	M	4,7	5,1	5,8	6,2	0,0003
	s	1,7	1,8	1,8	2,0	
Gehemmtheit	M	4,6	4,7	4,6	4,8	0,5186
	s	1,6	1,9	2,1	1,9	
Offenheit	M	3,9	4,9	5,0	5,0	0,0158
	s	1,8	2,2	1,8	1,8	
Extraversion	M	4,4	5,3	5,8	6,0	0,0003
	s	1,9	1,9	1,6	1,6	
Emotionale Labilität	M	3,7	4,5	5,4	5,6	0,0003
	s	1,9	2,0	2,1	2,1	
Maskulinität	M	5,2	5,7	5,7	5,1	0,1834
	s	1,9	2,0	2,2	2,2	

[a] Beginn der Delinquenz in der Kindheit
[b] Beginn der Delinquenz im Jugendalter
Pfeile kennzeichnen signifikante Unterschiede zwischen den Gruppen ($p \leq 0{,}01$)

Prädiktoren:	Odds Ratio:
abgebrochene Berufsausbildung	3,2
Summe der vor dem 14. Lj. wirksamen psychosozialen Risikofaktoren	1,5
Mutter-Strenge	1,0
Summe der unregistrierten Eigentumsdelikte vor dem 14. Lj.	1,0

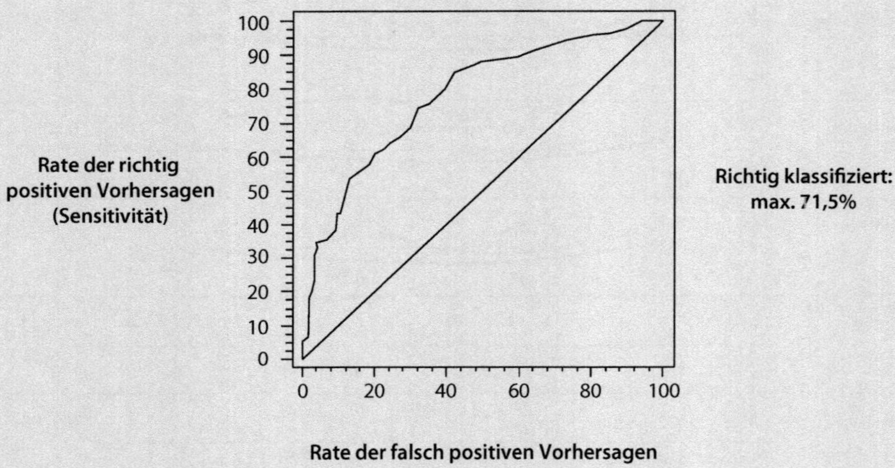

◘ **Abb. 7.1.** Ergebnisse der schrittweisen logistischen Regressionsanalyse: Vergleich zwischen unregistrierten Probanden. (Gruppe D; n=127) und Mehrfachtätern nach dem 14. Lebensjahr (Gruppe E; n=136). (Aus Walter u. Remschmidt 2004)

scheidet. Zwischen den beiden letzten Gruppen wurden ebenfalls in keinem Merkmal Unterschiede gefunden, was deren Ähnlichkeit unterstreicht.

7.3.6 Intelligenz

Unterschiede im Merkmal Intelligenz wurden nicht gefunden. Dies ist mit hoher Wahrscheinlichkeit auf den Effekt der Parallelisierung zurückzuführen.

7.4 Prognose der Delinquenz

7.4.1 Prognose der Delinquenz im Kindesalter

Zur Vorhersage der registrierten Delinquenz im Kindesalter wurden die Gruppen der unregistrierten sowie der einfach und mehrfach registrierten Kinder paarweise – unter Anwendung logistischer Regressionen – verglichen (◘ Tab. 6.4). Hierbei konnte auf die Gesamtzahl der Probanden zurückgegriffen werden, die 1975–1977 (Zeitpunkt 2) noch lebten und untersucht wurden. Als Prädiktoren wurden verwendet:

- Summe der unregistrierten Delikte vor dem 14. Lebensjahr,

Prädiktoren:	Odds Ratio:
Summe der vor dem 14. Lj. wirksamen psychosozialen Risikofaktoren	2,5
Extraversion	1,6
Emotionale Labilität	1,6
Mutter -Strenge	1,0
Summe der unregistrierten Eigentumsdelikte vor dem 14. Lj.	1,0
Nervosität	0,8

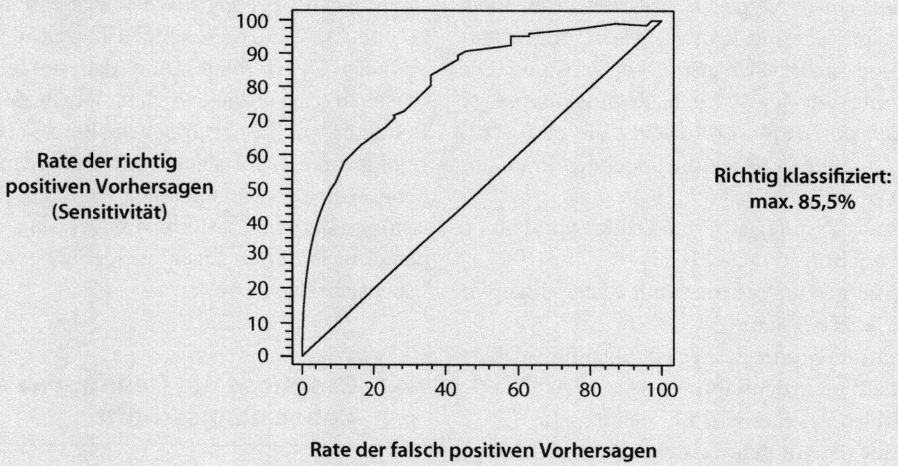

Abb. 7.2. Ergebnisse der schrittweisen logistischen Regressionsanalyse: Vergleich zwischen unregistrierten Probanden (n=46) und registrierten Straftätern (n=210) im Lebenslängsschnitt. (Aus Walter u. Remschmidt 2004)

- Summe der unregistrierten Gewaltdelikte vor dem 14. Lebensjahr,
- Summe der unregistrierten Eigentumsdelikte vor dem 14. Lebensjahr,
- Variablen des elterlichen Erziehungsstils,
- Summe der vor dem 14. Lebensjahr wirksamen familiären und sozialen Belastungsfaktoren,
- Summe der vor dem 14. Lebensjahr wirksamen familiären Belastungsfaktoren,
- Summe der vor dem 14. Lebensjahr wirksamen elterlichen Belastungsfaktoren,
- Summe der vor dem 14. Lebensjahr wirksamen individuellen Belastungsfaktoren (außer Schulschwierigkeiten und abgebrochene Berufsausbildung),
- vor dem 14. Lebensjahr vorhandene schulische Schwierigkeiten.

Von allen durchgeführten Vergleichen erzielte nur ein einziger ein signifikantes Ergebnis. Nichttäter und kindliche Mehrfachtäter konnten mit einer Rate von 62,5% richtiger Klassifikationen am besten klassifiziert werden. Die Rate war als einzige (auf dem 1%-Niveau) signifikant (Chi^2 =0,5> Chi^2=6,635). Lediglich ein Prädiktor wurde ermittelt, nämlich die Variable »Schulschwierigkeiten« mit einer Odds Ratio von 2,8. Das Ergebnis besagt, dass bei vorhandenen Schulschwierigkeiten die Wahrscheinlichkeit, im Kindesalter mehrfach polizeilich registriert zu werden, 2,8-mal höher ist, als wenn das Merkmal nicht vorliegt, sofern die Nichttäter vom Vergleich herangezogen werden. Aus den logistischen Regressionsanalysen kann man somit nicht den Schluss ziehen, dass Kinderdelinquenz generell vorhersagbar ist. Dies trifft nur auf die

Gruppe der Mehrfachtäter zu, wenn man sie mit den unregistrierten Kindern kontrastiert.

7.4.2 Prognose der Mehrfachdelinquenz im Jugendalter

Die Prognose der mehrfachen Delinquenz im Jugendalter (zwischen Zeitpunkt 1 und 2, ◘ Tab. 6.4) basiert auf einem Vergleich zwischen Probanden, die im o. g. Zeitraum keine Registrierungen aufwiesen und mehrfach registrierten Personen. Die Berechnung der logistischen Regressionsanalyse stützt sich auf n=263 Probanden, die zum Zeitpunkt 2 lebten. Es wurden die folgenden Prädiktoren verwendet:

- Summe der unregistrierten Delikte vor dem 14. Lebensjahr,
- Summe der unregistrierten Gewaltdelikte vor dem 14. Lebensjahr,
- Summe der unregistrierten Eigentumsdelikte vor dem 14. Lebensjahr,
- Variablen des elterlichen Erziehungsstils,
- Summe der vor dem 14. Lebensjahr wirksamen familiären und sozialen Belastungsfaktoren,
- Summe der vor dem 14. Lebensjahr wirksamen familiären Belastungsfaktoren,
- Summe der vor dem 14. Lebensjahr wirksamen elterlichen Belastungsfaktoren,
- Summe der vor dem 14. Lebensjahr wirksamen individuellen Belastungsfaktoren (außer Schulschwierigkeiten und abgebrochene Berufsausbildung),
- Schulschwierigkeiten,
- abgebrochene Berufsausbildung.

Unberücksichtigt blieben, wie bei der Vorhersage der Kinderdelinquenz, die Persönlichkeitsvariablen des FPI, da von diesen nicht retrospektiv auf die Persönlichkeit geschlossen werden konnte.

Die folgende ◘ Abb. 7.1 enthält die Ergebnisse der logistischen Regression und der ROC-Analyse. Die ROC-Analyse stellt die Richtig-positiv-Raten sowie die entsprechenden Falsch-positiv-Raten für verschiedene Cut-off-Werte grafisch dar. Die Effektivität der Vorhersage wird durch die Fläche unterhalb der Kurve (»area under curve«, AUC) bestimmt. Die Vorhersage ist umso besser, je größer die Fläche der Kurve ist. Die Diagonale stellt die »line of no information« dar, d. h., in diesem Fall liegen keine Informationen vor, um die beiden Gruppen prognostisch zu trennen. Bei der grafischen Darstellung handelt es sich um kreuzvalidierte Ergebnisse (unter Anwendung der »leaving-one-out-procedure«). Auf die Rate richtiger Klassifikationen sowie auf die Odds Ratios trifft dies hingegen nicht zu.

Aufgrund der logistischen Regressionsanalyse konnten 71,5% der Probanden korrekt den Gruppen der Mehrfachtäter und den unregistrierten Personen zugeordnet werden. Der bedeutsamste Prädiktor war die abgebrochene Berufsausbildung, gefolgt von den Variablen »Summe der vor dem 14. Lebensjahr wirksamen familiären und sozialen Belastungsfaktoren«, »Mutterstrenge« und »Summe der unregistrierten Eigentumsdelikte vor dem 14. Lebensjahr«.

7.4.3 Prognose der Delinquenz im Lebenslängsschnitt

Aufgrund der Tatsache, dass im Lebenslängsschnitt zwei Delinquenztypen identifiziert werden konnten, nämlich chronische Straftäter und nichtchronische Straftäter, bot es sich an, diese beiden Gruppen untereinander sowie jeweils einzeln mit den unregistrierten Probanden zu vergleichen, ferner die Straftäter insgesamt mit den nichtstraffällig gewordenen, unregistrierten Personen. Der lange Beobachtungszeitraum, der sich bis zum 42. Lebensjahr der Probanden (im Durchschnitt) erstreckte, gewährleistete zuverlässige Gruppenzuordnungen und relativ gesicherte Ergebnisse.

Zunächst wurden alle im Lebenslängsschnitt registrierten Personen, d. h. chronische und nichtchronische Täter (n=210) mit unregistrierten Probanden (n=46) verglichen, um die Vorhersagegenauigkeit und die Prädiktoren für Delinquenz zu bestimmen.

Zusätzlich zu den in ▶ Abschn. 7.4.2 erwähnten Variablen wurden die Persönlichkeitsmerkmale des FPI als Prädiktoren verwendet. ◘ Abb. 7.2 enthält die Ergebnisse der logistischen Regressionsanalyse,

◘ Tab. 7.19 Ergebnisse der schrittweisen logistischen Regressionsanalysen: Vergleich zwischen unregistrierten Probanden (n=46), chronischen Straftätern (n=68) und nichtchronischen Straftätern (n=142) im Lebenslängsschnitt. (Aus Walter u. Remschmidt 2004)

Vergleiche	Richtig klassifiziert [%]	Prädikatoren	Odds Ratio
Unregistrierte Probanden vs. chronische Straftäter	80,2	– Summe der vor dem 14. Lebensjahr wirksamen sozialen und familiären Risikofaktoren	3,0
		– Extraversion	1,6
		– Emotionale Labilität	1,5
		– Summe der unregistrierten Eigentumsdelikte vor dem 14. Lebensjahr	1,0
Unregistrierte Probanden vs. nichtchronische Straftäter	77,9	– Summe der vor dem 14. Lebensjahr wirksamen psychosozialen Risikofaktoren	1,9
		– Spontane Aggressivität	1,4
		– Extraversion	1,3
Nichtchronische Straftäter vs. chronische Straftäter	73,1	– Schulprobleme	2,5
		– Depressivität	1,3

die sich auf n=256 Probanden stützt, die zum Zeitpunkt 3 (◘ Tab. 6.4) noch lebten.

Es konnten 85,5% aller Probanden entweder der Gruppe der Straftäter oder den unregistrierten Probanden richtig zugeordnet werden. Im Vergleich zu den Prädiktoren der Kinderdelinquenz und der Mehrfachdelinquenz im Jugendalter ist auffällig, dass einzelne soziale Risikofaktoren (Schulschwierigkeiten, abgebrochene Berufsausbildung) keine Rolle mehr spielen. Stattdessen nimmt die Summe der sozialen und familiären Risikofaktoren, also die Gesamtbelastung den ersten Platz ein. Die prädiktive Bedeutung der Variablen »Mutterstrenge« und »Summe der unregistrierten Eigentumsdelikte« bleibt, verglichen mit der Prognose der mehrfachen Delinquenz im Jugendalter, bestehen. Von den Persönlichkeitsvariablen des FPI sind nur drei prädiktiv wirksam: Extraversion, emotionale Labilität und Nervosität.

Die Ergebnisse aller übrigen Gruppenvergleiche enthält ◘ Tab. 7.19. Es wurden die gleichen Prädiktorvariablen wie in der letzten Analyse verwendet. Alle Raten richtiger Klassifikationen sind überzufällig, die höchste Rate findet sich bei dem Vergleich zwischen unregistrierten Probanden und chronischen Straftätern (80,2%), die nur durch vier Prädiktoren erzielt wurde.

Bei allen Vergleichen zwischen unregistrierten Probanden und Straftätern (entweder beschränkt auf das Jugendalter oder bezogen auf den Lebenslängsschnitt) hat die Summe der vor dem 14. Lebensjahr wirksamen sozialen und familiären Belastungsfaktoren den höchsten Vorhersagewert. Variablen des elterlichen Erziehungsstils haben im Lebenslängsschnitt keinen Einfluss mehr. Die Summe der vor dem 14. Lebensjahr begangenen, unregistrierten Eigentumsdelikte diskriminiert nur zwischen unregistrierten Probanden und chronischen Tätern (◘ Tab. 7.19). Von den Persönlichkeitsmerkmalen des FPI tragen nur vier zur Erhöhung der Prädiktion in dem Sinne bei, dass sie bei Probanden mit der höheren Delinquenzbelastung ausgeprägter sind. Es handelt sich um die Merkmale Extraver-

Tab. 7.20 Häufigkeit der Gewalttäter (im Lebenslängsschnitt) pro Stichprobe

Anzahl Delikte <14 Jahre	Anzahl Delikte ≥14 Jahre [a]		Gesamt
	0	≥ 2	
0	Entf.	12	12
1	–	9	9
≥	1	11	12
Gesamt	1	32	33

[a] Bis Zeitpunkt 2 (1975): ≥18 Jahre

Tab. 7.21 Häufigkeit der Nichtgewalttäter (im Lebenslängsschnitt) pro Stichprobe

Anzahl Delikte <14 Jahre	Anzahl Delikte ≥14 Jahre [a]		Gesamt
	0	≥2	
0	entf.	31	31
1	4	40	44
≥	3	28	31
Gesamt	7	99	106

[a] Bis Zeitpunkt 2 (1975): ≥18 Jahre

sion, emotionale Labilität, spontane Aggressivität und – nur bei einem Vergleich – Depressivität. Die Merkmale Extraversion und emotionale Labilität diskriminierten auch zwischen unregistrierten Personen und Straftätern insgesamt (Abb. 7.1).

7.4.4 Prognose der Gewaltdelinquenz im Lebenslängsschnitt

Unter Berücksichtigung aller polizeilichen Registrierungen vor und nach dem 14. Lebensjahr (bis Zeitpunkt 2) sowie aller Strafregisterauszüge (bis Zeitpunkt 3) wurden alle Personen ermittelt, die Gewalt gegenüber Personen und/oder Sachen angewandt hatten. Es gab keine Täter, die nur Sachbeschädigungen begingen. Die n=33 Gewalttäter verteilten sich wie folgt auf die Untersuchungsgruppen (Tab. 7.20):

Probanden der Gruppen 1 – 0 und 2 – 0 waren zuvor ausgeschlossen worden, es sei denn sie hatten nach Zeitpunkt 2 Straftaten (Gewaltdelikte oder andere) begangen. Aus der Gruppe 2 – 0 erfüllte ein Proband das Kriterium, er hatte als Erwachsener mehrere Gewaltdelikte begangen. Die übrigen 106 Probanden, die keine Gewalttäter waren, kamen aus folgenden Gruppen (Tab. 7.21):

Aus der Gruppe 1 – 0 hatten vier Probanden und aus der Gruppe 2 – 0 drei Probanden später als Erwachsene Delikte begangen, bei denen jedoch keine Gewalt gegenüber Personen angewandt worden war.

In den jeweiligen Zellen der Tab. 7.20 und Tab. 7.21 sind natürlich auch die Probanden ent-

Tab. 7.22 Tätertypus in Abhängigkeit vom Delinquenzverlauf

Delinquenzverlauf	Tätertypus				
	Gewalttäter		Nichtgewalttäter		Gesamt
	n	[%]	n	[%]	
Chronisch	24	72,7	44	41,5	68
Nichtchronisch	9	27,3	62	58,5	71
Gesamt	33	100,0	106	100,0	139

$Chi^2=9{,}82>Chi^2_{0{,}01;1}=6{,}635$

Tab. 7.23 Ergebnisse der schrittweisen logistischen Regressionsanalysen: Vergleiche zwischen Gewalttätern (n=33), nichtgewalttätigen Straftätern (n=106) und unregistrierten Probanden (n=46)

Vergleiche	Richtig klassifiziert [%]	Prädiktoren	Odds Ratio
Gewalttäter vs. unregistrierte Probanden	87,1	– Summe der sozialen u. familiären Belastungsfaktoren vor dem 14. Lebensjahr	3,8
		– Extraversion	2,2
		Emotionale Labilität	2,1
Nichtgewalttätige Straftäter vs. unregistrierte Probanden	85,2	– Summe der sozialen u. familiären Belastungsfaktoren vor dem 14. Lebensjahr	2,0
		– Extraversion	1,5
		– Spontane Aggressivität	1,4
		– Summe der unregistrierten Delikte vor dem 14. Lebensjahr	1,0
Gewalttäter vs. nichtgewalttätige Straftäter	76,4	– Vater-Unterstützung	1,0

halten, die im Erwachsenenalter rückfällig wurden, d. h. persistierten. Eine Aufteilung der Gewalttäter und Nichtgewalttäter hinsichtlich ihres Anteils chronischer Täter zeigt, dass unter den Gewalttätern der Anteil chronischer Täter mit 72,7% signifikant höher war als unter den Nichtgewalttätern (41,5%) (Tab. 7.22). Es ergibt sich somit ein Zusammenhang zwischen Gewaltdelinquenz und chronischer Delinquenz.

Um herauszufinden, ob und mit welchen Prädiktoren sich die Zugehörigkeit zur Gruppe der Gewalttäter vorhersagen lässt, wurden logistische Regressionen gerechnet, bei denen jeweils paarweise die Gewalttäter mit den nichtgewalttätigen Straftätern sowie mit den unregistrierten Probanden verglichen wurden. Tab. 7.23 enthält die Ergebnisse.

Wie Tab. 7.23 zeigt, lassen sich die Gewalttäter am besten vorhersagen, wenn sie mit den unregistrierten Probanden kontrastiert werden. Die Trefferrate beträgt 87,1%, wobei nur drei signifikante Prädiktoren in Erscheinung treten. Gewalttäter sind vor dem 14. Lebensjahr mehr sozialen und

Tab. 7.24 Anzahl der Probanden mit geringer und hoher Delinquenzbelastung in Abhängigkeit zu der Anzahl der vor dem 14. Lebensjahr wirksamen sozialen und familiären Risikofaktoren

Belastung mit Anzahl Risikofaktoren	Delinquenzbelastung				Gesamt
	Gering [a]		Hoch [b]		
	n	[%]	n	[%]	
0/1	57	64,0	50	29,9	107
≥ 2	32	36,0	117	70,1	149
Gesamt	89	100,0	167	100,0	256

[a] Unregistrierte Probanden sowie Probanden mit 1 Delikt vor dem 14. Lebensjahr
[b] ≥2 Delikte.
$Chi^2=27{,}76>Chi^2_{0{,}01;1}=10{,}8$

7

Tab. 7.25 Häufigkeit unregistrierter Delikte vor dem 14. Lebensjahr: Vergleich zwischen Probanden mit geringer und hoher Delinquenz bei gleich hoher Belastung mit sozialen und familiären Risikofaktoren

Delinquenz	M	s	Mdn	Q
Gering [a] (n=32)	187,6	157,8	144	107,5
Hoch [b] (n=117)	338,0	235,7	269	142,5
Mediantest	p=0,0025			

[a] Kein Delikt oder nur 1 Delikt
[b] ≥2 Delikte

familiären Belastungen ausgesetzt, sie sind extravertierter und emotional labiler. Der Erziehungsstil, andere Persönlichkeitsmerkmale sowie die unregistrierte Delinquenz vor dem 14. Lebensjahr spielen keine Rolle.

Die Vorhersage der Gewalttäter gelingt deutlich schlechter, wenn als Vergleichsgruppe die nichtgewalttätigen Straftäter herangezogen werden. Die Trefferrate beträgt nur 76,5%, ist aber signifikant. Einziger Prädiktor ist die Vater-Unterstützung, die bei den Nichtgewalttätern höher ist.

Die Zugehörigkeit zur Gruppe der gewalttätigen Straftäter (im Vergleich zu den unregistrierten Probanden) wird praktisch durch die gleichen Prädiktoren vorhergesagt, wie die Zugehörigkeit zur Gruppe der chronischen Straftäter (► Abschn. 7.4.3). Dies unterstreicht die Ähnlichkeit der beiden Gruppen, deren Probanden ohnehin zu einem hohen Prozentsatz identisch sind (Tab. 7.22). Bei den Gewalttätern haben lediglich die sozialen und familiären Belastungsfaktoren sowie die Persönlichkeitsmerkmale Extraversion und emotionale Labilität ein höheres Gewicht. Die unregistrierten Delikte vor dem 14. Lebensjahr fehlen hingegen als Prädiktor.

7.5 Protektive Faktoren bei gleich hoher Risikobelastung

Zur Ermittlung der Faktoren, die sich protektiv auf die Begehung von Straftaten auswirken, war es

Tab. 7.26 Elterlicher Erziehungsstil in Abhängigkeit von der Delinquenz bei gleich hoher Belastung mit sozialen und familiären Risikofaktoren

Delinquenz		Vater		Mutter	
		Unterstützung	Strenge	Unterstützung	Strenge
Gering [a] (n=32)	N	28	28	32	32
	M	44,3	39,7	49,9	34,5
	s	9,9	9,1	8,6	8,4
	Mdn	46,0	39,5	49,5	34,5
	Q	7,0	7,8	4,5	6,5
Hoch [b] (n=117)	N	105	105	115	115
	M	43,0	42,4	46,8	37,0
	s	12,6	12,3	11,1	12,6
	Mdn	44,0	41,0	48,0	35,0
	Q	9,0	10,0	8,0	9,0
Mediantests	(p)	0,5613	0,5484	0,1348	0,8727

[a] Kein Delikt oder nur 1 Delikt
[b] ≥2 Delikte

erforderlich, Probanden, die bei hoher Risikobelastung mehrere Delikte begingen, mit solchen zu vergleichen, die standhaft (»resilient«) blieben, d. h. bei gleich hoher Risikobelastung nicht bzw. kaum straffällig wurden. Als Personen mit geringer Risikobelastung wurden solche definiert, die keine oder nur einen sozialen bzw. familiären Risikofaktor aufwiesen. Als Probanden mit hoher Risikobelastung galten Personen mit zwei und mehr Risikofaktoren. Zur Gruppe der Probanden mit geringer Delinquenzbelastung wurden alle Personen gerechnet, die kein Delikt oder (bis zu ihrem 14. Lebensjahr) maximal ein Delikt begangen hatten. Die hoch belasteten Probanden hatten mindestens zwei Straftaten begangen. Tab. 7.24 dokumentiert den bereits erwähnten Zusammenhang zwischen Belastung mit Risikofaktoren und der Delikthäufigkeit. Unter den Probanden mit geringer Delinquenzbelastung weisen nur 36% (n=32) eine hohe Risikobelastung auf, unter den Probanden mit hoher Delinquenz sind es aber nahezu doppelt so viele (n=117 bzw. 70,1%). Es ergibt sich die Frage, warum die n=32 Probanden trotz hoher Risikobelastung nicht oder kaum straffällig wurden. Tab. 7.24 zeigt die entsprechende Unterteilung der Stichprobe.

Zunächst wurden die beiden Probandengruppen hinsichtlich der unregistrierten Delinquenz vor dem 14. Lebensjahr miteinander verglichen.

Tab. 7.25 zeigt, dass Probanden mit geringer Delinquenzbelastung weniger Straftaten als Kinder begehen. Dies trifft auf Delikte aller Schweregrade (Übertretungen, Vergehen, Verbrechen) zu. Was protektiv wirkt, ist somit eine soziale Angepasstheit im Kindesalter.

Hinsichtlich des elterlichen Erziehungsstils unterscheiden sich die beiden Gruppen der gering und hoch deliktbelasteten Probanden nicht voneinander, d. h., eine protektive Wirkung des Erziehungsstils war nicht nachweisbar (Tab. 7.26).

Tab. 7.27 Persönlichkeitsmerkmale im FPI in Abhängigkeit von der Delinquenz bei gleich hoher Belastung mit sozialen und familiären Risikofaktoren

Persönlichkeitsmerkmale		Delinquenz Gering (n=32)	Delinquenz Hoch (n=117)	Mediantest (p)
Nervosität	M	4,2	5,5	0,0159
	s	2,1	2,1	
Spontane Aggressivität	M	3,8	5,4	0,0006
	s	1,7	2,0	
Depressivität	M	4,1	5,7	0,0003
	s	1,9	1,9	
Erregbarkeit	M	4,5	6,0	0,0015
	s	1,8	2,0	
Geselligkeit	M	5,2	5,9	0,0535
	s	2,1	2,0	
Gelassenheit	M	5,0	5,3	0,4132
	s	1,4	1,5	
Reaktive Aggressivität	M	4,6	5,9	0,0001
	s	1,8	1,9	
Gehemmtheit	M	4,8	4,7	0,3993
	s	1,7	1,9	
Offenheit	M	4,6	5,2	0,0597
	s	2,4	1,8	
Extraversion	M	4,5	5,8	0,0272
	s	2,3	1,6	
Emotionale Labilität	M	3,9	5,4	0,0024
	s	1,8	2,1	
Maskulinität	M	5,3	5,6	0,8429
	s	2,1	2,2	

Tab. 7.28 Korrelationen (Pearson) zwischen Summe der sozialen und familiären Risikofaktoren und Persönlichkeitsmerkmalen im FPI in der Gesamtstichprobe

	Summe der Risikofaktoren		
Persönlichkeitsmerkmale	Vor dem 6. Lebensjahr wirksam	Vor dem 14. Lebensjahr wirksam	Generell wirksam
Nervosität	0,13	0,13	0,15
Spontane Aggressivität	0,25**	0,22**	0,23**
Depressivität	0,12	0,14	0,16*
Erregbarkeit	0,10	0,11	0,13
Geselligkeit	-0,16*	-0,11	-0,12
Gelassenheit	0,14	0,13	0,13
Reaktive Aggressivität	0,09	-0,09	0,12
Gehemmtheit	0,01	-0,06	-0,04
Offenheit	0,16	0,13	0,12
Extraversion	-0,04	0,01	0,02
Emotionale Labilität	0,08	0,14	0,15
Maskulinität	-0,01	0,05	0,07

* Auf dem 5%-Niveau signifikant
** Auf dem 1%-Niveau signifikant

Tab. 7.29 IQ (WIP) in Abhängigkeit von der Delinquenz bei gleich hoher Belastung mit sozialen und familiären Risikofaktoren

Delinquenz	**M**	**s**
Gering [a] (n=29)	100,9	8,9
Hoch [b] (n=115)	98,6	10,8
Mediantest	p=0,3872	

[a] Kein Delikt oder nur 1 Delikt
[b] ≥2 Delikte

Ein Vergleich hinsichtlich der Persönlichkeitsmerkmale im FPI ergab mehrere signifikante Unterschiede (bei einem Alpha von mindestens 1%) (Tab. 7.27).

Die widerstandsfähigen Probanden, die trotz hoher Risikobelastung keine nennenswerten Straftaten begingen, waren weniger spontan und reaktiv-aggressiv, weniger depressiv, weniger erregbar sowie weniger emotional labil. Insgesamt waren sie psychisch stabiler und ausgeglichener (■ Tab. 7.27). Da das Merkmal der Risikobelastung konstant gehalten wurde, können die Unterschiede hierauf nicht zurückgeführt werden, sondern sie müssen Ursachen haben, die nicht in der Umwelt liegen. Dass die Belastungen mit sozialen und familiären Risikofaktoren kaum nennenswert mit Persönlichkeitsmerkmalen korreliert, zeigt sich im Übrigen auch dann, wenn man die Merkmale frei variieren lässt (■ Tab. 7.28).

Dass sich die Intelligenz nicht protektiv auswirkte, dürfte eine Folge der Parallelisierung nach dem IQ sein, also auf einem methodischen Artefakt beruhen (■ Tab. 7.29).

7.6 Fallbeispiele

7.6.1 Fallbeispiel 1 (chronischer Straftäter)

Georg wächst in einer hessischen Kleinstadt als Sohn eines Arbeiters auf. Die Mutter hat keinen Beruf erlernt und ist auch nie berufstätig gewesen. Nach ihm kommen noch vier Geschwister zur Welt.

Er besucht den Kindergarten, wird mit 6 Jahren eingeschult und durchläuft anschließend die Hauptschule. In der Schule wird er massiv wegen seiner Lese-Rechtschreib-Schwäche gehänselt.

Die Wohnverhältnisse zu Hause sind beengt und das Geld knapp. Zum Vater, der sehr nervös und leicht reizbar ist, entwickelt Georg keine gute Beziehung. Er wird von ihm häufig mit Prügeln bestraft, sodass er sich aus Angst oft nicht traut, nach Hause zu kommen. Von der Mutter erfährt er keine Unterstützung.

Mit 11 Jahren begeht Georg zusammen mit anderen Kindern und Jugendlichen seinen ersten Einbruchsdiebstahl, ein Jahr später folgen Anzeigen wegen Sachbeschädigung und eines Ladendiebstahls. Die Konsequenz ist eine Heimeinweisung (mit 12 Jahren), wo er insgesamt 2 Jahre verbleibt und anschließend wieder nach Hause zu seinen Eltern entlassen wird. Er beginnt Drogen zu nehmen und Alkohol zu trinken, schafft aber dennoch (nach 9 Jahren Schulbesuch) den Hauptschulabschluss. Die anschließende Berufsausbildung (Schlosser) wird durch eine Reihe von Straftaten unterbrochen:

- Mit 16 Jahren: Hausfriedensbruch (2 Wochen Jugendarrest).
- Mit 17 Jahren: gefährliche Körperverletzung, Fahren ohne Fahrerlaubnis und ohne Versicherung (1 Jahr Jugendstrafe auf Bewährung).
- Mit 18 Jahren: versuchter unbefugter Gebrauch eines Fahrzeugs, gefährliche Körperverletzung in zwei Fällen, Bedrohung, versuchte räuberische Erpressung, Fahren ohne Führerschein, Trunkenheit am Steuer, schwerer Diebstahl und Unfallflucht (2 Jahre Jugendstrafe ohne Bewährung).
- Mit 20 Jahren: versuchter einfacher und schwerer Diebstahl, Fahren ohne Führerschein, gefährliche Körperverletzung, Vortäuschung einer Straftat (2 Jahre und 10 Monate Jugendstrafe ohne Bewährung).

Nach der Haft folgt eine Alkoholentziehungskur. Georg beendet erfolgreich die Schlosserlehre. Inzwischen wohnt er in einer eigenen Wohnung. Es folgen weitere Straftaten:

- Mit 22 Jahren: Nötigung (Geldstrafe und Entziehung der Fahrerlaubnis).
- Mit 23 Jahren: Betrug (4 Monate Freiheitsstrafe auf Bewährung).
- Mit 27 Jahren: Erwerb und Besitz von Betäubungsmitteln (Geldstrafe).
- Mit 30 Jahren: Beförderungserschleichung (Geldstrafe), Sachbeschädigung (Geldstrafe), versuchter Handel mit Betäubungsmitteln (Geldstrafe), Nötigung (4 Monate Freiheitsstrafe auf Bewährung).
- Mit 31 Jahren: schwerer Diebstahl (6 Monate Freiheitsstrafe auf Bewährung).
- Mit 32 Jahren: schwerer und einfacher Diebstahl in jeweils 2 Fällen (1 Jahr und 9 Monate Freiheitsstrafe ohne Bewährung).
- Mit 35 Jahren: einfacher Diebstahl (8 Monate Freiheitsstrafe auf Bewährung).
- Mit 36 Jahren: Hehlerei, fortgesetzter Erwerb von Betäubungsmitteln und unerlaubter Waffenbesitz (8 Monate Freiheitsstrafe auf Bewährung).

- Mit 38 Jahren: einfacher Diebstahl, versuchte Nötigung in zwei Fällen (6 Monate Freiheitsstrafe auf Bewährung).
- Mit 39 Jahren: unerlaubter Waffenbesitz (2 Monate Freiheitsstrafe auf Bewährung).
- Mit 40 Jahren: unerlaubter Waffenbesitz (3 Monate Freiheitsstrafe ohne Bewährung), Nötigung in Tateinheit mit vorsätzlicher Körperverletzung (Geldstrafe).
- Mit 41 Jahren: einfacher Diebstahl (Geldstrafe).

Seit 6 Jahren sind keine Straftaten mehr bekannt. Georg ging zwei Ehen ein, die nach jeweils kurzer Zeit geschieden wurden. Aus ihnen entstammen zwei Kinder; ferner ist Georg Vater eines nichtehelichen Kindes.

7.6.2 Fallbeispiel 2 (Straftäter mit zeitlich begrenzter Delinquenz) (»desister«)

Max wird als drittes Kind einer Familie geboren, die in einem nordhessischen Dorf lebt. Der Vater ist Maurer und betreibt im Nebenerwerb eine kleine Landwirtschaft. Die Mutter arbeitet stundenweise in einer Bäckerei. Die Beziehung zu den Eltern ist nicht beeinträchtigt, doch haben diese wenig Zeit für die Kinder, die häufig unbeaufsichtigt und sich selbst überlassen sind.

In der Schule entwickelt sich Max zu einem durchschnittlichen Schüler. Nach Meinung der Lehrer könnte er viel besser sein, wenn er sich mehr anstrengen würde.

Bereits mit 9 Jahren begeht Max zusammen mit anderen Kindern einen Einbruch in einem Gartenhäuschen, ein Jahr später folgt – ebenfalls zusammen mit anderen – eine Sachbeschädigung (Beschädigung einer Bushaltestelle), mit 13 Jahren begeht er zusammen mit seinem Freund einen Fahrraddiebstahl.

Nach dem Hauptschulabschluss beginnt Max eine Lehre als Dachdecker, die er auch erfolgreich abschließt. In diese Zeit fällt ein gemeinschaftlicher Diebstahl von Zigaretten, der jedoch nach § 45 JGG nicht geahndet wird. Es folgt lediglich eine Ermahnung. Mit 18 Jahren wird er wegen Fahrens ohne Führerschein zu einer Geldstrafe verurteilt.

Max beginnt seinen Wehrdienst in einer größeren Stadt, wo er seine Freundin und spätere Ehefrau kennenlernt. Er findet dort auch eine Arbeitsstelle und bleibt zunächst über mehrere Jahre am Ort wohnen. Strafrechtlich ist Max seitdem nicht mehr in Erscheinung getreten.

7.6.3 Fallbeispiel 3 (Straftäter mit auf die Kindheit begrenzter Delinquenz)

Hubert wächst bei seiner alleinerziehenden Mutter in der Stadt Marburg auf. Die Eltern haben sich vor 3 Jahren getrennt, als er 6 Jahre alt war. Die Mutter arbeitet halbtags als Verkäuferin sowie stundenweise als Putzhilfe. Zusätzlich erhält sie von ihrem geschiedenen Mann Unterhaltszahlungen.

Hubert, der unter der Trennung sehr gelitten hat, besucht seinen Vater alle 14 Tage. Gegenüber seinen Eltern bestehen immer noch Loyalitätskonflikte.

Als er 10 Jahre alt ist, spielt er zusammen mit anderen Kindern unerlaubterweise auf einer Baustelle, wo er einen großen Sachschaden anrichtet: Er mischt Zement an und verfüllt diesen in die offenliegenden Abflussrohre.

Mit 12 Jahren erfolgt eine Anzeige wegen versuchter Erpressung. Wie sich später herausstellt, hat er auf Betreiben eines Jugendlichen einer älteren Dame einen Zettel in den Briefkasten geworfen, auf den er geschrieben hat: »Hinterlegen Sie 10 DM unter dem Mülleimer, wenn Ihnen Ihr Dackel lieb ist.«

Nach diesem Vorfall sind keine weiteren Delikte mehr bekannt geworden.

Diskussion

Wie alle Längsschnittuntersuchungen, so weist auch die vorliegende einige Merkmale auf, die die Verallgemeinerung der Ergebnisse einschränkt und einen Vergleich mit anderen Untersuchungen erschwert.

Zunächst wurde keine auslesefreie, repräsentative Stichprobe von Kindern untersucht, sondern polizeilich registrierte Kinder, die um zwei Kontrollgruppen ohne polizeiliche Registrierungen im Kindesalter ergänzt wurden. Dies wirkt sich insbesondere auf die prognostische Bedeutung einzelner Risikofaktoren aus, deren Gewichtung durch die höheren Interkorrelationen von Merkmalen in der mit Delinquenten überproportional angereicherten Gesamtstichprobe angehoben wird.

Ein methodischer Nachteil der Untersuchung ist zweifellos, dass ein »Catch-up-prospective«-Ansatz gewählt wurde, d. h., die Probanden wurden nicht schon zu einem möglichst frühen Zeitpunkt im Kindesalter untersucht, sondern erst im frühen Erwachsenenalter, im Durchschnitt mit 22 Jahren. Mit dem Follow-up wurde also erst begonnen, nachdem die Kindheit abgeschlossen und eine polizeiliche Registrierung erfolgt war. Dies hatte zur Folge, dass bestimmte biografische Daten, Informationen über den elterlichen Erziehungsstil oder zur polizeilich unregistrierten Delinquenz im Kindesalter erst retrospektiv im Abstand von mehreren Jahren erhoben wurden. Durch Beschränkung auf harte biografische Daten sollten jedoch Erinnerungseffekte weitgehend ausgeschlossen werden. Im Falle der unregistrierten Kinderdelinquenz waren ohnehin keine Verfälschungen durch Gedächtniseinflüsse nachweisbar (Remschmidt et al. 1975). Auf andere Informationsquellen (Eltern, Lehrer, Peers) wurde verzichtet. Deren Einbeziehung hätte nur Sinn gehabt, wenn die erste Untersuchung im Kindes- oder Jugendalter stattgefunden hätte.

Bei der Interpretation der Ergebnisse ist schließlich zu bedenken, dass die Probanden unter gesellschaftlichen und sozialen Bedingungen aufwuchsen, die sich vor allem in den beiden letzten Jahrzehnten gravierend verändert haben. Dieser Einwand trifft aber auf alle Längsschnittuntersuchungen mit langen Laufzeiten zu. In der Zeit, in der die Probanden aufwuchsen (1962–1971), gab es bestimmte Probleme in der Region entweder gar nicht oder selten, z. B. Drogenmissbrauch, Ausländerproblematik, Ausbildungsplatzmangel, Arbeitslosigkeit, Gewalt an Schulen, übermäßiger Fernsehkonsum, Luxusverwahrlosung. Viele sozial Schwache wohnten noch in behelfsmäßigen Barackensiedlungen, die später durch mehrstöckige Wohnblöcke ersetzt wurden, hierdurch aber ihren sozialen Brennpunktcharakter auch nicht verloren. Kurzum, die Lebensbedingungen, unter denen die Probanden aufwuchsen, sind mit den heutigen nicht vergleichbar.

Trotz aller Einschränkungen, die die Aussagekraft der Ergebnisse betreffen, überrascht dennoch die Tatsache, dass im Vergleich mit anderen Untersuchungen, die in anderen Ländern, mit anderen Methoden und Stichproben durchgeführt wurden, eher die Gemeinsamkeiten als die Differenzen überwiegen.

Von allen untersuchten Probanden, die bis zum Zeitpunkt der persönlichen Untersuchung im Mindestalter von 18 Jahren (M=22 Jahre) Straftaten begangen hatten (n=210), wurden (n=68) bis zum Ende des Follow-up (Durchschnittsalter: 42 Jahre) erneut straffällig, d. h., ca. ein Drittel (32,4%) setzten ihre delinquenten Aktivitäten fort, die übrigen zwei Drittel wurden nicht wieder rückfällig. Aufgrund der Verwendung stratifizierter Stichproben dürfen diese Zahlen nicht als Prävalenzraten betrachtet werden. Sie zeigen jedoch, dass die Delinquenz in hohem Maße altersabhängig ist. Die meisten Personen, die im Kindes- und/oder Jugendalter straffällig geworden sind, beenden im frühen Erwachsenenalter ihr straffälliges Verhalten (Farrington 1995a; Kolvin et al. 1988, 1990; Tolan u. Thomas 1995; Werner 1992). Dies gilt zumindest für die registrierte Delinquenz.

Von den Probanden der Kontrollgruppe, die bis zum Zeitpunkt der persönlichen Untersuchung keine einzige Straftat begangen hatten (Gruppe 0 – 0) wurde auch nach diesem Zeitpunkt kein einziger straffällig. Dies ist sicherlich auf die geringe Stichprobengröße zurückzuführen (n=48). Doch auch in anderen Untersuchungen war der Anteil der Personen, die erst im Erwachsenenalter erstmalig straffällig wurden, gering (Blumstein u. Cohen 1987; Farrington 1989b; Stattin u. Magnusson 1991). Dies zeigt, dass Delinquenz zumeist im Kindesalter bzw. in der Adoleszenz (bis Anfang der 20er Jahre) beginnt, sog. Spätstarter (»late-comers«) sind eher selten. Kriminalpräventive Maßnahmen haben sich daher vorwiegend auf die Altersgruppe der Kinder und Jugendlichen zu konzentrieren.

Im Folgenden werden die Ergebnisse unter Berücksichtigung der Fragestellungen diskutiert.

8.1 Zusammenhänge zwischen registrierter Delinquenz im Kindes-, Jugend- und Erwachsenenalter

In unserer Untersuchung konnte kein Zusammenhang zwischen polizeilicher Registrierung im Kindesalter und nachfolgender Delinquenz (im Durchschnitt bis zum 22. Lebensjahr) in der Grundgesamtheit aller in einem zehnjährigen Zeitraum (1962–1971) im Landgerichtsbezirk Marburg straffällig gewordenen Jungen (n=1006) festgestellt werden. Es blieben signifikant mehr Jungen unregistriert, als dass sie erneut straffällig wurden. Dieser Zusammenhang gilt allerdings nicht für die kindlichen Mehrfachtäter, von denen ein wesentlich höherer Prozentsatz, insbesondere mit mehreren Delikten, straffällig wurde (47,5%), als die nur einmal im Kindesalter registrierten Jungen (21,1%).

Die Ergebnisse stehen in Einklang mit deutschen Untersuchungen, die sich auf Aktenauswertungen stützen (Pongratz et al. 1977; Spittler 1968; Steffen 1982; Traulsen 1976, 1985). Demnach sind insbesondere kindliche Mehrfachtäter gefährdet, ihr Delinquenzverhalten im Jugendalter fortzusetzen. Leider gibt es kaum ausländischen Untersuchungen, die zum direkten Vergleich herangezogen werden könnten, da sich die verwendeten Altersgrenzen bzw. Beobachtungszeiträume sowie die Rückfalldefinitionen nicht decken. Dies ändert sich erst wieder, wenn die Delinquenz im Erwachsenenalter (ab dem 21. Lebensjahr) als prognostisches Kriterium herangezogen wird. Sowohl in der »Cambridge Study in Delinquent Development« als auch in einer Stockholmer Untersuchung (»Project Metropolitan«) waren Kinder, die Straftaten im Alter von 10–12 Jahren begangen hatten teilweise mehr rückfallgefährdet als Probanden, die erst später delinquent wurden (Farrington 1983; Farrington u. Wikstrom 1994). Einen Zusammenhang zwischen Kinder- und Erwachsenendelinquenz konnten allerdings Pongratz u. Jürgensen (1990) nicht bestätigen. Viel eindeutiger und enger scheint hingegen der Zusammenhang zwischen Jugend- und Erwachsenendelinquenz zu sein (▶ Abschn. 4.1).

Die Frage, ob Delinquenz im Kindesalter generell die Wahrscheinlichkeit erhöht, eine chronische, persistierende Delinquenz zu entwickeln, muss eindeutig verneint werden. Die Raten chronischer Straftäter waren bei den Probanden, die im Kindesalter einfach, mehrfach oder gar nicht registriert wurden, gleich. Ein früher Delinquenzbeginn prognostiziert somit keine kriminelle Karriere, auch dann nicht, wenn mehrere Straftaten begangen bzw. polizeibekannt werden. Das Ergebnis scheint zunächst im Widerspruch zur Literatur zu stehen. In zahlreichen Untersuchungen wurde das Gegenteil gefunden, nämlich, dass chronische Täter wesentlich früher mit Straftaten beginnen und schon zuvor durch antisoziales Verhalten auffallen, verglichen mit Probanden, deren Delinquenz zeitlich befristet ist (▶ Abschn. 4.1). Der Widerspruch erklärt sich teilweise durch die Verwendung höherer Altersgrenzen. Wenn die Altersgrenze für frühe Delinquenz (»early starter«) bei 15 oder 16 Jahren gezogen wird, dann ergibt sich zwangsläufig ein höheres Risiko für chronische Delinquenz (Farrington 1983; Kolvin et al. 1988; McCord 1981; Stattin u. Magnusson 1991). Dennoch sprechen unsere Ergebnisse zur unregistrierten Delinquenz im Kindesalter (▶ Abschn. 7.2.1) dafür, dass chronische Täter vor dem 14. Lebensjahr tatsächlich mehr Straftaten begehen als nichtchronische Täter. Bei der registrierten Kinderdelinquenz lässt sich hingegen kein Zusammenhang zur chronischen Delinquenz feststellen. Damit ist gleichzeitig die Annahme des »labeling approach« widerlegt, wonach polizeiliche Registrierungen Stigmatisierungen zur Folge haben, die eine offizielle kriminelle Karriere begünstigen. Wäre dies der Fall, so hätten sich insbesondere mehrfache polizeiliche Registrierungen im Kindesalter förderlich auf eine chronische Delinquenz auswirken müssen.

In unserer Untersuchung rekrutierten sich die chronischen Straftäter vor allem aus der Gruppe der jugendlichen Mehrfachtäter. Es entwickelten sich 45,8% der jugendlichen Mehrfachtäter zu chronischen Straftätern, aber nur 6,4% der im Jugendalter unregistrierten Probanden. Hierbei war es unerheblich, ob die jugendlichen Mehrfachtäter vor dem 14. Lebensjahr einfach, mehrfach oder überhaupt nicht registriert worden waren. Die Anteile der chronischen Straftäter waren in allen drei Gruppen annähernd gleich hoch, sie lagen zwischen 40,8% und 48,8%. Somit lässt sich ein Zusammenhang zwischen mehrfacher Delinquenz im Jugendalter (im Durchschnitt bis zum 22. Lebensjahr) und chronischer Delinquenz feststellen. Die Ergebnisse zeigen, dass sich Delinquenz im Kindesalter nur dann zu einer persistierenden, chronischen Delinquenz entwickelt, wenn auch nach dem 14. Lebensjahr (in der Adoleszenz) mehrfach Straftaten begangen werden. Die Weichen für eine kriminelle Karriere werden (mehrheitlich) somit nicht durch Registrierung im Kindesalter gestellt, sondern durch mehrfache Begehung von Straftaten in der Adoleszenz, im Altersbereich zwischen 14 und 22 Jahren. Auch in deutschen Untersuchungen, die aufgrund des identischen Rechtssystems am ehesten vergleichbar sind, wird der Ursprung mehrfacher Delinquenz, die sich bis in das Erwachsenenalter fortsetzt, im Jugendalter gesehen (Esser et al. 1990, 1992; Lay et al. 2001; Schmidt et al. 2001; Steffen 1982; Weschke u. Krause 1982). Untersuchungen aus dem Ausland weisen generell jugendlichen Straftätern ein höheres Rückfallpotenzial als kindlichen Straftätern zu. Es gibt allerdings Ausnahmen.

So stellten Farrington (1983) und Farrington u. Wikstrom (1994) eine höhere Rückfallrate bei 10- bis 12-jährigen als bei 13- bis 16-jährigen Tätern (bis zum 25. Lebensjahr) fest, desgleichen Osborne u. West (1978) bei 13-jährigen Tätern im Vergleich zu jugendlichen Ersttätern (bis zum 25. Lebensjahr), während McCord et al. (1959) keine Unterschiede zwischen kindlichen Straftätern (bis 12 Jahre) und jugendlichen Ersttätern (13–17 Jahre) hinsichtlich ihres Rückfallrisikos fanden. Die letztgenannten Untersuchungen enthalten jedoch keine Aussagen zur chronischen Delinquenz.

8.2 Unterschiede zwischen Nichtdelinquenten und Delinquenten

Zwischen chronischen und nichtchronischen Straftätern wurden in mehreren Merkmalen Unterschiede festgestellt.

Chronische Straftäter berichteten über mehr **unregistrierte Delikte während der Kindheit** als Täter mit zeitlich begrenzter Delinquenz (nichtchronische Täter bzw. »desisters«) und unregistrierte Probanden. Nur der Unterschied zwischen den beiden letzten Gruppen war statistisch nichtsignifikant. Das Ergebnis bestätigt den bekannten Befund, dass chronische Täter früh und intensiv mit delinquentem Verhalten beginnen (ungeachtet einer Registrierung), d. h., die Stabilität für chronisch-delinquentes Verhalten beginnt sich in der Kindheit zu entwickeln. Dieses Verhalten wird nach Erreichen der Strafmündigkeit (14. Lebensjahr) fortgesetzt, mit der Konsequenz, dass die Registrierungswahrscheinlichkeit steigt. Dies würde auch erklären, dass sich Personen, die im Jugendalter mehrfach registriert werden, auch häufiger zu chronischen Tätern entwickeln. Aufgeschlüsselt nach der Art der begangenen Delikte konnten jedoch keine Unterschiede zwischen chronischen und nichtchronischen Tätern bei den Eigentums- und Gewaltdelikten sowie in der Kategorie der Verbrechen festgestellt werden (bei einer Irrtumswahrscheinlichkeit von ≤1%). Das, was chronische von nichtchronischen Tätern unterscheidet, ist somit lediglich die Gesamtbelastung mit Straftaten, nicht aber mit speziellen Untergruppen von Delikten. Chronische Täter unterschieden sich in der Gesamtbelastung sowie bei den Eigentums-, Gewaltdelikten und Verbrechen von den unregistrierten Probanden. Nichtchronische Täter begingen im Vergleich zu unregistrierten Probanden insgesamt zwar nicht mehr Delikte, wohl aber mehr Eigentumsdelikte und Verbrechen.

Zusammenfassend lässt sich feststellen, dass sich chronische und nichtchronische Täter nur in einer Deliktvariablen unterscheiden (Dunkelfeld-Gesamtbelastung), chronische Täter und unregistrierte Probanden in allen Variablen und nichtchronische Täter und unregistrierte Probanden in zwei Variablen (Eigentumsdelikte und Verbrechen). Die größte Ähnlichkeit besteht somit zwischen den chronischen und nichtchronischen Tätern.

Hinsichtlich des wahrgenommenen **elterlichen Erziehungsstils** konnten keine Unterschiede in Abhängigkeit von der legalen Bewährung im Lebenslängsschnitt gefunden werden. Die Hypothese, dass chronische Täter strenger und weniger unterstützend erzogen wurden, als nichtchronische

Täter und letztere wiederum strenger und weniger unterstützend als unregistrierte Personen, konnte nicht aufrechterhalten werden. Die Wirkung von Erziehung auf die Delinquenzentwicklung scheint zeitlich begrenzt zu sein. Entsprechende Hinweise finden sich auch in der Literatur (▶ Abschn. 3.2.8). Immer dann, wenn der Einfluss des Erziehungsstils auf die Delinquenz jüngerer Altersgruppen untersucht wird (Kinder, Jugendliche), finden sich signifikante Effekte. Es gibt allerdings auch eine Reihe von Untersuchungen, in denen kein direkter Einfluss nachgewiesen werden konnte (Henry et al. 1997; Mann et al. 1976; Patterson et al. 1992a; Scaramella et al. 2002; Simons et al. 1994). In der Altersgruppe der jüngeren Erwachsenen (19–29 Jahre) ist lediglich die geringe erzieherische Kompetenz der Eltern prognostisch relevant (Farrington u. Hawkins 1991), nicht aber ein ablehnender, autoritärer Erziehungsstil. Untersuchungen, in denen die Delinquenz über das 30. Lebensjahr hinaus verfolgt wurde, konnten keinen Einfluss des Erziehungsstils mehr nachweisen, und zwar auch dann nicht, wenn die Delinquenz über die gesamte Lebensspanne zugrunde gelegt wurde. Auch chronische Täter unterschieden sich nicht hinsichtlich des Erziehungsstils von den übrigen Tätern mit zeitlich befristeter Delinquenz (Farrington u. West 1993; Farrington u. Hawkins 1991). Der Erziehungsstil spielt als Prädiktor oder Unterscheidungsmerkmal für Delinquenz, insbesondere chronische Delinquenz, keine Rolle mehr.

Bei den **sozialen und familiären Risikofaktoren** diskriminierten drei Merkmale zwischen chronischen und nichtchronischen Tätern sowie unregistrierten Personen: Heimerziehung vor dem 6. Lebensjahr, unvollständige Familie und Schulschwierigkeiten. Bei den beiden ersten Merkmalen handelt es sich um Indikatoren für familiäre Zerrüttung (»broken home«), die sehr häufig in kriminologischen Quer- und Längsschnittuntersuchungen als prognostisches und Unterscheidungsmerkmale für Delinquente gefunden wurden (▶ Abschn. 3.2.8). Unregistrierte Probanden und nichtchronische Täter unterschieden sich in keinem Merkmal, chronische Täter waren häufiger von allen dreien betroffen als unregistrierte Probanden, aber häufiger nur bei zweien, verglichen mit nichtchronischen Tätern (Heimerziehung vor dem 6 Lebensjahr, Schulschwierigkeiten). Am gravierendsten waren jedoch die Unterschiede zwischen allen drei Gruppen, wenn die durchschnittliche Anzahl der generell wirksamen Risikofaktoren ausgewertet wurde. Dies deutet darauf hin, dass weniger die Art der Risikobelastung von Bedeutung ist als vielmehr die Summe der Risikofaktoren. Dies bestätigte sich auch später bei der Auswertung mittels der logistischen Regressionsanalysen. Die Aussage bezieht sich allerdings auf den gesamten Lebenszeitraum bis zum Durchschnittsalter von 42 Jahren, nicht auf bestimmte Altersgruppen (s. auch Remschmidt u. Walter 2009). Speziell bei den familiären Risikofaktoren konnte ein Einfluss der Gesamtbelastung (»family adversity index«) auf die Delinquenz, auch über längere Zeiträume nachgewiesen werden (▶ Abschn. 3.2.8). Bei einzelnen Variablen gelang der Nachweis hingegen nicht immer, z. B. bei der Qualität der familiären Beziehungen (Henry et al. 1997; Jang u. Smith 1997), Trennung von einem biologischen Elternteil (Juby u. Farrington 2001), familiäre Veränderung (Fergusson et al. 1992), Vollständigkeit bzw. Intaktheit der Familie (Mann et al. 1976), Vorstrafen der Eltern (Mann et al. 1976), Familiengröße und schlechte Wohnverhältnisse (Farrington 1985), Scheidung, Krankheit, Persönlichkeit und Beruf der Eltern (Kolvin et al. 1990).

Erwartungsgemäß unterschieden sich chronische Täter von unregistrierten Probanden in den **Persönlichkeitsmerkmalen** spontane und reaktive Aggressivität, Erregbarkeit, Extraversion und emotionale Labilität. Die chronischen Täter wiesen jeweils höhere Merkmalsausprägungen auf. Keine Unterschiede fanden sich in den Merkmalen Geselligkeit und Selbstvertrauen/Gelassenheit. Nichtchronische Täter waren im Vergleich zu den unregistrierten Probanden spontan aggressiver, depressiver, leichter erregbar und extravertierter. Keine Unterschiede fanden sich bei den Merkmalen reaktive Aggressivität und emotionale Labilität. Die Merkmale, die chronische **und** nichtchronische Täter von unregistrierten Probanden unterscheidet, sind somit spontane Aggressivität, Erregbarkeit, Extraversion und Depressivität. Interessanterweise gibt es kein einziges Persönlichkeitsmerkmal, das chronische und nichtchronische Täter diskriminiert. Die beiden Tätergruppen sind sich somit sehr ähnlich. Während die Merkmale Aggressivität und Erregbarkeit (es besteht große Ähnlichkeit zum Konzept der Impulsivität), sehr wahrscheinlich kausal für die Entstehung von Delinquenz verantwortlich zu machen sind, ist dies bei den Merkmalen Extraversion und Depressivität umstritten bzw. eher unwahrscheinlich (▶ Abschn. 3.2.6.5 und 3.2.7.4).

Hinsichtlich des Merkmals **Intelligenz** fanden sich hingegen keine Unterschiede zwischen den drei Bewährungsgruppen, was sicherlich auf die zuvor stattgefundene Parallelisierung der beiden Kontrollgruppen (unregistrierte Kinder) zu den Untersuchungsgruppen (registrierte Kinder) zurückzuführen sein dürfte.

8.3 Unterschiede zwischen Probanden mit einem frühen und einem späten Delinquenzbeginn

Zwischen Probanden mit einem Delinquenzbeginn vor dem 14. Lebensjahr (»early onset«) und einem Delinquenzbeginn nach dem 14. Lebensjahr (»late onset«) wurden wider Erwarten keine Unterschiede in der Anzahl **unregistrierter Delikte vor dem 14. Lebensjahr** festgestellt. Beide Probandengruppen gaben aber mehr Delikte zu als die beiden Kontrollgruppen (niemals registrierte Personen sowie Personen mit auf die Kindheit beschränkter Delinquenz). Ebenso unterschieden sich »Early-onset«- und »Late-onset«-Probanden nicht in Variablen des **elterlichen Erziehungsstils**, der Anzahl **sozialer und familiärer Risikofaktoren** sowie in **Persönlichkeitsmerkmalen**. Bei den Persönlichkeitsmerkmalen gab es jedoch wiederum Unterschiede zu den beiden Kontrollgruppen, die selbst durch kein einziges Merkmal diskriminiert werden konnten. »Early-onset«- und »Late-onset«-Probanden waren jeweils depressiver, reaktiv aggressiver und emotional labiler als jede der beiden Kontrollgruppen. Verglichen mit den unregistrierten Probanden waren »Early-onset«-Täter zusätzlich spontan aggressiver, erregbarer und extravertierter. »Late-onset«-Täter waren im Vergleich zu Probanden, deren Delinquenz auf die Kindheit beschränkt blieb, lediglich (zusätzlich) spontan aggressiver. Im Merkmal **Intelligenz** wurden keine Unterschiede festgestellt.

Die Ergebnisse deuten darauf hin, dass es sich bei den »Early-onset«- und bei den »Late-onset«-Tätern nicht um zwei unterschiedliche Gruppen, sondern um eine homogene Gruppe handelt, die sich deutlich von den unregistrierten Probanden und Tätern, deren Delinquenz auf die Kindheit beschränkt blieb, abgrenzen lässt. Die beiden Kontrollgruppen sind ebenfalls homogen, da sie sich in keinem einzigen Merkmal unterscheiden. Da sich das Alter bei Delinquenzbeginn nicht diskriminierend auf die Täter auswirkt, wohl aber der Delinquenzverlauf (chronisch vs. nichtchronisch), könnte man daraus schließen, dass beide Konzepte nichts miteinander gemeinsam haben. Die Täter unterscheiden sich lediglich im Delinquenzverlauf, nicht aber in Abhängigkeit vom Delinquenzbeginn. Diese Aussage bezieht sich allerdings nur auf die registrierte Delinquenz. Die Auswertung der unregistrierten Delinquenz im Kindesalter hat aber gezeigt, dass chronische Täter wesentlich häufiger Straftaten begehen als nichtchronische Täter und unregistrierte Probanden. In diesem Sinne scheint es gerechtfertigt, den chronischen Tätern einen frühen Beginn (»early onset«) zu bescheinigen. Die logistische Regressionsanalyse bestätigte jedoch später die unregistrierte Delinquenz im Kindesalter nicht als Prädiktor für chronische Delinquenz im Vergleich zur nichtchronischen Delinquenz.

8.4 Prognose der Delinquenz

8.4.1 Lernschwierigkeiten als Prädiktor

Mithilfe der logistischen Regressionsanalysen war es nicht möglich, polizeiliche Registrierungen im Kindesalter vorherzusagen. Es gelang lediglich, die Zugehörigkeit zur Gruppe der kindlichen Mehrfachtäter im Kontrast zu den im Kindesalter unregistrierten Personen vorherzusagen, wobei die Rate der richtigen Klassifikationen mit 62,5% zwar signifikant, aber nicht sehr hoch war. Als einziger Prädiktor trat die Variable »Lernschwierigkeiten in der Schule« in Erscheinung.

Auch in anderen Untersuchungen erwiesen sich Lernprobleme bzw. schlechte schulische Leistungen als wirksame Prädiktoren für Delinquenz, z. B. in der Cambridge-Studie (Farrington 1990; Farrington u. Hawkins 1991; Farrington u. Loeber 1999), in der Pittsburgh-Youth-Studie (Farrington u. Loeber 1999; Farrington u. West 1990) und in der Kauai-Studie (Werner 1987). Ob es sich hierbei jedoch um einen kausalen Einfluss handelt, muss bezweifelt werden, zumal logistische Regressionen keine kausalen Faktoren, sondern lediglich Risikofaktoren nachweisen können. In den meisten Untersuchungen konnte die Delinquenzverursachungshypothese nicht bestätigt werden (Lynam et al. 1993; Offord et al. 1978, 1991; Patterson et al. 1991; Tremblay et al. 1992), auch die Leseschwäche als eine spezielle Ursache wurde ausgeschlossen (Ensminger et al. 1983; Fergusson u. Linskey 1997b; McGee et al. 1998; Moffitt u. Silva 1988c; Wadsworth 1979b; Williams u. McGee 1994). Der immer wieder gefundene Zusammenhang zwischen Schulschwierigkeiten und Delinquenz konnte durch kovariierende Variablen erklärt werden. Untersuchungen mit gegenteiligen Befunden sind in der Minderzahl (Keilitz u. Dunivant 1986).

8.4.2 Intelligenz als Prädiktor

Anders verhält es sich hingegen mit der Intelligenz, bei der eine negative ursächliche Wirkung auf die Delinquenz als gesichert angenommen werden kann. Zahlreiche prospektive Studien haben ergeben, dass ein niedriger IQ zu delinquenten Aktivitäten prädisponiert (Denno 1989, 1990; Kirkegaard-Sorensen u. Mednick 1977; Moffitt 1990a; Moffitt et al. 1981; West 1982). Dies gilt auch für die unregistrierte Delinquenz (Moffitt u. Silva 1988a). Indirekt wirkt sich ein niedriger IQ auch auf schulische Leistungen aus, die dann auch zu einem Versagen führen können. Dass der IQ in unserer Untersuchung nicht als Prädiktor in Erscheinung trat, ist vor allem darauf zurückzuführen, dass die Probanden der beiden Kontrollgruppen zu den im Kindesalter straffällig gewordenen Probanden hinsichtlich des Merkmals Intelligenz parallelisiert worden waren. Dies bedeutet auch, dass der Einfluss der Variablen Schulschwierigkeiten nicht durch intellektuelle Defizite erklärt werden kann.

In ausländischen Untersuchungen, in denen Registrierungen im Kindesalter (bis zum 13. Lebensjahr) mittels logistischer Regressionen vorhergesagt wurden, wurden andere Prädiktoren gefunden, nämlich Störung des Sozialverhaltens, schlechte Wohnverhältnisse, niedriger IQ, Defizite elterlicher Funktionen, Zugehörigkeit zum Katholizismus (Farrington 1986; Fergusson et al. 1990) sowie Veränderungen der Elternstruktur, soziale Schicht, aggressives Verhalten im frühen Kindesalter sowie ein gewaltvoller Erziehungsstil (Patterson u. Yoerger 1995). Die Unterschiede zu unserer Untersuchung erklären sich möglicherweise dadurch, dass als Kriterium für Delinquenz gerichtliche Verurteilungen herangezogen wurden, was ein wesentlich härteres Kriterium ist als polizeiliche Registrierungen.

8.4.3 Abgebrochene Berufsausbildung und familiäre Risikofaktoren als Prädiktoren

Im Unterschied zur Kinderdelinquenz konnte die mehrfache registrierte Delinquenz im Jugendalter (14–22 Jahre) – jeweils im Unterschied zur unregistrierten Delinquenz Gleichaltriger – mit einer Trefferquote von 71,5% wesentlich besser vorhergesagt werden. Dies bedeutet, dass die Unterschiede zwischen den Gruppen deutlicher wurden. Der mit Abstand beste Einzelprädiktor war die abgebrochene Berufsausbildung mit einer Odds Ratio von 3,2. Er ersetzte praktisch den bei Kindern wirksamen Prädiktor »Lernschwierigkeiten in der Schule«, der fast zwangsläufig berufliche Misserfolge nach sich zieht. Die Odds Ratios der drei übrigen Prädiktoren (Summe der sozialen und familiären Risikofaktoren vor dem 14. Lebensjahr, Mutterstrenge und Summe der unregistrierten Eigentumsdelikte vor dem 14. Lebensjahr) waren annähernd gleich hoch gewichtet. In der Mannheimer Längsschnittuntersuchung, in der n=321 8-jährige Kinder bis zum Alter von 25 Jahren prospektiv verfolgt wurden, konnte Delinquenz zwischen dem 13. und 18. Lebensjahr durch widrige familiäre Bedingungen (zwischen dem 6. bis 8. und zwischen dem 8. bis 13. Lebensjahr) sowie durch umschriebene Entwicklungsrückstände (zwischen dem 6. bis 8. Lebensjahr diagnostiziert) vorhergesagt werden (Lay et al. 2001). Die Delinquenz wurde über gerichtliche Verurteilungen sowie über selbstberichtete Delikte im Alter von 18

Jahren definiert. Bei den widrigen familiären Bedingungen handelte es sich um einen Summenwert, der sich aus folgenden Variablen zusammensetzte: Vater ohne Berufsausbildung, beengte Wohnverhältnisse, unvollständige Familie, chronischer Streit zwischen den Eltern, Delinquenz des Vaters, psychische Erkrankung der Mutter, Heimaufenthalte des Kindes. Bemerkenswert ist, dass bei simultaner Auswertung der Prädiktoren mittels logistischer Regression kein einzelnes Merkmal auftauchte. Es war vielmehr die Gesamtbelastung, die das Delinquenzrisiko erhöhte und nicht ein einzelner Faktor. Umschriebene Entwicklungsrückstände wurden in unserer Untersuchung nicht erhoben, umgekehrt fehlten in der Mannheimer Untersuchung Angaben zu unregistrierter Delinquenz im Kindesalter. Da sowohl in der Mannheimer als auch unserer Untersuchung die sozialen und familiären Belastungen lange vor Beginn der Delinquenz vorhanden waren, ist davon auszugehen, dass die Belastungen kausal für die Entstehung der Delinquenz verantwortlich sind und nicht umgekehrt. Im Prinzip trifft dies auch auf den retrospektiv erfassten und auf das Kindesalter bezogenen Erziehungsstil zu. Dass ein autoritärer bzw. strenger Erziehungsstil tatsächlich Delinquenz verursacht und nicht umgekehrt, wurde in einer Längsschnittstudie von Cohen u. Brook (1995) nachgewiesen. Dies gilt auch für aggressives Verhalten (Barnow et al. 2000; Bates et al. 1995; Eron et al. 1984; Haapasalo u. Tremblay 1994; Loeber u. Hay 1997; Pfeiffer et al. 1999; Scarpa 1997). Desgleichen scheint ein Mangel an Disziplin sowie eine unzureichende Beaufsichtigung ebenso eine negative Auswirkung auf die Begehung von Straftaten zu haben (Farrington u. Loeber 1999; Patterson u. Stouthamer-Loeber 1984).

Die Delinquenz im Lebenslängsschnitt (bis zum 42. Lebensjahr im Durchschnitt) konnte mittels logistischer Regressionen am besten für die Gruppe der Straftäter insgesamt – im Kontrast zu den unregistrierten Probanden – vorhergesagt werden. Die Rate richtiger Klassifikationen war mit 85,5% die höchste von allen durchgeführten Vergleichen. Am meisten trug die Summe der sozialen und familiären Risikofaktoren zur Vorhersage bei, gefolgt von Persönlichkeitsmerkmalen (Extraversion, emotionale Labilität und Nervosität). Die Mutterstrenge sowie die Summe der vor dem 14. Lebensjahr begangenen unregistrierten Eigentumsdelikte spielten eine geringere Rolle. Letztere Variable weist aber darauf hin, dass Delinquenz nicht erst mit polizeilichen Registrierungen nach dem 14. Lebensjahr beginnt, sondern bereits Vorläufer im Kindesalter in Form häufiger unentdeckter Eigentumsdelikte hat. Obwohl der Vergleich mit anderen Studien nicht ohne Weiteres möglich ist, bestätigen unsere Ergebnisse die Bedeutung von sozialen und familiären Belastungen, von Persönlichkeitsmerkmalen sowie von Variablen des elterlichen Erziehungsstils (Farrington 1990, 1992b, 1995a; Farrington u. Loeber 1999; Farrington u. Hawkins 1991; Farrington u. West 1990; Fergusson et al. 1994; Krueger et al. 1994). Insbesondere konnten psychosoziale Risikofaktoren in praktisch allen Längsschnittuntersuchungen nachgewiesen werden (Kolvin et al. 1988, 1990; Lay et al. 2001).

8.4.4 Unterschiede zwischen chronischen und nichtchronischen Straftätern

Zur genaueren Analyse wurden die Straftäter in die Gruppen der chronischen und nichtchronischen Täter unterteilt und diese beiden Gruppen sowohl untereinander als auch jeweils einzeln mit den unregistrierten Probanden kontrastiert. Das Ergebnis der logistischen Regressionsanalyse war, dass chronische Straftäter am besten vorhersagbar waren (Rate richtiger Klassifikationen: 80,2%), gefolgt von den Probanden mit zeitlich begrenzter Delinquenz (77,9%), beide jeweils im Vergleich mit unregistrierten Personen. Chronische Straftäter und Probanden mit zeitlich begrenzter Delinquenz wiesen die niedrigste Rate richtiger Klassifikationen auf (73,1%), was auf eine größere Ähnlichkeit zwischen beiden hinweist. In drei von vier Gruppenvergleichen waren soziale und familiäre Faktoren die bedeutendsten Prädiktoren, allerdings in der Summe. Lediglich bei der Vorhersage chronischer im Vergleich zu nichtchronischen Straftätern trat der Prädiktor nicht auf.

Als einzelner Risikofaktor diskriminierte lediglich die Variable Schulprobleme zwischen chronischen und nichtchronischen Straftätern. Es ist möglich, dass einzelne Risikofaktoren die Fähigkeit zur Vorhersage mit zunehmendem Alter der Probanden verlieren und die Gesamtbelastung an Bedeutung gewinnt. Ein ähnliches Ergebnis lieferte die Mannheimer Längsschnittstudie, in der widrige familiäre Bedingungen als Prädiktoren verwendet wurden (Lay et al. 2001).

Die Summe der vor dem 14. Lebensjahr begangenen unregistrierten Eigentumsdelikte sagte sowohl registrierte Delinquenz (insgesamt) als auch speziell chronische Delinquenz, jeweils im Vergleich zu unregistrierten Probanden voraus. Keine Bedeutung hatte der Prädiktor hingegen bei der Vorhersage der chronischen im Vergleich zu den nichtchronischen Tätern sowie bei der Vorhersage der nichtchronischen Täter (im Vergleich zu den unregistrierten Probanden). Das Ergebnis besagt, dass auch die unregistrierte Delinquenz vor dem 14. Lebensjahr – also ein früher Delinquenzbeginn – keine prädiktive Wirkung auf die chronische Delinquenz (im Vergleich zur nichtchronischen Delinquenz) hat.

Merkmale des elterlichen Erziehungsstils konnten bei Vergleichen zwischen chronischen und nichtchronischen Tätern sowie unregistrierten Probanden keinen substanziellen Beitrag zur Vorhersage leisten. Nur zwischen Nichttätern und Mehrfachtätern in der Adoleszenz sowie zwischen Tätern (gesamt) und Nichttätern im Lebenslängsschnitt diskriminierte das Merkmal.

Die Bedeutung von Persönlichkeitsmerkmalen

Wurden die drei Bewährungsgruppen hinsichtlich der Persönlichkeitsmerkmale des FPI verglichen, so wiesen die chronischen Täter jeweils die stärksten Ausprägungen auf. Signifikante Unterschiede zwischen den chronischen und nichtchronischen Tätern wurden aber verfehlt. In der logistischen Regressionsanalyse zeigte sich jedoch, dass chronische Delinquenz (im Vergleich zur nichtchronischen) durch zwei Prädiktoren vorhergesagt werden konnte: Schulprobleme und Depressivität. Beide Variablen waren bei ihnen häufiger bzw. ausgeprägter. Die Ergebnisse in der Literatur sprechen dafür, dass der Zusammenhang zwischen Depressivität und Delinquenz bzw. Störungen des Sozialverhaltens nicht ausschließlich auf Variablen zurückzuführen ist, die mit beiden Merkmalen kovariieren, sondern dass an der Entstehung von Depressivität und Delinquenz unterschiedliche genetische Faktoren beteiligt sind (Biederman et al. 1995; O'Connor et al. 1998).

Alle logistischen Regressionen, in denen Persönlichkeitsmerkmale als Prädiktoren verwendet wurden, ergaben einen signifikanten Beitrag von einzelnen Merkmalen, insbesondere Extraversion, emotionale Labilität, Nervosität und spontane Aggressivität. In ihrer Gewichtung rangierten sie zumeist an zweiter Stelle hinter der Summe der sozialen und familiären Risikofaktoren. Dies bedeutet, dass Letztere allein zur Vorhersage der Delinquenz nicht ausreichen. Es müssen vielmehr spezielle Persönlichkeitsmerkmale und/oder Verhaltensweisen (unregistrierte Delinquenz, Dissozialität, hyperkinetische Störungen) hinzukommen. Spezifisch für chronische Täter ist, dass sie in allen Persönlichkeitsmerkmalen die höchsten Ausprägungen haben und damit insgesamt psychisch auffälliger sind als die nichtchronischen Täter, jeweils im Vergleich zu den unregistrierten Probanden. Was die chronischen Täter gegenüber den unregistrierten Probanden ferner auszeichnet, ist eine Kombination von Extraversion und emotionaler Labilität bei insgesamt hoher Belastung mit sozialen und familiären Risikofaktoren und einer höheren Dunkelfeldbelastung vor dem 14. Lebensjahr, während bei den nichtchronischen Tätern eine Kombination von Extraversion und Spontanaggressivität mit einer insgesamt niedrigeren Risiko- und Dunkelfeldbelastung besteht. Man kann daraus schließen, dass es wohl diese spezifische Mischung von Variablen ist, die darüber entscheidet, ob jemand seine Delinquenz einstellt oder fortsetzt, wobei bei den chronischen Tätern zusätzlich schulische Misserfolge und Depressivität als Unterscheidungsmerkmale zu den nichtchronischen Tätern hinzukommen. Bei dem Merkmal der spontanen Aggressivität, das nichtchronische Delinquenz vorhersagt, liegt die Annahme nahe, dass es sich um einen Indikator für eine emotionale Unreife handelt, die mit zunehmendem Älterwerden verschwindet und somit das Ende der Delinquenzentwicklung erklärt.

Dass der IQ nicht als Prädiktor in Erscheinung trat, ist, wie bereits erwähnt, darauf zurückzuführen, dass das Merkmal Intelligenz aufgrund der

Parallelisierung der Kontrollgruppen nicht frei variiert werden konnte.

Problematik des Delinquenzbeginns als Klassifikationsmerkmal

Die Ergebnisse unterstützen die empirisch begründete Taxonomie von Moffitt (1993a) insoweit, als zwei unterschiedliche Typen von Delinquenten nachgewiesen werden konnten, nämlich chronische und nichtchronische Täter. Was jedoch nicht gelang, ist der Nachweis, dass die Typologie mit einem unterschiedlichen Delinquenzbeginn (»early onset« vs. »late onset«) assoziiert ist. Weder die registrierte, noch die unregistrierte kindliche Delinquenz hatte Einfluss auf den weiteren Delinquenzverlauf. Unserer Auffassung nach bedarf die Moffitt-Taxonomie einer Revision bzw. Differenzierung, wie sie auch durch andere Untersuchungen nahegelegt wird (▶ Abschn. 3.4.3). Früher Delinquenzbeginn bedeutet nicht zwangsläufig eine chronische Karriere und umgekehrt sind nicht alle chronischen Täter schon im Kindesalter delinquent und dissozial. Patterson et al. (1998) haben im Rahmen ihrer Oregon-Youth-Studie darauf hingewiesen, dass die Unterscheidung zwischen einem frühen und einem späten Delinquenzbeginn zur Vorhersage der chronischen Delinquenz ungeeignet ist. In unserer Untersuchung konnte selbst die unregistrierte Delinquenz im Kindesalter nicht die chronische Delinquenz in Kontrast zu den nichtchronischen Tätern im Lebenslängsschnitt vorhersagen. In einer schwedischen Längsschnittuntersuchung, die die Entwicklung der Delinquenz bis zum 30. Lebensjahr verfolgte, begann entgegen der Theorie Moffitts der größte Teil der Straftäter erst nach dem 18. Lebensjahr delinquent zu werden (Kratzer u. Hodgins 1999).

8.4.5 Prognose der Gewaltdelinquenz

Die höchste Rate richtiger Klassifikationen, nämlich 87,1%, ergab sich bei der Prognose der Gewalttäter im Vergleich zu unregistrierten Probanden, wobei nur drei Prädiktoren hierzu beitrugen: Summe der sozialen und familiären Belastungsfaktoren vor dem 14. Lebensjahr, Extraversion und emotionale Labilität. Die Odds Ratios waren jeweils höher als bei den chronischen Tätern. Gewalttäter konnten im Vergleich zu Nichtgewalttätern weniger gut vorhergesagt werden (Klassifikationsrate 76,4%), wobei nur das Merkmal (fehlende) Vaterunterstützung zur Prognose beitrug.

Erstaunlicherweise trat das Merkmal Aggressivität als Prädiktor nicht auf, obwohl es sich in zahlreichen Längsschnittstudien als besonders vorhersagewirksam für Gewaltdelinquenz im Jugend- und Erwachsenenalter erwies (Arsenault et al. 2000; Hamparian et al. 1985; Stattin u. Magnusson 1989). Dieser Befund deckt sich jedoch mit dem Ergebnis der Cambridge-Studie, in der 411 8- bis 9-jährige Jungen längsschnittlich bis zu ihrem 40. Lebensjahr prospektiv verfolgt wurden (Farrington 2001). Zur speziellen Vorhersage der registrierten Gewaltdelinquenz im Altersbereich von 21–40 Jahren und der selbstberichteten Gewaltdelinquenz im Altersbereich von 27–32 Jahren wurde zwischen dem 8. und 18. Lebensjahr eine Vielzahl von Variablen erhoben und einer multiplen logistischen Regressionsanalyse unterzogen. Methodisch ist dieses Vorgehen am ehesten mit dem unseren vergleichbar. Die registrierte Gewaltdelinquenz wurde am besten durch folgende Variablen vorhergesagt (Signifikanzniveau mindestens 5%):

- gerichtliche Verurteilungen (außer Gewaltdelinquenz),
- feindselige Einstellung gegenüber der Polizei (im Alter von 14 Jahren),
- niedrige berufliche Stellung (im Alter von 18 Jahren),
- Vater nicht in gemeinsame Freizeitaktivitäten mit dem Sohn involviert (im Alter von 12 Jahren),
- Elternteil vorbestraft (im Alter von 18 Jahren),
- gerichtliche Verurteilungen (nur Gewaltdelinquenz),
- Extraversion (im Alter von 16 Jahren).

Die erste Variable hatte mit Abstand das höchste Gewicht, ebenso bei der Vorhersage der unregistrierten Gewaltdelinquenz im Altersbereich von 27–32 Jahren. Hier hatten die folgenden Variablen das höchste Gewicht:

- gerichtliche Verurteilungen (außer Gewaltdelinquenz),

- Drogenmissbrauch (im Alter von 18 Jahren),
- nervös-zurückziehend (im Alter von 8 Jahren),
- niedrige soziale Schicht (im Alter von 10 Jahren),
- Aggressivität (im Alter von 14 Jahren).

Abgesehen von den Persönlichkeitsmerkmalen (Extraversion, Nervosität, Aggressivität) handelt es sich primär um soziale Risikofaktoren, die auf ungünstige Sozialisationsbedingungen schließen lassen. Die Tatsache, dass der beste Prädiktor »gerichtliche Verurteilungen wegen nichtaggressiver Straftaten« war, zeigt, dass die Aussage, Aggressivität verursacht später Gewaltdelinquenz, in dieser einfachen Form nicht haltbar ist. Zumindest gilt sie nicht für Erwachsene bei Betrachtung längerer Zeiträume.

Sowohl in unserer als auch in der Cambridge-Studie waren Variablen des elterlichen Erziehungsstils, insbesondere eines strafend-autoritären Stils, als Prädiktoren für Gewaltdelinquenz nicht bedeutsam. In beiden Studien wird allerdings die Bedeutung des Vaters erkennbar und zwar in Form einer geringeren Vater-Unterstützung bei den Gewalttätern (im Vergleich zu den nichtgewalttätigen Straftätern) und (in der Cambridge-Studie) in Form eines Desinteresses des Vaters am Sohn (wenig gemeinsame Freizeitaktivitäten) und einer negativen Vorbildfunktion (Vorstrafen).

8.4.6 Zur Spezifität von Risikofaktoren

Noch nicht abschließend geklärt ist die Frage, ob die hier und in anderen Längsschnittuntersuchungen gefundenen Risikofaktoren spezifisch für die Entwicklung von Delinquenz sind oder ob sie unspezifisch in dem Sinne sind, dass sie auch die Entstehung von anderen Abweichungen (psychische Erkrankungen, Drogenmissbrauch) erklären. Nach dem gegenwärtigen, noch sehr vorläufigen Erkenntnisstand, scheint eher Letzteres der Fall zu sein (Fergusson et al. 1990; Werner 1990). Bestimmte widrige Lebensumstände und familiäre Merkmale sagten in der Untersuchung von Werner (1990) nur die Delinquenz bei Mädchen voraus, aber nicht bei den Jungen. Es scheint bisher nur drei Faktoren zu geben, die spezifisch die Delinquenz und nicht auch andere Normabweichungen vorhersagen. Es sind dies das männliche Geschlecht, das Merkmal Aggressivität und der negative Einfluss von delinquenten Freunden (Elliott et al. 1989; Magnusson 1988; Roff u. Wirth 1985).

8.5 Bedeutung protektiver Faktoren

Die Auswertung zur Wirksamkeit von protektiven Faktoren ergab, dass sich folgende Merkmale protektiv auswirkten:
- geringe Dunkelfeldbelastung vor dem 14. Lebensjahr,
- geringe Aggressivität (spontan und reaktiv),
- geringe Depressivität bzw. eine positive Lebenseinstellung,
- geringe Erregbarkeit,
- geringe emotionale Labilität.

Nicht protektiv wirkten sich Variablen des elterlichen Erziehungsstils sowie die Intelligenz (methodisch bedingt) aus. Verglichen wurden jeweils Probanden mit hoher und niedriger Delinquenz im Lebenslängsschnitt bei gleich hoher Belastung durch soziale und familiäre Risikofaktoren. Damit rücken Persönlichkeitsmerkmale in den Vordergrund, die in der Literatur unter dem Begriff der positiven Temperamentseigenschaften subsummiert werden. Die kriminell resistenten Probanden sind psychisch ausgeglichener und auch sozial angepasster, was in der geringeren Dunkelfelddelinquenz vor dem 14. Lebensjahr sowie in der geringeren Aggressivität (im frühen Erwachsenenalter) zum Ausdruck kommt. Die Unterschiede in den Persönlichkeitsmerkmalen sind nicht auf den Einfluss von sozialen und familiären Risikofaktoren zurückzuführen, da dieser methodisch eliminiert wurde. Zudem zeigte sich, dass in der Gesamtstichprobe kein korrelativer Zusammenhang zwischen Persönlichkeitsmerkmalen und sozialen und familiären Risikofaktoren besteht.

Möglicherweise bilden sich in den Persönlichkeitsmerkmalen doch erzieherische Einflüsse ab, die von dem Erziehungsstilfragebogen nicht erfasst wurden, oder – wofür ebenso einige Ergebnisse in der Literatur sprechen (► Abschn. 4.3) – die Qualität innerfamiliärer Beziehungen. Damit wäre man dann wieder in der Familie als dem Ort angelangt, in dem die Weichen zwischen sozialer Anpassung und krimineller Entwicklung gestellt werden. Genauer formuliert sind es aber vermutlich weniger die strukturellen Merkmale als vielmehr die Beziehungsqualität in der Familie selbst. Speziell dieser Bereich bedarf in künftigen Längsschnittuntersuchungen einer gründlicheren Erforschung. Wie bereits erwähnt, wurden bisher auch nur sehr wenige Risikofaktoren gefunden, die spezifisch die Entwicklung von delinquentem Verhalten im Unterschied zu anderen Abweichungen fördern. Beziehungsaspekten wurde bislang relativ wenig Beachtung geschenkt. Bei der Entstehung psychiatrischer Erkrankungen wurde ihre protektive Wirkung bereits eindrucksvoll nachgewiesen (Tress 1986).

Zusammenfassung

Es wird über die Ergebnisse einer Längsschnittuntersuchung an straffällig gewordenen Kindern berichtet, die sich hinsichtlich ihrer polizeilichen Registrierungen vor und nach dem 14. Lebensjahr unterschieden. Als Kontrollgruppen dienten Probanden, die als Kinder und Jugendliche keinen Kontakt mit der Polizei hatten und solche, die nur im Jugendalter (aber nicht in der Kindheit) mehrfach registriert worden waren. Insgesamt wurden zwischen 1975 und 1977 eine Zufallsstichprobe von n=263 Probanden persönlich untersucht. Sie waren damals mindestens 18 Jahre alt, im Durchschnitt 22 Jahre.

Das Untersuchungsinventar bestand aus einem standardisierten Interview, mit dem Daten zur Lebensgeschichte, Familie, Gesundheit, Schule und Ausbildung erhoben wurden, ferner aus einem Intelligenztest (WIP), einem Persönlichkeitsfragebogen (FPI) und einem Erziehungsstilfragebogen. Zusätzlich wurde die polizeilich unregistrierte Delinquenz vor dem 14. Lebensjahr mithilfe eines speziell konstruierten Dunkelfeld-Fragebogens erfragt. Unbeschränkte Auskünfte aus dem Erziehungs- und Strafregister ermöglichten es, die legale Entwicklung der Probanden über ihr 40. Lebensjahr hinaus (bis 1996) prospektiv zu verfolgen. Sie hatten am Ende der Untersuchung ein Durchschnittsalter von 42 Jahren erreicht.

Mithilfe logistischer Regressionen wurde die Delinquenz der Probanden für das **Kindes- und Jugendalter** sowie für die gesamte Lebensspanne prognostiziert. Polizeiliche Registrierungen im Kindesalter waren nicht generell vorhersagbar, sondern nur dann, wenn es sich um Mehrfachtäter handelte. Die Rate richtiger Klassifikationen lag aber nur bei 62,5%, wobei als einziges Merkmal die Variable »Lernschwierigkeiten in der Schule« einen signifikanten Beitrag zur Vorhersage lieferte. Die Wahrscheinlichkeit mehrfacher Registrierungen im Jugendalter (14–22 Jahre) erhöhte sich auf 71,5%, wenn unregistrierte Gleichaltrige zum Vergleich herangezogen wurden. Der beste Einzelprädiktor war die abgebrochene Schulausbildung, gefolgt von der Summe der sozialen und familiären Risikofaktoren (vor dem 14. Lebensjahr), der Strenge der Mutter und der Summe der unregistrierten Eigentumsdelikte vor dem 14. Lebensjahr.

Über die **gesamte Lebenszeit** (bis zum 42. Lebensjahr) konnten drei Gruppen von Probanden unterschieden werden: 1) niemals polizeilich registrierte Personen, 2) chronische Täter sowie 3) Täter mit zeitlich befristeter Delinquenz. Letztere durften nach dem Zeitpunkt ihrer persönlichen Untersuchung (1975–1977) keine Straftaten mehr begangen haben.

Am besten vorhersagbar waren chronische Straftäter (Rate richtiger Klassifikationen: 80,2%), gefolgt von Tätern mit zeitlich befristeter Delinquenz (77,9%), beide jeweils im Vergleich zu unregistrierten Personen. Bei chronischen Straftätern betrug die Rate richtiger Klassifikationen 73,1%, verglichen mit Tätern, deren Delinquenz zeitlich begrenzt war. Wurden alle Täter in einer Gruppe zusammengefasst und mit den niemals registrierten Personen verglichen, so ergab sich eine Rate von 85,5% richtiger Klassifikationen. In drei von vier Gruppenvergleichen war die Summe der sozialen und familiären Risikofaktoren der bedeutendste Prädiktor. Lediglich beim Vergleich zwischen chronischen Tätern und Tätern, deren Delinquenz zeitlich befristet war, diskriminierte der Prädiktor nicht.

Alle Prognosen, die sich auf die gesamte Lebensspanne bezogen, ergaben einen signifikanten Beitrag von **Persönlichkeitsmerkmalen**. In ihrer Gewichtung rangierten sie zumeist an zweiter Stelle hinter der Summe der sozialen und familiären Risikofaktoren. Es handelte sich insbesondere um die Merkmale Extraversion, emotionale Labilität, Nervosität und spontane Aggressivität, die mit zunehmender Ausprägung zu einem erhöhten Delinquenzrisiko beitrugen.

Die Summe der vor dem 14. Lebensjahr unregistrierten Eigentumsdelikte sagte sowohl registrierte Delinquenz (insgesamt), als auch speziell chronische Delinquenz, jeweils im Vergleich zu niemals registrierten Probanden voraus. Keine Bedeutung hatte der Prädiktor hingegen bei der Vorhersage der chronischen Delinquenz (im Vergleich zu der zeitlich befristeten Delinquenz) sowie bei der Vorhersage der zeitlich befristeten Delinquenz (im Vergleich zu den niemals straffällig gewordenen Personen). Frühe (unregistrierte) Delinquenz im Kindesalter begünstigt somit zwar spätere Delinquenz, nicht aber speziell chronische Delinquenz.

Dies trifft auch auf die registrierte Delinquenz im Kindesalter zu. Ein Vergleich zwischen Probanden mit einem frühen und einem späten Delinquenzbeginn (»early onset« vs. »late onset«), definiert über polizeiliche Registrierungen vor und nach dem 14. Lebensjahr, bestätigten das Ergebnis. Beide Gruppen unterschieden sich nicht hinsichtlich der Summe der unentdeckt gebliebenen Straftaten vor dem 14. Lebensjahr.

Die Ergebnisse stützen die Taxonomie von Moffitt (1993a), nur insoweit, als deutlich zwischen chronischen und zeitlich befristeten Tätern unterschieden werden konnte. Nach den Ergebnissen unserer Studie erhöht aber ein früher Delinquenzbeginn nicht die Wahrscheinlichkeit chronischer persistierender Delinquenz, wie von Moffitt postuliert wurde. Weder die registrierte, noch die unregistrierte Delinquenz vor dem 14. Lebensjahr prognostiziert eine spätere kriminelle Karriere (über das 22. Lebensjahr hinaus), auch dann nicht, wenn mehrere Straftaten begangen wurden.

Merkmale des elterlichen Erziehungsstils erwiesen sich nicht als prognostisch bedeutsam, wenn chronische Täter mit nichtchronischen Tätern sowie mit unregistrierten Probanden verglichen wurden. Nur wenn alle Täter (im Lebenslängsschnitt) zusammengefasst und mit unregistrierten Personen verglichen wurden, war die Mutterstrenge von prognostischer Bedeutung, desgleichen bei der Vorhersage der mehrfachen Delinquenz im Jugendalter (bis durchschnittlich 22 Jahren) im Vergleich zu den gleichaltrigen unregistrierten Personen.

Die höchste Rate richtiger Klassifikationen, nämlich 87,1%, ergab sich bei der Prognose der **Gewalttäter** im Vergleich zu den unregistrierten Probanden. Nur drei Prädiktoren trugen zur Vorhersage bei: Summe der sozialen und familiären Belastungsfaktoren vor dem 14. Lebensjahr, Extraversion und emotionale Labilität. Gewalttäter konnten hingegen im Vergleich zu nicht gewalttätigen Straftätern mit einer Rate richtiger Klassifikationen von 76,4% weniger gut vorhergesagt werden. Nur eine Variable, nämlich (fehlende) Vaterunterstützung trug zur Prognose bei.

Eine **protektive Wirkung** auf Delinquenz (bei vorhandenen sozialen und familiären Risikofaktoren) hatten Persönlichkeitsmerkmale sowie eine niedrige Dunkelfeldbelastung vor dem 14. Lebensjahr, die auf eine gute soziale Anpassung hinweist. Bei den Persönlichkeitsmerkmalen wirkten sich eine geringe Neigung zur Aggressivität, eine positive Lebenseinstellung (geringe Depressivität), eine geringe Erregbarkeit sowie eine hohe emotionale Stabilität immunisierend gegen kriminelle Aktivitäten aus. Keine protektive Wirkung hatten hingegen Variablen des elterlichen Erziehungsstils.

Aus den Ergebnissen sind Schlussfolgerungen für präventive Maßnahmen ableitbar.

Prävention und Intervention

Terminologie und Klassifikation von Präventions- und Interventionsmaßnahmen

Mit dem Begriff **Intervention** bezeichnen die Autoren im Folgenden alle Maßnahmen, die dazu dienen, dissoziale und delinquente Verhaltensweisen zu reduzieren oder ihnen vorzubeugen. Der Begriff Intervention wird dabei in seiner ganzen Breite verwendet. Er ist als Überbegriff zu betrachten, unter dem sich z. B. präventive Maßnahmen, therapeutische Maßnahmen, erzieherische Maßnahmen, polizeiliche Maßnahmen oder auch gesetzgeberische Maßnahmen subsumieren lassen.

Mit dem Begriff **Prävention** hingegen werden alle Maßnahmen bezeichnet, die der Vorbeugung dissozialen und/oder delinquenten Verhaltens dienen – sei es zur Verhinderung des erstmaligen Auftretens (primäre Prävention), sei es zur Verhinderung des Wiederauftretens (sekundäre Prävention) oder sei es auch im Sinne der Resozialisierung bei chronisch auftretendem dissozialen oder delinquenten Verhalten.

In diesem Sinne lassen sich die Begriffe wie folgt präzisieren:

- **Primäre Prävention** zielt darauf ab, das Auftreten dissozialen oder delinquenten Verhaltens zu verhindern oder das Risiko für das Auftreten derartiger Störungen zu reduzieren. Der Begriff wurde von Caplan (1961) geprägt, dessen Buch *Prevention of mental disorders in children* ein Klassiker auf dem Gebiet der Prävention psychischer Störungen wurde. Er definiert primäre Prävention als »einen Eingriff mit dem Ziel das Risiko einer Erkrankung des Kindes mit dieser speziellen Störung zu verringern« (Caplan 1961, S. 4).
- **Sekundäre Prävention** bezieht sich auf die Reduktion der Prävalenz einer Störung durch Frühintervention und effektive Behandlung.
- **Tertiäre Prävention** hingegen erstreckt sich auf die Reduktion von Schweregrad und den Folgen, die mit einer bereits diagnostizierten Störung assoziiert sind. Sie bezieht sich in unserem Fall auf bereits mehrfach auffällig gewordene Straftäter und ist identisch mit deren Rehabilitation.

Eine andere Einteilung, die vom »Institute of Medicine« in dessen Bericht zur Prävention psychischer Störungen vorgeschlagen wurde, geht von anderen Gesichtspunkten aus und unterscheidet folgende Präventionsmaßnahmen (Munoz et al. 1996):

- **Universelle Prävention**, die sich an eine vollständige, nicht selektierte Population wendet, z. B. die Bevölkerung eines Landes, einer Gemeinde oder an eine Schulpopulation. Die Zielpopulation ist also die Allgemeinbevölkerung, die kein erhöhtes Risiko für eine bestimmte Störung, in unserem Fall Dissozialität und Delinquenz, aufweist.
- **Gezielte Prävention**, hingegen richtet sich nicht an vollständige Populationen, sondern Teilpopulationen und kann unterteilt werden in:
  - **selektive Prävention**, die sich an Individuen, Gruppen oder auch Teilpopulationen richtet, die ein erhöhtes Risiko für bestimmte Störungen aufweisen und
  - **indizierte Prävention**, die sich auf bereits identifizierte Hochrisikogruppen oder Personen richtet, die bereits die entsprechende Störung in mehr oder minder ausgeprägter Form zeigen oder, im klinischen Bereich, auch einen biologischen Marker für eine bestimmte Störung aufweisen. Von diesen Formen der Prävention zu unterscheiden sind therapeutische Maßnahmen, die sich auf bereits identifizierte klinisch diagnostizierte Störungen beziehen und Maßnahmen der Rehabilitation, die sich ebenfalls auf bereits diagnostizierte, aber chronisch gewordene Störungen erstrecken und die im Bereich des dissozialen und delinquenten Verhaltens auch Maßnahmen der Resozialisierung umfassen.

In der folgenden Übersicht ist eine Einteilung von Präventions- und Interventionsmaßnahmen im Zusammenhang mit Straftaten junger Menschen wiedergegeben. Nach Maßgabe verschiedener Gesichtspunkte werden dabei fünf Gruppen von Präventions- bzw. Interventionsmaßnahmen unterschieden:

Einteilung von Präventions- und Interventionsmaßnahmen im Zusammenhang mit Straftaten junger Menschen

1. **Personen- und situationsbezogene Maßnahmen**
   - Täterorientierte Prävention
   - Opferorientierte Prävention
   - Situations- (gelegenheits-) orientierte Prävention
2. **Orte und Zielgruppen präventiver Maßnahmen**
   - Familienbezogene Maßnahmen
   - Vorschulbezogene Maßnahmen
   - Schulbezogene Maßnahmen
   - Auf den Freizeitbereich ausgerichtete Maßnahmen
   - Peergruppenbezogene Maßnahmen
   - Nachbarschafts-, gemeindebezogene Maßnahmen
   - Bevölkerungsbezogene Maßnahmen
3. **Delikt- bzw. verhaltensspezifische Präventions- und Interventionsmaßnahmen**

   Diese Maßnahmen richten sich gegen:
   - Vorläufer delinquenten Verhaltens (z. B. ADHS, Störung des Sozialverhaltens)
   - Allgemeine Kriminalität
   - Gewalt/Aggressivität gegen Personen
   - Vandalismus (Gewalt gegen Sachen)
   - Schulabsentismus/Schulabbruch
   - Alkohol- und Drogenkonsum
   - Tabakkonsum
4. **Entwicklungs- und phasenbezogene Maßnahmen**
   - Schwangerschaftsberatung und pränatale Maßnahmen
   - Familien- und Erziehungsberatung
   - Früherziehung und Frühförderung
   - Vorschulerziehung
   - Schulbezogene Maßnahmen
   - Gruppen- (cliquen-) bezogene Maßnahmen
   - Prädeliktische und postdeliktische Maßnahmen

▼

5. **Administrative Prävention**

   Sie fällt unter die Zuständigkeit der:
   - Schulbehörden
   - Jugendämter
   - Sozialämter
   - Polizei
   - Justizbehörden
   - Ministerien
   - Gesetzgeber des Bundes und der Länder

10.1 Personen- und situationsbezogene Maßnahmen

Aus gutem Grund beziehen sich die meisten Interventionen auf die Täter. In diesen **täterorientierten Interventions- und Präventionsmaßnahmen** muss zum einen auf das jeweilige Tatgeschehen eingegangen werden, zum anderen aber auch auf Persönlichkeit, Lebensbedingungen und mit dem dissozialen oder delinquenten Verhalten assoziierte zusätzliche Störungen. So z. B. spielen bei sehr jungen gewaltbereiten Straftätern psychische Störungen wie ADHS, Drogenmissbrauch oder auch depressive Störungen eine wichtige Rolle. Es wäre somit zu kurz gegriffen, wenn man nur auf das gesetzwidrige Verhalten solcher junger Menschen einginge und nicht auf alle damit assoziierten Umstände, wozu auch das familiäre Umfeld, das extrafamiliäre Umfeld und auch gesellschaftliche Einflüsse wie Massenmedien gehören.

Die **opferorientierte Prävention** ist im Gefolge der Viktimologie entstanden, die sich zunehmend auch der Perspektive des Opfers annimmt. Sie hat noch wenig Eingang in präventive Maßnahmen gefunden, was allerdings auch schwierig ist. Sie ist meist im Zusammenhang mit der situations- oder tatgelegenheitsorientierten Prävention oder Intervention zu sehen. Ihre Möglichkeiten gehen in zwei Richtungen: Zum einen geht es um Informationen darüber, dass man in bestimmten Regionen oder Situationen leicht Opfer werden kann, zum anderen befasst sich die opferorientierte Prävention auch damit, potenzielle Opfer zu schulen, wie sie sich in bestimmten bedrohlichen Situationen am angemessensten verhalten sollen. Dies gilt z. B. für Mädchen oder junge Frauen im Hinblick auf potenzielle sexuelle Übergriffe.

Die **situations- oder tatgelegenheitsorientierte Prävention** legt das Augenmerk auf bestimmte Bedingungen, die es potenziellen Tätern erleichtern, Straftaten zu begehen. Hierzu gehören Maßnahmen, die geeignet sind, die Tatgelegenheiten zu reduzieren. So hat z. B. die obligatorische Einführung des Lenkradschlosses in Deutschland zu einer Reduktion der Autodiebstähle geführt. Ferner ist seit Langem bekannt, dass Absicherungsmaßnahmen an Wohn- und Geschäftshäusern die Gelegenheiten zum Einbruch deutlich reduzieren und dass eine Verbesserung der Straßenbeleuchtung zu einer Reduktion krimineller Aktivitäten in dem entsprechenden Stadtviertel führt (Painter u. Farrington 1997).

10.2 Orte präventiver Maßnahmen

Da die Mehrzahl der Kinder immer noch in Familien oder familienähnlichen Gemeinschaften aufwächst und in diesen auch die ersten zu beobachtenden Auffälligkeiten zeigen, spielen **familienbezogene Maßnahmen** in der Prävention eine überaus wichtige Rolle. Dabei ist zu bedenken, dass in den Familien auch genetische Dispositionen weitergegeben werden und dass die Interaktionen zwischen genetischer Prädisposition und den familiären Umgebungsbedingungen für alle Arten von Auffälligkeiten eine große Rolle spielen, so auch bei der Delinquenz.

Angesichts der Erkenntnis, dass insbesondere Intensivtäter und chronisch Delinquente häufig bereits in der Vorschulzeit auffallen, sind **vorschulbezogene Maßnahmen** von Bedeutung, wobei hier die Frage entsteht, ob man Ansätze der universellen Prävention propagieren soll, die finanziell vielleicht nicht tragbar sind, oder Maßnahmen der selektiven Prävention.

Gleiches gilt auch für die **schulbezogenen Maßnahmen**, über die mittlerweile zahlreiche Studien vorliegen. Da im Jugendalter der außerfamiliäre Lebensraum immer wichtiger wird und gerade im Hinblick auf Dissozialität und Delinquenz die Gruppe Gleichaltriger von großer Bedeutung ist, hat man auch Maßnahmen etabliert, die den **Freizeitbereich** und die **Peergroup** einbeziehen. In dieselbe Richtung gehen Maßnahmen, die die Nachbarschaft bzw. den Ortsteil oder die Gemeinde als solche betreffen, wo die Kinder und Jugendlichen aufwachsen. Es ist seit Langem bekannt, dass nicht nur delinquente **Peergroups** einflussreich im Hinblick auf Straftaten sind, sondern dass auch die soziale Desorganisation in Stadtvierteln der Innenstädte delinquenzfördernd ist (Shaw u. McKay 1969). Es hat sich aber als sehr schwierig erwiesen, Formen der sozialen Desorganisation in bestimmten Stadtvierteln positiv zu beeinflussen, worauf Rutter et al. (1998) hinweisen, weshalb derartige Ansätze, denen man den Erfolg nicht absprechen kann, aber wegen der Schwierigkeit ihrer Durchführung nicht mehr im Vordergrund stehen. Hingegen erscheinen Ansätze erfolgverprechender, die Struktur und Zustand von Gebäuden und Wohnvierteln im Fokus haben. Es ist eine bekannte Tatsache, dass Zerstörungen an Gebäuden und Objekten weitere nach sich ziehen und dass die unmittelbare Beseitigung der Schäden die wichtigste Maßnahme gegen weitere Beschädigungen ist. Aber diesbezüglich ist der Stand der Evaluation derartiger Maßnahmen immer noch nicht befriedigend.

Bevölkerungsbezogene Maßnahmen bestehen zum einen in recht allgemeinen Interventionen, zu denen Informationen über Straftaten sowie Vorsichtsmaßnahmen zu deren Vermeidung gehören sowie auch Warnungen und Strafandrohungen. Zum anderen zählen zu diesen Maßnahmen auch ganz konkret Interventionen wie Verkehrskontrollen, Alkohol- und Drogentests oder Personenkontrollen durch die Polizei. Die bislang vorliegenden Untersuchungen gehen dahin, dass gezielte Maßnahmen effektiver sind als allgemeine und dass allgemein gehaltene Strafandrohungen nicht sehr wirksam sind. Gleiches gilt für die Verbüßung von Gefängnisstrafen, sofern diese nicht mit Maßnahmen verknüpft sind, die mit einer Vermittlung sozialer und beruflicher Fertigkeiten einhergehen und, im Fall des Vorliegens psychischer Störungen, auch einen therapeutischen Ansatz umfassen.

10.3 Delikt- und verhaltensspezifische Präventions- und Interventionsmaßnahmen

Im Rahmen dieser Maßnahmen, über die eine umfangreiche Literatur vorliegt, geht es zunächst darum, die **Vorläufer** delinquenten Verhaltens frühzeitig zu identifizieren und mit angemessenen Maßnahmen zu beeinflussen. Zahlreiche Langzeitstudien konvergieren dahingehend, dass früh auftretende Aufmerksamkeitsdefizit-/Hyperaktivitätsstörungen, aggressives und gewalttätiges Verhalten im Kindergarten und im Vorschulalter, früh auftretende Regelverletzungen, Impulsivität und Empathieschwäche Vorläufer späterer Straftaten sind. Angesichts der Tatsache, dass Straftaten ohnehin gesetzlich definiert sind – und dies von Land zu Land in unterschiedlicher Weise –, ist es angemessen, dissoziales und delinquentes Verhalten im Rahmen eines **dimensionalen Ansatzes** zu betrachten, der davon ausgeht, dass es zwischen Regelverstößen und abweichendem Verhalten und Dissozialität bzw. Kriminalität einen fließenden Übergang gibt.

Auf die Problematik der psychischen Auffälligkeiten in diesem Zusammenhang, die in der Literatur relativ stark vernachlässigt wird, wird an späterer Stelle noch eingegangen.

Betrachtet man nun die einzelnen Verhaltensweisen, die in spezifischer Weise durch Interventions- und Präventionsmaßnahmen beeinflusst werden sollen, so stehen neben der allgemeinen Kriminalität insbesondere gewalttätige Verhaltensweisen gegen Personen sowie Gewalt gegen Sachen (Vandalismus) im Vordergrund. Diese sind wiederum häufig mit anderen Formen dissozialen Verhaltens vergesellschaftet, unter denen Alkohol-, Drogen- und Tabakkonsum sowie Schulabsentismus häufig sind. Schulabsentismus und Schulabbruch sind ein weltweites Problem, wenngleich die Raten regional überaus unterschiedlich sind. Weltweit gehen 121 Mio. Kinder im Grundschulalter nicht zur Schule (UNICEF 2005). Schulabbruch bzw. Schulabsentismus ist mit vielfältigen anderen Problemen assoziiert wie z. B. Armut, Minderheitenstatus, alleinerziehenden Eltern, Kindesmisshandlung, schlechter Gesundheitsfürsorge, zerrütteten Familienstrukturen, psychischen Erkrankungen eines Elternteils, chaotischer Schulsituation, Alkohol- und Drogenmissbrauch, Schwangerschaft im Jugendalter (Nurcombe 2005).

10.4 Entwicklungsbezogene Präventions- und Interventionsmaßnahmen

Alle Maßnahmen der Prävention und Intervention müssen **Lebensalter** und **Entwicklungsstand** der betroffenen Kinder berücksichtigen, aber auch Situation und Entwicklungsstand der Familien oder der Institutionen, in denen die Kinder aufwachsen. Bei Weitem kann ja heute nicht mehr davon ausgegangen werden, dass Kinder in einer konstanten familiären Umgebung aufwachsen. Vielfach erleben sie im Laufe ihrer Entwicklung mehrere Mütter oder mehrere Väter und eine nicht geringe Zahl wächst in Institutionen auf. Es ist einleuchtend, dass die Maßnahmen dort eingesetzt werden müssen, wo sich die betreffenden Kinder befinden. Da prä- und perinatale Schädigungen zur Manifestation dissozialen und delinquenten Verhaltens beitragen (▶ Abschn. 3.1), ist es auch geboten, bereits in der Schwangerschaft mit entsprechenden Maßnahmen zu beginnen. Diese haben natürlich nicht primär das Ziel, Delinquenz zu verhindern, sondern Schwangerschafts- und Geburtskomplikationen zu vermeiden im Sinne einer universellen Prävention. Aus demselben Grund sind Familien- und Erziehungsberatung von großer Bedeutung, ebenso wie Maßnahmen der Früherziehung und Frühförderung.

Auch **vorschulische** und **schulbezogene Maßnahmen** können im Kontext einer Entwicklungsperspektive gesehen werden, die darauf abhebt, den kognitiven und emotionalen Leistungs- und Entwicklungsstand der Kinder zu berücksichtigen, dies insbesondere, da bekannt ist, dass schulische Überforderung, umschriebene Entwicklungsstörungen (z. B. Legasthenie und Rechenstörungen) zur Entwicklung dissozialen und delinquenten Verhaltens beitragen. Eine große Zahl von Studien hat gezeigt, dass delinquente Gleichaltrige sowohl zur erstmaligen Verübung von Straftaten als auch zu deren Perpetuierung anleiten können. Insofern ist auch versucht worden, diesbezüglich zu intervenieren, was in zweierlei Richtung geschehen kann: Zum einen kann darauf hingewirkt werden, dass der Kontakt zur delinquenten Gruppe abgebrochen wird und durch andersartige Kontakte (z. B. Jugendgruppen, Interessengruppen, Sportgruppen) ersetzt wird, zum anderen ist der Versuch unternommen worden, delinquente Peergroups selbst zu verändern, was allerdings weniger Aussichten auf Erfolg hat (Hausman et al. 1992).

Schließlich lassen sich entwicklungsbezogene Präventions- und Interventionsmaßnahmen auch danach ausrichten, ob sie sich auf das **prädeliktische** oder das **postdeliktische Verhalten** erstrecken (Rutter et al. 1998). Geht man von einem **dimensionalen Ansatz** aus, so unterscheiden sich Maßnahmen in der Prädelinquenzphase nicht grundsätzlich von solchen in der Postdelinquenzphase, jedoch liegt ein nicht unwesentlicher Unterschied darin, dass in der Postdelinquenzphase bereits Gesetzesverstöße vorgekommen, und wenn die Betreffenden das Strafmündigkeitsalter erreicht haben, auch gerichtliche Sanktionen möglich sind.

10.5 Administrative Prävention und Intervention

Diese Präventions- und Interventionsmaßnahmen beziehen sich auf alle Maßnahmen, die durch Ämter, Behörden oder die Gesetzgeber des Bundes und der Länder veranlasst werden. Sie stützten sich auf verschiedene Gesetze und Verordnungen und erlauben einzelnen Behörden, z. B. den Jugendämtern und Sozialämtern, der Polizei und den Justizbehörden, auch Eingriffe, die von der Inobhutnahme nach dem Kinder- und Jugendhilfegesetz (KJHG) durch die Jugendämter bis zum Entzug des Sorgerechts der Eltern oder zur Inhaftierung nach Erlangung der Strafmündigkeit durch die Gerichte reichen.

Diese einleitende allgemeine Übersicht über Präventions- und Interventionsmaßnahmen sollte den Rahmen für die folgende Darstellung abstecken. Sie zeigt, dass es zwischen den verschiedenen Interventions- und Präventionsmaßnahmen breite **Überschneidungen** gibt. Sie verdeutlicht darüber hinaus, dass Präventionsmaßnahmen nicht eingleisig und nicht von einer Institution allein durchgeführt werden können, sondern dass eine sorgfältige **Koordination** und **Qualitätskontrolle** von Maßnahmen stattfinden muss, wenn man zu erfolgreichen Ergebnissen kommen will. Gerade diesbezüglich wird in nahezu allen Präventions- und Interventionsstudien auf Defizite hingewiesen (Dane u. Schneider 1998; Elliot u. Mihalic 2004; Greenberg 2004).

Modifikation von Einflüssen auf die Entwicklung von Dissozialität und Delinquenz

Eine Übersicht über die Möglichkeiten präventiver Interventionen im Kindes- und Jugendalter gibt ◘ Abb. 11.1. Ebenso wie Risikofaktoren und protektive Faktoren entlang der Zeit- und Entwicklungsachse ihre Wirkung entfalten, sind auch präventive Interventionen in verschiedenen Altersstufen möglich. ◘ Abb. 11.1 verdeutlicht, dass Risikofaktoren unerwünschtes Verhalten, psychische Störungen und Delinquenz fördern (angezeigt durch Pfeile), während protektive Faktoren der Manifestation dieser Auffälligkeiten entgegenwirken. Die Abbildung zeigt auch, dass die pränatale Periode bereits von Bedeutung ist. Hierdurch soll verdeutlicht werden, dass auch genetische Faktoren und Komplikationen oder auch Erkrankungen der Mutter in der Pränatalphase für die spätere Entwicklung dissozialen und delinquenten Verhaltens wie auch für psychische und auch körperliche Erkrankungen von Bedeutung sein können.

Es wäre allerdings eine zu starke Vereinfachung, wollte man die Entstehung von seelischen Erkrankungen oder auch Delinquenz lediglich als ein Ergebnis der Interaktion von Risikofaktoren und protektiven Faktoren ansehen, die im Übrigen z. T. recht unterschiedliche Zeitfenster in ihrer Wirkungsweise haben. Es treten im Verlauf der Entwicklung noch zahlreiche andere Einflüsse hinzu (z. B. Lebenserfahrung oder Wendepunkte in der Entwicklung), die mit Risiko- und protektiven Faktoren interagieren. Schließlich ist gerade durch die Forschung der letzten Jahre die Einsicht herangereift, dass sowohl für psychische Krankheiten als auch für dissoziales und delinquentes Verhalten genetisch determinierte Dispositionen existieren, deren Realisierung in die eine oder andere Richtung maßgeblich von Umgebungsfaktoren abhängt.

Mit diesen Wechselwirkungen wird sich die künftige Forschung intensiv zu beschäftigen haben.

In ◘ Abb. 11.2 sind die prinzipiellen Möglichkeiten der Einflussnahme auf die Entwicklung von Dissozialität und Delinquenz veranschaulicht. Auf der vorderen Seite des Würfels sind diejenigen Verhaltensweisen beispielhaft angeführt, die das Ziel der jeweiligen Präventions- und Interventionsmaßnahmen sind. Dabei wurde zwischen prädeliktischen Verhaltensweisen und Delinquenz unterschieden. Auf der oberen Seite des Würfels sind einerseits Risiko- und Bedingungsfaktoren und andererseits protektive Faktoren beispielhaft aufgelistet und an der rechten Seite des Würfels Präventions- und Interventionsprogramme nach Maßgabe ihres Einsatzes (Einsatzort oder Zielgruppe).

Alle Interventions- und Präventionsbemühungen müssen folgende Gesichtspunkte berücksichtigen:

- Eine genaue **Erfassung und Beschreibung** des Zielverhaltens, das verhindert, reduziert oder modifiziert werden soll. Dies sollte nicht nur durch die bloße Beobachtung geschehen, sondern gestützt auf (so vorhanden) valide und reliable Untersuchungsinstrumente zur Erfassung der jeweiligen Störungen. Wenn es sich um klinisch bedeutsame Auffälligkeiten handelt, so sollten die eingeführten psychiatrischen Diagnosensysteme ICD-10 und DSM-IV verwendet werden. Bei Kindern und Jugendlichen wird in der Regel das multiaxiale Klassifikationsschema für psychische Störungen des Kindes- und Jugendalters nach ICD-10 der WHO angewandt (Remschmidt et al. 2006), das eine Beschreibung der jeweiligen Störung auf sechs Achsen ermöglicht, woraus auch Hinweise zur Intervention abgeleitet werden können.
- Zur Erfassung und Beschreibung der Störungen gehört auch der Zeitpunkt des ersten Auftretens, Variabilität oder Stabilität im Verlauf, die Auftretenshäufigkeit in bestimmten Situationen (z. B. im Kindergarten oder der Schule, zu Hause, in der Freizeit) und eine Abschätzung der Intensität, bei gewalttätigen Verhaltensweisen auch eine Abschätzung der Gefährlichkeit.
- Der zweite wichtige Gesichtspunkt ist eine genaue **Ursachenanalyse**, d. h. die sorgfältige Erhebung der Vorgeschichte und die Eruierung der **Risiko- und Bedingungsfaktoren**, die auf verschiedenen Ebenen beschrieben werden können: individuelle Risikofaktoren (z. B. Intelligenzminderung oder Lese-Rechtschreib-Störung), familiäre Risikofaktoren (z. B. körperliche Züchtigung, Delinquenz in der Familie), institutionsgebundene Risikofaktoren (z. B. Schule mit hoher Delinquenzrate), Peergroup abhängige Einflüsse (z. B. delinquente Freunde), stadtteil- oder wohnviertelbezogene Risiken (z. B. Wohnbezirk mit hoher Kriminali-

11

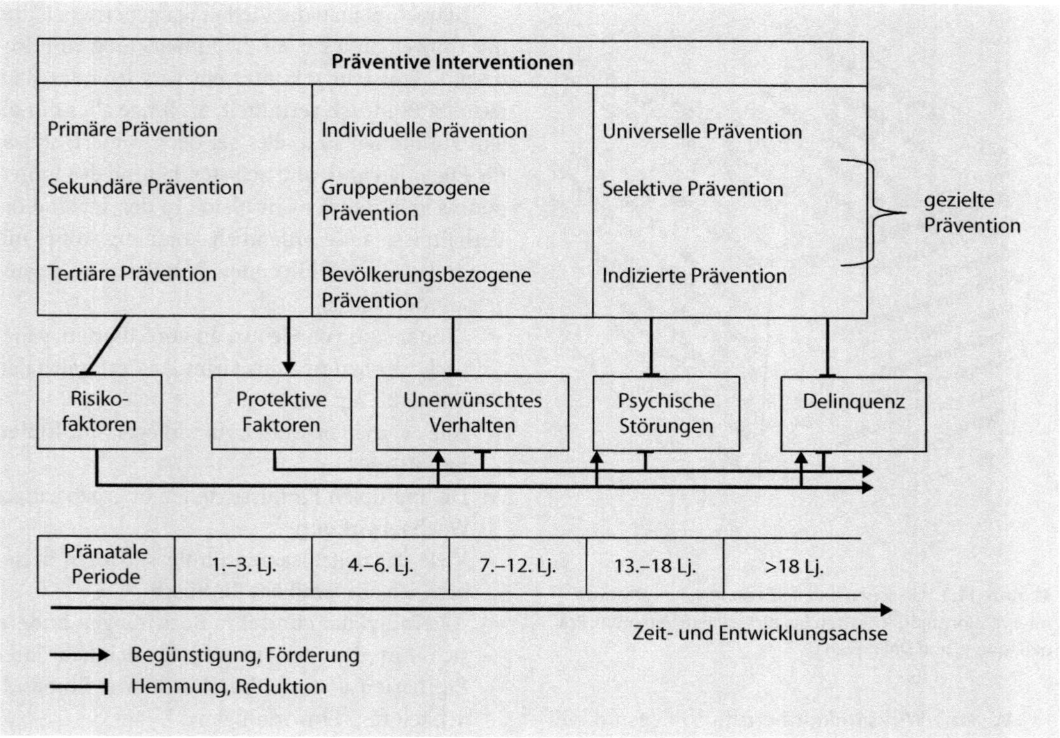

Abb. 11.1. Präventive Interventionen und ihre Wirkungsweise auf Risikofaktoren, protektive Faktoren, unerwünschtes Verhalten, psychische Störungen und Delinquenz. *Pfeil* Begünstigung, Förderung, *Linie ohne Pfeilspitze* Hemmung, Reduktion, *Lj* Lebensjahr

tätsrate und extrem ungünstigen Wohnverhältnissen) und gesamtgesellschaftliche Einflüsse (z. B. negativer Einfluss der Massenmedien).

- Ebenso zu berücksichtigen sind **protektive Faktoren**, die wiederum in der Persönlichkeit des Einzelnen, in der Familie und der Umgebung liegen können und deren Objektivierung meist schwieriger ist, als diejenige der Risikofaktoren, über deren Einfluss und Wirkung weit mehr Publikationen existieren.
- Die angewandten Interventions- und Präventionsprogramme haben die genannten Faktoren zu berücksichtigen, sollten an einem **theoretischen Konzept** ausgerichtet sein, nach einer Pilotphase in einem Manual beschrieben und auch evaluiert sein. Die bislang durchgeführten Untersuchungen haben gezeigt, dass Maßnahmen der universellen Prävention geringere Effekte aufweisen als selektive oder indizierte Programme (Beelmann 2006), was dazu geführt hat, dass neuerdings letztere bevorzugt werden.
- Bei der **Evaluation** ist es erforderlich, auch die Nachhaltigkeit der Wirkung einer Interventions- oder Präventionsmaßnahme zu überprüfen, was eine Nachuntersuchung in einem entsprechenden Abstand (im Allgemeinen 2–5 Jahre) erforderlich macht.
- Schließlich ist bei allen Präventions- und Interventionsmaßnahmen großer Wert auf eine sorgfältige **Implementation** zu legen. Wie in klinischen Studien, so zeigt sich auch bei Präventions- und Interventionsstudien im Zusammenhang mit Dissozialität und Delinquenz, dass »Forschungsstudien«, die unter sorgfältigen experimentellen Bedingungen durchgeführt werden, stets höhere Effektstärken aufweisen als solche, die in der Gemeinde unter Alltagsbedingungen durchgeführt werden.

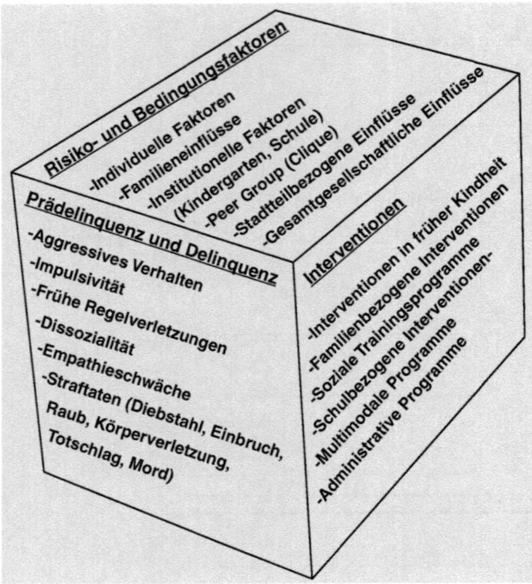

Abb. 11.2. Ursachen und Bedingungsfaktoren sowie Interventionsmöglichkeiten bei dissozialem Verhalten, Prädelinquenz und Delinquenz

- Was die **Wirksamkeit** betrifft, so liegen die Effektstärken der meisten Programme bezüglich der kurzfristigen Wirkungen zwischen 0,39–0,64 (Beelmann et al. 2006), fallen aber im weiteren Verlauf deutlich ab.
- Schließlich ist ein großes Problem aller Präventions- und Interventionsstudien die hohe **Abbruchrate**, die in vielen, auch anspruchsvollen Studien oft bei 50% liegt.

Die hier postulierten Anforderungen an Präventions- und Interventionsstudien werden zwar von kaum einer Studie erfüllt, sollten aber von allen Forschern auf diesem Gebiet angestrebt werden.

11.1 Risikofaktoren und protektive Faktoren

An verschiedenen Stellen war bereits von Risikofaktoren und protektiven Faktoren die Rede, aber auch davon, dass die Entwicklung eines Kindes nicht ausschließlich als Ergebnis des Zusammenwirkens von Risikofaktoren und protektiven Faktoren angesehen werden kann.

Betrachtet man die Vielfalt der genetischen und der Umwelteinflüsse auf die Entwicklung von Kindern, so entsteht mitunter ein verwirrendes Bild, das den Eindruck vermittelt, als hinge alles mit allem zusammen und alles sei determiniert, sodass für Eigendynamik und Selbstentfaltung des Individuums kein Raum mehr bleibt. In der Tat sind die Verhältnisse außerordentlich komplex, wobei mit Hinde (1980) von folgenden Postulaten ausgegangen werden kann:

- Kinder sind von Geburt an **verschieden**, genetisch gesehen und aus Gründen der pränatalen Entwicklung.
- Alle Verhaltensweisen unterliegen **multiplen** Einflüssen.
- Die multiplen Einflüsse stehen in gegenseitiger **Wechselwirkung**.
- Viele der bedeutsamen Einflussfaktoren beziehen sich auf **familiäre Einflüsse**.
- Alle Individuen und ihre Beziehungen **ändern** sich mit der Zeit sowohl hinsichtlich ihrer Eigenarten als auch hinsichtlich ihrer Empfindlichkeit für »Einwirkungen«.
- Alle Individuen und ihre Beziehungen unterliegen **externen Einflüssen**.
- Einflüsse auf die Entwicklung können sehr unterschiedliche »Auswirkungen« haben und zwar aus verschiedenen Gründen:
  - Ihr Effekt kann mit anderen Faktoren kovariieren;
  - Individuen reagieren nicht passiv, sondern selektieren Einflüsse oft aktiv;
  - viele Einflüsse haben keinen kontinuierlichen Effekt, sondern wirken »altersspezifisch« und
  - Beziehungen haben z. T. selbstregulierende Eigenschaften.

Aus dieser Übersicht wird deutlich, dass Vieles am Erleben und Verhalten eines Individuums determiniert und mithin eingeschränkt erscheint. Aus der Unterschiedlichkeit vieler Kinder wird jedoch auch deutlich, dass **Eigendynamik und Selbstregulation** ebenfalls konstituierende Bestandteile der Entwicklung sind. Sie äußern sich sowohl in der aktiven Auswahl von Einflüssen, im Beziehungsgefüge zu anderen Menschen und im Bereich der Motivation, in dem es zur Verselbstständigung im

Sinne autonomer Motive kommen kann. Diese zeigen sich vielfach in Persönlichkeitsentwicklungen, die kraft Eigenmotivation in eine individuelle Verwirklichung einmünden, die sich weder durch genetische noch durch Umwelteinflüsse erklären lässt, sondern als »Überrundung« dieser Einflüsse durch biografische Wendepunkte im Verlauf der Entwicklung oder durch die freie Entscheidung der Person begreifen lässt.

Unter diesen Gesichtspunkten sind die in den ◘ Tab. 11.1 und ◘ Tab. 11.2 angeführten Risikofaktoren und protektiven Faktoren zu betrachten, die in drei Gruppen eingeteilt wurden: individuelle Faktoren, familiäre Faktoren und Umfeldfaktoren.

Aus ◘ Tab. 11.1 und ◘ Tab. 11.2 wird deutlich, dass der Weg zu dissozialem und delinquentem Verhalten, aber auch zur Entwicklung psychischer Störungen von einer großen Zahl von Einflüssen abhängt, die sich im Hinblick auf präventive Interventionen in zwei Gruppen einteilen lassen:

- Solche, die sich punktuell oder im Entwicklungsverlauf beeinflussen lassen und
- solche, die sich einer direkten Einflussnahme zu entziehen scheinen.

Erstere bieten sich als Zielvariablen für präventive Interventionen an, Letztere bieten diese Möglichkeiten auf den ersten Blick nicht – dies aber wirklich nur auf den ersten Blick. Denn aufgrund moderner neurobiologischer Erkenntnisse sind auch bei diesen Einflussfaktoren bedeutsame Modifikationen möglich, sofern entsprechende Interventionen rechtzeitig und intensiv genug durchgeführt werden.

So z. B. kann man genetische Risiken keinesfalls direkt beeinflussen. Aber wenn man weiß, dass ein Kind für eine bestimmte Störung eine genetische Disposition aufweist, so kann man über eine entsprechende Gestaltung von Umgebungseinflüssen die »Penetranz« des genetischen Risikos abmildern und im besten Falle auch erreichen, dass sie nicht zum Ausbruch kommt. So ist bekannt, dass für die Manifestation einer Legasthenie eine ausgeprägte genetische Disposition besteht (Schulte-Körne et al. 1996; Warnke 1990) und darüber hinaus, dass eine unbehandelte Legasthenie (Dyslexie) häufig sowohl mit psychischen Störungen als auch mit Dissozialität und Delinquenz assoziiert ist (Esser u. Schmidt 1993, 1994; Rutter et al. 1976). Die Disposition zu einer Legasthenie lässt sich aber bereits im Kindergarten (also in einem Zeitraum, in dem die Schriftsprache noch gar nicht erlernt ist) anhand von Störungen im phonologischen Bewusstsein voraussagen (Jansen et al. 1999). Auch hat sich gezeigt, dass entsprechende Interventionen im Kindergarten, die auf eine Verbesserung der Lautunterscheidungsschwäche abzielen, nachweislich das Risiko für das Manifestwerden einer Legasthenie in der Schule reduzieren (Küspert u. Schneider 2006).

An diesem Beispiel lässt sich sehr gut zeigen, dass auch bei gegebenen biologischen Risiken präventive Maßnahmen erfolgreich sein können. Dies gilt im Prinzip auch für zahlreiche andere Risiken, die dissoziales und delinquentes Verhalten verursachen, auslösen oder aufrechterhalten können.

Um ein Beispiel aus den Umfeldfaktoren zu nehmen: Es ist in vielen Studien nachgewiesen worden, dass der Kontakt zu delinquenten Cliquen das Hineingeraten in eine delinquente Karriere fördert (Patterson et al. 1992b; Reiss u. Farrington 1991). Umgekehrt ist ebenso nachgewiesen, dass eine wirksame Maßnahme der sekundären bzw. indizierten Prävention die Unterbrechung dieser Kontakte ist, weshalb diese Maßnahme auch Eingang in manche Präventions- und Therapieprogramme gefunden hat, z. B. in den multisystemischen Therapieansatz von Henggeler (Henggeler et al. 1998).

Ein außerordentlich wichtiges Problem sowohl für die Forschung als auch für die Praxis ist, wie am Beispiel der Dyslexie bereits angedeutet, die **Interaktion** zwischen genetischen Einflüssen und Umfeldeinflüssen. Auf dieses Problem wurde an früherer Stelle (► Abschn. 3.1) bereits eingegangen. Aus einem besseren Verständnis dieser Interaktionsproblematik werden sich mit Sicherheit wirksame Präventions- und Interventionsstrategien ableiten lassen.

Die Veröffentlichungen über Risikofaktoren übertreffen bei Weitem jene, die sich mit protektiven Faktoren beschäftigen. Es ist anzunehmen, dass auch bezüglich Art und Wirksamkeit von protektiven Faktoren genetische Einflüsse bzw. ihre Interaktion mit Umwelteinflüssen von Bedeutung sind. In diesem Zusammenhang sind insbesondere jene Kinder interessant, die trotz erheblicher Belastungen nicht in eine dissoziale und delinquente Karrie-

Tab. 11.1 Individuelle Risikofaktoren und protektive Faktoren mit Einfluss auf die Genese von Dissozialität, Delinquenz und psychischen Störungen

Risikofaktoren	Protektive Faktoren
Individuelle Faktoren	
- Genetische Risiken (ADHS, Depression, Dyslexie, Intelligenzminderung) - Männliches Geschlecht - Niedriges Geburtsgewicht - Perinatale Komplikationen (z. B. Hirnfunktionsstörungen) - Toxische Einflüsse während der Schwangerschaft (Rauchen, Alkoholmissbrauch) - Exposition gegenüber Gewalt und Misshandlung - Früh auftretende Aggressivität - Allgemeine Entwicklungsverzögerung - Intelligenzminderung - Reduzierte verbale Fähigkeiten - Umschriebene Entwicklungsstörungen (Sprachentwicklungsstörung, Dyslexie, Rechenstörung) - Bestimmte psychische Störungen (ADHS, Störungen des Sozialverhaltens, Depression) - Neuropsychologische Auffälligkeiten - Niedriges »Arousal«, niedrige Pulsfrequenz - »Schwieriges« Temperament - Schulleistungsprobleme - Opfer von Mobbing und Demütigungserlebnissen - Empathieschwäche - Soziale Inkompetenz	- Weibliches Geschlecht - Erstgeborenes Kind - Positives Temperament (flexibel, aktiv, offen, neugierig - Gute verbale Fähigkeiten - Prosoziales Verhalten - Interne Kontrollüberzeugung - Sicheres Bindungsverhalten - Hohe Leistungsmotivation - Positives Selbstkonzept - Fähigkeit zu freundschaftlichen Bindungen - Hohes »Arousal« (dynamische Reagibilität des Hautwiderstandes) - Fähigkeit zur Perspektivenübernahme - Ausgeprägte Interessen, Hobbys

re einmünden. Erst in den letzten Jahren hat sich die Resilienzforschung, die auf anderen Feldern schon gut eingeführt ist, auf die Untersuchung protektiver Faktoren gegen Dissozialität und Delinquenz konzentriert (Übersicht bei Lösel u. Bender 2003).

11.2 Psychische Störungen

Bereits in ► Kap. 3 wurde ausführlich auf den Zusammenhang zwischen psychischen Störungen und Delinquenz eingegangen. Tab. 3.2 listet diejenigen psychischen Störungen auf, die gehäuft mit Dissozialität und/oder Delinquenz assoziiert sind. Ferner wird in ► Abschn. 11.4 auf die Notwendigkeit hingewiesen, bei dissozialen und delinquenten Verhaltensweisen eine sorgfältige psychiatrische und psychologische Diagnostik durchzuführen, um etwaige psychische Störungen zu erfassen und ggf. einer psychiatrisch-psychotherapeutischen oder psychologisch-psychotherapeutischen Behandlung zuzuführen.

In dem hier zu betrachtenden Zusammenhang sollen deshalb nur einige wenige Hinweise erfolgen.

Eine bemerkenswerte Zahl kindlicher und jugendlicher Straftäter leidet an psychischen Störungen, die den Kriterien der ICD-10 bzw. des DSM-IV entsprechen. Sie bleiben häufig unentdeckt, da entsprechende Untersuchungen nicht stattfinden. Eine repräsentative Studie in Jugendstrafanstalten in den Niederlanden (Vreugdenhil et al. 2004) eruierte bei 90% der Inhaftierten mindestens eine psychische Störung. Die häufigsten waren: Störungen des Sozialverhaltens/oppositionelles Verhalten (75%), Störungen durch psychotrope Substanzen (55%), psychotische Symptome (34%) und Aufmerksamkeitsdefizit-/Hyperaktivitätsstörungen (8%). Dies sind zwar Zahlen, die inhaftierte jugendliche Straftäter betreffen; vergleichbare Daten über delin-

Tab. 11.2 Familiäre und umfeldabhängige Risikofaktoren und protektive Faktoren mit Einfluss auf die Genese von Dissozialität, Delinquenz und psychische Störungen

Risikofaktoren	Protektive Faktoren
Familiäre Faktoren	
– Desorganisierte Familie – Geringer Bildungsgrad der Eltern – Unterschichtzugehörigkeit – Arbeitslosigkeit und Armut – Ungünstige Wohnverhältnisse – Hochemotionales Familienklima – Andauernde Partnerkonflikte – Körperliche und sexuelle Misshandlung – Trennung/Scheidung der Eltern – Psychische Störung der Eltern (Alkohol- und Drogenabhängigkeit, Depression, Persönlichkeitsstörung) – Kriminalität der Eltern – Deviante Rollenmodelle in der Familie – Erziehungsdefizite – Gewalt in der Familie – Tod naher Familienangehöriger	– Guter familiärer Zusammenhalt – Hoher Bildungsgrad der Eltern – Positive Rollenmodelle in der Familie – Auf Selbstständigkeit ausgerichtetes Familienklima – Elterliche Zuwendung und Anteilnahme – Fehlen familiärer Belastungen durch Alkohol und Drogenkonsum sowie psychische Erkrankungen – Kompetentes Erziehungsverhalten – Stabile und belastbare elterliche Partnerschaft – Positive Eltern-Kind-Interaktionen – Gemeinsame Familienaktivitäten – Gute Kontakte zur erweiterten Familie – Positive Wertorientierung der Familie (z. B. religiöse Bindung)
Umfeldfaktoren	
– Ungünstiges Wohnumfeld (Gewalt, Kriminalität, Drogen) – Unterschichtzugehörigkeit – Geringes Einkommen – Minderheitenstatus – Soziale Diskriminierung – Migrantenstatus – Soziale Isolierung (keine außerfamiliären Kontakte) – Kontakt zu delinquenten Cliquen und zu Alkohol- und Drogenkonsumenten – Ungünstige Schulsituation (Aufsichtsmängel, Mobbing, Gewalt, Drogenkonsum) – Exposition gegenüber gewaltverherrlichenden Medien (Gewaltvideos, Pornos) – Fehlende Freizeitangebote	– Günstige, gewaltfreie Wohnumgebung – Ausreichendes Einkommen – Gute soziale Integration – Kontakt zu Interessengruppen (Religion, Sport, Musik, Gemeinde) – Vertrauensvolle Beziehung zu einem Erwachsenen außerhalb der Familie – Freundschaftliche Kontakte zu Gleichaltrigen – Keine Kontakte zu delinquenten Gruppen – Günstige Schulsituation mit Pflege außerschulischer Aktivitäten – Günstige Freizeitangebote – Keine Exposition gegenüber gewaltverherrlichenden Medien

quente Kinder existieren nicht. Da aber eine große Zahl jugendlicher Straftäter ihre delinquenten Aktivitäten bereits im Alter der Strafunmündigkeit beginnen und nicht anzunehmen ist, dass die im Jugendalter festzustellenden psychischen Störungen im Kindesalter nicht vorhanden waren, geben diese Zahlen zu denken.

In **Abb. 11.3** sind die Zusammenhänge zwischen Dissozialität, Delinquenz und Psychopathologie schematisch dargestellt. Die Abbildung zeigt, wie der Übergang von prädelinquentem Verhalten (gekennzeichnet als Dissozialität/antisoziales Verhalten) unter Vermittlung psychopathologischer Auffälligkeiten in delinquente Aktivitäten übergehen kann. Natürlich können diese Zusammenhänge nicht auf **alle** kindlichen Straftäter und ihr Verhalten generalisiert werden. Jedoch ist ihre Zahl nicht gering und vor allem trifft der in **Abb. 11.3** dargestellte Zusammenhang in hohem Maße auf die Gruppe der kindlichen Intensivtäter zu, die dem Typus der persistierenden Delinquenz entsprechen und am dringendsten einer frühzeitigen Intervention bedürfen.

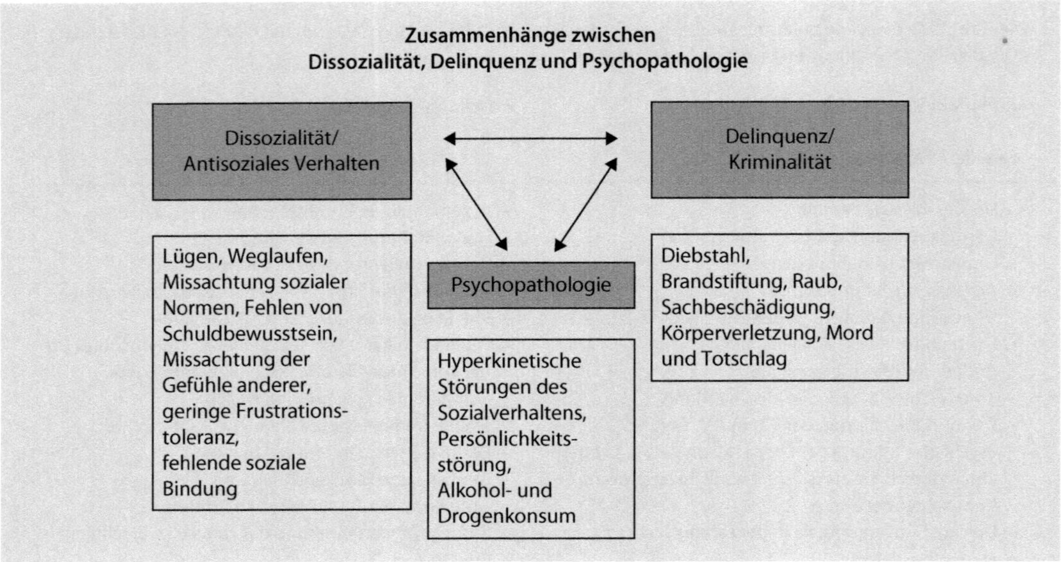

Abb. 11.3. Zusammenhänge zwischen Dissozialität, Delinquenz und Psychopathologie

Aufgrund dieser Erkenntnisse (► ausführliche Darstellung in Kap. 3) sind im Hinblick auf Prävention und Intervention folgende Forderungen zu stellen:

- Kinder, die bereits im **Vorschulalter** und im **Schulalter** durch aggressiv-impulsives Verhalten, Störungen des Sozialverhaltens, insbesondere solche mit oppositionell-aufsässigem Verhalten, ADHS und andere psychische Störungen auffallen, sollten frühzeitig einer **diagnostischen Abklärung** zugeführt werden.
- Diese umfasst in der Regel eine kinderpsychiatrische und psychologische Untersuchung und eine Diagnosenstellung nach dem multiaxialen Klassifikationsschema für psychische Störungen des Kindes- und Jugendalters nach ICD-10 der WHO (Remschmidt et al. 2006). Dieses Klassifikationsschema erlaubt, die Störung auf sechs Achsen darzustellen:
  1. Achse: klinisch-psychiatrisches Syndrom,
  2. Achse: umschriebene Entwicklungsstörungen,
  3. Achse: Intelligenzniveau,
  4. Achse: körperliche Symptomatik,
  5. Achse: assoziierte aktuelle abnorme psychosoziale Umstände,
  6. Achse: Globalbeurteilung der psychosozialen Anpassung.
- Der Vorteil dieser sechsteiligen Diagnose ist, dass sie das jeweilige Störungsmuster umfassend beschreibt und auch Hinweise für die Behandlung gibt.
- Diese berücksichtigt im Rahmen eines Mehrebenenansatzes neben der Störung des Kindes auch die Eltern und das soziale Umfeld. Je nach Situation im Einzelfall umfasst sie Elternberatung, Verhaltenstherapie, Eltern-Kind-Interaktionstraining, ggf. auch den Einsatz von Medikamenten und u. U. auch institutionelle Maßnahmen.
- Kinder, die **vor Eintritt der Strafmündigkeit** zahlreiche und gefährliche Delikte begehen, bedürfen besonderer Aufmerksamkeit und erfordern, zusätzlich zu etwaig notwendigen therapeutischen Interventionen, rasches Handeln, das auch Jugendhilfemaßnahmen wie Inobhutnahme oder Heimeinweisung erfordert. Unter allen Umständen sind die »Delinquenzserien« zu unterbrechen, weil sonst unmittelbar nach Erreichen der Strafmündigkeit eine Gefängnisstrafe droht, die, trotz der Orientierung des Jugendgerichtsgesetzes am Erziehungsgedanken,

für die Entwicklung der jungen Straftäter nicht unbedingt förderlich ist.
- In einer Reihe von Fällen ist die Familie nicht mehr in der Lage, einen erzieherischen Einfluss auf den kindlichen Straftäter auszuüben. In dieser Situation wird versucht, mit den Eltern eine einvernehmliche Lösung bezüglich einer **außerfamiliären Unterbringung** zu erreichen. Wenn dies nicht zustande kommt und das Kindeswohl gefährdet ist, so kann das Vormundschaftsgericht z. B. auf Antrag des Jugendamtes den Eltern gemäß § 1666 BGB das Aufenthaltsbestimmungsrecht entziehen und die »erforderlichen Maßnahmen« treffen, zu denen auch die Einweisung in eine geeignete Einrichtung gehört.
- Bei einer kleinen Zahl kindlicher und jugendlicher Intensivtäter ist eine Einweisung in eine **geschlossene Einrichtung** unumgänglich, weil sie sich Interventionen in einem offenen Rahmen entziehen und ihre Delinquenzkarriere fortsetzen. Damit entziehen sie sich meist auch jeder schulischen Förderung (fehlender Schulabschluss!) oder therapeutischen Interventionen. Die geschlossene Unterbringung kindlicher Straftäter wird vielfach kontrovers diskutiert; Alternativmodelle wie erlebnispädagogische Reisen oder Intensivbetreuung in einem offenen Rahmen mögen in einzelnen Fällen erfolgreich sein, als geeignete und wirksame Maßnahme haben sie sich in vielen Fällen aber nicht bewährt.

11.3 Wendepunkte im Laufe der Entwicklung

Wendepunkte (»turning points«) sind Lebensereignisse oder Erfahrungen, die einen Menschen veranlassen, sein bisheriges Verhalten, seinen Lebensstil oder auch seine Ansichten grundlegend zu verändern. Im Zusammenhang mit Dissozialität und Delinquenz sind als Wendepunkte jene Ereignisse zu betrachten, die dazu führen, dass Straftäter ihre delinquente Karriere aufgeben.

Im Kindes- und Jugendalter ist das Phänomen der Wendepunkte nur unzureichend untersucht. Im Erwachsenenalter werden als Beispiele für Wendepunkte in der Biografie von Straftätern genannt: positiver Beziehungsaufbau im Rahmen einer Partnerschaft, Militärdienst, neuer Job, erfolgreicher Abschluss einer Berufsausbildung.

Nach Rutter (1996) lassen sich drei Gruppen von Ereignissen und/oder Erfahrungen identifizieren, die im Sinne von Wendepunkten wirksam werden können:
1. Solche, die neue Möglichkeiten eröffnen.
2. Solche, die zu einer radikalen Umgebungsveränderung führen.
3. Solche, die eine ausgeprägte positive Wirkung auf das Selbstwertgefühl haben oder auf die Sichtweisen und die Erwartungen anderer.

Die **Wirkungen** von Wendepunkten können in verschiedenen Mechanismen gesehen werden.
- Zum einen nimmt bei einigen von ihnen die **soziale Kontrolle** zu, z. B. beim Militärdienst oder beim Eingehen einer neuen, als tragfähig angesehenen Partnerbindung.
- Zum anderen können radikale Umgebungsveränderungen den Kontakt zu delinquenten Kreisen unterbinden und, wenn in der neuen Umgebung positive Erfahrungen gemacht werden, delinquentes Verhalten überflüssig machen.
- Schließlich scheinen legale persönliche Erfolgserlebnisse, seien sie privater oder beruflicher Natur, zu einer veränderten Selbsteinschätzung zu führen, die illegale Handlungen überflüssig macht.

Das Problem der **Wirksamkeit** von biografischen Wendepunkten besteht darin, dass das Ergreifen der in ihnen liegenden Chancen durch die vielfältigen Defizite vieler Straftäter verhindert wird. Dies trifft insbesondere auf die früh beginnenden, **persistierenden Straftäter** zu, weniger auf die mit adoleszenzlimitierter Delinquenz. Darauf haben Moffitt et al. (2002) hingewiesen, wenn sie ausführen, dass Wendepunkte nur unter bestimmten Bedingungen die Kontinuität delinquenten Verhaltens unterbrechen, nämlich dann, wenn z. B. neue soziale Beziehungen ihrer Entwicklung förderlich sind, sie diese aber auch aufgrund ihrer sozialen Kompetenz zuverlässig eingehen können. Dies ist jedoch bei zahlreichen jungen Straftätern mit persistierender Delinquenz nicht der Fall.

Im Gegensatz zu diesen Einschätzungen vertreten Sampson u. Laub (1993, 2003) jedoch die Ansicht, dass auch Straftäter mit erheblicher krimineller Belastung aufgrund prägender biografischer Ereignisse, die den Charakter von Wendepunkten haben, ihre delinquente Laufbahn aufgeben können.

11.4 Fallbeispiele

In ◘ Tab. 11.3 sind zwei prototypische Fälle für limitierte und persistierende Delinquenz mit Beginn im Alter der Strafunmündigkeit dargestellt.

Auf der linken Seite der ◘ Tab. 11.3 ist der Fall »Werner« geschildert, der vor Erreichen des Strafmündigkeitsalters durch mehrere Kaufhausdiebstähle aufgefallen war. Diese ergaben sich im Rahmen eines »Wettbewerbs« mehrerer Kinder, die darin wetteiferten, die größtmögliche Menge an Süßigkeiten aus einem Kaufhaus zu entwenden.

»Werner«

Werner entstammte einer gutbürgerlichen geordneten Familie, wies in der frühen Kindheit keinerlei Auffälligkeiten auf, wurde zeitgerecht eingeschult, war ein guter Schüler, zunächst in der Grundschule, dann auf dem Gymnasium, kam im Alter von etwa 12–13 Jahren mit einer Gruppe anderer Kinder in Kontakt, die eine Reihe von Kaufhausdiebstählen begingen, und schloss sich dieser Gruppe an.

Im Alter von 14 Jahren und 8 Monaten beging er einen bewaffneten Banküberfall und erbeutete 50.000 DM. Diese Straftat hatte folgende Vorgeschichte: Als der Junge im Fernsehen eine Folge der Sendung »Aktenzeichen XY-ungelöst« sah, in der ein Banküberfall gezeigt wurde, sagte er zu seinen Freunden: »Das war dilettantisch – das kann ich besser!« Sie lachten ihn aus und bezweifelten, dass er dazu fähig wäre. Nun wollte er es ihnen zeigen: An einem der nächsten Tage holte er die Pistole seines Vaters, stellte eine Maske aus einem Strumpf her, täuschte ein Handicap vor (er hinkte) und überfiel um die Mittagszeit eine Bank, in der er mit imitiertem türkischen Akzent die Herausgabe von Geld forderte. Dies gelang ihm auch, und er war eine Stunde später in der Lage, seinen Freunden den Erfolg in Form einiger Hundertmarkscheine zu demonstrieren. Während er dieses tat, kreiste bereits der Polizeihubschrauber über dem Gelände, er wurde schließlich festgenommen, gab die Tat zu und schilderte auch deren Hintergrund. Mithilfe des beauftragten Gutachters und eines Psychologen gelang es, den Schulausschluss vom Gymnasium zu vermeiden, was keineswegs einfach war. Er konnte aber auf der Schule bleiben, legte einige Jahre später das Abitur ab, durchlief eine Ausbildung als Schauspieler und nahm insgesamt eine positive Entwicklung ohne weitere Straftaten.

Die **Intervention** bestand hier in einer ausführlichen kinder- und jugendpsychiatrischen und psychologischen Begutachtung, einer ebenso ausführlichen Beratung der Eltern und der Erstattung eines psychiatrisch-psychologischen Gutachtens für das Gericht. Im Rahmen der Begutachtung wurden keine besonderen psychopathologischen Auffälligkeiten festgestellt; solche ergaben sich auch nicht aus der Vorgeschichte, die von beiden Eltern erhoben wurde. In der testpsychologischen Untersuchung fiel eine hohe Intelligenz auf (IQ=139). Von der Persönlichkeit her war Werner ehrgeizig, leistungsbewusst und hatte eine Tendenz zur Selbstdarstellung, die auch in der Straftat zum Ausdruck kam und schließlich in der Berufswahl (Schauspieler).

Ganz anders liegt der zweite Fall (Christopher), dessen Entwicklung auf der rechten Seite der ◘ Tab. 11.3 dargestellt ist.

»Christopher«

Christopher wurde durch Sectio geboren, litt nach der Geburt an einer Asphyxie (Sauerstoffmangel), kurz nach seiner Geburt trennten sich die Eltern. In der Familie gab es Alkohol- und Marihuanakonsum, sein Bruder war ebenfalls bereits vor Erreichen der Strafmündigkeit durch zahlreiche Straftaten aufgefallen. Christopher zeigte in frühester Kindheit Hyperaktivität, aggressives Verhalten und Schlafstörungen und wurde wegen bemerkenswerter gewalttätiger Handlungen gegenüber den anderen Kindern bereits im Alter von 4 Jahren vom Kindergarten ausgeschlossen.

Nach zeitgerechter Einschulung erfolgten mehrere Schulwechsel, ein Schulausschluss im Alter von 10 Jahren und im Anschluss dann zahlreiche Straftaten, darunter auch Gewaltdelikte, vor dem Erreichen der Strafmündigkeit.

■ **Tab. 11.3** Zwei prototypische Fälle für limitierte und persistierende Delinquenz mit Beginn im Kindesalter unter Berücksichtigung des Verlaufs

	Werner **Bewaffneter Banküberfall (14; 8 Jahre.)**	**Christopher** **Fortgesetzte Dissozialität u. Delinquenz (zahlreiche Straftaten vor dem 14. Lebensjahr)**
Geburt:	Normal	Sectio, Asphyxie
Familie:	Geordnet, intakt	Eltern getrennt, Alkohol- u. Marihuanakonsum, ein Bruder ebenfalls Straftäter
Frühe Kindheit:	Unauffällig	Hyperaktivität, aggressives Verhalten, Schlafstörungen
Kindergarten:	Unauffällig	Ausschluss im Alter von 4 Jahren wegen gewalttätigen Verhaltens
Schule:	Unproblematisch	Mehrfache Schulwechsel, Ausschluss von der Schule mit 10 Jahren.
Straftaten:	Mehrere Kaufhausdiebstähle im Rahmen eines »Wettbewerbs« vor dem 14. Lebensjahr	Zahlreiche Straftaten (auch Gewaltdelikte) vor dem 14. Lebensjahr
Psychopathologie:	Keine besonderen Auffälligkeiten	ADHS, Störung des Sozialverhaltens bei fehlenden sozialen Bindungen; dissoziale Persönlichkeitsstörung; mehrere Verurteilungen im Jugendalter
Intelligenz u. Persönlichkeit:	Hohe Intelligenz (IQ=139); ehrgeizig, leistungsbewusst mit Neigung zur Selbstdarstellung	Intelligenz im unteren statistischen Bereich (IQ=90); Einzelgänger, oppositionell, reizbar, impulsiv, frustrationsintolerant
	Limitierte Delinquenz	**Persistierende Delinquenz**

Auch hier wurde eine ausführliche jugendpsychiatrische und psychologische Begutachtung durchgeführt, in deren Rahmen eine Aufmerksamkeitsdefizit-/Hyperaktivitätsstörung festgestellt wurde, ferner eine ausgeprägte Störung des Sozialverhaltens bei fehlenden sozialen Bindungen (ICD-10: F91.1). Darüber hinaus wies der Junge bereits im Alter von 14 Jahren alle Kriterien einer dissozialen Persönlichkeitsstörung auf (ICD-10: F60.2). (Die Kriterien für diese beiden Störungen sind in der folgenden ► Übersicht wiedergegeben.)

Das hier ebenfalls für das Gericht erstellte psychiatrisch-psychologische Gutachten ergab eine Intelligenz im unteren statistischen Normbereich (IQ=90). Von der Persönlichkeit her imponierte Christopher als Einzelgänger, er war reizbar, frustrationsintolerant, impulsiv, im Gespräch wenig zugänglich und für eine psychiatrisch-psychotherapeutische Intervention nicht erreichbar. Auch eine medikamentöse Behandlung lehnte er ab.

Im Jugendalter kam es zu mehreren Verurteilungen und längeren Haftstrafen. Nach Entlassung aus der Haft setzte er seine Delinquenzkarriere mit schweren Straftaten fort (Raub, Vergewaltigung), sodass eine erneute Inhaftierung erfolgte.

Rückblickend muss die Frage aufgeworfen werden, ob eine frühe Intervention in der äußerst problematischen Familie und in früher Kindheit erfolgreich gewesen wäre. Eine solche hat jedoch nicht stattgefunden. Die ersten therapeutischen Interventionen erfolgten, als Christopher 10 bzw. 11 Jahre alt war. Damals hatte er bereits erste sexuelle Kontakte zu Mädchen, rauchte und nahm Drogen (Marihuana, Kokain, LSD und Rohypnol).

Die erste Gerichtsverhandlung fand im Alter von 14 Jahren statt, unmittelbar nachdem er das Strafmündigkeitsalter erreicht hatte.

Kriterien für die Störung des Sozialverhaltens bei fehlenden sozialen Bindungen (ICD-10: F91.1)

- Die Störung ist charakterisiert durch die Kombination von andauerndem dissozialen oder aggressiven Verhalten mit einer deutlichen und umfassenden Beeinträchtigung der Beziehung des betroffenen Kindes zu anderen.
- Das Fehlen einer wirksamen Einbindung in eine Peergroup ist Hauptunterscheidungsmerkmal gegenüber den »sozialisierten« Störungen des Sozialverhaltens.
- Die aggressiven Übergriffe werden charakteristischerweise (aber nicht immer) alleine begangen.
- Typische Verhaltensweisen sind: Tyrannisieren, exzessives Streiten und Erpressung oder Gewalttätigkeit; extreme Ausmaße von Ungehorsam, Grobheit, Fehlen von Kooperationsbereitschaft und Widerstand gegen Autorität; ausgeprägte Wut und unkontrollierte Zornesausbrüche; Zerstörung von Eigentum, Feuerlegen und Grausamkeit gegenüber Tieren und anderen Kindern.
- Die Störung tritt in der Regel situationsübergreifend auf.

Kriterien für die dissoziale Persönlichkeitsstörung (ICD-10: F60.2)

Die Störung fällt auf durch eine große Diskrepanz zwischen dem Verhalten und den geltenden sozialen Normen und ist charakterisiert durch:

- Herzloses Verhalten, unbeteiligt sein gegenüber den Gefühlen anderer;
- deutliche andauernde Verantwortungslosigkeit und Missachtung sozialer Normen, Regeln und Verpflichtungen;
- Unvermögen zur Beibehaltung längerfristiger Beziehungen, aber keine Schwierigkeiten, Beziehungen einzugehen;

▼

- sehr geringe Frustrationstoleranz und niedrige Schwelle für aggressives, auch gewalttätiges Verhalten;
- Unfähigkeit zum Erleben von Schuldbewusstsein oder zum Lernen aus Erfahrung, besonders aus Bestrafung;
- Neigung, andere zu beschuldigen oder vordergründige Rationalisierungen für das eigene Verhalten anzubieten, durch welches die Person in einen Konflikt mit der Gesellschaft geraten ist.

Anhaltende Reizbarkeit kann ein zusätzliches Merkmal sein. Eine Störung des Sozialverhaltens in der Kindheit und Jugend stützt die Diagnose, muss aber nicht vorgelegen haben.

Die beiden Fallbeispiele veranschaulichen einerseits die Unterschiede zwischen limitierter und persistierender Delinquenz; sie zeigen darüber hinaus, dass im Fall »Werner«, trotz einiger Straftaten vor Eintritt der Strafmündigkeit, die eine ganz umschriebene »entwicklungsdynamische Charakteristik« hatten, und trotz einer schweren Straftat im Alter von 14 Jahren und 8 Monaten eine sehr positive weitere Entwicklung stattfand, begünstigt durch ein geordnetes familiäres Umfeld, eine hohe Intelligenz und eine leistungsorientierte Persönlichkeit. Zusätzlich ist auch anzunehmen, dass eine günstige genetische Konstellation, die sowohl die Familie als auch Werner betraf, für den günstigen Verlauf mitverantwortlich war.

Ganz anders liegen die Verhältnisse bei Christopher, der schon bei der Geburt geschädigt war, aus schwierigsten Familienverhältnissen stammte, frühzeitig durch Hyperaktivität, Aggressivität etc. auffiel und im Gesamtverlauf eine sehr ungünstige Entwicklung nahm.

Beide Fallbeispiele zeigen, dass eine sorgfältige psychiatrische und psychologische Diagnostik sowohl im Hinblick auf die Ursachen delinquenten Verhaltens als auch im Hinblick auf die Prognose bedeutsam ist.

Präventions- und Interventionsprogramme

12.1 Interventionen während der Schwangerschaft, in früher Kindheit und Vorschulprogramme

12.1.1 Interventionen während der Schwangerschaft und in der frühen Kindheit

Hausbesuche während der Schwangerschaft und während der ersten Lebensjahre verfolgen, neben den gesundheitlichen Aspekten, die Mutter und Kind betreffen, im Hinblick auf die Prävention dissozialen und delinquenten Verhaltens zwei Ziele:

- Zum einen, die Rate an Kindesmisshandlungen und -vernachlässigungen in den betreffenden Familien zu reduzieren, da bekannt ist, dass Kinder, die misshandelt wurden, später selbst zu Aggression und Gewalttätigkeit neigen;
- zum anderen, um andere Risikofaktoren zu reduzieren, die sowohl zu psychischen Störungen als auch zu Dissozialität und Delinquenz führen können wie eingeschränkte Erziehungsfähigkeit der Eltern, harte körperliche Strafen, Fehlernährung und Vernachlässigung.

12

»Nurse-home-visitation«-Studie von Olds et al. In einer kontrollierten Studie (Olds et al. 1986), in die 400 Mütter einbezogen wurden, erhielt die eine Hälfte regelmäßige Hausbesuche während der Schwangerschaft und während der ersten drei Lebensjahre des Kindes, während die Kontrollgruppe ohne Hausbesuche verblieb. Olds et al. (1986) konnten in dieser Studie zeigen, dass durch diese Maßnahmen eine deutliche Reduktion von Kindesmisshandlung und Vernachlässigung während der ersten beiden Lebensjahre festzustellen war. Die Rate lag bei 4% bei der Interventionsgruppe und bei 19% bei der Kontrollgruppe. Das Programm bestand darin, dass während der Hausbesuche ausführliche Ratschläge im Hinblick auf die prä- und postnatale Versorgung der Kinder, Informationen und Hilfen bei der Ernährung und Früherziehung gegeben wurden und dass darauf hingewirkt wurde, während der Schwangerschaft keinen Alkohol zu konsumieren und auch nicht zu rauchen.

Im Langzeitverlauf konnte dieselbe Gruppe nach 15 Jahren bei unverheirateten Müttern aus der Unterschicht feststellen, dass jene, die vor der Geburt und in den ersten Lebensjahren Hausbesuche erhielten, eine geringere Rate an Gefängnisstrafen aufwiesen als die Kontrollgruppe. Dies traf auch auf die Kinder der Mütter der Interventionsgruppe zu, als sie das Jugendalter erreicht hatten. Bei ihnen betrug die Rate der Inhaftierung weniger als die Hälfte der Kinder aus der Kontrollgruppe (Olds et al. 1997).

In den Studien von Olds et al. wurden in der Nachuntersuchung der Kinder im Alter von 15 Jahren Effektstärken gefunden im Hinblick auf die Reduktion von Weglaufen von 0,24, im Hinblick auf polizeilichen Festnahmen von 0,37 und im Hinblick auf gerichtliche Verurteilungen und Bewährungsverstöße von 0,44.

»Family Development Research Program« Erfolgreich war auch das »Family Development Research Program« der Universität Syracuse, in das 108 schwangere Frauen, meist afroamerikanischen Ursprungs, einbezogen und 5 Jahre hindurch betreut wurden. Das Programm bestand aus Elterntraining, Anleitung zu angemessenen Erziehungsmaßnahmen, Ernährungsberatung und der Anleitung zur Entwicklung einer tragfähigen Mutter-Kind-Beziehung. Das auf 5 Jahre angelegte Programm wurde von 76% der erfassten Mütter zu Ende geführt. Als die Kinder der Interventionsgruppe 26 Monate alt waren, wurde eine Kontrollgruppe hinzugenommen, die nach verschiedenen Kriterien sorgfältig parallelisiert war. Im Alter von 3 Jahren wiesen die Kinder der Interventionsgruppe einen höheren IQ auf als diejenigen der Kontrollgruppe, im Alter von 5 Jahren war dieser Effekt jedoch nicht mehr feststellbar. Allerdings ergaben sich signifikante Unterschiede zwischen Interventions- und Kontrollgruppe im Hinblick auf registrierte Straftaten, die im Alter zwischen 13 und 16 Jahren (im Mittel nach 15 Jahren) erhoben wurden. Die Rate betrug 6% bei der Interventionsgruppe und 22% bei der Kontrollgruppe ($p<0,01$), was einer Effektstärke von 0,48 entsprach. Die Dauer der Intervention betrug 5 Jahre, die Nachuntersuchung fand im Alter von 15 Jahren statt (Lally et al. 1988).

»Abecedarian Project« In einer weiteren Untersuchung, dem »Abecedarian Project« (Campbell u. Ramey 1995), wurden im Rahmen einer randomisierten Studie Maßnahmen der Früherziehung in der frühen Kindheit (Projektbeginn, als die Kinder rund 4 Monate alt waren) durchgeführt. Die Interventionsgruppe umfasste 111 Säuglinge, die Intervention bestand aus einer Tagesbetreuung vom Säuglingsalter bis zum Eintritt in den Kindergarten im Alter von 5 Jahren, wobei die Tagesbetreuung ganztags und ganzjährig stattfand. Das Förderprogramm bezog sich auf vier Bereiche: kognitive und feinmotorische Entwicklung, soziale Fähigkeiten, Sprachentwicklung und grobmotorische Fähigkeiten. Es fanden regelmäßige Evaluationen während der 5-jährigen Behandlungsphase statt und Nachuntersuchungen der Kinder im Alter von 8, 12, 15, 18 und 19 Jahren. Es zeigte sich, dass die Kinder der Interventionsgruppe auch im Alter von 15 Jahren noch einen signifikant höheren Intelligenzquotienten aufwiesen als die Kinder der Kontrollgruppe. Sie zeigten darüber hinaus auch bessere Leistungen im Lesen und in Mathematik. Schließlich hatten auch im Alter von 18 Jahren weniger Teilnehmer der Interventionsgruppe als der Kontrollgruppe die Schule verlassen. Im Hinblick auf Straftaten ergaben sich jedoch im Alter von 16–17 Jahren keine Unterschiede zwischen Interventions- und Kontrollgruppe (Clarke u. Campbell 1997).

Dieses Ergebnis ist insofern interessant und gibt Anlass zum Nachdenken, als landläufig angenommen wird, dass eine höhere Intelligenz und bessere kognitive Leistungen in gewisser Weise präventiv gegen dissoziales und delinquentes Verhalten wirksam sind.

Die drei hier referierten Studien sind, wie auch eine Auswahl von Vorschulprogrammen, die sich als wirksam erwiesen haben, in ◻ Tab. 12.1 zusammengefasst.

12.1.2 Vorschulprogramme

Die in ◻ Tab. 12.1 in Kurzform wiedergegebenen Vorschulprogramme hatten nicht primär das Ziel, Dissozialität und Delinquenz im Kindes-, Jugend- und auch Erwachsenenalter zu verhindern. Dass sie diesbezüglich wirksam waren, ist eher ein »Nebeneffekt«. Denn sie waren ursprünglich dafür vorgesehen, im Rahmen der Head-Start-Bewegung Kindern aus unterprivilegierten Familien und aus »Hochrisikofamilien« durch früh einsetzende Förderung bessere Lebenschancen zu eröffnen und sie in die Gesellschaft zu integrieren.

Vom Konzept her sind nahezu alle als Projekte der selektiven Prävention zu betrachten, die im frühen Vorschulalter einsetzen, einen breiten, kombinierten Interventionsansatz von hoher Intensität verfolgen und vor allem Nachuntersuchungen in Zeiträumen bis zu 24 Jahren vornehmen. Dieser Umstand war auch maßgeblich für die Auswahl der Studien.

»High/Scope Perry Preschool Project« Die ersten beiden in der Tabelle angeführten Studien entstammen dem »High/Scope Perry Preschool Project«, starten die präventive Intervention bei den Kinder im Alter von 3–4 Jahren und haben als Interventionsfokus Früherziehung und kognitive Entwicklung.

Das »High/Scope Perry Preschool Project« (Schweinhart et al. 1993) verfolgte in einem Kontrollgruppendesign eine Gruppe von 123 Kindern, von denen nahezu 50% aus Familien mit einem alleinerziehenden Elternteil stammten, über einen Zeitraum von 24 Jahren. Die Intervention bestand darin, dass die Kinder täglich an den Wochentagen 2,5 Stunden in einer Tagesstätte betreut wurden und dass sie die Betreuer der Kindertagesstätte wöchentlich für 1,5 Stunden zu Hause besuchten. Das Interventionsprogramm, das primär auf eine Förderung der kognitiven Entwicklung nach dem Modell von Piaget ausrichtet war, nahm Rücksicht auf die individuellen Bedürfnisse und Interessen der Kinder. Die Nachuntersuchungen erfolgten bis zum 11. Lebensjahr in jährlichen Abständen und sodann, wenn die Kinder 14, 15, 19 und 27 Jahre alt waren.

Was die **Ergebnisse** betrifft, so war die Interventionsgruppe der Kontrollgruppe überlegen im Hinblick auf den IQ, wobei diese Differenz nach dem 18. Lebensjahr wieder verschwand. Es zeigte sich aber, dass die Kinder der Interventionsgruppe im Alter von 14 Jahren bessere Leistungen im Lesen, in der Mathematik und im sprachlichen Bereich

■ **Tab. 12.1** Früh einsetzende Präventionsstudien (Auswahl) mit langer Laufzeit und Nachuntersuchungen nach mehr als 10 Jahren, modifiziert und ergänzt nach Tremblay u. Jagel (2003)

Projekt/Autoren	Alter bei Interventionsbeginn	Fokus der Intervention	Ort der Intervention	Stichprobe	Interventionsdauer	Art der Intervention	Follow-up-Zeitraum	Ergebnisse Delinquenz	Ergebnisse Anderweitige
					[Jahre]		[Jahre]		
»High/Scope Perry Preschool Project«, (Schweinhart et al. 1993)	3–4 Jahre	Früherziehung Kognitive Entwicklung	Tagesstätte Hausbesuche	123 IG/KG Kontrollgruppendesign	1–2	Selektive Prävention Tagesbetreuung Hausbesuche	24	↓ Polizeiliche Festnahme d=54	↑ IQ +
									↑ Höhere Schulleistung +
									↑ Schulbildung +
»High/Scope Curriculum Comparison Study«, (Schweinhart u. Weikart 1997)	3–4 Jahre	Früherziehung Kognitive Entwicklung	Tagesstätte Hausbesuche	86 IG/KG randomisierte Studie	1–2	Selektive Prävention 3 Programme zur Tagesbetreuung in Tagesstätten	18	↓ Selbstberichtete Delinquenz HS vs. DI: d=22	↑ Schulleistung +
								↓ Inhaftierung d=21; (HS vs. DI u. NS)	↑ Soziale Anpassung +
»Chicago Child-Parent Center (CPC-) Programm«, (Reynolds et al. 2001)	3–4 Jahre	Früherziehung Kognitive u. emotionale Entwicklung	Tagesstätte Kindergarten Grundschule	IG: 989 KG: 550 Kontrollgruppendesign	3–9	Selektive Prävention Tagesbetreuung Elternschulung Intervention in Grundschule	15	↓ Jugendarrest	↓ Sonderschulbesuch
								↓ Gewaltdelikte	↓ Zurückbleiben in der Schule
								↓ Schulabsentismus	↑ Schulerfolg

Tab. 12.1 Fortsetzung

Projekt/Autoren	Alter bei Interventionsbeginn	Fokus der Intervention	Ort der Intervention	Stichprobe	Interventionsdauer	Art der Intervention	Follow-up-Zeitraum	Ergebnisse Delinquenz	Ergebnisse Anderweitige
»Abecedarian Project«, (Campbell u. Ramey 1995; Clarke u. Campbell 1997)	4 Monate	Früherziehung Kognitive Entwicklung	Tagesstätte (Häusliche Intervention)	111 bzw. 101 IG/KG randomisierte Studie	5	Selektive Prävention Tagesbetreuung	19	Kein Einfluss auf Delinquenz	↑ IQ ↑ Schulleistungen
»Syracuse University Development and Research Program«, (Lally et al. 1988)	Geburt	Früherziehung Ernährungsberatung Familieninteraktion	Tagesstätte Häusliche Intervention	82 IG/KG Kontrollgruppendesign	5	Selektive Prävention Elterntraining Erziehungstraining Ernährungs- u. Gesundheitstraining Mutter-Kind-Interaktionsförderung	10	↓ Registrierte Delinquenz d=0,48	↑ IQ ↑ Schulverhalten ↑ Schulleistung
»Elmira Prenatal/Early Childhood Project« (Olds et al. 1986, 1990, 1997, 1998)	Schwangerschaft	Elternverhalten Familienplanung	Häusliche Umgebung	400 Hochrisiko-Familien IG/KG Randomisierte Studie	2	Indizierte Prävention Elternschulung Elternunterstützung Kommunale Hilfen Familienplanung	15	↓ Weglaufen (Selbstbericht) d=0,24 ↓ Polizeiliche Festnahmen d=0,37 ↓ Verurteilungen d=0,44	↑ IQ Eltern ↑ Erziehungsverhalten ↓ Alkohol- u. Tabakkonsum ↓ Zahl der Sexpartner

IG Interventionsgruppe, *KG* Kontrollgruppe, *DI* »direct Instruction«; *HS* High/Scope-Modus, *NS* Nursery-school-Modus, *d* Effektstärke insgesamt aufwiesen. Das interessanteste Ergebnis war jedoch, dass die Probanden der Interventionsgruppe im Alter von 27 Jahren in einem signifikant höheren Prozentsatz die High School abgeschlossen hatten, dass sie auch ein höheres Einkommen hatten und dass sie signifikant weniger polizeiliche Festnahmen aufwiesen.

»High/Scope Preschool Curriculum Comparison Study« In der zweiten Studie, der »High/Scope Preschool Curriculum Comparison Study« (Schweinhart u. Weikart 1997), wurden 86 Kinder im Alter von 3–4 Jahren drei verschiedenen Interventionsmodalitäten nach Zufall zugeteilt:

- Im Rahmen des direkten Instruktionsmodus (DI) wurden die Kinder im Hinblick auf kognitive Fähigkeiten und Fertigkeiten nach einem Manual unterrichtet und für die korrekten Antworten belohnt.
- Im High/Scope-Modell (HS) stellten die Bezugspersonen lediglich die Rahmenbedingungen her, und die Kinder hatten die Möglichkeit, ihre Aktivitäten selbst zu planen und aktiv gemeinsame Lernerfahrungen zu sammeln.
- Im Nursery-school-Modus (NS) reagierten die Betreuungspersonen unterstützend auf selbst initiierte Aktivitäten der Kinder in einer wenig strukturierten Spielsituation.

An den **Ergebnissen** der Studie ist bemerkenswert, dass im Alter von 10 Jahren alle drei Modalitäten positive Auswirkungen auf die Intelligenzentwicklung hatten. Die Intelligenzquotienten erreichten vom durchschnittlichen Ausgangsniveau von 78 ein normales Niveau von 105 und fielen dann wieder auf einen IQ von 95 ab. Während der Schulzeit ergaben sich zwischen den drei Gruppen auch keine signifikanten Unterschiede im Hinblick auf Schulleistungen und Schulabschlüsse. Jedoch zeigte sich, als die Probanden 23 Jahre alt waren, dass die High/Scope-Modalität und auch die Nursery-school-Modalität dem direkten Instruktionsmodell überlegen waren. Dies galt sowohl im Hinblick auf Inhaftierungen wegen Straftaten als auch im Hinblick auf weniger therapeutische Interventionen während der Schulzeit, insbesondere in der High/Scope-Gruppe. Im Alter von 23 Jahren war auch die Beziehungssituation der High/Scope-Gruppe als besser als die der anderen und mehr Teilnehmer dieser Gruppe planten einen Collegebesuch bzw. -abschluss.

»Chicaco-Child-Parent-Center (CPC)«-Programm Im »Chicaco-Child-Parent-Center (CPC)«-Programm (Reynolds et al. 2001) wurden 989 Kinder durch ein umfassendes Erziehungsprogramm gefördert, das auch die Familie an Gesundheitsdienste anschloss. Im Alter von 3–4 Jahren verbrachten die Kinder einen halben Tag in einer Tagesstätte, später einen halben oder ganzen Tag im Kindergarten und das Projekt wurde in der Grundschule, als die Kinder 6–9 Jahre alt waren, fortgesetzt. Die Kontrollgruppe umfasste 550 Kinder. Die Kinder, die an der Vorschulförderung 1–2 Jahre teilgenommen hatten, erreichten eine höhere Rate an Schulabschlüssen, verbrachten mehr Jahre in schulischer Ausbildung, erhielten seltener Jugendarrest und fehlten seltener in der Schule. Alle diese Unterschiede waren gegenüber der Kontrollgruppe signifikant. Interessanterweise waren die Erfolge im Hinblick auf schulische Kenntnisse bei den Jungen besser als bei den Mädchen, auch bezogen auf Schulabsentismus. Schließlich waren die Kinder, die an dem Gesamtprogramm teilnahmen (bis zur 3. Klasse der Grundschule) auch seltener in einer Sonderschule.

Die Autoren weisen darauf hin, dass ihre Studie gezeigt hat, dass frühe Interventionen in der Kindheit bei Kindern aus ungünstigen Familienverhältnissen durch gezielte Förderprogramme zu einem höheren Bildungsniveau und damit auch besseren Lebenschancen führen, was sich bis zum Alter von 20 Jahren nachweisen lässt.

Der Erfolg der hier beschriebenen und in ◘ Tab. 12.1 zusammengefassten früh einsetzenden Präventionsprogramme, die alle, auch im Hinblick auf Dissozialität und Delinquenz, erfolgreich waren, wirft natürlich die Frage nach den **Wirkmechanismen** auf. Hierzu führt Reynolds (2000) folgende Hypothesen an:

- Zum einen führen die Fortschritte in der kognitiven Entwicklung der Kinder zu besseren Voraussetzungen für die Einschulung in die Grundschule und damit zu besseren Leistungen, aber auch zu einem besseren Sozialerfolg.

- Zum anderen erhöht die Teilnahme am Programm auch die Unterstützung der Familie und trägt damit zu einem stärkeren Wohlbefinden des Kindes und vielleicht auch der Familie bei.
- Schließlich erreichen die Teilnehmer am Programm auch höhere Schulabschlüsse, nicht zuletzt aufgrund einer größeren Unterstützung in der Schule. Sie erzielen nicht nur höhere Schulabschlüsse, sondern sind auch weitaus seltener Schulwechseln ausgesetzt.

Man könnte diesen Argumenten vielleicht auch hinzufügen, dass das Betreuungsprogramm als solches, nicht zuletzt auch durch die Involvierung der Familie und durch die stattfindenden Hausbesuche, auch eine größere soziale Kontrolle mit sich bringt und dass darüber hinaus die Durchführung eines derartigen Programms auch vertrauensvolle Beziehungen zum Projektpersonal entstehen lässt, was im Sinne einer sozialen Unterstützung der meist randständigen Familien sicherlich auch eine positive Auswirkung hat.

Ergebnisse von Metaanalysen

Metaanalysen zeigen, dass präventive Interventionen im Vorschulalter, wenn sie nach einem klaren Konzept geplant und sorgfältig durchgeführt werden, positive Auswirkungen haben, sowohl kurzfristig (noch im Vorschulalter) als auch mittelfristig (in der Grundschule) und auch langfristig (in der Adoleszenz). In eine Metaanalyse zu diesen Programmen von Nelson et al. (2003) wurden 34 Vorschulprogramme einbezogen, die mindestens einen Nachuntersuchungstermin im Schulalter aufwiesen. Dabei zeigte sich im Hinblick auf die kognitive Entwicklung, dass der Erfolg am größten noch während der Vorschulperiode war (mittlere Effektstärke 0,52), sich aber auch noch im Schulalter nachweisen ließ (0,30). Positive Effekte auf die sozial-emotionale Entwicklung ließen sich bis ins Schulalter (0,27) und auch noch bis in die Adoleszenz nachweisen (0,33). Gleiches traf auf eine positive Familienatmosphäre zu. Bemerkenswert war dabei, dass die positiven Auswirkungen auf die kognitive Entwicklung bei jenen Studien am ausgeprägtesten waren, die eine direkte Unterrichtung und gezielte Förderung im Vorschulalter einbezogen. Es muss allerdings darauf hingewiesen werden, dass die meisten Vorschulprogramme nicht explizit zur Prävention von Delinquenz konzipiert sind, jedoch ist es das Ziel vieler Programme, den Vorstufen delinquenten Verhaltens, also Störungen des Sozialverhaltens und Dissozialität, vorzubeugen.

12.2 Familienbezogene Programme

Ausgehend von der Tatsache, dass die Familie für die meisten Kinder die erste und wichtigste Sozialisationsinstanz ist, ist der Gedanke einleuchtend, mit Präventionsmaßnahmen aller Art in der Familie zu beginnen. Dieser Gedanke wird unterstrichen durch die Tatsache, dass familiäre Verhältnisse und Verhaltensweisen innerhalb der Familie an der Verursachung und Aufrechterhaltung von psychischen Störungen, aber auch von Dissozialität und Delinquenz, beteiligt sind. Die meisten der zahlreichen bislang durchgeführten Studien zu familienorientierten Präventions- und Interventionsprogrammen haben nicht primär die Prävention delinquenten Verhaltens zum Ziel, viele zielen aber darauf ab, die Vorstufen delinquenten Verhaltens positiv zu beeinflussen, nämlich früh auftretende Aggressivität und Gewaltausübung, Impulsivität und Störungen des Sozialverhaltens im weitesten Sinne.

Familienorientierte Interventionsprogramme stehen in **unterschiedlichen theoretischen Kontexten**. Während früher Programme mit psychodynamischer oder humanistischer Orientierung im Vordergrund standen, haben sich inzwischen die Programme mit behavioristischer Ausrichtung weltweit durchgesetzt. Möglicherweise hat dies nicht einmal primär mit ihrer theoretischen Orientierung zu tun, sondern mit der Tatsache, dass behavioristisch ausgerichtete Interventionsprogramme häufiger einer systematischen Evaluation unterzogen wurden als Programme mit einer anderen Ausrichtung.

Die folgenden Ausführungen konzentrieren sich auf **familienbezogene Interventionsprogramme**, wobei im Vordergrund Elterntrainingsprogramme stehen. Diese orientieren sich an folgenden Basisstrategien (Taylor u. Biglan 1998):

- **Vermittlung einer genauen Information über die Entstehung und Aufrechterhaltung kindlicher Verhaltensauffälligkeiten.**
  Eltern haben oft unzureichende Vorstellungen, wie es zu Verhaltensauffälligkeiten ihres Kindes kommen kann und haben häufig darüber Theorien, die mit der Realität nicht übereinstimmen. Insbesondere werden die eigene Rolle und das eigene Verhalten als mögliche Verursacher ausgeblendet. Im Rahmen dieser Informationsvermittlung kommt es darauf an, eine gemeinsame Problemdefinition zu finden, die auch mögliche Ursachenkomponenten umfasst, um auf dieser Basis zu einer guten Zusammenarbeit zu kommen.
- **Sorgfältige Beobachtung und Beschreibung der kindlichen Verhaltensweisen, der sozialen Interaktionen und situativen Bedingungen, bezogen auf die Problemsituationen.**
  Hierzu gehört auch eine Anleitung, problematische Verhaltensweisen der Kinder zu erkennen und sie zu registrieren (häufig auch schriftlich festzuhalten). Dies kann auch durch Videobeobachtungen und Rollenspiel erfolgreich gefördert werden. Beobachtungsübungen und konkrete Beschreibungen können prototypisch an der Hausaufgabensituation eingeübt werden, die ein häufiges Konfliktfeld zwischen Eltern und Kindern darstellt (Warnke et al. 2001).
- **Förderung positiver Interaktionen unter Berücksichtigung der jeweiligen Situation.**
  Hier kommt es darauf an, bei Regelverletzungen der Kinder auf aversive Verhaltensweisen seitens der Eltern möglichst zu verzichten und zur Entwicklung eines positiven Erziehungsverhaltens mit Anerkennung, Lob und Zuwendung zu reagieren. Dies kann an konkreten Beispielen aufgezeigt und eingeübt werden.
- **Vermittlung von Erziehungsstrategien, die zum Abbau von Problemverhalten und zum Aufbau sozial angepassten Verhaltens führen.**
  Um dies zu erreichen, werden verhaltenstherapeutische Prinzipien vermittelt, zu denen auch Verstärkerentzug oder Time-out gehören können.

Das **generelle Ziel** von Elterntrainingsprogrammen besteht darin, durch Stärkung der erzieherischen Kompetenz der Eltern und unter Einbeziehung einer Anleitung zur Befolgung sozialer Regeln eine Verbesserung der Eltern-Kind-Interaktion herbeizuführen und die meist zu Beginn der Intervention vorhandenen negativen Interaktionen und Maßnahmen der Eltern durch positive zu ersetzen, was im Gefolge (wie zahlreiche evaluierte Programme mittlerweile zeigen) auch zu einer Reduktion des störenden und fehlangepassten Sozialverhaltens führt.

Familienbezogene Programme mit Auswirkungen auf dissoziales Verhalten lassen sich, etwas vereinfacht, in zwei Gruppen einteilen: Elterntrainingsprogramme (Elterntraining oder Eltern-Kind-Training) und familientherapeutische Programme. Im Hinblick auf die theoretische Ausrichtung und nachgewiesene Erfolge liegt der Schwerpunkt auf den behavioral orientierten Interventionsmethoden.

12.2.1 Elterntrainingsprogramme

▫ Tab. 12.2 zeigt eine Auswahl verhaltensorientierter Elterntrainingsprogramme, deren Interventionsziel in der Vorbeugung bzw. Reduktion expansiver Verhaltensauffälligkeiten bzw. Störungen des Sozialverhaltens liegt.

»Parent Management Training Oregon Modell« (PMTO) Dieses universell anwendbare Präventionsprogramm wurde von Patterson et al. (Patterson 1982; Patterson et al. 1992a,b) mit dem Ziel entwickelt, Störungen des Sozialverhaltens und pathologische Interaktionen zwischen Eltern und Kind zu verhindern bzw. zu reduzieren. Das inzwischen weltweit verbreitete Interventionsprogramm stützt sich auf fünf Komponenten, die geeignet sind, dissoziales Verhalten bei Kindern positiv zu beeinflussen. Es sind dies: 1) die Vermittlung basaler Erziehungsfertigkeiten, wozu u. a. der gezielte und prompte Einsatz von Belohnungen bei positivem Verhalten gehört, 2) die Vermittlung von Disziplintechniken, 3) die Anleitung zur sorgfältigen Beobachtung von Verhaltensauffälligkeiten und Interaktionen, 4) die Vermittlung

Tab. 12.2 Übersicht über eine Auswahl verhaltensorientierter Elterntrainingsprogramme

Projekt/Autoren	Indikation	Art der Intervention	Ergebnisse und Evaluation
1. »Parent Management Training Oregon Model« (PMTO) (Patterson 1982; Patterson et al. 1992b)	Multiple Verhaltensauffälligkeiten Unterbrechung sog. Zwangsinteraktionen (»coercive interactions«) Expansive Störungen Universelle Prävention	Serie manualisierter behavioraler Programme, die sich auf die Förderung basaler elterlicher Erziehungskompetenzen beziehen	Erfolgreiches Programm, mehrfach positiv evaluiert (Patterson 2005)
2. »Incredible Years und PARTNERS« (Kurzform) (Webster-Stratton 1998; Webster-Stratton et al. 2001)	Störungen des Sozialverhaltens, oppositionell-aufsässiges Verhalten bei Kindern von 3–10 Jahren Selektive Prävention in Risikofamilien	Therapeutisch/präventives videogestütztes Programm zur Verbesserung elterlicher Erziehungskompetenz, bestehend aus 3 Teilprogrammen: BASIC, ADVANCE und EDUCATION/SCHOOL	Sehr erfolgreiches Programm, insbesondere im klin.-therapeutischen Bereich Zahlreiche positive Evaluationsstudien (Webster-Stratton 2005)
3. »Positive Parenting Program« (Triple-P-Program) (Sanders 1999; Sanders et al. 2002)	Verhaltensauffälligkeiten aller Art (expansiv und introversiv) Universell, selektiv und indiziert anwendbar	5-stufiges Trainingsprogramm zur Verbesserung der elterlichen Erziehungskompetenzen	Weltweit verbreitet, gute Wirksamkeitsnachweise, deutsche Version und deutsche Evaluationsdaten verfügbar
4. »Parent-Child-Interaction Therapy« (Eyberg u. Boggs 1998; Foote et al. 1998)	Aggressives u. oppositionelles Verhalten im Vorschulalter Indizierte Prävention	Psychotherapeutisches Programm zur Förderung der Eltern-Kind-Interaktion, fußend auf VT-Ansätzen u. der Bindungstheorie Vermittlung von Erziehungskompetenzen durch systematische Übung mit Eltern und Kindern	Verbesserungen des dissozialen Verhaltens (d=0,4–2,0) Verbesserung der Eltern-Kind-Interaktion, Wirkungen noch nach mehreren Jahren nachweisbar (Werba et al. 2006)
5. Entwicklungsförderung in Familien: Eltern-Kind-Training (EFFEKT-Programm) (Lösel et al. 2006; Beelmann 2007)	Verhaltensauffälligkeiten (expansiv, oppositionell) Universell und selektiv einsetzbar	Kurzprogramm zum Elterntraining, bestehend aus 5 thematisch aufeinander aufbauenden Sitzungen Ziel: Verbesserung der elterlichen Erziehungskompetenz	Kurzfristig (bis 1 Jahr) erfolgreich: Verbesserung des elterlichen Erziehungsverhaltens, Reduktion der Verhaltens- und Erziehungsprobleme der Kinder (Lösel et al. 2006)

d Effektstärke

von Problemlösetechniken, insbesondere im Zusammenhang mit inner- und außerfamiliären Konflikten und 5) die Anleitung zu einer positiven Einstellung zum Kind und zur erzieherischen Verantwortung der Eltern.

Im Rahmen des Programms wird versucht, diese Ziele in Gruppendiskussionen und unter Berücksichtigung von Rollenspielen und auch Videoaufnahmen zu erreichen. Hinzu kommt, dass den Eltern auch »Hausaufgaben« mitgegeben werden, die bis zur nächsten Sitzung zu erledigen sind. Die Programme der Arbeitsgruppe von Patterson, die verschiedene Wandlungen erfahren haben und weit verbreitet sind, gehören zu den erfolgreichsten Interventionsmaßnahmen im Hinblick auf Störungen des Sozialverhaltens und Dissozialität, auch bei klinisch bedeutsamen Auffälligkeiten (Patterson 2005).

»Incredible Years und PARTNERS« Diese beiden Programme, deren Indikation Störungen des Sozialverhaltens sowie oppositionell-aufsässiges Verhalten bei Kindern im Vorschulalter sind, wurden von Webster-Stratton et al. entwickelt (Webster-Stratton 1998; Webster-Stratton et al. 2001) und sind geeignet, im Rahmen der selektiven Prävention insbesondere in Risikofamilien eingesetzt zu werden. Die Programme sind sowohl therapeutisch als auch präventiv einsetzbar und haben zum Ziel, die elterliche Erziehungskompetenz zu verbessern, mit der realistischen Annahme, dass dadurch auch ein signifikanter Einfluss auf das kindliche Verhalten im erwünschten Sinne eintritt. Das Elterntraining »Incredible Years« stützt sich auf drei Programmelemente: Im Basistraining (»BASIC«), welches im häuslichen Milieu stattfindet, geht es um »basale« Erziehungskompetenzen. Die Eltern lernen im gemeinsamen Spiel mit den Kindern, Belohnungen konsistent anzuwenden, Grenzen zu setzen und auch eigenes Fehlverhalten zu registrieren. Im Fortgeschrittenentraining (»ADVANCE«) geht es um die Einübung von Problemlöseverhalten, Verbesserung der Kommunikation, Ärgermanagement und auch um die Realisierung eigener psychischer Probleme, z. B. einer depressiven Störung sowie um die Vermittlung oder Inanspruchnahme sozialer Unterstützung. Neben der häuslichen Umgebung wird auch der Freizeitbereich in die Intervention einbezogen. Die dritte Stufe (»EDUCATION and SCHOOL«) hat die Zusammenarbeit zwischen der Familie und der Schule zum Fokus. Hierbei geht es um die Hausaufgabensituation, die bekanntlich besonders geeignet ist, um pathologische Eltern-Kind-Interaktionen zu objektivieren, aber auch, um sie zu verbessern. Die Zusammenarbeit mit der Schule umfasst auch Besuche in der Schule, Teilnahme an schulischen Veranstaltungen sowie die Unterstützung der Kinder bei Lernprozessen insgesamt.

Es existieren zahlreiche Interventionsstudien zu den Programmen mit durchweg recht positiven Ergebnissen (Webster-Stratton 2005).

»Positive Parenting Program« (Triple-P-Programm) Das in Australien entwickelte Programm (Sanders 1999; Sanders et al. 2002) gehört zu den weltweit verbreitetsten und in seiner Wirkungsweise am meisten untersuchten Präventionsprogrammen für Verhaltensauffälligkeiten expansiver Art im Kindes- und Jugendalter. Es ist anwendbar im Rahmen einer universellen, selektiven oder indizierten Prävention. Das Trainingsprogramm beruht auf der Intention, in fünf Stufen die elterliche Erziehungskompetenz zu erhöhen:

- **Stufe 1** vermittelt universelle Informationen über Erziehung. Es geht hier darum, die Eltern über die Inhalte positiver Erziehungsmethoden zu informieren und sie bei dem Prozess der Erziehung ihrer Kinder durch verschiedene Medien (z. B. Informationsblätter) zu unterstützen.
- In **Stufe 2** geht es um die Kurzberatung für spezifische Erziehungsprobleme. Dies geschieht in 1–4 kurzen Einzelinterventionen (15 min), die durch Angehörige verschiedener Berufe (z. B. Ärzte, Psychologen, Erzieher) vermittelt werden.
- **Stufe 3** erstreckt sich auf Kurzberatung und aktives Training. In dieser Übungseinheit werden den Eltern konkrete Erziehungsstrategien vermittelt, z. B. durch Rollenspiele. Dies geschieht im Rahmen von vier Sitzungen à 15 min.
- **Stufe 4** befasst sich mit dem intensiven Elterntraining. Die Intervention richtet sich hier an Eltern, die mit ihren Kindern besondere Probleme haben. Der Schwerpunkt der Intervention liegt auf der Vermittlung von Erziehungsstrategien in vier zweistündigen Sitzungen, wobei den Eltern angeboten wird, in vierwöchentlichen individuellen Telefonkontakten auftretende Schwierigkeiten mit dem jeweiligen Triple-P-Trainer zu erörtern.
- **Stufe 5** schließlich erstreckt sich auf erweiterte Informationen auf der Familienebene. Diese Stufe wurde entwickelt für Familien mit zusätzlichen Problemen und Schwierigkeiten wie Substanzmissbrauch, Depression eines Elternteils oder auch Ehekonflikten.

Das Triple-P-Programm ist in vielen Ländern verbreitet und wurde auch für den deutschen Sprachraum adaptiert (Kuschel et al. 2000).

Das Triple-P-Programm gehört zu den am besten evaluierten Präventionsprogrammen. Im Rahmen von Evaluationsstudien wurden Effektstärken um 0,80 erreicht. In einer deutschen Evaluationsstudie von Heinrichs et al. (2006) konnten im Hinblick auf die Verbesserung des Erziehungsverhaltens von Müttern Effektstärken zwischen 0,50 und 0,70 am Ende der Intervention ermittelt werden, wobei Effekte auch noch ein Jahr nach dem Ende der Intervention nachweisbar waren. Gleiches traf auch auf die Reduktion des kindlichen Problemverhaltens zu, wobei sich Effektstärken um 0,30 ergaben, die auch ein Jahr später noch nachweisbar waren.

»Parent-Child Interaction Therapy« Die Indikation auch für dieses Programm ist aggressives und oppositionelles Verhalten im Schulalter. Es handelt sich um ein therapeutisches Programm, das im Rahmen der indizierten Prävention einsetzbar ist. Es dient der Förderung der Eltern-Kind-Interaktion und stützt sich auf verhaltenstherapeutische Ansätze sowie auf die Bindungstheorie. In gemeinsamen Übungen mit Eltern und Kindern wird der Versuch unternommen, die Kommunikation systematisch zu verbessern (Eyberg u. Boggs 1998; Foote et al. 1998).

Evaluationsuntersuchungen haben ergeben, dass das Programm zur deutlichen Verbesserung dissozialen Verhaltens beiträgt, ebenso zur Verbesserung der Eltern-Kind-Interaktion, wobei die Wirkungen nach mehreren Jahren noch nachweisbar waren (Werba et al. 2006).

Entwicklungsförderung in Familien: Eltern-Kind-Training (EFFEKT-Programm) Dieses in Deutschland auf der Basis des Oregon-Trainingmodells entwickelte Programm zielt auf die Beeinflussung expansiver und oppositioneller Verhaltensweisen im Kindesalter ab. Es ist universell und selektiv einsetzbar. Als Kurzprogramm stützt es sich auf fünf thematisch aufeinander aufbauende Sitzungen von 90–120 min, die folgenden Themen gewidmet sind (nach Beelmann 2007): 1) Entwicklungsförderung durch Erziehung (Einstiegsphase in den Kurs; Information über entwicklungsförderliches Erziehungsverhalten), 2) Spielregeln in der Familie (Vermittlung von Regeln, Förderung von Selbstständigkeit), 3) Grenzen setzen in der Erziehung (Umgang mit schwierigen Erziehungssituationen und angemessene Grenzen setzen), 4) Überforderung in der Erziehung (Umgang mit Stress und Verhaltensproblemen des Kindes), 5) soziale Beziehungen stärken, Freundschaften des Kindes unterstützen, Familienleben fördern.

Ziel dieses Kurzprogramms ist, wie auch in den zuvor angeführten Interventionen, die Verbesserung der elterlichen Erziehungskompetenz. Bisher vorliegende Pilotstudien haben ergeben, dass das Programm erfolgreich ist im Hinblick auf die Verbesserung des elterlichen Erziehungsverhaltens und auch im Hinblick auf die Reduktion der Verhaltens- und Erziehungsprobleme der Kinder. Die Effekte konnten auch noch nach einem Jahr nachgewiesen werden (Lösel et al. 2006).

Ergebnisse von Metaanalysen

Nach einer Übersicht von Beelmann u. Raabe (2007), die die Ergebnisse von Metaanalysen zu behavioralen Elterntrainingsprogrammen zur Prävention und Behandlung dissozialer Verhaltensweisen bei Kindern und Jugendlichen analysiert haben (die Anzahl der in die Metaanalysen einbezogenen Studien variierte zwischen 23 und 110), fanden sich mittlere Effektstärken zwischen 0,22 und 0,65. Bedenkt man den hohen Aufwand all dieser Studien, so sind die Ergebnisse nicht besonders eindrucksvoll. Auf der anderen Seite ist an ihrer Wirkung nicht zu zweifeln und es sind auch die methodischen Schwierigkeiten dabei zu bedenken.

12.2.2 Familientherapeutische Programme

Funktionale Familientherapie (FFT) Die funktionale Familientherapie ist ein Behandlungsansatz, der drei unterschiedliche Perspektiven zu vereinigen sucht: die behaviorale, die kognitive und die systemische. Es handelt sich um einen Therapieansatz, der zu Prävention und Intervention von Verhaltensauffälligkeiten bei Kindern und Jugendlichen im Alter von 10–18 Jahren entwickelt wurde und der sich insbesondere auch bei dissozialen und delinquenten Kindern und Jugendlichen bewährt hat. Die funktionale Familientherapie versucht, im Rahmen von begrenzten Interventionen (8–30 Sitzungen), die im zeitlichen Verlauf über mehrere Monate verteilt sind, das jeweilige Zielverhalten (z. B. aggressives Verhalten oder auch Straftaten) unter Berücksichtigung des familiären Kontextes zu verändern. Dabei wird analysiert, welche Bedeutung das zu modifizierende Verhalten im familiären bzw. sozialen Kontext hat und welche Funktion ihm dabei zukommt (systemischer Ansatz). Das therapeutische Vorgehen wird dabei in drei Phasen eingeteilt, denen jeweils Behandlungsziele, Risiko- und protektive Faktoren, Untersuchungsschwerpunkte und Therapeutenfertigkeiten zugeordnet werden.

In ◻ Tab. 12.3 sind die drei Phasen nach Sexton u. Alexander (2000) dargestellt.

Wie aus ◻ Tab. 12.3 hervorgeht, wird in der frühen Phase durch die Stimulation von Engagement und Motivation der Grundstein gelegt für die in der mittleren Phase erstrebte Verhaltensänderung, deren Generalisierung in der dritten Phase angestrebt wird. Entscheidend ist, dass der Therapeut in allen Phasen mit dem jeweiligen Kind bzw. Jugendlichen und den Eltern arbeitet, wobei je nach Einsicht, Kooperation und Kommunikationsfähigkeit in der Familie inhaltlich und auch zeitlich differenziert vorgegangen werden kann. In der dritten Phase der Generalisierung muss natürlich der familiäre Rahmen überschritten werden, d. h. das außerfamiliäre Umfeld, in dem sich das Kind befindet (z. B. Schule, Freizeitbereich) muss einbezogen werden.

Mithilfe der funktionalen Familientherapie wurde versucht, Rückfälle von jugendlichen Delinquenten zu verhindern, wobei die funktionale Familientherapie mit der klientenzentrierten und der psychodynamischen Therapie verglichen wurde. Die funktionale Familientherapie erwies sich als den anderen Methoden überlegen, was auch durch eine Replikationsstudie bestätigt wurde (Gordon 1995).

Über die Studie von Gordon hinaus liegen noch weitere positive Erfahrungen mit der funktionalen Familientherapie vor, u. a. bei delinquenten und Drogen konsumierenden Jugendlichen (Sexton u. Alexander 2002), und auch im Hinblick auf die Geschwister von delinquenten Jugendlichen konnten Erfolge erzielt werden (Klein et al. 1977).

Die multisystemische Therapie (MST) Die multisystemische Therapie (»Multisystemic Treatment«, MST) wurde von Henggeler et al. (Henggeler et al. 1998) ursprünglich als Intervention bei jugendlichen Straftätern entwickelt, wird jedoch mittlerweile auch bei vielen verschiedenen anderen Störungen angewandt. Die Grundannahmen dieser Interventionsform sind folgende:

- Kinder und Jugendliche bewegen sich stets in mehreren Systemen, die ihr Verhalten entscheidend mitbestimmen.
- Der Einfluss dieser Systeme wechselt im Laufe der Entwicklung. So z. B. sind in der frühen Kindheit die Eltern das maßgebliche Einflusssystem, später gewinnt die Schule an Bedeutung und im Jugendalter die Gleichaltrigen (Peers).
- Da Kinder und Jugendliche den Einflüssen verschiedener Systeme unterliegen, bietet es sich auch an, innerhalb dieser Systeme bzw. mithilfe derselben zu intervenieren.
- Diese Interventionen verfolgen definierte Ziele, die individuell vereinbart werden und dem jeweiligen Entwicklungsstand des Jugendlichen bzw. auch der Familie angepasst werden müssen.
- Im Rahmen aller Interventionen sollen positive Einflüsse und Interaktionen verstärkt und ungünstige bzw. negative abgeschwächt bzw. unterbunden werden.

Im Rahmen der Interventionen werden als »Systeme« einbezogen: die Familie, die Schule, die Gleichaltrigen (Peers), der soziale Nahraum, der einzelne Jugendliche im Rahmen eines kognitiv-behavioralen Ansatzes, etwaige psychische Störungen, die einer Behandlung bedürfen.

In ► Abschn. 12.5 (»Multimodale Programme«) wird auf die Ergebnisse von Evaluationsstudien zur multisystemischen Therapie eingegangen.

12

Tab. 12.3 Konzept der Funktionalen Familientherapie (FFT). (Nach Sexton u. Alexander 2000; mod. nach Heekerens 2006)

	Phase 1 (frühe Phase)	Phase 2 (mittlere Phase)	Phase 3 (späte Phase)
Phasenziele	– Entstehung eines Arbeitsbündnisses – Negativismus/Widerstand reduzieren – Kommunikation verbessern – Hoffnungslosigkeit minimieren – Drop-out-Potenzial reduzieren – Familien-Fokus entwickeln – Veränderungsmotivation erhöhen	– Entwicklung und Implementierung individueller Veränderungen – Präsentiersymptomatik (Delinquenz) ändern – Beziehungsfertigkeiten aufbauen (z. B. in der Kommunikation und Erziehung)	– Veränderungen aufrecht erhalten/generalisieren – Für Ressourcen im Gemeinwesen sorgen, um Veränderungen zu stützen und dauerhaft zu machen
Risiko- (R) und protektive Faktoren (P)	– Negativismus/Vorwurfshaltung (R) – Hoffnungslosigkeit (R) – Motivationsmangel (R) – Glaubwürdigkeit (P) – Arbeitsbündnis (P) – Verfügbarkeit für die Therapie (P)	– Eingeschränkte Erziehungskompetenz (R) – Negativismus/Vorwürfe (R) – Eingeschränkte Kommunikation (R) – Hohe Erziehungskompetenz (P) – Tragfähige Kommunikation (P) – Weitere »R« oder »P« im Einzelfall	– Schlechte Beziehungen zu Schule und Gemeinwesen (R) – Schwaches soziales Unterstützungssystem (R) – Positive Beziehung zu Schule und Gemeinwesen (P)
Untersuchungsschwerpunkte	– Individuelles Verhalten (Risiko- und protektive Faktoren) – Beziehungsprobleme – Kontext (Risiko- und protektive Faktoren)	– Qualität der Beziehungsfertigkeiten (z. B. Kommunikation, Elternverhalten) – Compliance mit Änderungsplan – Beziehungsprobleme (in der Familie und mit dem Therapeuten)	– Identifikation der benötigten Ressourcen des Gemeinwesens – Aufrechterhaltung der Veränderung
Therapeutenfertigkeiten	– Interpersonelle Fertigkeiten (Abklärung, Interpretation, Situationsbewertung, Neustrukturierung) – Hohe Verfügbarkeit und Unterstützung	– Fähigkeit zur Strukturierung – Implementierung von Veränderungen – Vorbild sein, fokussieren, informieren, trainieren	– Familienberatung – Helfen beim Erschließen von Ressourcen – Interventionen und Rückfallprävention

12.3 Soziale Trainingsprogramme

Mittlerweile existiert eine große Zahl von sozialen Trainingsprogrammen, die alle das Ziel verfolgen, verschiedenen Arten »störenden Sozialverhaltens« entgegenzuwirken. Sie werden hier in einem Buch, das sich mit Kinderdelinquenz befasst, deswegen behandelt, weil diese Verhaltensweisen vielfach die **Vorstufen delinquenten Handelns** darstellen und weil mittlerweile kein Zweifel daran besteht, dass frühe Störungen des Sozialverhaltens, frühes aggressives Verhalten, Impulsivität und destruktives Verhalten Prädiktoren für früh beginnende und sich ins Jugend- und Erwachsenenalter fortsetzende Kriminalität sind. Diese Verhaltensweisen finden sich nahezu regelmäßig in der Gruppe der

Intensivtäter, die rund 5% der Kinder- und Jugendkriminalität ausmachen, im Sinne der »life-course persistent delinquency«.

Von der theoretischen Orientierung her fußen die meisten sozialen Trainingsprogramme auf **lerntheoretischen Grundlagen**. Ausgehend von der Erkenntnis, dass Kinder stets in einen familiären und sozialen Rahmen eingebettet sind, haben sich die Ansätze der Trainingsprogramme auch erweitert und beziehen in aller Regel mehrere Ebenen ein: die individuelle Ebene, die familiäre Ebene und die Ebene außerfamiliärer Sozialisationsinstanzen (z. B. Kindergarten und Schule).

Auch im Hinblick auf den theoretischen Rahmen haben sich die Programme erweitert und beziehen mehr und mehr kognitive Ansätze, Empathieförderung und Sozialinformationsverarbeitung ein. Aufgrund der zunehmenden Verbreiterung der Ansätze und der Indikationsgebiete ist es mehr oder weniger willkürlich, ob man das eine oder andere Programm mit der Überschrift »soziales Trainingsprogramm«, »multimodales Programm« oder »vorschul- bzw. schulbezogenes Programm« versieht.

Trotz dieser Schwierigkeit haben sich die Autoren hier dazu entschlossen, eine Einteilung nach dem Schwerpunkt der Interventionen, dem Entwicklungsgang folgend, vorzunehmen.

12

■ Tab. 12.4 gibt eine Übersicht über ausgewählte soziale Trainingsprogramme, die international und national vielfach angewandt werden und ihre Bewährungsprobe bestanden haben, wenngleich ihre Erfolge nach Maßgabe von Effektstärken und anderer Evaluationsmaße einen »mittleren Bereich« nicht überschreiten.

Programm zur Förderung alternativer Denkstrategien (PFAD) Dieses Programm zur universellen Prävention von Störungen des Sozialverhaltens geht auf das amerikanische Programm »Promoting Alternative Thinking Strategies« (PATHS) zurück und basiert auf den Arbeiten von Kusché u. Greenberg (Kusché u. Greenberg 1994; Greenberg u. Kusché 2002). Als kognitiv-behaviorales Programm fußt es auf dem ABCD-Entwicklungsmodell, das davon ausgeht, dass soziale und emotionale Kompetenz am besten entwickelt werden kann, wenn affektive Entwicklung (A), Verhaltensentwicklung (»behavior« – B), kognitive Entwicklung (»cognition« – C) und die dynamische Persönlichkeitsentwicklung (»dynamic« – D) integriert ablaufen. Im Umkehrschluss bedeutet dies, dass Kinder mit ausgeprägten sozialen Auffälligkeiten und unangepasstem Verhalten an einer unzureichenden Integration der genannten Teilkomponenten leiden. Das Programm umfasst eine **Vorschulversion**, die für den Kindergarten geeignet ist, und eine **Schulversion** für Kinder bis zur 5. Klasse. Inhaltlich ist das Programm in verschiedene Lektionen aufgeteilt, die von verschiedenen Materialien Gebrauch machen (z. B. Karten mit Gesichtern, die unterschiedliche Gefühle zeigen). Die Kinderlektionen werden innerhalb eines Jahres im Kindergarten durchgearbeitet, die Lektionen der Schulversion können über mehrere Schuljahre verteilt werden. Eingeübt werden Verständnis von Emotionen, Selbstkontrolle, Problemlösefertigkeiten, die Aufnahme freundschaftlicher Beziehungen und die Förderung des Selbstwertgefühls.

Es liegen mittlerweile zahlreiche Evaluationen des Programms vor, die überwiegend positive Ergebnisse erbracht haben (Eisner et al. 2006). Allerdings ist darauf hinzuweisen, dass, wie auch bei vielen anderen Programmen, die positiven Effekte verschwinden, wenn das Programm außerhalb von Modellversuchen angewandt wird (Mihalic u. Irwin 2003).

Dinosaurier-Schule Dieses Projekt als Teil des Programms »Incredible Years« ist ein soziales Trainingsprogramm mit dem Anwendungsbereich bei Störungen des Sozialverhaltens und oppositionell-aufsässigem Verhalten von 4- bis 8-jährigen Kindern. Es entstammt der Arbeitsgruppe von Webster-Stratton und besteht aus sieben Übungseinheiten, die z. T. mit Videosequenzen veranschaulicht werden und folgende Bereiche umfassen (Webster-Stratton u. Reid 2004, zit. nach Beelmann u. Raabe 2007): Die erste Einheit (Einführung) beschäftigt sich mit der Bedeutsamkeit von Regeln im zwischenmenschlichen Verhalten und mit Regelverletzungen, die zweite Einheit (»Wie man sein Bestes in der Schule gibt«) konzentriert sich auf Grundfertigkeiten der Kommunikation und kooperatives Verhalten zwischen Lehrern und Kindern, die dritte Einheit (Gefühle

Tab. 12.4 Übersicht über eine Auswahl sozialer Trainingsprogramme

Programm/Autoren	Indikation	Art der Intervention	Ergebnisse und Evaluation
1. »Promoting Alternative Thinking Strategies« (PATHS, Kusché u. Greenberg 1994; Greenberg u. Kusché 2002), »Programm zur Förderung alternativer Denkstrategien« (PFAD)	Störungen des Sozialverhaltens Universelle Prävention im Schulalter	Kognitiv-behaviorales Programm zur Förderung sozialer Kompetenzen; Grundlage ist das ABCD-Entwicklungsmodell (»Affective-Behavioral-Cognitive-Dynamic«)	Positive Effekte in Modellversuchen: Reduktion externalisierenden Verhaltens sowie von Aggression und Hyperaktivität, bessere Gefühlserkennung. Außerhalb von Modellversuchen geringe Effekte (Eisner et al. 2006)
2. »Dinosaurier-Schule« (Webster-Stratton u. Reid 2003), Teil des Programms »Incredible Years«	Störungen des Sozialverhaltens u. oppositionell-aufsässiges Verhalten bei 4- bis 8-jähringen Kindern Gezielte Prävention	Trainingssitzungen zum Erwerb sozialer Fertigkeiten, Empathie und Problemlösung unter Einbeziehung von Videosequenzen	Positive Effekte auf das »Störverhalten« und die Problemlösefertigkeiten der Kinder mit Effektstärken bis d=0,50, auch noch nach 1–2 Jahren (Webster-Stratton et al. 2004)
3. »Faustlos-Programm« (Cierpka 2001; Schick u. Cierpka 2005), adaptiert vom amerikanischen Programm »Second Step« (Committee of Children 1997)	Aggressives, destruktives und impulsives Verhalten bei Vorschul- und Schulkindern Universelle Prävention	Förderung der Empathiefähigkeit, Impulskontrolle u. Umgang mit Ärger u. Wut. Dies sind auch die 3 Einheiten des Programm-Curriculums, die in 4 Altersstufen durchführbar sind	Trotz vielfältiger Anwendung sind die Erfolge nicht einheitlich positiv (Übersicht bei Schick 2006), gilt auch für das amerikanische Projekt »Second Step«
4. Soziales Problemlösetraining »Ich kann Probleme lösen« (IKLM), Bestandteil des EFFEKT-Programms (Lösel et al. 2006), orientiert am Programm »I can problem solve« (Shure 2001)	Dissoziales Verhalten, Aggressivität, streitige Auseinandersetzungen im Kindergartenalter Universelle Prävention	Übungssitzungen (tägl. oder 3-mal pro Woche) über 3–5 Wochen zur Förderung der Sensibilität für soziale Probleme u. Problemlösungen unter Nutzung von verschiedenen Medien, z. B. Handpuppen	Mittlere Effekte bez. Kindertraining u. Erziehungskompetenz der Eltern, positive Einschätzungen der Erzieherinnen bzw. Erzieher zum Störverhalten im Kindergarten, geringe Effektstärke: d=0,20 (Lösel et al. 2005, 2006)
5. Training mit aggressiven Kindern (Petermann u. Petermann 1978, 2005)	Aggressive Verhaltensstörungen im Kindesalter (7–13 Jahre) Selektive u. indizierte Prävention	Einzel- und Gruppentraining auf lerntheoretischer Basis, kombiniert mit Elternberatung	Kasuistisch nachgewiesene Erfolge bez. des Zielverhaltens, Effekt 6 Monate anhaltend (Petermann et al. 2007)
6. Präventionsprogramm für Expansives Problemverhalten (PEP) (Plück et al. 2005)	Expansive Verhaltensstörungen bei 3- bis 6-jährigen Kindern Indizierte Prävention	Eltern- (PEP-EL) und Erzieher- (PEP-ER) Training, der Hypothese folgend, dass das Zielverhalten durch eine Veränderung des Erziehungs- und Interaktionsverhaltens von Eltern u. Erziehern reduziert wird; Gruppenprogramm mit bis zu 11 2-stündigen Sitzungen	Erfolgreiche Beeinflussung des Erziehungsverhaltens der Mütter führte zur Verminderung des Problemverhaltens der Kinder nach Einschätzung der Mütter. Effektstärken im unteren Bereich: d=0,20–0,30

d Effektstärke

entdecken und verstehen) beginnt mit der Identifizierung von Gefühlen, deren korrekter Bezeichnung sowie mit der Einübung von Sensibilität für Empathie und Perspektivenübernahme, die vierte Einheit (Lernen von Problemlöseschritten) erstreckt sich zunächst auf die Identifizierung eines Problems, die Erarbeitung möglicher Lösungen, die Antizipation verschiedener Lösungen und die kritische Bewertung von Problemsituationen, die fünfte Einheit (Ärgermanagement) ist dem Umgang mit Ärger bei der Person selbst und bei anderen gewidmet, die sechste (Freundlichsein) soll die Bedeutung von Freundschaft, Gemeinsamkeit und den Wert freundschaftlicher Beziehungen vermitteln und die siebte Einheit schließlich (Freundschaften pflegen und aufbauen) ist in Fortsetzung der sechsten Einheit einer differenzierten Wahrnehmung und Einübung freundschaftlicher Beziehungen gewidmet.

In den beiden vorliegenden Evaluationsstudien wurden positive Effekte auf das Störverhalten festgestellt, die auch noch nach 1–2 Jahren nachweisbar waren (Webster-Stratton et al. 2004).

FAUSTLOS-Programm Dieses Programm wurde als universelles Präventionsprogramm für aggressives, destruktives und impulsives Verhalten bei Vorschul- und Schulkindern entwickelt (Cierpka 2001; Schick u. Cierpka 2005) und basiert auf dem amerikanischen Programm »Second Step« (Committee of Children 1997).

Das Programm enthält Übungen zu **drei Schwerpunkten**: Empathieförderung, Impulskontrolle und Umgang mit Ärger und Wut. Die Übungen sind in vier Altersstufen (im Kindergarten und in den ersten drei Grundschulklassen) durchführbar.

Evaluationsstudien, von denen die meisten in den USA durchgeführt wurden, erbrachten teilweise widersprüchliche Ergebnisse zwischen den jeweiligen Beurteilern (Lehrkräfte und Eltern). Darüber hinaus wurden aber auch noch objektive Verhaltensbeobachtungen durchgeführt. In der umfangreichen Evaluationsstudie von Grossman et al. (1997) in 12 Grundschulen wurde z. B. festgestellt, dass sich anhand der Verhaltensbeurteilungen von Lehrern und Eltern keine Effekte nachweisen ließen, hingegen ergaben sich solche bei Verhaltensbeobachtungen außerhalb der Schulklasse. Ferner ergab sich bei einer weiteren Evaluationsstudie zum Grundschulprogramm (Taub 2001), dass auch anhand der Einschätzungen durch die Lehrkräfte positive Entwicklungen der sozialen Kompetenz in der Interventionsgruppe festgestellt wurden, was in der Kontrollgruppe nicht der Fall war.

In einer deutschen kontrollierten Evaluationsstudie des Programms im Schulbereich (Schick u. Cierpka 2003) ergaben sich zwar Verbesserungen im emotionalen Verhalten der Kinder nach den Urteilen der Eltern, nicht jedoch im Hinblick auf aggressives Verhalten.

Soziales Programmlösetraining »Ich kann Probleme lösen« (IKPL) Dieses von Beelmann (2004) und der Arbeitsgruppe von Lösel entwickelte soziale Trainingsprogramm richtet sich an Kindergartenkinder mit aggressivem und impulsivem Verhalten. Es basiert auf dem amerikanischen Programm von Shure (1993) »I can problem solve« und wird in täglichen Übungssitzungen durchgeführt, wobei von kindgemäßen Medien (z. B. Handpuppen) Gebrauch gemacht wird. Das IKPL-Programm ist Teil des bereits beschriebenen EFFEKT-Programms und benutzt auch unterschiedliche Trainingsformen (Frage-Antwort-Spiele, Fragespiele, Bildvorlagen etc.). Nach Beelmann u. Raabe (2007, S. 154) erstreckt sich der Problemdialog auf fünf Stufen:

1. Problemdefinition (»Was ist passiert?«)
2. Identifikation von Gefühlen oder Gründen für das Verhalten anderer (»Wie fühlt sich der andere? Warum hat er das gemacht?«)
3. Generierung von Handlungsalternativen (»Was kannst du tun?«)
4. Abschätzen der Folgen einer Handlung (»Was passiert dann?«)
5. Bewertung der Handlung (»Ist das eine gute Idee?«)

Die bislang vorliegenden Evaluationen derselben Arbeitsgruppe erbrachten mittlere Effekte bezüglich des Kindertrainings und der Erziehungskompetenzen der Eltern sowie positive Einschätzungen der Erzieherinnen bzw. Erzieher zum Störverhalten. Die Effektstärken lagen allerdings im unteren Bereich (etwa 0,20) (Lösel et al. 2005, 2006, 2009).

Training mit aggressiven Kindern (Petermann u. Petermann 1978, 2005) Die Zielgruppe dieses Programms sind Kinder mit bereits ausgeprägten aggressiven Verhaltensweisen im Alter von 7–13 Jahren. Es dient insofern der selektiven oder indizierten Prävention. Es besteht aus Einzel- und Gruppentrainings auf lerntheoretischer Basis und wird mit einer Elternberatung kombiniert. Die Erfolge des Programms sind bezüglich des Zielverhaltens kasuistisch nachgewiesen, auch über einen Zeitraum von 6 Monaten (Petermann et al. 2007). Obwohl das Programm seit Langem gut eingeführt ist, fehlen allerdings bislang umfangreiche und kontrollierte Studien.

Präventionsprogramm für expansives Problemverhalten (PEP) (Plück et al. 2005) Das Programm ist geeignet für Kinder zwischen 3 und 6 Jahren im Rahmen der indizierten Prävention. Es besteht aus einem Elterntraining und einem Erziehertraining und geht von der Annahme aus, dass expansive Verhaltensstörungen durch eine Änderung des Erziehungs- bzw. Interaktionsverhaltens von Eltern und Erziehern reduziert werden können. Es handelt sich um ein Gruppenprogramm mit bis zu 11 zweistündigen Sitzungen. Im Elterntraining (PEP-EL) geht es um die Modifikation des elterlichen Erziehungsverhaltens, z. B. im Hinblick auf gemeinsame Spielzeit, um einen Teufelskreis zu unterbrechen, um Regeln und wirksame Aufforderungen, positive und negative Konsequenzen auf das Verhalten des Kindes, Problemverhalten in der Öffentlichkeit, den Umgang mit Streit, die Einübung ausdauernden Spiels und alle Fragen, die mit den Hausaufgaben zusammenhängen.

Im Erziehertraining (PEP-ER) wird zunächst nach den gleichen Prinzipien vorgegangen, die aber ergänzt werden um den Aufbau von Kontakten sowie um die Koordination der Elternarbeit mit der Arbeit der Erzieherinnen bzw. Erzieher.

Bisherige Evaluationen zeigen, dass über eine Beeinflussung des elterlichen Erziehungsverhaltens (vor allem der Mütter) eine Verringerung des Problemverhaltens der Kinder erreichbar ist. Nach Einschätzung der Mütter ergaben sich Effektstärken im unteren Bereich (bis zu 0,30).

Ergebnisse von Metaanalysen

Nach einer Zusammenstellung von Beelmann u. Raabe (2007), die sich auf neun Metaanalysen zu sozialen Trainingsprogammen stützt mit dem Schwerpunkt »Intervention bei dissozialen Verhaltensweisen«, ergaben sich Effektstärken zwischen 0,10 und 0,85, wobei bei sechs Metaanalysen die Effektstärken unter 0,50, also im mittleren Bereich, lagen.

12.4 Schulbezogene Programme

Die Schule ist neben der Familie eine der wichtigsten Sozialisationsinstanzen für Kinder, denn diese verbringen in der Regel ab ihrem 6. Lebensjahr einen Großteil ihrer Zeit dort und sind darüber hinaus auch außerhalb der Unterrichtsstunden in beträchtlichem Umfang mit schulbezogenen Aktivitäten beschäftigt (z. B. Hausaufgaben, schulische Arbeitsgemeinschaften, sportliche Aktivitäten). Zwischen den einzelnen Schulen gibt es erhebliche Unterschiede, was ihre Größe, ihre Lokalisation, ihr pädagogisches Konzept, ihre personelle Zusammensetzung (Lehrerschaft und nichtpädagogisches Personal), aber natürlich auch, was die Zusammensetzung der Schülerschaft betrifft. In der Schule machen sich einerseits Verhaltensauffälligkeiten der Kinder als Hindernisse für sie selbst und die Schulgemeinschaft bemerkbar, andererseits tragen aber auch nicht selten die besonderen Bedingungen der Schule dazu bei, dass Kinder Verhaltensauffälligkeiten oder auch psychische Störungen entwickeln.

Zahlreiche Untersuchungen haben gezeigt, dass Schulen als Institution großen Einfluss auf das Verhalten von Kindern und Jugendlichen haben. So haben Untersuchungen in England an 12 höheren Schulen (Rutter et al. 1979; Rutter et al. 1980) Folgendes ergeben: Zwischen den einzelnen Schulen bestanden im Hinblick auf Leistungen und Verhaltensvariablen der Schüler erhebliche Unterschiede. Diese ließen sich nicht in systematischer Weise auf äußere Faktoren wie Größe der

Schule, Alter des Gebäudes, Organisationsstruktur oder administrative Gepflogenheiten zurückführen. Vielmehr hingen sie mit der Charakteristik der Schule als soziale Institution zusammen. Faktoren wie Bedeutung des Stoffes, Förderung des Leistungswillens der Schüler, regelmäßige Hausaufgaben, klar formulierte Lernziele, Vertrauen in die Leistungsfähigkeit der Schüler, Einbeziehung der Schüler in Verantwortlichkeiten für die Schule, konstante Schulklassen, sorgfältige Vorbereitung des Unterrichts und Übereinstimmung der Lehrerschaft hinsichtlich Bildungsauftrag und Engagement hatten einen sehr positiven Einfluss. Auch waren Zerstörungen in jenen Schulen wesentlich seltener, die sehr sorgfältig das Gebäude und das Mobiliar instand hielten, möglichst persönlich auf die Schüler eingingen und sie intensiv an der Verantwortung für die Schule beteiligten. Insgesamt zeigte sich in dieser bemerkenswerten Studie, dass Ethos und Wertesystem sowie Erziehungsziel einer Schule sehr stark Verhalten und Erfolg der Schüler über ihre individuellen Voraussetzungen hinaus bestimmen.

Diese Gesichtspunkte und die Tatsache der permanenten Erreichbarkeit der Schüler (wenn man von Krankheitsfällen und Schulabsentismus absieht) machen die Schule als Einsatzort präventiver und zuweilen auch therapeutischer Intervention so wertvoll.

Die Schule vermittelt nicht nur Wissen und Qualifikationen, in ihr finden ebenso Selektionsprozesse statt, sie trägt zur Sozialisierung bei und vermittelt Kontakte zu Gleichaltrigen. Aber sie übt auch eine ganze Reihe von anderen Einflüssen aus, die in der folgenden Liste aufgeführt sind:

- Vorschulische Einflüsse und Vorschulerziehung haben eindeutig positive Effekte auf die Lernorientierung, die Lernmotivation und das Selbstwertgefühl.
- Lern- und Leistungsmotivation sowie »Selbstüberschätzung« fallen nach den ersten Schuljahren ab.
- Leistungsschwache Schüler entwickeln sich ungünstig, wenn sie in »Sonderklassen« zusammengefasst werden.
- Es besteht eine negative Beziehung zwischen Klassengröße und Leistungsniveau.
- Kleine Klassen sind insbesondere zum Schulbeginn wichtig, vor allem beim Erlernen der Basisfertigkeiten.
- Schulische Einflüsse wirken sich auf verschiedenen Altersstufen unterschiedlich aus (in der Grundschule stärker als auf dem Gymnasium).
- Viele Auswirkungen schulischer Einflüsse sind indirekt. Mediatoren sind kognitive Entwicklung, Lern- und Leistungsmotivation, Selbstwertgefühl und Verantwortungsgefühl (mod. nach Sylva 1994).

Schulbezogene Programme zur Prävention von Dissozialität und Delinquenz lassen sich in vier Gruppen einteilen:

1. Multimodale Programme zur Prävention und Reduktion einer **Vielzahl** unangemessener Verhaltensweisen, unter denen Dissozialität, Aggressivität, Impulsivität und Regelverstöße als häufige Vorstufen delinquenten Verhaltens im Vordergrund stehen.
2. Gewaltpräventionsprogramme, die sich **gezielt** auf die Vermeidung oder Verringerung von gewalttätigen Auseinandersetzungen, aber auch demütigenden verbalen Auseinandersetzungen richten. Zu ihnen gehören auch die sog. Antibullying-Programme, die in deutscher Version auch Antimobbing-Programme genannt werden.
3. Interventionen zur Vermeidung von **Schulabbruch und Schulabsentismus** (»school drop-out«), da diese mit zahlreichen anderen Risikofaktoren assoziiert sind (z. B. Armut, Minderheitenstatus, alleinerziehende Eltern, Alkohol- und Drogenkonsum).
4. Interventionen zur Prävention und Behandlung **psychischer Störungen**, von denen einige ebenfalls mit Dissozialität und Delinquenz assoziiert sind (z. B. ADHS, Störungen des Sozialverhaltens, Depression, Persönlichkeitsstörungen).

In ◘ Tab. 12.5 ist eine Auswahl schulbezogener Programme wiedergegeben. Über erfolgreich angewandte Gewaltpräventionsprogramme in Kindergärten und Schulen informieren Bannenberg u. Rössner (2006).

Tab. 12.5 Beispiele für schulbezogene Interventionsprogramme

Programm/Autoren	Indikation	Art der Intervention	Ergebnisse und Evaluation
Multimodale schulbezogene Interventionsprogramme			
1. »Seattle Social Development Project« (Hawkins et al. 1999, 2001)	Dissozialität, Delinquenz, Drogenkonsum Gruppe 1: 1. bis 6. Klasse Gruppe 2: 5. u. 6. Klasse Universelle Prävention	Kombiniertes Eltern-, Lehrer- u. Schülertraining Eltern: Anleitung zur Beobachtung u. Belohnung erwünschten Verhaltens Lehrer: Anleitung zur Strukturierung des Unterrichts, Instruktionsvermittlung u. konsistenter Belohnung erwünschen Verhaltens Kinder: Förderung der Bindung an Eltern u. Schule, »soziale Bindungen verhindern Delinquenz« Kontrollgruppendesign	– Positive Ergebnisse nach 18 Monaten bez. aggressiven Verhaltens – Im Alter von 18 Jahren: weniger Gewalt, weniger Alkoholmissbrauch, weniger Sexualpartner in Gruppe 1 im Vergleich zur Kontrollgruppe, nicht aber in Gruppe 2 Benefit-Kosten-Relation: 4:3 (Aos et al. 2001) Fazit: Frühe Interventionen sind erfolgreicher
2. FAST (»Family and School Together) Track-Program« (Conduct Prevention Research Group, CPRG 1999a,b, 2002, 2004)	Dissozialität, Aggressivität, Störungen des Sozialverhaltens in Risikofamilien u. bei Risikokindern im Schulalter Indizierte Prävention	Multimodales Präventionsprogramm (Elterntraining, soziales Kompetenztraining für Kinder, Klasseninter-vention u. Lesetraining, Hausbesuch durch einen Familienkoordinator)	Moderate Effekte trotz hohen Aufwands, aber nach 1 u. 4 Jahren noch nachweisbar mit Effektstärken um 0,20–0,30
Schulbezogene Gewaltpräventionsprogramme			
1. Antimobbing-Programm für Schulen (»Antibullying Program«) (Olweus 1994, 2006)	Gewalttätigkeit Verbale u. körperliche Auseinandersetzungen in der Schule, Diskriminierung, »Mobbing« Universelle Prävention	Schulbezogenes Mehrebenenprogramm, aufbauen auf einem klar definierten Regelwerk und unter Einbeziehung der Schüler, Lehrer, Eltern, Opfer und Täter	Bemerkenswerte Effekte, z. T. Reduktion des Zielverhaltens um 50% (Olweus 1994) und Effektstärken bis 1,42 (Olweus 1997)
2. Antibullying-Programm zur Anwendung in Schule (Smith u. Sharp 1994)	Gewalttätiges Verhalten, verbale u. körperliche Auseinandersetzungen in der Schule Universelle Prävention	Etablierung einer die ganze Schule einbeziehenden »Antibullying-Politik« mit klaren Regeln u. Verantwortlichkeiten für Lehrer u. Schüler, direkte Übungen mit den Schülern unter Nutzung von Videoclips	Erfolgreiche Evaluation (Reduktion des Zielverhaltens in Grundschulen um 15%), aber nicht in weiterführenden Schulen (nur 5%)

12.4.1 Multimodale schulbezogene Interventionsprogramme

Aus der großen Zahl dieser Interventionsprogramme sollen nur zwei wiedergegeben werden:

»Seattle Social Development Project« Es handelt sich um ein kombiniertes Eltern-, Lehrer- und Schülertraining zur Vorbeugung bzw. Reduzierung von Dissozialität, Delinquenz und Drogenkonsum (Hawkins et al. 1999, 2001). Sowohl die

Eltern als auch die Lehrer erhalten ausführliche Instruktionen zur Beobachtung und pädagogischen Beeinflussung des Zielverhaltens auf lerntheoretischer Basis. Die Intervention bei den Kindern zielt auf die Förderung und Intensivierung der Bindungen an die Eltern und an die Schule ab, gemäß der Hypothese, dass intensive soziale Bindungen Delinquenz verhindern. Die Studie ist nach einem Kontrollgruppendesign durchgeführt, wobei zwei Interventionsgruppen gebildet wurden: Gruppe 1 konzentrierte sich auf Kinder von der 1. bis 6. Klasse, Gruppe 2 (in Überlappung zu Gruppe 1) auf die 5. und 6. Klasse.

Nach 18 Monaten war in den Interventionsgruppen ein deutlicher Rückgang aggressiven Verhaltens festzustellen. Bei einer Nachuntersuchung im Alter von 18 Jahren war bei den Probanden der Gruppe 1 im Vergleich zur Kontrollgruppe ein Rückgang gewalttätiger Handlungen und des Alkoholkonsums festzustellen sowie eine geringere Zahl von Sexualpartnern, was auf Gruppe 2 nicht zutraf.

Der Schluss, der aus diesem Ergebnis gezogen werden kann, lautet: »Frühere Interventionen sind offensichtlich erfolgreicher«.

»FAST (Family and School Together) Track«-Programm Dieses inzwischen vielfach angewandte Interventionsprogramm wurde von der »Conduct Problem Prevention Research Group« (CPPRG) in den USA entwickelt (CPPRG 1999a,b, 2002, 2004) und zielt darauf ab, Dissozialität, Aggressivität und Störungen des Sozialverhaltens in Risikofamilien und bei Risikokindern zu verringern. Es handelt sich um eine Maßnahme der indizierten Prävention.

Die Vorgehensweise ist multimodal und umfasst ein Elterntraining, ein soziales Kompetenztraining für die Kinder, Interventionen in der Schulklasse sowie ein Lesetraining der Kinder. Darüber hinaus werden durch einen Familienkoordinator Hausbesuche durchgeführt.

Was die **Ergebnisse** betrifft, so fanden sich, trotz des hohen Aufwandes, lediglich moderate Effekte im Hinblick auf das Zielverhalten, die aber auch noch nach einem Zeitraum von 4 Jahren mit Effektstärken im unteren Bereich (bis maximal 0,30) nachweisbar waren.

12.4.2 Schulbezogene Gewaltpräventionsprogramme

Unter diesen sind die am häufigsten angewandten Programme sog. Antibullying-Programme. »Bullying« ist ein Begriff, der sich schwer ins Deutsche übertragen lässt, weshalb neuerdings der ebenfalls unbefriedigende Terminus »Mobbing« eingeführt wurde. In der Anmerkung der Redaktion zum Gewaltbegriff der Monografie von Olweus (2006) *Gewalt in der Schule* heißt es:

> Da Mobbing im Englischen und Skandinavischen Gewalt am Arbeitsplatz bedeutet und in dieser Beschränkung auch schon Eingang ins Deutsche gefunden hat, führen wir für Gewalttätigkeit in der Schule als dem Arbeitsplatz der Schülerinnen und Schüler hier den Begriff »mobben« ein. (Olweus 2006, S. 11)

Gewaltpräventionsprogramm von Olweus (1994, 2006) Dieses inzwischen in vielen Ländern und auch in Deutschland weit verbreitete präventive Interventionsprogramm ist darauf ausgerichtet, gewalttätiges Verhalten, körperliche Auseinandersetzungen, aber auch verbal beleidigendes und demütigendes Verhalten in der Schule zu verhindern.

In der auch in deutscher Fassung vorliegenden zusammenfassenden Publikation führt der Verfasser aus:

> Die Hauptziele des Interventionsprogramms sind, soweit wie möglich bestehende Gewalttäter-Gewaltopfer-Probleme innerhalb und außerhalb der Schulumgebung zu vermindern und die Entwicklung neuer Probleme zu verhindern – idealerweise vollständig zu beseitigen. (Olweus 2006, S. 70)

Das Programm geht von folgenden Voraussetzungen aus:

- Es wird ein System von Verhaltensregeln im Hinblick auf das Verhalten von Schülern vorgegeben, welche sich sowohl auf die schulische als auch auf die häusliche Situation bezieht.

- Das Regelsystem enthält auch klare Grenzsetzungen im Hinblick auf nicht zu duldendes Verhalten.
- Im Falle von Regelverletzungen gibt es Sanktionen, die natürlich keinerlei körperliche Bestrafungen umfassen.
- Es wird Wert darauf gelegt, dass die Rollen Erwachsener und die Rollen von Kindern nicht verwischt werden, sondern sorgfältig voneinander getrennt bleiben.

Im Einzelnen sind in dem Programm Maßnahmen auf der **Schulebene**, der **Klassenebene** und auf der **persönlichen Ebene** vorgesehen. Einbezogen sind, neben den betroffenen Kindern und den Lehrern, auch die Eltern. Das Programm trägt auch der Tatsache Rechnung, dass die meisten gewalttätigen Handlungen in der Schule in den **Pausen** stattfinden, weshalb auf eine angemessene Aufsicht durch Erwachsene während der Pausenzeiten großen Wert gelegt wird. Die Grundbotschaft an die Schülerinnen und Schüler lautet nach Olweus: »Wir akzeptieren Gewalt in unserer Schule nicht und werden dafür sorgen, dass sie aufhört« (Olweus 1995). Das von Olweus entwickelte Programm brachte u. a. folgende Ergebnisse:

- Es konnte eine deutliche Reduktion aggressiven und gewalttätigen Verhaltens an den einbezogenen Schulen über 20 Monate nachgewiesen werden. Der Erfolg war auch noch nach 2 Jahren stabil.
- Es ergab sich ebenso eine signifikant positive Veränderung im Hinblick auf andere antisoziale Verhaltensweisen.
- Das Programm reduzierte nicht nur die Häufigkeit gewalttätigen Verhaltens, sondern war auch präventiv wirksam im Sinne einer Verhinderung neu auftretender Gewalthandlungen.

Antibullying-Programm zur Anwendung in der Schule (Smith u. Sharp 1994) Dieses ähnlich wie das von Olweus aufgebaute Programm geht von der Grundvorstellung aus, eine »Antibullying-Politik« in der ganzen Schule zu entwickeln mit klaren Regeln und Verantwortlichkeiten für Lehrer und Schüler. Es umfasst auch direkte Übungen mit den Schülern unter Nutzung von Beispielen von Gewaltszenen in Form von Videoclips. Auch dieses Programm konnte erfolgreich evaluiert werden. Es konnte in Grundschulen eine Reduktion des Zielverhaltens (körperliche Auseinandersetzungen) um 15% erreicht werden, nicht aber in weiterführenden Schulen (in diesen nur um 5%).

Es existieren zahlreiche weitere Gewaltpräventionsprogramme mit dem Anwendungsbereich Schule. Auf einige von ihnen wurde bereits in anderen Zusammenhängen eingegangen, z. B. auf das Programm »FAUSTLOS« (Cierpka 2001), auf das »Training mit aggressiven Kindern« (Petermann u. Petermann 1978, 2005) oder das Programm »PFAD« (Übersicht bei Eisner et al. 2006), die wie auch viele andere Interventionsprogramme aggressives und gewalttätiges Verhalten **auch** im Fokus haben.

In einer Übersicht wurden sieben erfolgreiche Präventionsprogramme, die sich auf die ganze Schule beziehen (»whole-school programs«) analysiert. Die Schlussfolgerungen, die sich aus der Analyse dieser Programme ergeben, lassen sich wie folgt zusammenfassen (Remschmidt 2007):

- **Lehrerebene:** Der Lehrer ist gewissermaßen zwangsläufig eine Schlüsselfigur in diesem Programm. Der Erfolg der Programme hängt zum großen Teil davon ab, ob sich die Lehrer mit dem Trainingsprogramm identifizieren und engagiert an seiner Implementation mitwirken (Aber et al. 1998; Olweus u. Kallestad 2003).
- **Elternebene:** Häusliche Gewalt und Schulgewalt sind eng miteinander korreliert. Auch die ethnische Herkunft spielt in diesem Zusammenhang eine Rolle (Horton 2001). Es ist von größter Bedeutung, die Eltern in die Programme einzubeziehen und sie involviert zu halten.
- **Schülerebene:** Es ist wichtig, alle Regeln und Prinzipien zur Verhaltenssteuerung konsequent und konsistent anzuwenden, friedfertiges Verhalten anzuregen und aufzubauen, die soziale Kompetenz der Schüler zu steigern und zu intervenieren, sobald ein Konflikt sich andeutet. Die Förderung friedfertigen Verhaltens, die Diskussion über Einstellungen zur Gewalt, insbesondere zu Waffen, die Einübung sozialer Fertigkeiten, die Schaffung von Gelegenheiten, Anerkennung zu erhalten, die Zuordnung von

Mentoren zu »Risikoschülern« und deren Eltern und die fortlaufende Unterrichtung von Eltern und Schülern über die Prinzipien der Intervention sind wichtige Komponenten erfolgreicher Programme (Shapiro et al. 2002; Olweus u. Kallestad 2003; Rollin et al. 2003).
- **Schulebene:** Schulen haben einen großen Einfluss auf die Einstellung ihrer Schüler, was sich auch durch Selbstberichte und Befragungen der Schüler nachweisen lässt (Sylva 1994). Gewalt in der Schule ereignet sich stets im sozialen Kontext. Die Schule ist ein sozialer Organismus mit Regeln, Wertvorstellungen und Prinzipien, die idealiter von der ganzen Schulgemeinschaft geteilt werden sollten. Eine klare Organisationsstruktur, eine sorgfältige Supervision und Aufsicht während des Unterrichts und in den Pausen, die Respektierung der Würde des einzelnen Schülers und Lehrers und ethische Prinzipien, die die jeweilige »Schulideologie« verkörpern, sind wichtige Komponenten der Gewaltprävention (Rutter et al. 1979; Clarke u. Kiselica 1997).

Implementation von Gewaltpräventionsprogrammen

12

Wie bereits mehrfach an anderer Stelle erwähnt, ist die Implementation für den Erfolg eines Programmes von ausschlaggebender Bedeutung. Viele Programme, die eine gute theoretische Basis haben und auch hinsichtlich der verwendeten Materialien (z. B. Manuale, Videoclips etc.) von guter Qualität sind, scheitern an gravierenden Mängeln der Implementation. Dies zeigt sich z. B. auch darin, dass dasselbe Programm, wenn es unter wissenschaftlich-experimentellen Bedingungen durchgeführt wurde, erfolgreicher war als in der alltäglichen Praxis.

Dies gilt natürlich auch für Gewaltpräventionsprogramme. An ihrem Beispiel soll daher, gültig auch für andere Präventionsmaßnahmen, auf **Probleme der Implementation** (Roland u. Munthe 1997) eingegangen werden. Idealerweise vollzieht sich diese in sechs Schritten:

1. Schritt: Entscheidung über die Implementation eines Programmes Sie soll unter folgenden Gesichtspunkten erfolgen:
- Definition des Programmziels (z. B. Reduktion der Gewalt in der jeweiligen Schule).
- Auswahl des entsprechenden Programms, das diesem Ziel am besten dient.
- Auswahl der Schule bzw. der Schulklassen, in denen es angewandt werden soll.
- Sorgfältige Information der Eltern, der Schüler, der Lehrer und der Schulgemeinde als Ganzes.

2. Schritt: Einführung des Programmes
- Information der Lehrer und Schüler über die Details des Programms.
- Erklärung der Leitlinien für die Implementation; solche sollten unbedingt vorliegen.
- Vertrautmachen mit dem Untersuchungsinstrumentarium und den entsprechenden Materialien (z. B. Checklisten, Skalen, Fragebögen, Materialien für die einzelnen Trainingseinheiten).
- Ernennung einer verantwortlichen Person, die mit der Ausführung des Programms beauftragt wird.
- Bestimmung von Personen, die als Ratgeber und Supervisoren dienen.

3. Schritt: Pilotphase Für jedes Projekt wird eine Pilotphase empfohlen, um die Instrumente und Instruktionen zu testen und um sicherzustellen, dass die Instruktion verständlich und das Programm anwendbar ist.

4. Schritt: Projektphase
- Erfassung der Verhaltensweisen, die verändert werden sollen in Form einer »Baseline-Messung«. Bei Schulprojekten ist es zweckmäßig, Informationen von verschiedenen Informanten einzuholen (Schüler, Lehrer und Eltern).
- Implementation des Programmes unter der Supervision eines Programmexperten, der entsprechende Erfahrungen mit dem Programm hat und/oder auch an seiner Entwicklung beteiligt war.

- Durchführung von Trainings- und Supervisionssitzungen mit den Mitarbeitern, die verantwortlich für die Ausführung des Projektes sind.
- Weitergabe von Informationen und Motivation der Kinder, die in den entsprechenden Klassen am Programm teilnehmen.
- Regelmäßige Treffen mit den Eltern, Lehrern und der gesamten Schulgemeinschaft.
- Identifikation von »Hochrisikoschülern«, Sicherstellung ihrer Teilnahme und ggf. Anwendung zusätzlicher Maßnahmen.
- Messung des »Zielverhaltens« am Ende des Programms. Dabei sollten die Beurteilungen verschiedener Informanten eingeholt werden (Schüler, Lehrer, Eltern).
- Durchführung einer statistischen Analyse zur Wirksamkeit des Programms.

5. Schritt: Follow-up-Phase Hierbei geht es um die Überprüfung, ob der (hoffentlich erreichte) Erfolg auch nachhaltig ist. Eine Nachuntersuchung sollte 1 bzw. 2 Jahre nach Beendigung des Programms durchgeführt werden und, um Eignung und Bewährung des Programms festzustellen, sind auch Nachuntersuchungen nach längeren Zeiträumen erforderlich.

Sofern »Hochrisikoschüler« im jeweiligen Programm identifiziert wurden, so sollte deren Entwicklung gesondert analysiert werden, um festzustellen, dass das Programm auch für sie nützlich war. Gegebenenfalls ergeben sich aus diesen Analysen Veränderungen des Programms im Sinne der indizierten Prävention.

6. Schritt: Schlussfolgerungen für die Schulpolitik Gewaltpräventionsprogramme, die sich auf die ganze Schule beziehen, sollten auch einen Einfluss auf die Schulpolitik bzw. die Konzeption der Schule haben. Erfolgreiche Programme sollten auf Dauer implementiert werden. Die Prinzipien erfolgreicher Programme sollten in einer Art »Konstitution« für die Schule festgehalten werden. Schließlich ist darauf hinzuweisen, dass die Konzeption der Schule und deren Leitbild (ethische Prinzipien, Wertesystem) nachgewiesenermaßen einen Einfluss auf gewalttätiges Verhalten und andere Arten dissozialen Verhaltens hat (Rutter et al. 1979).

12.4.3 Interventionen zur Vermeidung von Schulabbruch und Schulabsentismus

Schulabbruch und Schulabsentismus sind weltweite Probleme. Nach einer Übersicht der UNICEF (2005) besuchten im Jahre 2005 weltweit 121 Mio. Grundschulkinder keine Schule. Die Rate an Schulabsentismus bzw. Schulabbruch (»school drop-out«) kann als Indikator für die pädagogische Situation eines Landes (Kominski 1990) bzw. als Indikator für künftige soziale Probleme betrachtet werden (Berg et al. 1993).

Schulabbruch und Schulabsentismus sind mit einer Reihe von **Risikofaktoren** assoziiert, wobei manchmal schwer zu entscheiden ist, ob diese dem Schulabsentismus/Schulabbruch vorausgehen oder folgen. Die wichtigsten von ihnen sind (Battin-Pearson et al. 2000; Nurcombe 2007):

- Schulbezogene Risikofaktoren: schlechte Schulleistungen, Teilleistungsschwächen, umschriebene Entwicklungsstörungen, geringer sozialer Status innerhalb der Schulklasse.
- Allgemeine Normabweichungen: Dissozialität oder Delinquenz, Drogenmissbrauch, psychische Störungen.
- Ungünstiger Einfluss dissozialer und delinquenter Gleichaltriger (Peers), die häufig auch Drogenkonsum betreiben.
- Ungünstige familiäre Sozialisation: zerrüttete Familienverhältnisse, mangelnde elterliche Fürsorge oder elterliche Psychopathologie. Diese Faktoren können direkt oder indirekt mit dem Schulabbruch assoziiert sein.
- Äußere Bedingungen: demografische Faktoren (niedriger sozioökonomischer Status, Zugehörigkeit zu einer ethnischen Minderheit) begünstigen Schulabsentismus und Schulabbruch.

Battin-Pearson et al. (2000) haben diese Faktoren im Längsschnitt an einer Stichprobe 14-jähriger Schüler überprüft, die im Alter von 16 Jahren erneut untersucht wurden. Es zeigte sich, dass schlechte

Schulleistungen der stärkste Prädiktor für Schulabsentismus bzw. Schulabbruch waren, dass aber die anderen genannten Faktoren ebenfalls als Mediatorvariablen beteiligt waren, vor allem deviantes Verhalten und auch eine geringe Bindung an die Schule.

Es ist erstaunlich, dass angesichts der Bedeutung von Schulabsentismus/Schulabbruch relativ wenige Interventions- und Präventionsstudien in der internationalen Literatur zu finden sind. In einem Übersichtsartikel kommen Preavatt u. Kelly (2003) auf nur 16 empirische Studien in referierten Zeitschriften, von denen nur 5 eine Kontrollgruppe einbezogen hatten. Zu einem ähnlichen Ergebnis kommen Graeff-Martins et al. (2007), die in einer umfangreichen Recherche nur 37 einschlägige Studien identifizieren konnten, von denen der größere Teil sich gar nicht auf Interventionen, sondern auf Ursachen- und Bedingungsfaktoren von Schulabsentismus/Schulabbruch bezog.

Von den in diesen Übersichtsarbeiten referierten Interventionsstudien kommen nur wenige zu positiven Ergebnissen. In ihnen wurden folgende Interventionsformen angewandt:

- Direkte Instruktion und sorgfältige Anleitung der Kinder einer Minoritätengruppe im Lesen, Schreiben, Rechnen, also im Erlernen der basalen Kulturtechniken. Dieser Ansatz ging davon aus, dass schulische Leistungsschwächen Schulabsentismus/Schulabbruch fördern (Meyer 1984).
- Einführung eines Tutorensystems, wobei die Tutoren sowohl mit den Kindern als auch mit den Familien arbeiteten und fortlaufend bei Verhaltensweisen, die zu Schulabsentismus/Schulabbruch führen, intervenierten (z. B. Bequemlichkeit, Disziplinprobleme, Delikte) (Sinclair et al. 1998).
- Kombinierte Unterstützung von Eltern und Schulkindern, beginnend in der Vorkindergartenzeit mit Stimulation der Sprachentwicklung, Elterntraining, sozialer Unterstützung der Familien und mit freiwilligen Helfern in Klassenzimmern (Tempel et al. 2000).
- Kleingruppenintervention bei Risikoschülern für Schulabsentismus/Schulabbruch mit Lehrern als Tutoren, die direkte Anleitungen zum Lernstoff und zum Verhalten gaben (Caliste 1984).

Programme mit den hier angeführten Strategien waren erfolgreich und konnten z. T. die Raten an Schulabsentismus/Schulabbruch deutlich senken.

Gleiches gilt für drei Feldstudien, die im Rahmen des WPA-Programms »Global Program for Child and Adolescent Mental Health« in drei Erdteilen durchgeführt wurden: in Alexandria (Ägypten), in Nishnij Novgorod (Russland) und in Porto Alegre (Brasilien). Alle drei Feldstudien hatten dasselbe Design: In der Schule A (Projektschule) wurde die Schulabsentismus-/Schulabbruchsrate im vorangehenden Schuljahr als »Baseline« erhoben. Im darauffolgenden Schuljahr erfolgte eine strukturierte Intervention, die schulbezogene Maßnahmen, familienbezogene Maßnahmen und schülerbezogene Maßnahmen umfasste, und am Ende des Interventionsschuljahres wurde erneut die Schulabsentismus-/Schulabbruchsrate erhoben. In der Schule B (Kontrollschule) erfolgte ebenfalls am Ende des vorangegangenen Schuljahres eine »Baseline-Erhebung« zur Schulabsentismus-/Schulabbruchsrate. Im darauffolgenden Schuljahr erfolgte eine Aufklärung der Eltern, Schüler und Lehrer über die Folgen unzureichenden Schulbesuchs, jedoch keine gezielte Intervention und am Ende des Schuljahrs erneut eine Erhebung der Schulabsentismus-/Schulabbruchsrate. An zwei oder drei Standorten konnte die Schulabsentismus-/Schulabbruchsrate halbiert werden (in Nishnij Novgorod von 10,2% auf 5% und in Porto Alegre von 7% auf 3,6%), während in Alexandria dies nicht gelang.

Diese Feldversuche in drei Erdteilen, durchgeführt nach einem einheitlichen Plan und mit geringen Mitteln, zeigen, dass auf diese Weise einem weltweit verbreiteten Problem mit vielen negativen Konsequenzen für die Betroffenen und die Gesellschaft wirksam begegnet werden kann.

12.4.4 Intervention und Prävention bei psychischen Störungen

Bereits in der bahnbrechenden Untersuchung des Ehepaars Glueck (Glueck u. Glueck 1950) fiel die

hohe Rate an psychopathologischen Auffälligkeiten bei den von ihnen untersuchten Jugendlichen auf. In späteren Untersuchungen wurde dieser Befund bestätigt, wobei festgestellt wurde, dass bei vielen delinquenten Jugendlichen **mehrere psychische Störungen** in Kombination festzustellen waren, also eine hohe Komorbidität. Dies hat auch eine neuere Übersichtsarbeit (Vermeiren 2003) ergeben, in der die einschlägige Literatur bis 2002 zusammenfassend und kritisch dargestellt wurde. Einschränkend muss gesagt werden, dass die untersuchten Kollektive in den analysierten Arbeiten meistens Jugendliche waren, jedoch waren in allen Stichproben auch Kinder ab dem 11. oder 12. Lebensjahr enthalten. Die zweite Einschränkung im Hinblick auf Kinderdelinquenz lag darin, dass die Arbeiten auf Untersuchungen an inhaftierten Jugendlichen beruhten.

Da aber dissoziales und delinquentes Verhalten im Kindesalter sich häufig ins Jugendalter fortsetzt und in den Studien auch Kinder enthalten waren, erschien es den Autoren gerechtfertigt, diese Übersicht hier anzuführen, zumal ähnliche Studien für das Kindesalter nicht gefunden wurden.

In ◘ Tab. 12.6 ist die Häufigkeit psychischer Störungen bei inhaftierten jugendlichen Delinquenten wiedergegeben. Die Tabelle zeigt zunächst eine erhebliche Schwankungsbreite, wobei in allen analysierten Publikationen die mittleren Häufigkeitsraten weit über dem untersten Wert lagen. Aber auch die unteren Werte der ◘ Tab. 12.5 liegen mit Ausnahme von ADHS und Angststörungen über der Prävalenzrate dieser Störungen in der Allgemeinbevölkerung.

◘ Tab. 12.6 zeigt sehr eindringlich, dass inhaftierte jugendliche Straftäter eine hohe Belastung mit psychischen Störungen aufweisen, wobei angenommen werden kann, dass einige von diesen auch erst während der Inhaftierung entstanden sein könnten (z. B. posttraumatische Belastungsstörungen) oder durch die Inhaftierung intensiviert wurden (z. B. depressive Störungen oder suizidales Verhalten).

Aber auch bei einer Erhebung in verschiedenen Schulen wurden bei Schülern aller Altersstufen nicht unbeträchtliche Raten an psychischen Störungen gefunden. In einer repräsentativen Untersuchung an Schulen im Rahmen des Modellprogramms Psychiatrie der Bundesregierung (Remschmidt u. Walter 1990) konnte eine Prävalenzrate von 12,7% festgestellt werden, wobei die Häufigkeit der psychischen Störungen in Abhängigkeit vom Schultyp erheblich variierte. Dieser Sachverhalt ist in ◘ Tab. 12.7 wiedergegeben.

Wie ◘ Tab. 12.7 zeigt, sind die höchsten Auffälligkeitsraten in der Sonderschule festzustellen, die geringsten im Gymnasium und in der Realschule. Die Daten wurden anhand der »Child Behavior Checklist« (CBCL) von den Eltern erhoben. Zusätzlich wurden die Eltern und ab dem 12. Lebensjahr die Kinder selbst um Angaben darüber gebeten, wegen welcher in dem Fragebogen aufgeführten Beschwerden sie im letzten Halbjahr welche Einrichtungen aufgesucht haben. An weiteren Daten wurden Alter, Geschlecht, Staatsangehörigkeit, Wohnort, Berufe der Eltern und Schultyp erhoben.

Die Detailauswertung ergab, dass von den untersuchten Schülern 32,9%, also jedes dritte Kind, ein kritisches Symptom aufwiesen. Es wiesen 12,7% der Schüler mindestens zwei interventionsbedürftige Symptome auf und 5,8% drei oder mehr. Von den 1969 Kindern befanden sich 64 im zurückliegenden halben Jahr wegen einer psychiatrischen Symptomatik oder einem Entwicklungsrückstand in Behandlung oder Beratung, das sind 3,3% der Stichprobe. Von diesen 64 Kindern hatten 33, also die Hälfte, eine psychiatrisch-psychotherapeutische Einrichtung aufgesucht, die andere Hälfte eine nichtpsychiatrische ärztliche Institution.

Im Hinblick auf dissoziales und delinquentes Verhalten ist natürlich darauf hinzuweisen, dass nicht alle psychischen Störungen dazu disponieren bzw. mit ihnen assoziiert sind, wohl aber die in ◘ Tab. 12.6 angeführten.

Im Sinne einer **selektiven** oder **indizierten Prävention** wäre es wünschenswert, entsprechende Interventionen stärker als bisher in Schulen durchzuführen bzw. bei bereits diagnostizierten und interventionsbedürftigen Störungen die betreffenden Kinder an entsprechende Einrichtungen zu vermitteln oder sie auch vor Ort zu behandeln. Letzteres wurde modellhaft in der Marburger Region erprobt (Remschmidt u. Walter 1989, 1990) und im Hinblick auf mehrere Diagnosengruppen

Tab. 12.6 Psychische Störungen bei inhaftierten jugendlichen Straftätern im Alter von 11–22 Jahren, diagnostiziert nach DSM-III, DSM-III-R und DSM-IV. (Aus Vermeiren 2003)

Störungen des Sozialverhaltens	31–91%
Störungen des Sozialverhaltens mit oppositionell-aufsässigem Verhalten	9–55%
Aufmerksamkeitsdefizit-/Hyperaktivitätsstörung	4–72%
Alkohol- und Drogenmissbrauch	13–81%
Depressive Störungen (Major Depression)	14–33%
Suizidales Verhalten	14–32%
Angststörungen	3–62%
Posttraumatische Belastungsstörungen	4–65%

Tab. 12.7 Prävalenzraten psychischer Auffälligkeiten bei Schulkindern nach einer repräsentativen Erhebung in Schulen. (Aus Remschmidt u. Walter 1990)

Schultyp	**n**	**Davon auffällig:**	
		n	**[%]**
Sonderschule	64	15	23,4
Grundschule	567	94	16,6
Hauptschule	196	32	16,3
Förderstufe	195	30	15,4
Realschule	271	23	8,5
Gymnasium	449	32	7,1
Berufliche Schulen	227	25	11,0
Gesamt	**1969**	**251**	**12,7**

in einem Projekt zur Behandlung im häuslichen Milieu (»home treatment«) gemeinsam mit der Mannheimer Klinik verwirklicht (Remschmidt u. Schmidt 1988).

Bei diesen Studien handelt es sich um therapeutische Interventionen, also um Maßnahmen der sekundären oder gar tertiären Prävention. Es existieren aber zahlreiche erprobte Programme zur Prävention psychischer Störungen, auf die nicht im Detail hier eingegangen werden kann, weil dies den Rahmen dieses Buches sprengen würde.

In Tab. 12.8 sind die Effektstärken einiger erprobter Präventionsprogramme für psychische Störungen im Kindes- und Jugendalter wiedergegeben. Diese Übersicht soll zeigen, dass derartige präventive Interventionen wirkungsvoll sein können, wobei je nach Störung und Interventionsprogramm die Effektstärken erheblich variieren.

Tab. 12.8 Effektstärken einiger erprobter Präventionsprogramme für psychische Störungen bei Kindern und Jugendlichen

Psychische Störungen	Effektstärken
Körperliche Misshandlung (elternorientiert) (elterliche Kompetenz ↑; Kenntnisse ↑; Lebenskompetenztraining ↑)	0,3–1,5
Sexueller Missbrauch (opferorientiert) (Selbstschutz ↑; Abwehrkraft ↑)	0,2–0,9
Schulische Gewalt (Tätlichkeiten/Schikanieren ↓; Tyrannisieren ↓; Einschüchtern ↓)	0,25–0,33
Posttraumatische Belastungsstörung (PTBS) (Ängstlichkeit ↓; Depression, Niedergeschlagenheit ↓)	0,8–1,4
Nikotin-, Alkohol- und Drogenmissbrauch (selbstberichteter Konsum ↓; Widerstandsfähigkeit ↑)	0,2–0,4
Suizidales Verhalten (hilfesuchendes Verhalten ↑; Risikobereitschaft ↓; Hoffnungslosigkeit ↓)	0,1–1,4
Depression (Metaanalyse von 69 Präventionsprogrammen bei verschiedenen Altersgruppen) (depressive Symptomatik ↓; andere Symptome ↓; Risikofaktoren ↓)	-1,08–1,8 M: 0,22
Anpassungsprobleme bei Autismus (Schwere der Symptomatik ↓; unangepasstes Verhalten ↓; IQ ↑)	0,3–0,8

12.5 Multimodale Programme

Multimodale Programme, Mehrkomponentenprogramme, multisystemische Interventionen gehen von der Vorstellung aus, dass Dissozialität und Delinquenz multiple Ursachen haben und auch durch mehrere Faktoren aufrechterhalten werden. Insofern ist der Gedanke naheliegend, auch auf mehreren Ebenen zu intervenieren.

Wie in Abb. 12.1 dargestellt, können verschiedene Risiko- bzw. Bedingungsfaktoren für dissoziales und delinquentes Verhalten ausgemacht werden: individuelle Faktoren, Familieneinflüsse, institutionelle Faktoren (Kindergarten, Schule), wohnviertelabhängige Faktoren, die Gruppe der Gleichaltrigen (Peergroup) und natürlich auch gesamtgesellschaftliche Faktoren. Nun ist es schwer, auf allen diesen Ebenen zu intervenieren. Die bislang vorhandenen Programme beziehen in der Regel die Kinder, die Eltern sowie die Institutionen Kindergarten und Schule ein. Bereits in den vorangegangenen Abschnitten wurden verschiedene multimodale Programme erwähnt, was hier nicht wiederholt werden soll. Statt dessen sollen einige grundlegende Gesichtspunkte herausgestellt werden, die sich aus empirischen Untersuchungen ergeben haben:

- **Früh einsetzende Interventionen**, die eine Verbesserung der Eltern-Kind-Interaktion anstreben und zugleich mit einer Elternschulung (meist der Mütter) einhergehen, eine kognitive Förderung der Kinder einbeziehen und mindestens bis ins Schulalter fortgesetzt werden, haben eine realistische Chance, über Verhaltensänderungen der Eltern und der Kinder wirksam zu sein. Gute Beispiele hierfür sind die in Tab. 12.1 angeführten früh einsetzenden Präventionsprogramme mit langer Laufzeit.
- Trainingsprogramme, die **Eltern und Kinder** einbeziehen, sind in der Regel jenen überlegen, die nur eine der beiden Adressaten berücksichtigen. Ein Beispiel hierfür ist das von Kazdin et al. (1992) beschriebene kombinierte Programm zur Förderung des kognitiven Problemlösever-

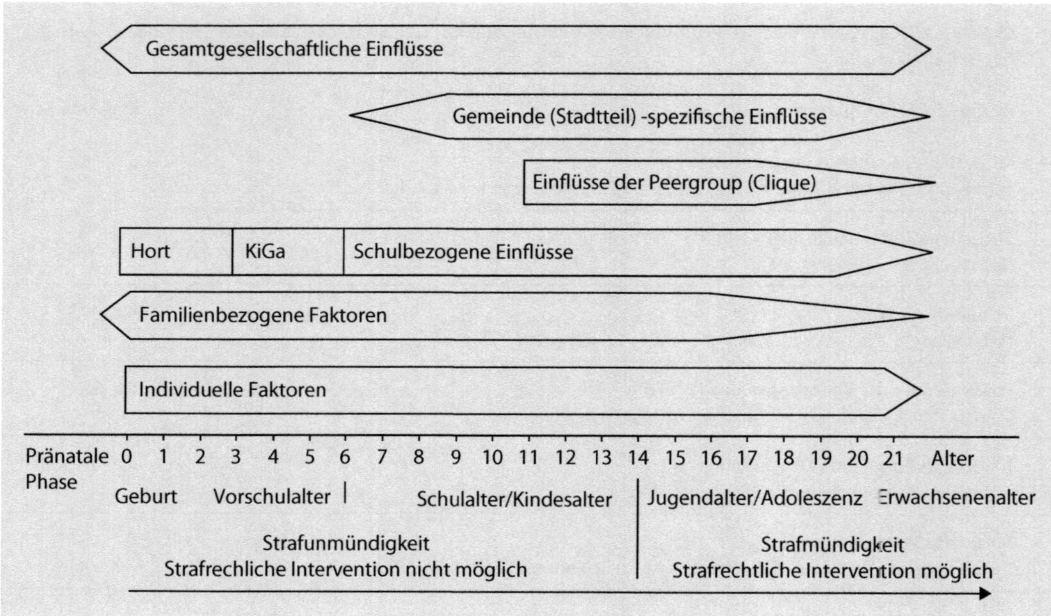

Abb. 12.1. Ansatzpunkte und Wirkungsorte präventiver Maßnahmen auf verschiedenen Alters- und Entwicklungsstufen

haltens der Kinder und des Erziehungsverhaltens der Eltern.

- Am eindrucksvollsten zeigt sich die Überlegenheit kombinierter Programme im Hinblick auf die **Prävention von Gewalt in Schulen** und auch im Hinblick auf **Schulabsentismus/Schulabbruch**. Für Ersteres ist das Programm von Olweus (2006) ein gutes Beispiel, für Letzteres das Programm zur Reduktion des Schulabsentismus/Schulabbruchs innerhalb des WPA-Programms »Child Mental Health« (Remschmidt et al. 2007).
- Zu den multimodalen Programmen gehört auch das multisystemische Therapieprogramm (»Multisystemic Treatment«, MST) von Henggeler, das verschiedene Interventionsebenen miteinander verknüpft (Henggeler et al. 1998): die Ebene des Individuums (kognitive Verhaltenstherapie), die Ebene der Familie (Vermittlung von Erziehungskompetenzen), die Ebene der Schule (Kompetenzförderung der Lehrer), die Ebene der Gleichaltrigen (Peers), Unterbrechung des Kontaktes zu delinquenten Gruppen, die Ebene psychischer Störungen (ggf. Medikation) sowie die Ebene des unmittelbaren Sozialfeldes (Aufsicht, soziale Kontrolle). Die multisystemische Therapie ist eine aufsuchende Therapieform, die die Lebensorte der Kinder und der Familie einbezieht, also Hausbesuche macht und Interventionen auch in der Schule durchführt. Die einzelnen Maßnahmen können je nach Problem und Kooperation auch gestuft und zeitlich gestaffelt durchgeführt werden. Die bislang vorliegenden Evaluationen haben relativ gute Ergebnisse erbracht mit Effektstärken um 0,50. Eine Metaanalyse von Curtis et al. (2004), in die 11 kontrollierte Studien einbezogen wurden, eruierte eine mittlere Effektstärke von 0,55. Eine zwei Jahre später durchgeführte Metaanalyse von Littell et al. (2005) kam jedoch zu einem etwas ungünstigeren Ergebnis. Diese Diskrepanz ist relativ typisch für Präventionsstudien im Feld von Dissozialität und Delinquenz. Auf die Überlegenheit der »akademischen Studien« bzw. »Projektstudien« wurde bereits hingewiesen, ebenso auf die großen Probleme der Implementierung in die Alltagspraxis und die hohen Abbruchraten.

Trotz gewisser Widersprüche und diskrepanter Ergebnisse kann davon ausgegangen werden, dass multimodale bzw. Mehrkomponentenmodelle denjenigen Interventionen überlegen sind, die sich nur auf eine einzige Interventionsebene stützen und insofern Lebensumfeld und sozialen Kontext sowie die Interaktionen zwischen den verschiedenen »Systemen«, in denen sich ein Kind bewegt, nicht hinreichend berücksichtigen.

12.6 Administrative Prävention und Intervention

Unter den administrativen Maßnahmen auf dem Gebiet der Prävention und Intervention können zwei Gruppen unterschieden werden: projektbezogene Maßnahmen und Aufgaben im Rahmen gesetzlicher Bestimmungen.

Die **projektbezogenen** Maßnahmen dienen im Allgemeinen der Erprobung neuer Konzepte und sind meist von vorübergehender Natur, wenngleich ihre Initiatoren anstreben, sie, soweit sie erfolgreich sind, zur dauerhaften Maßnahme zu machen. Im Hinblick auf Interventionen im Zusammenhang mit Kinderdelinquenz existieren verschiedene Maßnahmen, die in der Regel die Kooperation zwischen Polizei, Jugendhilfe, sozialen und therapeutischen Einrichtungen zu verbessern suchen. In manchen dieser Projekte stehen Gruppenarbeit oder Einzelfallhilfe im Vordergrund, in anderen wird der Schwerpunkt auf therapeutische Interventionen gelegt, in wieder anderen geht es auch um das Für oder Wider einer geschlossenen Unterbringung für strafunmündige Intensivtäter.

Eine sorgfältige Analyse projektbezogener Interventionen, allerdings meist ausgerichtet auf Jugendliche oder Erwachsene, enthält das »Düsseldorfer Gutachten« zu empirisch gesicherten Erkenntnissen über kriminalpräventive Wirkungen, das sich mit einer Sekundäranalyse der kriminalpräventiven Wirkungsforschung beschäftigt (Landeshauptstadt Düsseldorf 2002). In diesem Gutachten wurden 61 evaluierte kriminalpräventive Projekte aus allen Bereichen der ganzen Welt ausgewählt und ausgewertet. Unter den 61 Projekten wurden 19 eruiert, die von ihren Effekten als sehr gut bewertet wurden. Unter diesen 19 waren aber nur wenige, die sich speziell mit Kinderdelinquenz beschäftigten, u. a. das Projekt von Olweus.

Zu den projektbezogenen Maßnahmen gehören auch Informationsveranstaltungen der Polizei in Schulen oder Elternversammlungen, allgemeine Informationen über Straftaten von Kindern und Jugendlichen, Präventionsprojekte der Ministerien sowie Initiativen der Kommunen im Hinblick auf Reduktion von Gewalttätigkeit und Vandalismus junger Menschen.

Die meisten Maßnahmen der administrativen Prävention und Intervention erfolgen im Rahmen gesetzlicher Bestimmungen und definierten Aufgaben von Ämtern und Behörden. Unter ihnen spielen die Polizei und die Jugendämter eine führende Rolle, weshalb auf sie im Folgenden näher eingegangen wird.

12.6.1 Polizei

In ◘ Abb. 12.2 sind die administrativen Maßnahmen der Prävention und Intervention von Polizei, Jugendämtern und Staatsanwaltschaften wiedergegeben.

Da Kinder nach § 19 StGB schuldunfähig sind, sind die Interventionen der Polizei begrenzt. Die Aufgaben der Polizei sind in der Polizeidienstvorschrift (PDV 382) festgelegt (PDV 382, 1997), die bundesweit gültig ist und die den Grundsatz verfolgt: »Prävention geht vor Repression«. Die Aufgabe der Polizei ist es dabei, im Rahmen kinder- und jugendspezifischer Präventionsprojekte und Programme mit anderen zuständigen Stellen eng zusammenzuarbeiten. Eine Übersicht hierzu findet sich bei Heßler (2006).

Aufgaben der Polizei nach Maßgabe der Dienstvorschrift PDV 382

1. **In erster Linie Gefahrenabwehr**
   In diesem Sinne ist es die Aufgabe der Polizei, Gefahren abzuwehren, die Minderjährigen drohen oder von ihnen ausgehen. Die Gefährdungsmomente sind in der PDV 382 im Einzelnen recht genau definiert, sowohl, was mögliche Schädigungen betrifft (z. B. Opfer rechtswidriger Taten zu werden oder Einflüssen ausgesetzt zu sein, die körper-

▼

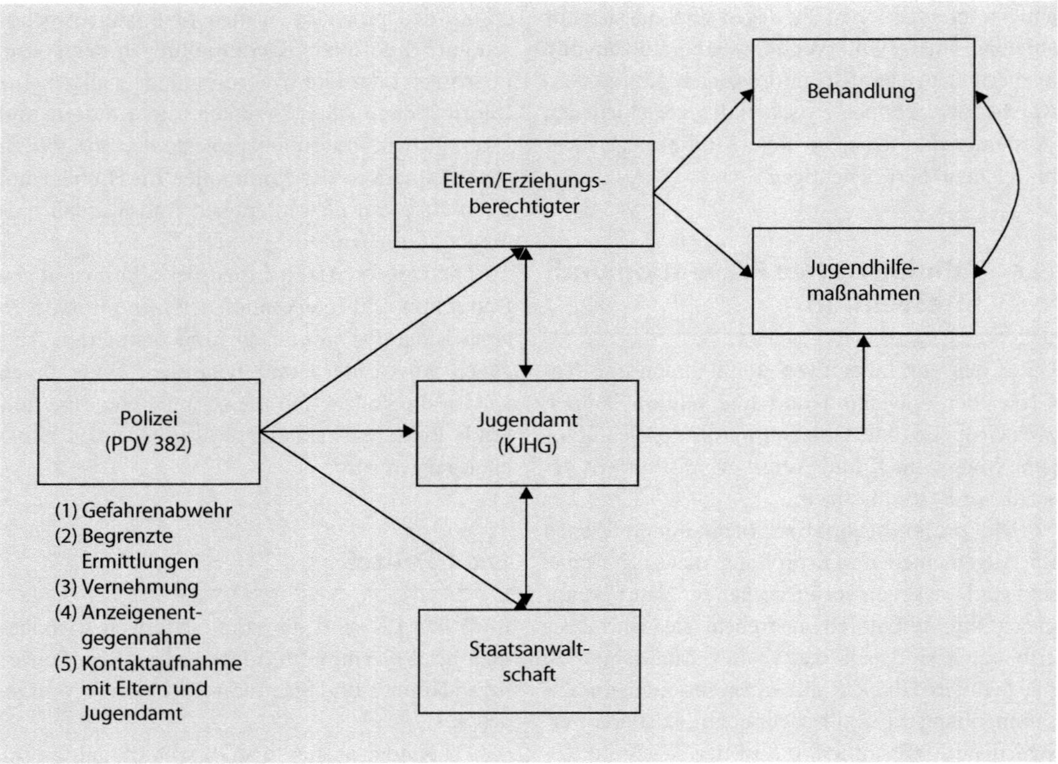

Abb. 12.2. Administrative Maßnahmen der Prävention und Intervention im Aufgabenkreis von Polizei, Jugendamt und Staatsanwaltschaft

liches und geistiges Wohl beeinträchtigen) und beziehen auch die Orte ein, die derartige Gefährdungen mit sich bringen können (z. B. Aufenthalt in Spielhöllen oder Nachtklubs). Gefährdungsmomente dieser Art sind natürlich auch Vernachlässigung bzw. körperliche, seelische und sexuelle Misshandlungen in der Familie.

2. **Begrenzte Ermittlungstätigkeit im Hinblick auf Strafverfahren**
   Diese Begrenzung trägt dem Umstand Rechnung, dass Kinder schuldunfähig sind. Insofern sind nur begrenzte Ermittlungen der Polizei erlaubt, sofern Kinder rechtswidrige Taten begangen haben. Dabei sind die Ermittlungen nur darauf auszurichten, ob
   - strafmündige Personen beteiligt sind,
   - eine Verletzung der Fürsorge- und Erziehungspflicht vorliegt,
   - vormundschaftsgerichtliche und behördliche Maßnahmen u. U. auch gegen Erziehungsberechtigte anzuregen sind und
   - die Identitäten von Personen zur Wahrnehmung zivilrechtlicher Ansprüche festzustellen sind.
3. **Vernehmungen**
   Diese sind besonders sorgfältig vorzubereiten, wobei nur eine umfassende Vernehmung stattfinden sollte. Mehrfache Vernehmungen bewirken, so die Vorschrift, insbesondere bei Kindern nicht zumutbare Belastungen und u. U. Aussageverfälschungen.
4. Anzeigenentgegennahme
   Die Polizei ist verpflichtet, auch Anzeigen gegen Kinder entgegenzunehmen und diese an die Staatsanwaltschaft weiterzuleiten.

▼

5. **Kontaktaufnahme mit den Eltern und dem Jugendamt**
Sofern die Polizei Kinder im Zusammenhang mit Straftaten antrifft oder auch in Institutionen, in denen sie gefährdet sind, hat sie mit den Eltern und ggf. auch mit dem Jugendamt Kontakt aufzunehmen. Freiheitsbeschränkende Maßnahmen bei Kindern sind nur unter ganz besonderen Bedingungen zulässig, z. B. zur Feststellung von deren Identität, im Rahmen der Gefahrenabwehr oder zur Unterbringung in einem psychiatrischen Krankenhaus nach den jeweiligen landesrechtlichen Bestimmungen. Hierbei ist aber der Verhältnismäßigkeitsgrundsatz in besonderer Weise zu beachten.

Wie aus ◘ Abb. 12.2 hervorgeht, nimmt die Polizei bei Straftaten, die von Kindern begangen werden, Kontakt mit den Eltern und dem Jugendamt auf und leitet die Anzeigen an die Staatsanwaltschaft weiter, obwohl diese aufgrund der Strafunmündigkeit bei Kindern gegen diese keine Anklage erheben kann. Liegt aus der Sicht der Staatsanwaltschaft eine Gefährdung von Kindern aufgrund von Straftaten oder anderer Ereignisse vor, so informiert die Staatsanwaltschaft das Jugendamt und ggf. auch das Familiengericht. Die von der Polizei an die Staatsanwaltschaft weitergegebenen Daten werden im staatsanwaltschaftlichen Verfahrensregister gespeichert, was rechtlich durchaus umstritten ist.

12.6.2 Jugendämter

Gemäß der Darstellung in ◘ Abb. 12.2, kommt dem Jugendamt im Zusammenhang mit Straftaten von Kindern eine besondere und zentrale Rolle zu. Denn im Jugendamt laufen die Informationen zusammen und über die Jugendämter kann eine Vielzahl von Maßnahmen in die Wege geleitet werden, die im Kinder- und Jugendhilfegesetz (Sozialgesetzbuch VIII) codifiziert sind. Hat das Jugendamt von der Polizei eine entsprechende Meldung über Gesetzesverstöße strafunmündiger Kinder erhalten, so setzt es sich in der Regel mit den Eltern in Verbindung und es werden Maßnahmen erörtert, die geeignet sind, um weitere Straftaten bzw. eine nachfolgende ungünstige Entwicklung des betreffenden Kindes zu verhindern. Je nach Problematik können sich die Eltern auch entschließen, für ihr Kind bzw. auch für die Familie eine ärztliche oder psychologische Behandlung in Anspruch zu nehmen oder, im Benehmen mit dem Jugendamt, angemessene Jugendhilfemaßnahmen, wie sie im KJHG codifiziert sind. Die folgende ► Übersicht gibt einen Überblick über diese Jugendhilfemaßnahmen.

Jugendhilfemaßnahmen gemäß KJHG

1. **Hilfe zur Erziehung (§ 27)**
In Absatz 1 des § 27 ist der Anspruch der Personensorgeberechtigten auf Hilfe zur Erziehung festgelegt. Er liegt dann vor, »wenn eine dem Wohl des Kindes oder des Jugendlichen entsprechende Erziehung nicht gewährleistet ist und die Hilfe für seine Entwicklung geeignet und notwendig ist«. Absatz 3 umschreibt die Maßnahmen im Einzelnen: »Hilfe zur Erziehung umfasst insbesondere die Gewährung pädagogischer und damit verbundener therapeutischer Leistungen«.
2. **Erziehungsberatung (§ 28)**
»Erziehungsberatungsstellen und andere Beratungsdienste und -einrichtungen sollen Kinder, Jugendliche, Eltern und andere Erziehungsberechtigte bei der Klärung und Bewältigung individueller und familienbezogener Probleme und der zugrundeliegenden Faktoren, bei der Lösung von Erziehungsfragen sowie bei Trennung und Scheidung unterstützen. Dabei sollen Fachkräfte verschiedener Fachrichtungen zusammenwirken, die mit unterschiedlichen methodischen Ansätzen vertraut sind«.
3. **Soziale Gruppenarbeit (§ 29)**
»Die Teilnahme an sozialer Gruppenarbeit soll älteren Kindern und Jugendlichen bei der Überwindung von Entwicklungsschwierigkeiten und Verhaltensproblemen

▼

helfen. Soziale Gruppenarbeit soll auf der Grundlage eines gruppenpädagogischen Konzepts die Entwicklung älterer Kinder und Jugendlicher durch soziales Lernen in der Gruppe fördern«.

4. **Erziehungsbeistand, Betreuungshelfer (§ 30)**
»Der Erziehungsbeistand und der Betreuungshelfer sollen das Kind oder den Jugendlichen bei der Bewältigung von Entwicklungsproblemen möglichst unter Einbeziehung des sozialen Umfelds unterstützen und unter Erhaltung des Lebensbezugs zur Familie seine Verselbständigung fördern«.
5. Sozialpädagogische Familienhilfe (§ 31)
»Sozialpädagogische Familienhilfe soll durch intensive Betreuung und Begleitung Familien in ihren Erziehungsaufgaben, bei der Bewältigung von Alltagsproblemen, der Lösung von Konflikten und Krisen, im Kontakt mit Ämtern und Institutionen unterstützen und Hilfe zur Selbsthilfe geben. Sie ist in der Regel auf längere Dauer angelegt und erfordert die Mitarbeit der Familie«.
6. **Erziehung in einer Tagesgruppe (§ 32)**
»Hilfe zur Selbsthilfe in einer Tagesgruppe soll die Entwicklung des Kindes oder des Jugendlichen durch soziales Lernen in der Gruppe, Begleitung der schulischen Förderung und Elternarbeit unterstützen und dadurch den Verbleib des Kindes oder Jugendlichen in seiner Familie sichern. Die Hilfe kann auch in geeigneter Form in der Familienpflege geleistet werden«.
7. **Vollzeitpflege (§ 33)**
»Hilfe zur Erziehung in Vollzeitpflege soll entsprechend dem Alter und Entwicklungsstand des Kindes oder des Jugendlichen und seinen persönlichen Bindungen sowie den Möglichkeiten der Verbesserung der Erziehungsbedingungen in der Herkunftsfamilie Kindern und Jugendlichen in einer anderen Familie eine zeitlich befristete Erziehungshilfe oder eine auf Dauer angelegte Lebensform bieten. Für besonders entwicklungsbeeinträchtigte Kinder und Jugendliche sind geeignete Formen der Familienpflege zu schaffen und auszubauen«.

Weitere Bestimmungen des KJHG sehen Heimerziehung (§ 34), intensive sozialpädagogische Einzelbetreuung (§ 35) und die Inobhutnahme von Kindern und Jugendlichen (§ 42) vor.

Im Zusammenhang mit Kinderdelinquenz ist bei den häufig vorliegenden sehr ungünstigen Voraussetzungen in der Familie eine **Inobhutnahme** angezeigt. Sie kann bei einer geeigneten Person, einer Einrichtung oder einer sonstigen betreuten Wohnform erfolgen. Dabei ist das Jugendamt verpflichtet, ein Kind oder einen Jugendlichen in seine Obhut zu nehmen,

> wenn eine dringende Gefahr für das Wohl des Kindes oder Jugendlichen die Inobhutnahme erfordert. Freiheitsentziehende Maßnahmen sind dabei nur zulässig, wenn und soweit sie erforderlich sind, um eine Gefahr für Leib und Leben des Kindes oder des Jugendlichen oder eine Gefahr für Leib und Leben Dritter abzuwenden. Die Freiheitsentziehung ist ohne gerichtliche Entscheidung spätestens mit Ablauf des Tages nach ihrem Beginn zu beenden. (KJHG, § 42)

Bei einer kleinen Gruppe kindlicher **Intensivtäter** ist ein Freiheitsentzug allerdings nicht zu vermeiden, wenn man verhindern will, dass sie weitere und z. T. erhebliche Straftaten verüben. Hier tut sich ein großes Dilemma auf, weil nicht in allen Bundesländern Heime mit geschlossenen Plätzen vorhanden sind, die diese Aufgabe übernehmen können und anderweitige Interventionen in der Freiheit (z. B. sog. Intensivbetreuungen, erlebnispädagogische Maßnahmen) sich nur als sehr begrenzt wirksam erwiesen haben.

In jedem Fall bedarf eine Unterbringung mit Freiheitsentziehung gemäß § 1631b BGB einer richterlichen Genehmigung. Ausführlich behandelt wird diese Problematik bei Fegert et al. (2001).

An verschiedenen Stellen wird daran gearbeitet, die geschlossene Unterbringung in Heimen durch eine Pflegeelternschaft als Alternative zu ersetzen. Derartige Pflegeelternschaften sind auf 6–9 Monate angelegt und verfolgen unter Berücksichtigung lerntheoretischer Gesichtspunkte (z. B. Vergabe von Punkten für korrekt erfüllte Aufgaben und Einhaltung von Regeln) das Ziel, eine grundlegende Verhaltensänderung bzw. Umorientierung der jungen Straftäter zu erreichen. Dieser Ansatz steckt in Deutschland noch in seinen Anfängen, positive Evaluationen stehen noch aus.

Auf Alternativen zur Strafhaft wird hier nicht eingegangen, da sich die Darstellung der Autoren ganz bewusst auf Strafunmündige konzentriert. Lediglich unter Prognose- und Verlaufsgesichtspunkten sind die Autoren an verschiedenen Stellen auf Jugendliche und junge Erwachsene (Heranwachsende) eingegangen.

12.6.3 Integrative Initiativen auf kommunaler Ebene und auf Landesebene

Angesichts der Zunahme der Gewaltkriminalität junger Menschen, der Beunruhigung der Bevölkerung und des Abgleitens junger Straftäter in Arbeitslosigkeit, Drogenkonsum und soziale Verelendung haben verschiedene Kommunen und auch Bundesländer Initiativen ergriffen, deren Ziel es ist, der Kriminalität junger Menschen vorzubeugen, die existierenden Kriminalitätsraten zu reduzieren und zur Resozialisierung der Straftäter beizutragen. Die meisten dieser Initiativen beziehen sich auf das Jugendalter und das frühe Erwachsenenalter, nur wenige richten sich an Kinder, also an Strafunmündige. Man mag ja auch zweifeln, ob die Trennung zwischen Kindesalter und Jugendalter bzw. frühem Erwachsenenalter sinnvoll ist, zumal die biologische, psychologische und soziale Entwicklung nicht strengen Altersgrenzen folgt, sondern recht variabel ist, weshalb hier auch zwischen Alter und Entwicklungsstand jeweils unterschieden wird. Der Grund, weshalb die Autoren an den gesetzlichen Definitionen des Kindes-, Jugend- und frühen Erwachsenenalters festhalten, ist die in Deutschland auf das Alter von 14 Jahren festgelegte Strafmündigkeit, die durchaus Auswirkungen sowohl auf die delinquenten Aktivitäten von Kindern hat, als auch auf die jeweiligen Maßnahmen, die bei straffällig gewordenen Kindern ergriffen werden können.

Die bislang vorliegenden kommunalen und Landesinitiativen konzentrieren sich alle auf ein breiteres Alters- und Entwicklungsspektrum, beziehen aber Strafunmündige mehr oder weniger ein. Meist werden auf der jeweiligen Ebene interdisziplinär zusammengefasste Arbeitsgruppen oder Präventionsräte zur kommunalen oder landesweiten Kriminalprävention eingesetzt, die Vorschläge für konkrete Maßnahmen erarbeiten. Dabei ist es von großer Bedeutung, dass die ergriffenen präventiven Interventionen nicht am »Grünen Tisch« ersonnen werden, sondern sich am empirisch begründeten Wissen orientieren. Aber auch diesbezüglich ergeben sich mancherlei Schwierigkeiten, vor allem im Hinblick auf die Übertragbarkeit der Ergebnisse ausländischer Studien auf die deutschen Verhältnisse – und die meisten gut evaluierten Studien wurden im Ausland durchgeführt. Eingedenk dieser Problematik soll nur auf zwei deutsche Initiativen eingegangen werden, eine auf kommunaler Ebene, eine auf der Ebene eines Bundeslandes.

Düsseldorfer Gutachten zu empirisch gesicherten Erkenntnissen über kriminalpräventive Wirkung In der nordrhein-westfälischen Landeshauptstadt Düsseldorf wurde bereits 1994 ein kriminalpräventiver Rat mit gesamtgesellschaftlicher Zusammensetzung gegründet, der in zehn Projektgruppen verschiedene Initiativen zur Kriminalprävention konzipiert und durchgeführt hat. Zu ihnen gehörten u. a. Antigewalt-Trainingsprogramme, Zivilcourage-Seminare für Schüler sowie Weiterbildungsangebote für Lehrer zum Umgang mit Gewalt. Der kriminalpräventive Rat der Stadt Düsseldorf hat sodann im Februar 2001 ein Gutachten zur Wirkungsforschung präventiver Maßnahmen initiiert, das von einer interdisziplinären Arbeitsgruppe erarbeitet wurde und in dem 61 evaluierte kriminalpräventive Projekte aus der ganzen Welt ausgewählt und ausgewertet wurden. Einbezogen wurden ausschließlich evaluierte Projekte, die im Hinblick auf ihre Ergebnisse in drei Kategorien eingeteilt wurden: erfolgreiche Programme, erfolgversprechende und erfolglose Programme.

In dem Gutachten wurden drei Formen der Prävention unterschieden:

1. Die **täterorientierte** Prävention, bei der der Straftäter im Mittelpunkt steht.
2. Die **opferorientierte** Prävention, die die Perspektive des Opfers im Blickpunkt hat, insbesondere die Beziehungen zwischen Täter und Opfer.
3. Die **tatgelegenheitsorientierte** Prävention, die nach dem Motto »Gelegenheit macht Diebe« die jeweilige Situation und ihre Elemente in den Mittelpunkt stellt. Dabei wird u. a. davon ausgegangen, dass der Täter sich beim Verüben der Tat von einer Kosten-Nutzen-Abwägung leiten lässt.

Unter den 61 evaluierten Projekten wurden 19 nach Maßgabe ihrer empirisch gesicherten Wirksamkeit als »sehr gut« bezeichnet, während 10 Studien nur unzureichende Ergebnisse erbrachten. Die übrigen Studien rangierten im Mittelfeld.
Von den 19 Projekten bezogen sich sechs auf die Prävention von Drogenkonsum und Drogenkriminalität, drei auf präventive Maßnahmen gegen Aggressivität bzw. Vandalismus, drei auf die Prävention allgemeiner Kriminalität, zwei waren gegen Einbruchskriminalität, zwei weitere gegen Straßenkriminalität gerichtet. Ein Programm zielte auf die Prävention der Jugendkriminalität, der Freizeitkriminalität sowie auf eine Verbesserung der nachbarschaftsorientierten Polizeiarbeit ab.
Interessanterweise ergab sich keine eindeutige Tendenz im Hinblick auf eine Bevorzugung einer der drei genannten Präventionsarten. Insbesondere konnte das Ergebnis des »Sherman-Reports« (Sherman et al. 1998) nicht bestätigt werden, wonach tatgelegenheitsorientierte Präventionsmaßnahmen den täterorientierten überlegen sind. Im Hinblick auf die Analyse der Studien, die als unzureichend klassifiziert wurden, stellen die Autoren heraus, dass das schlechte Abschneiden aller Ansätze, die über Massenmedien (Fernsehen oder Radiowerbung, Plakate) versuchten, die Kriminalität zu bekämpfen, eklatant war. Allerdings weisen sie darauf hin, dass die gesamte Forschung über die Wirkung von Massenmedien zur Kriminalitätsbekämpfung aus den 1970er Jahren stammt (Sherman et al. 1998)

12

Abschlussbericht der Expertenkommission des Hessischen Justizministeriums zur Bekämpfung der Jugendkriminalität Der Anstieg der Jugendkriminalität, insbesondere aber der Gewaltkriminalität, hat, neben den Kommunen, auch einige Bundesländer veranlasst, Arbeitsgruppen mit dem Ziel einzusetzen, Lösungsvorschläge zu erarbeiten, die in der Kriminalitätsprophylaxe wirksam eingesetzt werden können.

Als Beispiel für eine solche Initiative kann die vom hessischen Minister der Justiz inaugurierte, interdisziplinär zusammengesetzte »Expertenkommission zur Verbesserung der rechtlichen und tatsächlichen Instrumentarien zur Bekämpfung der Jugendkriminalität« gelten. Diese Expertenkommission hat im August 2008 einen Abschlussbericht vorgelegt, der, auf der Basis wissenschaftlicher Erkenntnisse und Erfahrungen in der Praxis, Vorschläge zur Kriminalitätsprävention enthält, von denen sich einige auch auf Strafunmündige beziehen. Die Mehrzahl der vorgeschlagenen Programme wurde bereits in vorangehenden Abschnitten dieses Buches beschrieben und stimmen mit dem Tenor der Ausführungen der Autoren überein. Sie sollen aber dennoch als Beispiel einer fortschrittlichen Länderinitiative in aller Kürze referiert werden (Hessisches Ministerium der Justiz, Abschlussbericht 2008).

- Als Basis erfolgreicher Präventionsmaßnahmen werden **Mehr-Ebenen-Programme** angesehen. Sie sollten Täter, Opfer und Situation kriminellen Handelns gleichermaßen berücksichtigen und Maßnahmen umfassen, die an allen Ebenen ansetzen. Dabei sollen die strafunmündigen Kinder ebenso wie ihre Eltern und das Umfeld in das präventive Handeln einbezogen werden.
- **Elterntrainings** sind geeignet, uneinfühlsames, aggressives, inkonsistentes und nachteiliges Erziehungsverhalten zu reduzieren. Von ihnen sollte entsprechend Gebrauch gemacht werden.
- Auch kindzentrierte und **regelmäßige Hausbesuche** durch Mentoren des Jugendamtes können aggressives Erziehungsverhalten reduzieren. Im Rahmen der Hausbesuche eröffnet sich die Möglichkeit zur Vereinbarung eines individuellen Erziehungsplans und zur Etablie-

rung von Maßnahmen, die der Förderung der sozialen Kompetenz des Kindes dienen.

- **Multisystemische Behandlungsprogramme** haben sich im Hinblick auf die Reduktion dissozialen oder delinquenten Verhaltens bewährt. Sie umfassen z. B. eine Kombination aus Elterntraining, Unterstützungsmaßnahmen gegenüber der Familie, Förderung der sozialen Kompetenz und ggf. auch psychotherapeutische Interventionen, die sowohl den Kindern, den Eltern als auch der ganzen Familie gelten können.
- Präventives Handeln erfordert zuallererst die Wirkung eines **Problembewusstseins** bei allen, die in präventive Maßnahmen involviert werden sollen. Wenn Probleme negiert oder ignoriert werden, kann präventives Handeln nicht zielführend sein.
- Präventive Maßnahmen müssen auch den **interkulturellen Kontext** einbeziehen, allerdings nicht in dem Sinne, dass für einzelne gesellschaftliche Gruppierungen »Extramaßnahmen« konzipiert werden, die sich von den allgemeinen Präventionsmaßnahmen unterscheiden. Vielmehr sollen interkulturelle Besonderheiten in die vorhandenen Programme integriert werden.
- International **erprobte Erziehungsprogramme** (Mentorenmodelle und multisystemische Familienbehandlungsprogramme) sowie therapeutische Ansätze sollten an die deutsche Situation angepasst und entsprechend eingesetzt werden.
- Von besonderer Bedeutung ist die Förderung **wissenschaftlicher Begleitung** schulischer Mehrebenenkonzepte zur Gewaltprävention. Hierfür wird auch eine hinreichende finanzielle Unterstützung, die Entwicklung eines deutschen Manuals, die Kontrolle der Implementierung sowie eine methodisch angemessene Prozess- und Wirkungsevaluation gefordert.
- Mehrebenenkonzepte im Bereich des **Vereinssports**, die sich national und international als erfolgreich erwiesen haben, sollten in Präventionsmaßnahmen einbezogen werden. Sie umfassen z. B. auch die Ausbildung von Trainern als Konfliktmoderatoren, Schiedsrichterschulungen und Kooperationsstrategien auf kommunaler Ebene. Derartige Konzepte sollten insbesondere durch Sportverbände gefördert und durchgesetzt werden.
- Von zentraler Bedeutung ist eine breit angelegte **Kooperation** zwischen den Erziehungsinstitutionen untereinander, freien Trägern, der Polizei und der Justiz zur Bündelung der Ressourcen und Vernetzung effektiver Präventionsmaßnahmen. Dies sei allerdings ohne eine Gesetzesänderung nicht zu erreichen. Insbesondere die datenschutzrechtliche Situation bedürfe einer Veränderung. Es wird gefordert, in das Sozialgesetzbuch (SGB VIII) einen neuen § 4a aufzunehmen, der, ähnlich wie in Dänemark, Kindergärten, Schulen, Jugendämter, Träger der Jugendhilfe sowie Polizei und Justiz zur Kooperation bei der primären Prävention auch in Einzelfällen und nicht nur bei der Planung wie bislang gültig (§ 81 SGB VIII) verpflichtet.

Zusammenfassung

Der Begriff Prävention umfasst im Kontext dieser Darstellung alle Maßnahmen, die der Vorbeugung dissozialen und/oder delinquenten Verhaltens dienen, sei es durch Verhinderung des erstmaligen Auftretens (primäre Prävention), sei es durch Verhinderung des Wiederauftretens (sekundäre Prävention).

Bezogen auf die jeweiligen Zielgruppen unterscheidet man die **universelle Prävention**, die sich an eine vollständige, nicht selektierte Population wendet, von der **gezielten Prävention**, die sich an definierte Teilpopulationen richtet, entweder an bestimmte Risikogruppen (selektive Prävention) oder auf bereits betroffene Personen bzw. Hochrisikogruppen (indizierte Prävention).

Der Begriff **Intervention** ist weiter gefasst und erstreckt sich auf alle Maßnahmen, die dazu dienen, dissoziale oder delinquente Verhaltensweisen zu reduzieren, auch auf solche, die nicht unter den Begriff der Prävention subsumiert werden können.

Alle Präventions- und Interventionsprogramme zur Beeinflussung delinquenten Verhaltens zielen darauf ab, Risikofaktoren zu reduzieren, protektive Faktoren zu unterstützen sowie zur individuellen Förderung und sozialen Integration der jeweils Betroffenen beizutragen. Im günstigen Fall ergeben sich innerhalb oder außerhalb von Präventions- und Interventionsmaßnahmen biografische Wendepunkte in der Entwicklung junger Straftäter oder entsprechend Gefährdeter, die ihrem Leben eine positive Richtung geben.

Angesichts der Tatsache, dass Straftaten junger Menschen nicht nur diese persönlich ins Unglück stürzen, sondern auch ein gewaltiges gesellschaftliches und wirtschaftliches Problem darstellen, wurden weltweit Präventions- und Interventionsprogramme entwickelt, die sich, in gewissen Grenzen, als erfolgreich erwiesen haben, auch wenn ihre Akzeptanz und Durchführung noch zu wünschen übrig lässt.

- Interventionen während **der Schwangerschaft und in der frühen Kindheit** zielen darauf ab, die Zahl der Kindesmisshandlungen zu reduzieren, die Erziehungsfähigkeit der Eltern zu fördern und Fehlernährungen sowie Vernachlässigungen zu vermeiden. Mehrere Studien haben gezeigt, dass derartige Maßnahmen geeignet sind, einer späteren Delinquenzentwicklung vorzubeugen.
- **Vorschulprogramme**, die bislang durchgeführt wurden, hatten nicht primär das Ziel Delinquenz zu verhindern. Sie waren vielmehr darauf ausgerichtet, Kindern aus unterprivilegierten Familien bessere Lebenschancen zu eröffnen. Es hat sich aber gezeigt, dass sich einige dieser Programme auch präventiv im Hinblick auf eine spätere Delinquenzentwicklung auswirken.
- **Familienbezogene Interventionen**, die entweder als Elterntrainingsprogramme oder als familientherapeutische Programme durchgeführt wurden, haben gezeigt, dass sie geeignet sind, später auftretendem delinquenten Verhalten vorzubeugen bzw. dieses zu reduzieren. Einige dieser Programme sind inzwischen gut evaluiert und weltweit verbreitet.
- **Soziale Trainingsprogramme**, die auf die Vermeidung bzw. Reduktion »störenden Sozialverhaltens« ausgerichtet sind, haben insofern eine präventive Wirkung, als ein gestörtes Sozialverhalten häufig die Vorstufe für Straftaten darstellt. Sie beruhen in der Regel auf lerntheoretischen Konzepten und berücksichtigen häufig einen Mehrebenenansatz, der das einzelne Kind, die Familie und auch außerfamiliäre Sozialisationsinstanzen (z. B. Kindergarten, Schule) einbezieht.
- **Schulbezogene Programme** haben im Hinblick auf drei Problembereiche positive Ergebnisse erzielen können: Reduktion von Gewalt im schulischen Kontext, Vermeidung von Schulabbruch und Schulabsentismus und Prävention bzw. Intervention bei psychischen Störungen. Alle drei Problembereiche, insbesondere die ersten beiden, sind bedeutsame Risikofaktoren für delinquentes Verhalten. Erfolgreiche schulbezogene Programme beruhen in der Regel auf einem Mehrebenenansatz, der den einzelnen Schüler, die Lehrerschaft, die Eltern und auch die außerschulische Freizeitgestaltung berücksichtigt.
- **Administrative Programme** versuchen über Zusammenarbeit und Koordination von Familie, Schule, Jugendamt, Instanzen der Freizeitgestaltung (z. B. Jugendgruppen, Sportvereine etc.) und Polizei Straftaten zu verhindern bzw.

ihrem Wiederauftreten vorzubeugen. Diesbezüglich haben sich auf kommunaler und Landesebene verschiedene Initiativen gebildet und Projekte inauguriert, deren Ergebnisse noch abzuwarten sind.

Literatur

Aber JL, Jones SM, Brown JL et al. (1998) Resolving conflicts creatively: Evaluation of developmental effects of a school-based violence program in neighborhood and classroom context. Dev Psychopathol 10: 187–213

Achenbach TM, McConaughy SH, Howell, CT (1987) Child/adolescent behavior and emotional problems: Implications of cross-informant correlations for situational specifity. Psychol Bull 101: 213–232

Aguilar B, Stroufe IA, Egeland B, Carlson E (2000) Distinguishing the early onset/persistent and adolescent onset of antisocial behavior types: from birth to 16 years. Dev Psychopathol 12: 109–132

Akers R (1994) Criminological theories: Introduction and evaluation. Roxbury, Los Angeles

Albrecht G, Howe CW, Wolterhoff-Neetiz J (1988) Neue Ergebnisse zum Dunkelfeld der Jugenddelinquenz. In: Kaiser G, Albrecht HJ (Hrsg) Kriminologische Forschung in den 80er Jahren. Kriminologische Forschungsberichte, Bd 35, 2, Freiburg, S 661 ff

Albrecht H-J, Grundies V (2009) Justizielle Registrierungen in Abhängigkeit vom Alter. Befunde aus der Freiburger Kohortenstudie. Monatsschr Kriminol 91(2/3): 326–343

Alessi NE, Magen J (1988) Comorbidity of other psychiatric disturbances in depressed psychiatrically hospitalized children. Am J Psychiatry 145: 1582–1584

Alessi NE, McManus M, Grapentine WL, Brickman A (1984) The characterization of depressive disorders in serious juvenile offenders. J Affect Disord: 9–17

Alexander JF, Parsons BV (1973) Short-term behavioral intervention with delinquent families: Impact on family process and recidivism. J Abnorm Psychol 81: 219–225

Althof W, Garz D (1986) Moralische Zugänge zum Menschen – Zugänge zum moralischen Menschen. Schlussbetrachtungen. In: Oger F, Althof W, Garz D (Hrsg) Moralische Zugänge zum Menschen. Zugänge zum moralischen Menschen. Kindt, München, S 327–362

Amelang M (1986) Sozial abweichendes Verhalten. Springer, Berlin Heidelberg New York Tokio

Amelang M, Wantoch H (1971) Untersuchungen zur selbstberichteten Delinquenz. II. Faktoren begangener und erlittener Straftaten. Monatsschr Kriminol 54: 377–393

American Psychiatric Association (ed) (1980) Diagnostic and statistical manual of mental disorders, 3rd edn, DSM-III. American Psychiatric Association, Washington, DC

American Psychiatric Association (ed) (1987) Diagnostic and statistical manual of mental disorders, DSM-III-R. American Psychiatric Association, Washington, DC

Andresen B (2002) HPI – Hamburger Persönlichkeitsinventar. Hogrefe, Göttingen

Angold A, Costello, EJ (1993) Depressive comorbidity in children and adolescents: empirical, theoretical, and methodological issues. Am J Psychiatry 150: 1779–1791

Angold A, Costello EJ, Erkauli A (1999) Comorbidity. J Child Psychol Psychiatr 40: 57–87

Aos S, Phipps P, Barnoski R, Lieb R (2001) The comparative costs and benefits of programs to reduce crime (Version 4.0) Washington State Institute for Public Policy, Olympia, WA

Arbuthot J, Gordon DA, Jurkovic GJ (1987) Personality. In: Quay HC (ed) Handbook of juvenile delinquency. Wiley, New York, pp 139–183

Archer J, Coté S (2005) Sex differences in aggressive behaviour. In: Tremblay RE, Hartup WW, Archer J (eds) Developmental origins of aggression. Guilford, New York, pp 425–443

Arseneault L, Tremblay RE, Boulerice B, Séguin R, Saucier J-F (2000) Minor physical anomalies and family adversity as risk factors for violent delinquency in adolescents. Am J Psychiatry 157: 917–923

Asberg M, Schalling D, Traksman-Bendz L, Wagner A (1987) Psychobiology of suicide, impulsivity and related phenomena. In: Melzer HA (ed) Psychopharmacology: Third generation of progress, Raven, New York, pp 655–688

Atkins E, Cherry N, Douglas JWB, Kiernan KE, Wadsworth MEJ (1981) The 1946 British birth cohort: an account of the origins, progress, and results of the National Survey of Health and Development. In: Mednick SA, Baert AE, Bachmann BP (eds) Prospective longitudinal research. Oxford University Press, Oxford pp 25–30.

Babinski LM, Hartsough CS, Lambert NM (1999) Childhood conduct problems, hyperactivity-impulsivity, and inattention as predictors of adult criminal activity. J Child Psychol Psychiatry 40: 347–355

Bagwell CL, Coie JD, Terry RA, Lochman JE (2000) Peer clique participation and social status in preadolescents. Merrill Palmer Q 46: 280–305

Bale P (1981) Behaviour problems and their relationship to reading difficulty. J Res Read 4: 123–135

Bank L, Duncan T, Patterson GR, Reid J (1993) Parent and teacher ratings in the assessment and prediction of antisocial and delinquent behaviors. J Pers 61: 693–709

Bannenberg B, Rössner D (2006) Erfolgreich gegen Gewalt in Kindergärten und Schulen. Beck, München

Barnow S, Skoeries B, Lucht M, Freyberger HJ (2000) Der Einfluss psychosozialer Traumata und elterlichen Erziehungsverhaltens auf Aggressivität im Jugendalter. Report Psychologie 2: 98–109

Bastine R (1998) Klinische Psychologie. Bd 1. Kohlhammer, Stuttgart

Bates JE, Pettit GS, Dodge KA (1995) Family and child factors in stability and change in children's aggressiveness in elementary school. In: McCord J (ed) Coercion and punishment in long-term perspectives. Cambridge University Press, Cambridge, pp 124–138

Battin SR, Hawkins JD,Thornberry TP, Krohn MD (1998) The contribution of gang membership to delinquency beyond the influence of delinquent peers. Bulletin of the US Department of Justice, Office of Justice Programs, Washington, DC

Battin-Pearson S, Newcombe MD, Abbott RD, Hill K, Catalano RF, Hawkins JD (2000) Predictors of early highschool drop-out: A test of 5 theories. J Educ Psychol 92: 568–582

Beelmann A (2000) Prävention dissozialer Entwicklungen: Psychologische Grundlagen und Evaluation früher kind- und familienbezogener Interventionsmaßnahmen. Habilitationsschrift, Universität Erlangen-Nürnberg, Institut für Psychologie

Beelmann A (2004) Förderung sozialer Kompetenzen im Kindergarten: Evaluation eines sozialen Problemlösetrainings zur universellen Prävention dissozialer Verhaltensprobleme. Kindheit und Entwicklung 13: 113–121

Beelmann A (2006) Wirksamkeit von Präventionsmaßnahmen bei Kindern und Jugendlichen: Ergebnisse und Implikationen der integrativen Erfolgsforschung. Z Klin Psychol Psychother 35: 151–162

Beelmann A (2007) Förderung von Erziehungskompetenzen bei Eltern: Konzeption und Beschreibung eines Elterntrainings zur Prävention von Verhaltensstörungen bei Vor- und Grundschulkindern. In: Röhrle B (Hrsg) Gesundheitsförderung und Prävention bei Kindern und Jugendlichen, DGVT, Tübingen, pp 277–294

Beelmann A, Raabe T (2007) Dissoziales Verhalten von Kindern und Jugendlichen. Hogrefe, Göttingen

Beelmann A, Jaursch S, Lösel F, Stemmler M (2006) Frühe universelle Prävention von dissozialen Verhaltensproblemen: Implementierung und Wirksamkeit eines verhaltensorientierten Elterntrainings. Praxis der Rechtspsychologie 16: 120–143

Benson DF, Zaidel E (1985) The dual brain. Guilford, New York

Berg I, Butler A, Franklin J, Hayes H, Lucas C, Sims R (1993) DSM-III-R disorders, social factors and management of school attendance problems in a normal population. J Child Psychol Psychiatry 34: 1187–1203

Bergman LR (1996) Measurement and data quality in longitudinal research. Eur Child Adolesc Psychiatry 5 (Suppl 1): 28–32

Berman ME, Kavoussi RJ, Coccaro EF (1997) Neurotransmitter correlates of human aggression. In: Stoff DM, Breiling J, Maser DJ (eds) Handbook of antisocial behavior. Wiley, New York, pp 305–313

Biederman J, Faraone S, Mick E, Lelou E (1995) Psychiatric comorbidity among referred juveniles with major depression: fact or artefact? J Am Acad Child Adolesc Psychiatry 34: 579–590

Blankenburg E, Sessar K, Steffen W (1978) Die Staatsanwaltschaft im Prozess strafrechtlicher Sozialkontrolle. Duncker & Humblot, Berlin

Blumstein A, Cohen J (1979) Estimation of individual crime rates from arrest records. J Crim Law Criminol 70: 561–585

Blumstein A, Cohen J (1987) Characterizing criminal careers. Science 237: 985–991

Blumstein A, Farrington DP, Moitra S (1985) Delinquency careers: Innocents, desisters, and persisters. In: Tonry M, Morris N (eds) Crime Soc Justice: An annual review of research: 6, University of Chicago Press, Chicago, pp 187–219

Boers K, Lösel F, Remschmidt H (Hrsg) (2009) Entwicklungskriminologie und kriminologische lebenslaufforschung. Monatsschr Kriminol 92(2/3) Sonderheft

Brennan PA, Mednick BR, Mednick SA (1993) Parental psychopathology, congenital factors, and violence. In: Hodgins S (ed) Mental disorder and crime. Sage, Thousand Oaks, pp 244–261

Brennan PA, Grekin IR, Mednick, SA (1999) Maternal smoking during pregnancy and adult male crime outcomes. Arch Gen Psychiatry 56, 215–219

Brier N (1988) The relationship between learning disability and delinquency: A review and reappraisal. J Learn Disabil 22: 547–553

Brook J, Whiteman MM, Finch S (1992) Childhood aggression, adolescent delinquency, and drug use: A longitudinal study. J Genet Psychol 153: 369–383

Brook JS, Whiteman M, Finch SJ, Cohen P (1996) Young adult drug use and delinquency: Childhood antecedents and adolescent mediators. J Am Acad Child Adolesc Psychiatry 35: 1584–1592

Buikhuisen W (1982) Aggressive behavior and cognitive disorder. Int J Law Psychiatry 5: 205–217

Buikhuisen W (1987) Cerebral dysfunctions and persistent juvenile delinquency. In: Mednick SA, Moffitt TE, Stack SA (eds) The causes of crime. Cambridge University Press, Cambridge, pp 168–183

Bukstein OG (2000) Disruptive behavior disorders and substance use disorders in adolescents. J Psychoactive Drugs 32: 67–79

Bundeskriminalamt (Hrsg) (2001) Polizeiliche Kriminalstatistik 2000 – Bundesrepublik Deutschland, Wiesbaden

Bundesministerium des Inneren, Bundesministerium der Justiz (Hrsg) (2001) Erster periodischer Sicherheitsbericht, Berlin

Cadoret RJ, Yates WR, Troughton E, Woodworth G, Stewart MA (1995) Adoption study demonstrating two genetic pathways to drug abuse. Arch Gen Psychiatry 52: 42–52

Caliste ER (1984) The effect of a 12-week drop-out intervention program. Adolescence 19: 649–657

Campbell A (2006) Sex differences in direct aggression: What are the psychological mediators? Aggress Violent Behav 11: 237–264

Campbell FA, Ramey CT (1995) Cognitive and school outcomes for high-risk African-American students at middle adolescence: Positive effects of early intervention. Am Educ Res J 32: 743–772

Capaldi DM (1992) Co-occurrence of conduct problems and depressive symptoms in early adolescent boys: II. A 2-year follow-up at Grade 8. Dev Psychopathol 4: 125–144

Caplan G (1961) Prevention of mental disorders in children. Basic Books, New York

Caspi A, Elder GH, Bern DJ (1987) Moving against the world: Life-course patterns of explosive children. Dev Psychol 23, 308–313

Caspi A, Elder GH, Herbener ES (1990) Childhood personality and the prediction of life-course patterns. In: Robins LN, Rutter M (eds) Straight and devious pathways from childhood to adulthood. Cambridge University Press, Cambridge, pp 13–35

Caspi A, Henry B, McGee RO, Moffitt TE, Silva PA (1995) Temperamental origins of child and adolescent behavior problems: From age three to age fifteen. Child Dev 66: 55–68

Chamberlain B, Reid JB (1998) Comparison of two community alternatives to incarceration for chronic juvenile offenders. J Consult Clin Psychol 66, 624–633

Christiansen KO (1977) A preliminary study of criminality among twins. In: Mednick SA, Christiansen KO (eds) Biosocial bases of criminal behavior. Gardener, New York, pp 89–108

Cierpka M (Hrsg) (2001) FAUSTLOS. Ein Curriculum zur Prävention von aggressivem und gewaltbereitem Verhalten bei Kindern der Klassen 1–3. Hogrefe, Göttingen

Clarke SH, Campbell FA (1997) The Abecedarian Project in youth crime. Paper presented at the Biannual Meeting of the Society for Research in Child Development, Washington, DC

Clarke EA, Kiselica C (1997) A systematic counselling approach to the problem of bullying. Elementary School Guidance and Counseling 31: 310–325

Clark DB, Pollock N, Bukstein OG, Mezzich AC, Bromberger JT, Donovan JE (1997) Gender and comorbid psychopathology in adolescents with alcohol dependence. J Am Acad Child Adolesc Psychiatry 36: 1195–1203

Cloninger CR (1988) Anxiety and theories of emotion. In: Noyes R, Roth M, Burrows GD (eds) Handbook of anxiety, Vol 2. Elsevier, Amsterdam

Cloninger CR (1991) Brain networks underlying personality development. In: Caroll BJ, Barrett JE (eds) Psychopathology and the brain. Raven, New York

Cloninger CR, Sigvardsson S, Bohman M, von Knorring, AL (1982) Predisposition to petty criminality in Swedish adoptees: II. Cross-fostering analysis of gene-environmental interactions. Arch Gen Psychiatry 39, 1242–1247

Cloninger CR, Przybeck TR, Svrakic DM (1991) The Tridimensional Personality Questionnaire: U.S. normative data. Psychol Rep 69: 1047–1057

Cohen A (1955) Delinquent boys. Free Press, Glencoe, Ill

Cohen P, Brook JS (1995) The reciprocal influence of punishment and child behavior disorder. In: McCord J (ed) Coercion and punishment in long-term perspectives. Cambridge University Press, Cambridge, pp 154–164

Coie JD, Terry R, Zakriski A, Lochman J (1995) Early adolescent social influences on delinquent behavior. In: McCord J (ed) Coercion and punishment in long-term perspectives. Cambridge University Press, Cambridge, pp 229–244

Colby A, Kohlberg L et al. (1987) The measurement of moral judgment. Cambridge University Press, Cambridge

Committee of Children (1997) Second Step: A violence prevention curriculum. Middle school – junior school. Author, Seattle, WA

Conduct Problem Prevention Research Group (CPPRG) (1999a) Initial impact of the FAST track prevention trial for conduct problems: I. The high-risk sample. J Consult Clin Psychol 67: 631–647

Conduct Problem Prevention Research Group (CPPRG) (1999b) Initial impact of the FAST track prevention trial for conduct problems: II. Classroom effects. J Consult Clin Psychol 67: 648–657

Conduct Problem Prevention Research Group (CPPRG) (2002) Evaluation of the first three years of the FAST track prevention trial with children at high risk for adolescent conduct problems. J Abnorm Child Psychol 19: 553–567

Conduct Problem Prevention Research Group (CPPRG) (2004) The effect of the FAST track program on serious problem outcomes at the end of elementary school. J Clin Child Adolesc Psychol 33: 650–661

Conley JJ (1984) The hierarchy of consistency. A review and model of longitudinal findings on adult individual differences, personality and self-opinions. Pers Individ Dif 5: 11–25

Constantino JN, Groß D, Saenger P, Chandler DW, Nandi R, Earls FJ (1993) Testosterone and aggression in children. J Am Acad Child Adolesc Psychiatry 32, 1217–1222

Cota-Robles S, Neiss N, Rowe DC (2002) The role of puberty in violent and non-violent delinquency among Anglo-American, Mexican-American, and African-American boys. J Adolesc Res 17: 364–376

Curtis NM, Ronan KR, Borduin CM (2004) Multisystemic treatment: A metaanalysis of outcome studies. J Fam Psychol 18: 411–419

Dahl G, Hain A (1972) Reduzierter Wechsler-Intelligenztest. Anwendung, Auswertung, statistische Analysen, Normwerte. Hain, Meisenheim/Glau

Daitzman R, Zuckerman M (1980) Disinhibitory sensation-seeking, personality, and gonodal hormones. Pers Individ Dif 1: 103–110

Dane AV, Schneider BH (1998) Program integrity in primary and secondary prevention: Are implementation effects out of control? Clin Psychol Rev 18: 23–45

Denno DJ (1989) Biology, crime and violence: New evidence. Cambridge University Press, Cambridge

Denno DW (1990) Biology and violence: From birth to adulthood. Cambridge University Press, Cambridge

DeWolfe AS, Ryan JJ (1984) Wechsler performance IQ > Verbal IQ index in a forensic sample: A reconsideration. J Clin Psychol 40: 291–294

Dishion TJ, Patterson GR (1993) Antisocial behavior: Using a multiple gating strategy. In: Singer MI, Singer LT, Anglin TM (eds) Handbook for screening adolescents at psychosocial risk, Lexington Books, New York, pp 375–399

Donovan JE, Jessor R, Costa FM (1988) Syndrome of problem behavior in adolescence: A replication. J Consult Clin Psychol 56: 762–765

Doreleijers T, Moser F, Thijs P, van Engeland H, Beyaert F (2000) Forensic assessment of juvenile delinquents: Prevalence of psychopathology and decision-making at court in the Netherlands. J Adolesc 23: 263–275

Dorfmüller M (1964) Die Kriminalität der Strafunmündigen in der modernen Großstadt. Dissertation phil., München

Douglas JWB, Ross JM, Simpson HR (1968) All our future. Davies, London

Dusen, van KT, Mednick SA (1983) Prospective studies of crime and delinquency. Kluwer-Nijhoff, Boston

Eaves LJ, Silberg JL, Meyer JM, Maes HH, Simonoff E, Pickles A et al. (1997) Genetics and developmental psychopathology: 2. The main effect of genes and environment on behavioural problems in the Virginia Twin Study of Adolescent Behavioral Development. J Child Psychol Psychiatry 38: 965–980

Eisner M, Jünge, R, Greenberg M (2006) Gewaltprävention durch die Förderung emotionaler und sozialer Kompetenzen in der Schule: Das PATHS/PFAD-Curriculum. Praxis der Rechtspsychologie 16: 144–168

Elkins IJ, Iacono WG, Doyle AE, McGue M (1997) Characteristics associated with the persistence of antisocial behavior: Results from recent longitudinal research. Aggress Violent Behav 2: 101–124

Elliott DS, Menard S (1996) Delinquent friends and delinquent behavior: Temporal and developmental patterns. In: Hawkins DJ (ed) Delinquency and crime: Currrent theories. Cambridge University Press, New York, pp 28–67

Elliott DS, Mihalic S (2004) Issues in disseminating and replicating effective prevention programs. Prev Sci 5, 47–53

Elliott DS, Voss HL (1974) Delinquency and drop out. Heath, Lexington, MA

Elliott DS, Huizinga D, Ageton SS (1985) Explaining delinquency and drug use. Sage, Beverly Hills, CA

Elliott DS, Huizinga D, Morse B (1986) Self-reported violent offending: A descriptive analysis of juvenile violent offenders and their offending careers. J Interpers Violence 1: 472–514

Elliott DS, Huizinga D, Menard S (1989) Multiple problem youth: Delinquency, substance use, and mental health problems. Springer, Berlin Heidelberg New York Tokio

Elmhorn K (1965) Study in self-reported delinquency among school children in Stockholm. J Scand Stud Criminol Crime Prev 1: 117–146

Ensminger ME, Kellam SG, Rubin BR (1983) School and family origins of delinquency: Comparisons by sex. In: van Dusen KT, Mednick SA (eds) Prospective studies of crime and delinquency. Kluwer-Nijhoff, Boston, pp 73–97

Eron LD, Huesmann LR (1990) The stability of aggressive behaviour – even unto the third generation. In: Lewis M, Miller SM (eds) Handbook of psychopathology. Plenum, New York, pp 147–156

Eron LD, Huesmann LR, Walder LO, Lefkowitz MM (1984) The psychosocial development of aggressive behavior. In: Mednick SA, Harway M, Finello KM (eds) Handbook of longitudinal research, Vol 1, Birth and childhood cohorts. Praeger, New York, pp 236–250

Ernst C, von Luckner N (1995) Stellt die Frühkindheit die Weichen? Enke, Stuttgart

Esser G (1991) Was wird aus Kindern mit Teilleistungsschwächen? Der langfristige Verlauf umschriebener Entwicklungsstörungen. Enke, Stuttgart

Esser G, Schmidt MH (1993) Die langfristige Entwicklung von Kindern mit Lese-/Rechtschreibschwäche. Zeitschrift für Klinische Psychologie 22: 100–116

Esser G, Schmidt MH (1994) Teilleistungsstörungen und Depression. Kindheit und Entwicklung 3: 157–163

Esser G, Schmidt MH, Woerner W (1990) Epidemiology and course of psychiatric disorders in school aged schildren – results of a longitudinal study. J Child Psychol Psychiatr 31: 243–263

Esser G, Schmidt MH, Blanz B, Fätkenheuer B, Fritz A, Koppe T et al. (1992) Prävalenz und Verlauf psychischer Störungen im Kindes- und Jugendalter. Z Kinder Jugendpsychiatr 20: 232–242

Eyberg SM, Boggs SR (1998) Parent-child interaction therapy: A psychosocial intervention for the treatment of young conduct-disordered children. In: Briesmeister JM, Schaefe, CE (eds) Handbook of parent training. Parents as cotherapists for children's behavior problems. Wiley, New York, pp 61–97

Eysenck HJ (1947) Dimensions of personality. Paul, Trench, Trubner, London

Eysenck HJ (1977a) Personality differences between prisoners and controls. Psychol Rep 40: 1023–1028

Eysenck HJ (1977b) Kriminalität und Persönlichkeit. Europa-Verlag, Wien

Eysenck HJ (1997) Personality and the biosocial model of anti-social and criminal behaviour. In: Raine A, Brennan PA, Farrington DP, Mednick SA (eds) Biosocial bases of violence. NATO ASI Series. Plenum, New York, pp 21–37

Eysenck HJ, Eysenck SBG (1968) The manual of the Eysenck Personality Inventory. Educational and Industrial Testing Service, San Diego

Eysenck HJ, Eysenck SBG (1977) The place of impulsiveness in a dimensional system of personality descriptions. Br J Soc Clin Psychol 16: 57–68

Eysenck SBG, Eysenck HJ (1978) Impulsiveness and venturesomeness: Their position in a dimensional system of personality description. Psychol Rep 43: 1247–1255

Eysenck HJ, Gudjonsson GH (1989) The causes and cures of criminality. Plenum, New York

Eysenck SBG, McGurk BJ (1980) Impulsiveness and venturesomeness in a detention center population. Psychol Rep 47: 1299–1306

Eysenck HJ, Rachman S (1967) Neurosen – Ursachen und Heilmethoden. Deutscher Verlag der Wissenschaften, Berlin

Eysenck SBG, Zuckerman M (1978) The relationship between sensation seeking and Eysenck's dimensions of personality. Br J Psychol 69: 483–487

Fahrenberg J, Selg H, Hampel R (1973) Das Freiburger Persönlichkeitsinventar FPI. Hogrefe, Göttingen

Fahrenberg J, Selg H, Hampel R (1978) Das Freiburger Persönlichkeitsinventar FPI. Hogrefe, Göttingen

Farrington DP (1972) Delinquency begins at home. New Soc 21: 495–497

Farrington DP (1983) Offending from 10 to 25 years of age. In: van Dusen KT, Mednick SA (eds) Prospective studies of crime and delinquency. Kluwer-Nijhoff, Boston

Farrington DP (1985) Predicting self-reported and official delinquency. In: Farrington DP, Tarling R (eds) Prediction in criminology, State University of New York Press, Albany, NY, pp 150–173

Farrington DP (1986a) Age and crime. In: Tonry M, Morris N (eds) Crime and justice. An annual review of research, Vol 7. The University of Chicago Press, Chicago, pp 189–250

Farrington DP (1986b) Stepping stones to adult criminal careers. In: Olweus D, Block J, Radke-Yarrow M (eds) Development of antisocial and prosocial behavior. Academic Press, London, pp 359–384

Farrington DP (1987) Implications of biological findings for criminal research. In: Mednick SA, Moffitt TE, Stack SA (eds) The causes of crime: New biological approaches. Cambridge University Press, New York, pp 42–64

Farrington DP (1989a) Self-reported and official offending from adolescence to adulthood. In: Klein MW (ed) Cross-national research in self-reported crime and delinquency. Kluwer, Dordrecht, pp 399–423

Farrington DP (1989b) Later adult life outcomes of offenders and nonoffenders. In: Brambring M, Lösel F, Skowronek H (eds) Children at risk: Assessment, longitudinal research and intervention. De Gruyter, Berlin, pp 220–244

Farrington DP (1990a) Age, period, cohort and offending. In: Gottfredson DM, Clarke RV (eds) Policy and theory in criminal justice: contributions in honour of Leslie T. Wilkins. Avebury, Aldershot, pp 51–75

Farrington DP (1990b) Implications of criminal career research for the prevention of offending. J Adolesc 13, 93–113

Farrington DP (1991a) Longitudinal research strategies: Advantages, problems and prospects. J Am Acad Child Adolesc Psychiatry 30: 369–374

Farrington DP (1991b) Antisocial personality from childhood to adulthood. Psychologist 4: 389–394

Farrington DP (1992a) The need for longitudinal-experimental research on offending and antisocial behavior. In: McCord J, Tremblay E (eds) Preventing antisocial behavior. Interventions from birth through adolescence. Guilford, New York, pp 353–376

Farrington DP (1992b) Explaining the beginning, progress and ending of antisocial behaviour from birth to adulthood. In: McCord J (ed) Facts, framworks and forecasts: Advances in criminological theory, Vol 3. Transaction, New Brunswick, NJ, pp 253–286

Farrington DP (1993) Childhood origins of teenage antisocial behaviour and adult social dysfunction. J R Soc Med 86: 13–17

Farrington DP (1994) Protective factors in the development of juvenile delinquency and adult crime. Invited Lecture at the 6th Scientific Meeting of the Society for Research in Child and Adolescent Psychopathology, London

Farrington DP (1995a) The development of offending and antisocial behaviour from childhood: Key findings from the Cambridge Study in delinquent development. J Child Psychol Psychiatr 36: 929–964

Farrington DP (1995b) Psychosocial influences on the development of antisocial personality. In: Davies G, McMurran M, Wilson C, Lloyd-Bostock S (eds) Psychology, law and criminal justice. De Gruyter, Berlin, pp 424–444

Farrington DP (1995c) The twelfth Jack Tizard Memorial Lecture. The development of offending and antisocial behaviour from childhood: Key findings from the Cambridge Study in delinquent development 36: 929–964

Farrington DP (2001) Predicting adult official and self-reported violence. In: Pinard GF, Pagani L (eds) Clinical assessment of dangerousness: Empirical contributions, Cambridge University Press, Cambridge, pp 66–88

Farrington DP, Hawkins JD (1991) Predicting participation, early onset, and later persistence in officially recorded offending. Crim Behav Ment Health 1: 1–33

Farrington DP, Loeber R (1999) Transatlantic replicability of risk factors in the development of delinquency. In: Cohen P, Slomkowski C, Robins LN (eds) Historical and geographical influences on psychopathology, Erlbaum, Mahwah, NJ, pp 299–329

Farrington DP, West DJ (1990) The Cambridge Study of delinquent development: A long-term follow-up of 411 London males. In: Kerner HJ, Kaiser G (eds) Kriminalität: Persönlichkeit, Lebensgeschichte und Verhalten. Springer, Berlin Heidelberg New York Tokio, pp 115–138

Farrington DP, West DJ (1993) Criminal, penal and life histories of chronic offenders: Risk and protective factors and early identification. Crim Behav Ment Health 3: 492–523

Farrington DP, West DJ (1995) Effects of marriage, separation, and children on offending by adult males. In: Blau ZS, Hagan J (eds) Current perspectives on aging and the life cycle. Delinquency and disrepute in the life course. JAI, Greenwich, CT, pp 249–281

Farrington DP, Wikstrom POH (1994) Criminal careers in London and Stockholm: A cross-national comparative study. In: Weitekamp EGM, Kerner HJ (eds) Cross-national longitudinal research on Hum Dev and criminal behaviour. Kluwer, Dordrecht, pp 65–89

Farrington DP, Biron L, LeBlanc M (1982) Personality and delinquency in London and Montreal. In: Gunn J, Farrington DP (eds) Abnormal offenders, delinquency, and the criminal justice system, Wiley, Chichester, pp 153–201

Farrington DP, Gallagher B, Morley L, Ledger RJ, West DJ (1988a) Are there any successful men from criminogenic backgrounds? Psychiatry 51, 116–130

Farrington DP, Gallagher B, Morley L, Ledger RJ, Wes, DJ (1988b) A 24-year follow-up of men from vulnerable backgrounds. In: Jenkins RL, Brown WK (eds) The abandonment of delinquent behaviour: Promoting the turnaround. Praeger, New York, pp 155–173

Farrington DP, Loeber R, van Kammen WB (1990a) Long-term criminal outcomes of hyperactivity-impulsivity-attention deficit and conduct problems in childhood. In: Robins LN, Rutter M (eds) Straight and devious pathways from childhood to adulthood, Cambridge University Press, Cambridge, pp 62–81

Farrington DP, Gallagher B, Morley L, Ledger RJ, Wes, DJ (1990b) Minimizing attention in longitudinal research: Methods of tracing and securing cooperation in a 24-

year follow-up study. In: Magnusson D, Bergman L (eds) Data quality in longitudinal research. Cambridge University Press, Cambridge, pp 122–147

Farrington DP, Loeber R, Elliott DS, Hawkins JD, Kandel DB, Klein MW et al. (1990c) Advancing knowledge about the onset of delinquency and crime. In: Lahey BB, Kazdin AE (eds) Advances in clinical child psychology. Plenum, New York, pp 283–342

Farrington DP, Loeber R, Stouthamer-Loeber M, van Kammen W, Schmidt L (1996) Self-reported delinquency and a combined delinquency seriousness scale based on boys, mothers and teachers: Concurrent and predictive validity for African Americans and Caucasians. Criminology 34: 493–517

Farrington DP, Coid JW, West DJ (2009) The development of offending from age 8 to age 50: recent results from the Cambridge Study in Deliquent Development. Monatsschr Kriminol 91(2/3): 160–173

Fast DK, Conry J, Loock CA (1999) Identifying fetal alcohol syndrome among youths in the criminal justice system. J Dev Behav Pediatr 20: 370–372

Favard AM (1994) Criminological research from cohort studies to(wards) clinical epidemiology. In: Weitekamp EGM, Kerner HJ (eds) Cross-national longitudinal research on Human development and criminal behavior. Kluwer, Dordrecht, pp 341–351

Fegert JM, Späth K, Salgo L (Hrsg) (2001) Freiheitsentziehende Maßnahmen in Jugendhilfe und Kinder- und Jugendpsychiatrie. Votum, Münster

Feldhusen JF, Thurston JR, Benning JJ (1973) A longitudinal study of delinquency and other aspects of children's behaviour. International Journal of Criminology and Penology 1: 341–351

Feltes T (1993) Verhaltenssteuerung durch Prävention – Konsequenzen aus empirisch-kriminologischen Erfahrungen. Monatsschr Kriminol 76: 341–354

Ferguson Th (1952) The young delinquent in his social setting. Oxford University Press, London

Fergusson DM, Horwood LJ (1995) Early disruptive behavior, IQ and later school achievement and delinquent behavior. J Abnorm Child Psychol 23: 183–199

Fergusson DM, Horwood LJ (1996) The role of adolescent peer affiliations in the continuity between childhood behavioural adjustment and juvenile offending. J Abnorm Child Psychol 24: 205–221

Fergusson DM, Horwood LJ (2001) The Christchurch Health and Development Study: Review of findings on child and adolescent mental health. Aust N Z J Psychiatry 35: 287–296

Fergusson DM, Lynskey MT (1997a) Physical punishment/maltreatment during childhood and adjustment in young adulthood. Child Abuse Negl 21: 617–630

Fergusson DM, Lynskey MT (1997b) Early reading difficulties and later conduct problems. J Child Psychol Psychiatr 38: 899–907

Fergusson DM, Horwood LJ, Lawton JM (1990) Vulnerability to childhood problems and family social background. J Child Psychol Psychiatry 31: 1145–1160

Fergusson DM, Horwood LJ, Lynskey MT (1992) Family change, parental discord and early offending. J Child Psychol Psychiatry 33: 1059–1075

Fergusson DM, Horwood LJ, Lynskey MT (1993a) Prevalence and comorbidity of DSM-III-R diagnoses in a birth cohort of 15 year olds. J Am Acad Child Adolesc Psychiatry 32: 1127–1134

Fergusson DM, Horwood LJ, Lynskey MT (1993b) The effects of conduct disorder and attention deficit in middle childhood on offending and scholastic ability at age 13. J Child Psychol Psychiatry 34: 899–916

Fergusson DM, Horwood LJ, Lynskey MT (1994) The childhoods of multiple problem adolescents: A 15-year longitudinal study. J Child Psychol Psychiatry 35: 1123–1140

Fergusson DM, Lynskey MT, Horwood LJ (1996) Origins of comorbidity between conduct and affective disorders. J Am Acad Child Adolesc Psychiatry 35: 451–460

Fergusson DM, Lynskey MT, Horwood LJ (1997) Attentional difficulties in middle childhoold and psychosocial outcomes in young adulthood. J Child Psychol Psychiatry 38: 633–644

Figlio RM (1994) Self-reported and officially defined offenses in the 1958 Philadelphia Birth Cohort. In: Weitekamp EGM, Kerner HJ (eds) Cross-national longitudinal research on human development and criminal behavior. Academic Publishers, Dordrecht, pp 267–280

Fleming JE, Offord DR (1990) Epidemiology of childhood depressive disorders: A critical review. J Am Acad Child Adolesc Psychiatry 29: 571–580

Flor-Henry P (1973) Psychiatric syndromes considered as manifestations of lateralized temporal-limbic dysfunction. In: Latiner LV, Livingston KE (eds) Surgical approaches in psychiatry. Medical and Technical Publishing, Lancaster

Flor-Henry P, Yeudall LT (1973) Lateralized cerebral dysfunction in depression and in aggressive criminal psychopathy: Further observations. International Research Communications System, pp 31 ff

Fogel CA, Mednick SA, Michelsen N (1985) Hyperactive behavior and minor physical anomalies. Acta Psychiatr Scand 72: 551–556

Fogelman K, Wedge P (1981) The National Child Development Study (1958 British cohort) In: Mednick SA, Baert AE, Bachmann BP (eds) Prospective longitudinal research. Oxford University Press, Oxford, pp 30–43

Fombonne E et al. (2001) The Maudsley long-term follow-up of child and adolescent depression. Br J Psychiatry 179, 218–223

Foote R, Eyberg S, Schuhmann E (1998) Parent-child interaction approaches to the treatment of child behavior problems. In: Ollendick TE, Prinz HJ (eds) Advances in clinical child psychology, vol 20. Plenum, New York, pp 125–151

Freiin von Friesen ME (1962) Die Kriminalität der Kinder im LG-Bezirk Bonn. Diss. jur., Bonn

Frick PJ, Morris AS (2004) Temperament and developmental pathways to conduct problems. J Clin Child Adolesc Psychol 33: 54–68

Frick PJ, Lilienfeld SO, Ellis M, Loney B, Silverthorn P (1999) The association between anxiety and psychopathy dimensions in children. J Abnorm Child Psychol 27: 383–392

Gibson CI, Piquero AR, Tibbetts SG (2001) The contribution of family, adversity and verbal IQ to criminal behavior. Int J Offender Ther Comp Criminol 45: 574–592

Gittelman R, Mannuzza S, Shenker R, Bonagura N (1985) Hyperactive boys almost grown up. 1. Psychiatric status. Arch Gen Psychiatry 42: 937–947

Glueck S, Glueck ET (1950) Unraveling juvenile delinquency. Harvard University Press, Cambridge

Göppinger M (bearbeitet von Boek M, Böhm A) (1997) Kriminologie, 5. Aufl. Beck, München

Görgen T, Kreuzer A, Klein L (1995) Neue Befunde aus Gießener Delinquenzbefragungen. Monatsschr Kriminol 78: 264 ff

Gold M (1966) Undeleted delinquent behavior. J Res Crime Delinq 3: 27–46

Gold M (1970) Delinquent behaviour in an American city. Brooks/Cole, Belmont, CA

Gordon N (1993) Learning disorders and delinquency. Brain Devl 15: 169–172

Gordon DA (1995) Functional family therapy for delinquents. In: Ross RR, Antonowicz DH, Dhaliwal GK (eds) Going straight: Effective delinquency prevention and offender rehabilitation, Air Training and Publications, Ottawa, pp 163–178

Gorman-Smith D, Tolan PH, Loeber R, Henry DB (1998) Relation of family problems to patterns of delinquent involvement among urban youths. J Abnorm Child Psychol 26: 319–333

Gottfredson M, Hirschi T (1990) A general theory of crime. Stanford University Press, Stanford

Graeff-Martins AS, Dmitrieva T, Seif El-Din A, Caffo E, Flament MF, Nurcombe B et al. (2007) School drop-out: A systematic worldwide review concerning risk factors and preventive interventions. In: Remschmidt H, Nurcombe B, Belfer ML, Sartorius N, Okasha A (eds) The mental health of children and adolescents. An area of global neglect. Wiley, Chichester, pp 165–177

Graham D (1972) Moral learning and development. Theory and research. Batsfords, London

Green KD, Beck SJ, Forehand R (1980) Validity of teacher nominations of child behavior problems. J Abnorm Child Psychol 8: 397–404

Green MF, Satz P, Christenson C (1994) Minor physical anomalies in schizophrenia patients, bipolar patients, and their siblings. Schizophr Bull 20: 433–440

Greenberg MT (2004) Current and future challenges in school-based prevention: The researcher perspective. Prev Sci 5: 5–13

Greenberg MT, Kusché CA (2002) Promoting alternative thinking strategies: Blueprints for prevention. Institute of Behavioral Science, University of Colorado, Boulder, CO

Grossman DC, Neckerman HJ, Koepsel TD, Liu PY, Asher KN, Beland K et al. (1997) Effectiveness of a violence prevention curriculum among children in elementary school. J Am Med Associ 277: 1605–1611

Gundlach T, Menzel T (1991) Fehlerquellen der Polizeilichen Kriminalstatistik und ihre Auswirkungen am Beispiel Hamburgs. Schriftenreihe der Polizeiführungsakademie 1, Münster, pp 60–83

Haapasalo J, Hämäläinen T (1996) Childhood family problems and current psychiatric problems among young violent and property offenders. J Am Acad Child Adolesc Psychiatry 35, 1394–1401

Haapasalo J, Tremblay RE (1994) Physically aggressive boys from ages 6 to 12: Family background, parenting behavior, and prediction of delinquency. J Consult Clin Psychol 62: 1044–1052

Haapasalo J, Tremblay RE, Boulerice B, Vitaro F (2000) Relative advantages of person- and variable-based approaches for predicting problem behaviors from Kindergarten assessments. Journal of Quantitative Criminology 16: 145–168

Hämäläinen M, Pulkkinen L (1995) Aggressive and non-prosocial behaviour as precursors of criminality. Studies on Crime and Crime Prevention 4: 6–21

Hämäläinen M, Pulkkinen L (1996) Problem behavior as a precursor of male criminality. Dev Psychopathol 8: 443–455

Hamparian DM, Davis JM, Jacobsen JM, McGraw Esq RE (1985) The young criminal years of the violent few. U.S. Department of Justice, Washington, DC

Hare RD (1968) Psychopathy, autonomic functioning and the orienting response. J Abnorm Psychol, Monograph Suppl 73: 3, 1–24

Hare RD (1982) Psychopathy and physiological activity during anticipation of an aversive stimulus in a distraction paradigm. Psychophysiology 19: 266–271

Harrington R, Fudge H, Rutter M, Pickles A, Hill J (1991) Adult outcome of childhood and adolescent depression: II. Links with antisocial disorders. J Am Acad Child Adolesc Psychiatry 30: 434–439

Hartmann K (1970) Theoretische und empirische Beiträge zur Verwahrlosungsforschung. Springer, Berlin Heidelberg NewYork Tokio

Harway M, Mednick SA, Mednick B (1984) Research strategies: Methodological and practical problems. In: Mednick SA, Harway M, Finello KM (eds) Handbook of longitudinal research, Vol 1, Birth and childhood cohorts. Praeger, New York, pp 22–30

Hathaway R, Monachesi ED (1957) The personalities of predelinquent boys. J Crim Law Criminol Police Sci 48: 149–163

Hausman AJ, Spivak, H, Prothrow-Stith, D, Loeber, J (1992) Patterns of teen exposure to a community-based violence prevention project. J Adolesc Health 13: 668–675

Havighurst RJ, Bowman P, Liddle G, Matthews C, Pierce J (1962) Growing up in River City. Wiley, New York

Hawkins JD, Catalano RF, Kosterman R, Abbott R, Hill KG (1999) Preventing adolescent health-risk behavior by strengthening protection during childhood. Arch Pediatr Adolesc Med 153: 226–234

Hawkins JD, Guo J, Hill KG, Battin-Pearson S, Abbott RD (2001) Long-term effects of the Seattle social development intervention on school bonding trajectories. Appl Dev Sci 5: 265–291

Haynes JP, Bensch M (1981) The P>V sign of the WISC-R and recidivism in delinquents. J Consult Clin Psychol 49: 480–481

Heaven PCL (1996) Personality and self-reported delinquency: A longitudinal analysis. J Child Psychol Psychiatry 37: 747–751

Heekerens HP (2006) Die Funktionale Familientherapie. In: Mattejat F (Hrsg) Lehrbuch der Psychotherapie, Bd IV: Verhaltenstherapie mit Kindern, Jugendlichen und Familien. ZIP-Medien, München, pp 351–361

Heilbrun AB (1982) Cognitive models of criminal violence based on intelligence and psychopathy levels. J Consult Clin Psychol 50: 547–557

Heilbrun AB, Heilbrun HR (1985) Psychopathy and dangerousness: Comparison, integration and extension of two psychopathic typologies. Br J Clin Psychol 24: 181–195

Heim M, van Dusen K (1984) Usefulness of official records in longitudinal research in criminology. In: Mednick SA, Harway M, Finello KM (eds) Handbook of longitudinal research, Vol 1, Birth and childhood cohorts. Praeger, New York, pp 138–153

Heinrichs N, Hahlweg K, Bertram H, Kuschel A, Naumann S, Harstick S (2006) Die langfristige Wirksamkeit eines Elterntrainings zur universellen Prävention kindlicher Verhaltensstörungen: Ergebnisse aus Sicht der Mütter und Väter. Z Klin Psychol Psychother 35: 97–108

Heinz W (1984) Anstieg der Jugendkriminalität – Realität oder Mythos? In: Rabe H (Hrsg) Jugend. Beiträge zum Verständnis und zur Bewertung des Jugendproblems. Universitätsverlag Konstanz, Konstanz, pp 53–94

Heinz W (2001) Geschlecht und Kriminalität. In: Kreuzer Ch (Hrsg) Frauen im Recht – Entwicklung und Perspektiven. Baden-Baden, pp 61 ff

Heinz W (2002) Jugendkriminalität in Deutschland. Kriminalstatistische und kriminologische Befunde. Internetveröffentlichung Konstanz. http://www.uni-konstanz.de/rtf/kik/. Gesehen 30. Apr 2009

Henggeler SW, Schoenwald SK, Borduin CM, Rowland MD, Cunningham PB (1998) Multisystemic treatment of antisocial behavior in children and adolescents. Guilford, New York

Henry DB, Tolan PH, Gorman-Smith D (2001) Longitudinal family and peer group effect on violent and non-violent delinquency. J Clin Child Psychol 30: 172–186

Henry B, Caspi A, Moffitt T, Silva P (1997) Temperamental and familial predictors of criminal conviction. In: Raine A, Brennan PA, Farrington DP, Mednick SA (eds) Biosocial bases of violence. Plenum, New York, pp 305–307

Henry B, Moffitt T, Robins L, Earls F, Silva P (1993) Early family predictors of child and adolescent antisocial behaviour: Who are the mothers of delinquents? Crim Behav Ment Health 3: 97–118

Henry B, Caspi A, Moffitt T, Harrington H, Silva P (1999) Staying in school protects boys with poor self-regulation in childhood from later crime: A longitudinal study. Int J Behav Dev 23: 1049–1073

Hermann D, Weninger W (1999) Das Dunkelfeld in Dunkelfelduntersuchungen. Über die Messung selbstberichteter Delinquenz. Kolner Z Soz Sozialpsychol 4: 759–766

Herpertz S, Mülle, B, Qunaibi M, Lichterfeld C, Herpertz-Dahlmann B (2003) Autonomic responses in boys with externalizing disorders. J Neural Transm 110: 1181–1195

Herpertz SC, Huebner T, Marx I, Vloet TD, Fink GR, Stoecker T et al. (2007) Emotional processing in male adolescents with childhood-onset conduct disorder. J Child Psychol Psychiatry 49(7): 781–791

Herrmann T, Stapf A, Krohne HW (1971) Die Marburger Skala zur Erfassung des elterlichen Erziehungsstils. Diagnostica 10: 118–135

Hessisches Ministerium der Justiz (Hrsg) (2008) Abschlussbericht der Expertenkommission zur Verbesserung der rechtlichen und tatsächlichen Instrumentarien zur Bekämpfung der Jugendkriminalität. Eigendruck, Wiesbaden

Hessisches Statistisches Landesamt (Hrsg) (1962) Hessisches Gemeindestatistik 1961. Wiesbaden

Hessisches Statistisches Landesamt (Hrsg) (1972) Hessisches Gemeindestatistik 1971. Wiesbaden

Heßler M (2006) Institutioneller Umgang mit Kinderdelinquenz am Beispiel von Polizei und Jugendamt – rechtlicher Rahmen, tatsächliche Praxis und aktuelle Entwicklungen. Praxis der Rechtspsychologie 16: 94–119

Hinde RA (1980) Family influences. In: Rutter M (ed) Scientific foundations of developmental psychiatry. Heinemann, London

Hinshaw SP (1994) Conduct disorder in childhood: Conceptualization, diagnosis, comorbidity, and risk status for antisocial functioning in childhood. Progress in Experimental Personality and Psychopathology Research, Vol 17. Springer, Berlin Heidelberg New York Tokio, pp 3–44

Hinshaw SP, Zupan BA (1997) Assessment of antisocial behavior in children and adolescents. In: Stoff DM, Breiling J, Maser JD (eds) Handbook of antisocial behavior. Wiley, New York, pp 36–50

Hirschi T (1969) Causes of delinquency. University of California Press, Berkeley

Hirschi T (1979) Separate and unequal is better. J Res Crime Delinq 16: 34–38

Hirschi T, Hindelang MJ (1977) Intelligence and delinquency: A revisionist view. Am Sociol Rev 42: 571–587

Hodgins S, Kratzer L, McNeil TF (2001) Obstetric complications, parenting, and risk of criminal behavior. Arch Gen Psychiatry 58: 746–752

Hodgins S, Janson CG (2002) Criminality and violence among mentally disordered. The Stockholm project metropolitan. Cambridge University Press, Cambridge

Høgh E, Wolf P (1981) Project Metropolitan: A longitudinal study of 12.270 boys from the metropolitan area of Copenhagen, Denmark (1953–1977) In: Mednick SA, Baert AE, Bachmann BP (eds) Prospective longitudinal research. Oxford University Press, Oxford, pp 99–103

Høgh E, Wolf P (1984) Violent crime in a birth cohort. Kopenhagen 1953–1977. In: van Dusen KT, Mednick SA (eds) Prospective studies of crime and delinquency, Kluwer-Nijhoff, Boston, pp 249–267

Holland TR, Holt N (1975) Prisoner intellectual and personality correlates of offensive severity and recidivism probability. J Clin Psychol 31: 667–672

Holland TR, Beckett GE, Levi M (1981) Intelligence, personality, and criminal violence: A multivariate analysis. J Consult Clin Psychol 49: 106–111

Hollander HE, Turner FD (1985) Characteristics of incarcerated delinquents: Relationship between development disorders, environmental and family factors, and patters of offense and recidivism. J Am Acad Child Adolesc Psychiatry 24: 221–226

Hood R, Sparks R (1970) Kriminalität. Verbrechen, Rechtssprechung und Strafvollzug. Kindler, München

Horton A (2001) The prevention of school violence: New evidence to consider. J Hum Behav Soc Environ 4: 49–59

Howard J (1981) The expression and possible origins of depression in male adolescent delinquents. Aust N Z J Psychiatry 15: 311–318

Hudziak JJ, Rudiger LP, Neale MC, Heath AC, Todd RD (2000) A twin study of inattentive, aggressive and anxious/depressed behaviors. J Am Acad Child Adolesc Psychiatry 39: 469–476

Huebner T, Vloet TD, Marx I, Konrad K, Fink GR, Herpertz SC, Herpertz-Dahlmann B (2008) Morphometric brain abnormalities in boys with conduct disorder. J Am Acad Child Adolesc Psychiatry 47: 540–547

Huesmann LR, Eron LD, Lefkowitz MM, Walder LO (1984) Stability of aggression over time and generation. Dev Psychol 20: 1120–1134

Huizinga D, Elliott DS (1986) Reassessing the reliability and validity of self-report measures. Journal of Quantitative Criminology 2: 293–327

Huizinga D, Loeber R, Thornberry TP (1993) Longitudinal study of delinquency, drug use, sexual activity, and pregnancy among children and youths in three cities. Public Health Rep 108 (Suppl 1): 90–96

Jang SJ, Smith CA (1997) A test of reciprocal causal relationship among parental supervision, affective ties and delinquency. J Res Crime Delinq 34: 307–336

Jansen H, Mannhaupt G, Marx H, Skowronek H (1999) Bielefelder Screening zur Früherkennung von Lese-Rechtschreibschwierigkeiten (BISC) Hogrefe, Göttingen

Janson CG (1984) Project Metropolitan: A presentation and progress report. Department of Sociology, Stockholm University, Stockholm

Janson CG (1996) Retrospective and prospective design and data. Eur Child Adolesc Psychiatry 5 (Suppl 1): 11–17

Jensen PS, Martin D, Cantwell DP (1997) Comorbidity in ADHD: Implications for research, practice, and DSM-V. J Am Acad Child Adolesc Psychiatry 36: 1065–1079

Jessor R, Van-den-Bos J, Vanderryn J, Costa FM (1995) Protective factors in adolescent problem behavior: Moderator effects and developmental change. Dev Psychol 31: 923–933

Juby H, Farrington DP (2001) Disentangling the link between disrupted families and delinquency. Br J Criminol 41: 22–40

Junger M (1989) Discrepancies between police and self-report data for Dutch racial minorities. Br J Criminol 30: 273–284

Junger-Tas J (1994) The international self-report delinquency study: Some methodological and theoretical issues. In: Junger-Tas J, Terlouw GJ, Klein MW (eds) Delinquent behavior among young people in the Western world. First results of the international self-report delinquency study. Kugler, Amsterdam, pp 1–13

Junger-Tas J, Terlouw GJ, Klein MW (eds) (1994) Delinquent behavior among young people in the Western world. First results of the international self-report delinquency study. Kugler, Amsterdam

Kaiser G (1997) Kriminologie. Eine Einführung in die Grundlagen, 10. Aufl. UTB, Heidelberg

Kaiser G, Schöch H (2006) Kriminologie, Jugendstrafrecht, Strafvollzug. 6. Aufl. Beck, München

Kandel D, Simcha-Fagan O, Davies M (1986) Risk factors for delinquency and illicit drug use from adolescence to young adulthood. J Drug Issues 16: 67–90

Kandel E, Mednick SA, Kirkegaard-Sørensen L, Hutchings B, Knop I, Rosenberg R, Schulsinger F (1988) IQ as a protective factor for subjects at high risk for antisocial behavior. J Consult Clin Psychol 56: 224–226

Kandel E, Brennan PA, Mednick SA, Michelson NM (1989) Minor physical anomalies and recidivistic adult violent criminal behavior. Acta Psychiatr Scand 79: 103–107

Kasen S, Cohen P, Skodol AE, Johnson JG, Smailes ES, Brook JS (2001) Childhood depression and adult personality disorder. Arch Gen Psychiatry 58: 231–236

Kazdin AE, Siegel TC, Bass D (1992) Cognitive problem-solving skills training and parent management training in the treatment of antisocial behavior in children. J Consult Clin Psychol 60: 733–747

Keenan K, Loeber R, Zhang Q, Stouthamer-Loeber M, van Kammen W (1995) The influence of deviant peers on the development of boys' disruptive and delinquent behaviour: A temporal analysis. Developmental Psychopathology 7: 715–726

Keilitz I, Dunivant N (1986) The relationship between learning disability and juvenile delinquency: Current state of knowledge. Remedial and Special Education 7: 18–26

Kerner H-J (1989) Jugendkriminalität, Mehrfachtäterschaft und Verlauf. Betrachtungen zur neueren quantitativ orientierten Forschung, mit besonderer Rücksicht auf die Beendigung sog. krimineller Karrieren. Bewährungshilfe 36: 202–220

Kerr M, Tremblay RE, Pagani L, Vitaro F (1997) Boys' behavioral inhibition and the risk of later delinquency. Arch Gen Psychiatry 54: 809–816

Kirkegaard-Sørensen L, Mednick SA (1977) A prospective study of predictors of criminality: Intelligence. In: Mednick SA, Christiansen KU (eds) Biosocial bases of criminal behavior. Gardner, New York, pp 267–275

Kjelsberg E (1999) Adolescence-limited versus life-course persistent criminal behavior in adolescent psychiatric inpatients. Eur Child Adolesc Psychiatry 8: 276–282

Kjelsberg E, Dahl AA (1998) High delinquency, disability and mortality – a register study of former adolescent psychiatric inpatients. Acta Psychiatr Scand 98: 34–40

Klein NC, Alexander JF, Parsons BV (1977) Impact of family systems intervention on recidivism and sibling delinquency: A model of primary prevention and program evaluation. J Clin Psychol 45: 469–474

Kleining G, Moore H (1968) Soziale Selbsteinstufung (SSE) Ein Instrument zur Messung sozialer Schichten. Kolner Z Soz Sozialpsychol 20: 502–552

Klinteberg BA, Andersson T, Magnusson D, Stattin H (1993) Hyperactive behaviour in childhood as related to subsequent alcohol problems and violent offending: A longitudinal study of male subjects. Pers Individ Dif 15: 381–388

Kohlberg L (1963) The development of children's orientation toward a moral order: 1. Sequence in the development of moral thought. Hum Dev 6: 11–33

Kohlberg L (1964) Development of moral character and moral ideology. In: Hoffman ML, HoffmanLW (eds) Review of child development research, Vol I. Russel Sage Foundation, New York, pp 381–431

Kohlberg L (1969a) Stages in the development of moral thought. Holt, Rinehart & Winston, New York

Kohlberg L (1969b) Stage and sequence: The cognitive developmental approach to socialization. In: Goslin DA (ed) Handbook of socialization theory and research. Rand McNally, New York, pp 347–480

Kohlberg L (1976) Moral stages and moralization. In: Lickona R (ed) Moral development and behavior. Holt, Rinehart & Winston, New York, pp 31–53

Kohlberg L, Candee D (1984) The relationship of moral judgment to moral action. In: Kohlberg L (ed) Essays on moral development, Vol 2: Psychology of moral development. Harper & Row, San Francisco, pp 498–581

Kolvin I, Miller FJW, Fleeting M, Kolvin PA (1988) Social and parenting factors affecting criminal-offence rates: Findings from the Newcastle thousand family study (1974–1988) Br J Psychiatry 152: 80–90

Kolvin I, Miller FJW, Scott DH, Gatzanis SRM, Fleeting M (1990) Continuities of deprivation? Avebury, Aldershot

Kominski R (1990) Estimating the national highschool dropout rate. Demography 27: 303–311

Konrad K, Neufang S, Hanisch C, Fink GR, Herpertz-Dahlmann B (2006) Dysfunctional attentional networks in children with attention-deficit/hyperactivity disorder: Evidence from an event-related functional magnetic resonance imaging study. Biol Psychiatry 59: 643–651

Kovacs M, Paulauskas S, Gatsonis C, Richards C (1988) Depressive disorders in children: III. A longitudinal study of comorbidity with and risk for conduct disorders. J Affect Disord 15: 205–217

Kräupl G (1993) Wandel kommunaler Lebenslagen, Kriminalität und Sanktionserwartungen. Bevölkerungsbefragung in einer städtischen Region Thüringens 1991/92. Max-Planck-Institut für ausländisches und internationales Strafrecht, Eigenverlag, Freiburg

Kramer GW (1997) Social attachment, brain function, aggression and violence. In: Raine A, Farrington D, Brennan P, Mednick SA (eds) Unlocking crime: The biosocial key. Plenum, New York, pp 207–229

Kratzer L, Hodgins S (1997) Adult outcomes of child conduct problems: A cohort study. J Abnorm Child Psychol 25: 65–81

Kratzer L, Hodgins S (1999) A typology of offenders: A test of Moffitt's theory among males and females from childhood to age 20. Crim Behav Ment Health 9: 53–73

Kreuzer A (1993) Delinquenz in Ost- und Westdeutschland. Kriminalistik, 763 ff

Kreuzer A (1994) Kriminologische Dunkelfeldforschung. Neue Zeitschrift für Strafrecht 14: 10 ff

Kröber HL, Scheurer H, Saß H (1994a) Zerebrale Dysfunktion, neurologische Symptome und Rückfalldelinquenz. I. Literaturübersicht. Fortschritte der Neurologie und Psychiatrie 62: 169–178

Kröber HL, Scheurer H, Saß H (1994b) Zerebrale Dysfunktion, neurologische Symptome und Rückfalldelinquenz. II. Ergebnisse des Heidelberger Delinquenzprojekts. Fortschritte der Neurologie und Psychiatrie 62: 223–232

Krueger RF, Schmutte PS, Caspi A, Moffitt TE, Campbell K, Silva A (1994) Personality traits are linked to crime among men and women: Evidence from a birth cohort. J Abnorm Psychol 103: 328–338

Kruesi MJ, Hibbs ED, Zahn TP, Keysor CS, Hamburger SD, Bartko JJ, Rapoport JL (1992) A two-year prospective follow-up study of children and adolescents with disruptive behavior disorders: Prediction by cerebral spinal fluid 5-Hydroxyindoleacetic acid, homovanillic acid, and autonomic measures. Arch Gen Psychiatry 49: 429–435

Kruesi MJ, Casanova MF, Mannheim G, Johnson-Bilder A (2004) Reduced temporal lobolium in early-onset conduct disorder. Psychiatry Res 132: 1–11

Kuhne M, Schachar R, Tannock R (1997) Impact of comorbid oppositional or conduct problems on attention-deficit hyperactive disorder. J Am Acad Child Adolesc Psychiatry 36: 1715–1725

Kupersmidt JB, Coie JD (1990) Preadolescent peer status, aggression, and school adjustment as predictors of externalizing problems in adolescence. Child Dev 61: 1350–1362

Kusché CA, Greenberg MT (1994) The PATHS Curriculum. Developmental Research and Programmes, Seattle

Kuschel A, Miller Y, Köppe E, Lübke A, Hahlweg K, Sanders M (2000) Prävention von oppositionellen und aggressiven Verhaltensstörungen bei Kindern: Triple P – ein Programm zu einer positiven Erziehung. Kindheit und Entwicklung 9: 20–29

Küspert P, Scheider W (2006) Hören, lauschen, lernen: Sprachspiele für Vorschulkinder. Vandenhoeck & Ruprecht, Göttingen

Lally JR, Mangione PL, Honig AS (1988) The Syracuse University Family Development Research Program: Long-range impact of an early intervention with low-income children and their families. In: Powell DR (ed) Advances in applied Dev Psychol: Parent education as early childhood intervention: Emerging directions in theory, research, and practice. Ablex, Norwood, NJ, pp 79–104

Lamnek S (1993) Theorien abweichenden Verhaltens. Fink, München

Landeshauptstadt Düsseldorf (Hrsg) (2002) Düsseldorfer Gutachten: Empirisch gesicherte Erkenntnisse über kriminalpräventive Wirkungen. www.duesseldorf.de/download/Dg.pdf

Larsen FW, Dahl V, Hallum E (1990) A 30-year follow-up study of a child psychiatric clientele: I. Demographic description. Acta Psychiatr Scand 81: 39–45

Laub JH, Vaillant GE (2000) Delinquency and mortality : A 50-year follow-up study of 1000 delinquent and nondelinquent boys. Am J Psychiatry 157: 96–102

Lauritsen JC (1998) The age-crime debate: Assessing the limits of longitudinal self-report data. Soc Forces 77: 127–154

Laucht M, Schmidt MH (2004) Mütterliches Rauchen in der Schwangerschaft: Risikofaktor für eine ADHS des Kindes? Z Kinder Jugendpsychiatr Psychother 32: 177–185

Lay B, Schmidt M, Ihle W, Esser G (2001) Risikofaktoren für Delinquenz bei Jugendlichen und deren Fortsetzung bis ins Erwachsenenalter. Monatsschr Kriminol 84: 119–132

LeBlanc M, Frechette M (1989) Male criminal activity from childhood through youth. Springer, Berlin Heidelberg New York Tokio

Lee M, Prentice NM (1988) Interrelations of empathy, cognition, and moral seasoning with dimensions of juvenile delinquency. J Abnorm Child Psychol 16: 127–139

Lefkowitz MM, Eron LD, Walder LO, Huesmann CR (1977) Growing up to be violent. Pergamon, New York

Levy F, Hay DA, McStephen MWC, Waldmann I (1997) Attention-deficit hyperactivity disorder: A category or a continuum? Genetic analysis of a large-scale twin study. J Am Acad Child Adolesc Psychiatry 36: 737–744

Linnoila M (1997) On the psychobiology of antisocial behavior. In: Stoff DM, Breiling J, Maser DJ (eds) Handbook of antisocial behavior. Wiley, New York, pp 336–340

Littell JP, Popa M, Forsythe B (2005) Multisystemic therapy for social emotional and behavioral problems in youths aged 10 to 17. Cochrane Database of Systematic Review 4. Art. No.: CD004797. DOI: 10.1002/14651858. CD004797.pub4

Loeber R (1982) The stability of antisocial and delinquent child behavior: A review. Child Dev 53: 1431–1446

Loeber R (1988a) Natural histories of conduct problems, delinquency, and associated substance use: Evidence for developmental progressions. In: Lahey BB, Kazdin AE (eds) Advances in clinical child psychology. Plenum, New York, pp 73–124

Loeber R (1988b) Behavioral precursors and accelerators of delinquency. In: Buikhuisen W, Mednick SA (eds) Explaining criminal behavior. Brill, Leiden, pp 51–67

Loeber R, Farrington DP (1994) Problems and solutions in longitudinal and experimental treatment studies of child psychopathology and delinquency. J Consult Clin Psychol 62: 887–900

Loeber R, Farrington DP (eds) (2001) Child delinquents: development, intervention and service needs. Sage, Thousand Oaks, CA

Loeber R, Hay D (1997) Key issues in the development of aggression and violence from childhood to early adulthood. Annu Rev Psychol 48: 371–410

Loeber R, Pardini D (2009) Neurobiology and the development of violence: common assumptions and controversies. Monatsschr Kriminol 91(2/3) (im Druck)

Loeber R, Stouthamer-Loeber M (1986) Family factors as correlates and predictors of juvenile conduct problems and delinquency. In: Tonry M, Morris N (eds) Crime and justice. An annual review of research, Vol 7. The University of Chicago Press, Chicago, pp 29–149

Loeber R, Stouthamer-Loeber M (1987) Predictian. In: Quay HC (ed) Handbook of juvenile delinquency. Wiley, New York, pp 325–382

Loeber R, Stouthamer-Loeber M (1998) Development of juvenile aggression and violence. Some common misconceptions and controversies. Am Psychol 53: 242–259

Loeber R, Stouthamer-Loeber M, van Kampen W, Farrington DP (1989) Development of a new measure of self-reported antisocial behavior for young children: Prevalence and reliability. In: Klein MW (ed) Cross-national research in self-reported crime and delinquency, NATO ASI Series D: Behavioral and Social Science, Vol 50. Kluwer, Dordrecht, pp 203–225

Loeber R, Stouthamer-Loeber M, van Kammen WB, Farrington DP (1991) Initiation, escalation, and desistance in juvenile offending and their correlates. J Crim Law Criminol 82: 36–82

Loeber R, Green SM, Keenan K, Lahey BB (1995) Which boys will are worse? Early predictors of the onset of conduct disorder in a six-year longitudinal study. J Am Acad Child Adolesc Psychiatry 34: 499–509

Loeber R, Farrington DP, Stouthamer-Loeber M, Moffitt TE, Caspi A (1998) The development of male offending: Key findings from the first decade of the Pittsburgh Youth Study. Studies on Crime and Prevention 7: 141–171

Loeber R, Stouthamer-Loeber M, White HR (1999) Developmental aspects of delinquency and internalizing problems and their association with persistent juvenile sub-

stance use between ages 7 and 18. J Clin Child Psychol 28: 322–332
Lösel F (1975) Handlungskontrolle und Jugenddelinquenz: Persönlichkeitspsychologische Erklärungsansätze delinquenten Verhaltens – theoretische Integration und empirische Prüfung. In: Universität Erlangen-Nürnberg SFB 22 (Hrsg) Sozialisation und Kommunikation, Bd 4. Enke, Stuttgart
Lösel F, Bender D (2003) Protective factors and resilience. In: Farrington DP, Coid JW (eds) Prevention of adult antisocial behavior. Cambridge University Press, Cambridge, pp 130–204
Lösel F, Beelmann A, Jaursch S, Koglin U, Stemmler M (2005) Entwicklung und Prävention früher Probleme des Sozialverhaltens: Konzept und ausgewählte Ergebnisse der Erlangen-Nürnberger Studie. In: Cierpka M (Hrsg) Möglichkeiten der Gewaltprävention. Vandenhoeck & Ruprecht, Göttingen, pp 201–229
Lösel F, Beelmann A, Jaursch S, Stemmler M (2006) Prävention von Problemen des Sozialverhaltens im Vorschulalter. Evaluation des Eltern- und Kinder-Trainings EFFEKT. Z Klin Psychol Psychother 35: 127–139
Lösel F, Stemmler M, Laursch S, Beelmann A (2009) Universal prevention of antisocial development: short- and long-term effects of a family-oriented program. Monatsschr Kriminol 91(2/3): 289–307
Loney BR, Butler MA, Lima EN, Counts CA, Eckel LA (2006) The relation between salivary cortisole, callous-unemotional traits, conduct problems in an adolescent non-referred sample. J Child Psychol Psychiatry 47: 30–36
Lorber MF (2004) Psychophysiology of aggression, psychopathy, and conduct problems: A metaanalysis. Psychol Bull 130: 531–552
Luria AR (1961) The role of speech in the regulation of normal and abnormal behavior. Basic Books, New York
Luria AR, Homskaya ED (1964) Disturbance in the regulative role of speech with frontal lobe lesions. In: Warren JM, Akert K (eds) The frontal granular cortex and behavior. McGraw-Hill, New York, pp 353–371
Lynam D, Moffitt TE, Stouthamer-Loeber M (1993) Explaining the relation between IQ and delinquency: Class, race, test motivation, school failure, or self-control? J Abnorm Psychol 102: 187–196
Lynskey MT, Fergusson DM (1995) Childhood conduct problems, attention deficit behaviors, and adolescent alcohol, tobacco, and illicit drug use. J Abnorm Child Psychol 23: 281–302
Mäki P et al. (2003) Parental separation at birth and criminal behaviour in adulthood. A long-term follow-up of the Finnish Christmas Seal Home Children. Soc Psychiatry Psychiatr Epidemiol 38: 354–359
Magnusson D (1984) Early conduct and biological factors in the developmental background of adult delinquency. Paper presented at the Henry Tajfel Memorial Lecture, Oxford
Magnusson D (1988)Individual development from an interactional perspective: A longitudinal study. Erlbaum, Hillsdale
Magnusson D, Stattin H, Duner A (1983) Aggression and criminality in a longitudinal perspective. In: van Dusen KT, Mednick SA: Prospective studies of crime and delinquency. Kluwer-Nijhoff, Boston, pp 277–301
Mann F, Friedman CJ, Friedman AS (1976) Characteristics of self-reported violent offenders versus court identified violent offenders. International Journal of Criminology and Penology 4: 69–87
Mannuzza S, Klein RG, Bessler A, Malloy P, LaPadula M (1998) Adult psychiatric status of hyperactive boys grown up. Am J Psychiatry 155: 493–498
Marriage K, Fine S, Moretti M, Haley G (1986) Relationship between depression and conduct disorder in children and adolescents. J Am Acad Child Psychiatry 25: 687–691
Mazur A, Booth A (1998) Testosterone and dominance in men. Behav Brain Sci 21: 353–397
McCord J (1978) A thirty-year follow-up of treatment effects. Am Psychol 33: 284–289
McCord JA (1981) A longitudinal perspective on patterns of crime. Criminology 19: 211–218
McCord J (1983) A longitudinal study of aggression and antisocial behavior. In: van Dusen KT, Mednick SA: Prospective studies of crime and delinquency. Kluwer-Nijhoff, Boston, pp 269–275
McCord J (1987) Aggression and shyness as predictors of problems: Another view. Paper presented at the Biennial Meeting of the Society for Research in Child Development, Baltimore
McCord J (1992) The Cambridge-Somerville Study: A pioneering longitudinal experimental study of delinquency prevention. In: McCord J, Tremblay E (eds) Prevention antisocial behavior. Interventions from birth through adolescence. Guilford, London, pp 196–206
McCord J, McCord W (1959) A follow-up report on the Cambridge-Somerville Youth Study. Ann Am Acad Pol Soc Sci 322: 89–96
McCord W, McCord H, Zola IK (1959) Origins of crime. Columbia University Press, New York
McGee R, Share D, Moffitt TE, Williams S, Silva PA (1988) Reading disability, behaviour problems and juvenile delinquency. In: Saklofske DH, Eysenck SBG (eds) Individual differences in children and adolescents. Transaction, New Brunswick, NJ, (reprinted 1998), pp 158–172
McGue M, Bacon S, Lykken DT (1993) Personality stability and change in early adulthood: A behavioral genetic analysis. Dev Psychol 29: 96–109
McManus M, Alessi NE, Grapentine WL, Brickman A (1984) Psychiatric disturbance in serious delinquents. J Am Acad Child Adolesc Psychiatry 23: 602–615
McMichael P (1979) The hen or the egg? Which comes first – antisocial emotional disorders or reading disability? Br J Educ Psychol 49: 226–238
Mednick SA (1981) Methods of prospective, longitudinal research. In: Mednick SA, Baert AE, Bachmann BP: Pro-

spective longitudinal research. Oxford University Press, Oxford, pp 11–16

Mednick SA, Christiansen KO (1977) Biosocial bases of criminal behavior, Gardner, New York

Meier BD (2000) Kriminalität und Strafverfolgung in Europa. Das European Sourcebook of Crime and Criminal Statistics. Monatsschr Kriminol 81: 320–324

Meyer L (1984) Long term academic effects of the Direct Instruction Project Follow Through. Elem Sch J 84: 380–394

Merton R (1938) Social structure and anomie. Am Sociol Rev 3: 672–682

Mihalic SF, Irwin K (2003) Blueprints for violence prevention. From research to real-world settings – Factors influencing the successful replication of model programs. Youth, Violence and Juvenile Justice 1: 307–329

Milin R, Halikas JA, Meller JE, Morse C (1991) Psychopathology among substance abusing juvenile offenders. J Am Acad Child Adolesc Psychiatry 30: 569–574

Miller FJW, Court S, Walton W, Knox E (1960) Growing up in Newcastle upon Tyne. Oxford University Press, London

Miller FJW, Billewicz WZ, Thomson AM (1972) Growth from birth to adult life of 442 Newcastle-upon-Tyne children. Br J Prev Soc Med 26: 224–230

Moffitt TE (1988) Neuropsychology and self-reported early delinquency in an unselected birth cohort: A preliminary report from New Zealand. In: Moffitt TE, Mednick A (eds) Biological contributions to crime causation. Martinus Nijhoff, New York, pp 89–112

Moffitt TE (1990a) The neuropsychology of delinquency: A critical review of theory and research. In: Morris N, Tonry M (eds) Crime and Justice, Vol 12. University of Chicago Press, Chicago, pp 99–196

Moffitt TE (1990b) Juvenile delinquency and attention deficit disorder: Boys developmental trajectories from age 3 to age 15. Child Dev 61: 893–910

Moffitt TE (1993a) Adolescence-limited and life-course-persistent antisocial behavior: A developmental taxonomy. Psychol Rev 100: 674–701

Moffitt TE (1993b) Neuropsychology of conduct disorder. Dev Psychopathol 5: 135–151

Moffitt TE (1994) Natural histories of delinquency. In: Weitekamp EGM, Kerner H-J (eds) Cross-national longitudinal research on Human development and criminal behavior. Kluwer, Dordrecht, pp 3–61

Moffitt TE (1997) Neuropsychology, antisocial behavior and neighborhood context. In: McCord J (ed) Violence and childhood in the inner city. Cambridge University Press, Cambridge, pp 116–170

Moffitt TE (2005) The new look of behavioral genetics in developmental psychopathology: Gene-environment interplay in antisocial behavior. Psychol Bull 131: 533–554

Moffitt TE, Caspi A (2001) Childhood predictors differentiate life-course persistent and adolescence-limited antisocial pathways among males and females. Dev Psychopathol 13: 355–375

Moffitt TE, Henry B (1989) Neuropsychological assessment of executive functins in self-reported delinquents. Dev Psychopathol 1: 105–118

Moffitt TE, Henry B (1991) Neuropsychological studies of juvenile delinquency and violence: A review. In: Milner JS (ed) The neuropsychology of aggression. Kluwer, Norwell, MA, pp 67–91

Moffitt TE, Lynam D (1994) The neuropsychology of conduct disorder and delinquency: Implications for understanding antisocial behavior. In: Fowles DC, Sutker P, Goodman SH (eds) Progress in Experimental Personality and Psychopathology Research. Springer, Berlin Heidelberg New York Tokio, pp 233–262

Moffitt TE, Silva PA (1988a) Self-reported delinquency: Results from an instrument for New Zealand. Australian and New Zealand Journal of Criminology 21: 227–240

Moffitt TE, Silva PA (1988b) Neuropsychological deficit and self-reported delinquency in an unselected birth cohort. J Am Acad Child Adolesc Psychiatry 27: 233–240

Moffitt TE, Silva PA (1988c) Self-reported delinquency, neuropsychological deficit and history of attention deficit disorder. J Abnorm Child Psychol 16: 553–569

Moffitt TE, Silva PA (1988d) IQ and delinquency: A direct test of the differential detection hypothesis. J Abnorm Psychol 97: 330–333

Moffitt TE, Gabrielli WF, Mednick SA, Schulsinger F (1981) Socioeconomic status, IQ and delinquency. J Abnorm Psychol 90: 152–156

Moffitt TE, Lynam DR, Silva PA (1994) Neuropsychological tests predicting persistent delinquency. Criminology 32: 277–300

Moffitt TE, Avshalom C, Silva PA, Stouthamer-Loeber M (1995) Individual differences in personality and intelligence are linked to crime. Cross-context evidence from nations, neighborhood, genders, races, and age-cohorts. In: Smith Blau Z (ed) Current perspectives on aging and the life cycle. Delinquency and disrepute in the life course, Vol 4. JAI, Greenwich, pp 1–34

Moffitt TE, Caspi A, Dickson N, Silva P, Stanton W (1996) Childhood-onset versus adolescent-onselt antisocial conduct problems in males: Natural history from ages 3 to 18 years. Dev Psychopathol 8: 399–424

Moffitt TE, Caspi A, Rutter M, Silva BA (2001) Sex differences in antisocial behaviour. Conduct disorder, delinquency, and violence in the Dunedin longitudinal study. Cambridge University Press, Cambridge

Moffitt TE, Caspi A, Harrington H, Milne BJ (2002) Males on the life-course-persistent and adolescence-limited antisocial pathways: Follow-up at age 26. Dev Psychopathol 14: 179–207

Moore TM, Scarpa A, Raine A (2002) A metaanalysis of serotonin-metabolite 5-HIAA and antisocial behavior. Aggress Behav 28: 299–316

Morash M (1986) Gender, peer group experiences, and seriousness of delinquency. J Res Crime Delinq 23: 43–67

Morris RE, Harrison EA, Knox GW, Tromanhauser E, Marquis DK, Watts LL (1995) Health risk behavioral survey from

39 juvenile correctional facilities in the United States. J Adolesc Health 17: 334–344
Moser T (1972) Jugendkriminalität und Gesellschaftsstruktur. Suhrkamp, Frankfurt
Moskowitz DS, Schwartzman AE (1983) Stability and change in aggression and withdrawal in middle childhood and adolescence. Paper presented at the Society for Research on Child Development, Detroit
Moss HB, Vajyukov MM, Martin CS (1995) Salivary cortisole responses and the risk for substance abuse in prepubertal boys. Biol Psychiatry 38: 546–555
Munoz RF, Mrazek PJ, Haggerty RJ (1996) Institute of Medicine Report on Prevention of Mental Disorders: Summary and commentary. Am Psychol 51: 1116–1122
Murphy JM, Berwick DM, Weinstein MC, Borus JF, Budman SH, Klerman GL (1987) Performance of screening and diagnostic tests. Application of Receiver Operating Characteristic Analysis. Arch Gen Psychiatry 44: 550–555
Nachshon I, Denno D (1987) Violent behavior and cerebral hemisphere function. In: Mednick SA, Moffitt TE, Stack SA (eds) The causes of crime. Cambridge University Press, Cambridge, pp 186–217
Nadder TS, Silberg JL, Eaves LJ, Maes HH, Meyer JM (1998) Genetic effects on ADHD symptomatology in 7- to 13-year-old twins: Results from a telephone survey. Behav Genet 28: 83–99
Nagin D, Tremblay RE (1999) Trajectories of boys' physical aggression, opposition, and hyperactivity on the path to physically violent and non-violent juvenile delinquency. Child Dev 70: 1181–1196
Nagin DS, Farrington DP, Moffitt TE (1995) Life-course trajectories of different types of offenders. Criminology 33: 111–139
Neighbors B, Kempton T, Forehand R (1992) Co-occurrence of substance abuse with conduct, anxiety, and depression disorders in juvenile delinquents. Addict Behav 17: 379–386
Nelson G, Westhues A, MacLeod J (2003) A meta-analysis of longitudinal research on preschool prevention programs for children. Prevention and Treatment 6 (online-Publikation). http://www.apa.org/journals/pre/. Gesehen 30. Apr 2009
Neubacher F, Walter M (Hrsg) (2002) Sozialpsychologische Experimente in der Kriminologie. LIT, Münster
Nurcombe B (2007) Principles of prevention in child and adolescent mental health. In: Remschmidt H, Nurcombe B, Belfer ML, Sartorius N, Okasha A (eds) The mental health of children and adolescents. An area of global neglect. Wiley, Chichester, pp 53-64
O'Connor TG, McGuire S, Reiss D, Hetherington EM, Plomin R (1998) Co-occurrence of depressive symptoms and antisocial behavior in adolescence: A common genetic liability. J Abnorm Psychol 107: 27–37
Offord D (1981) Family backgrounds of male and female delinquents. In: Gunn JC, Farrington DP (eds) Abnormal offenders, delinquency and the criminal justice system. Wiley, Chichester
Offord DR, Poushinsky MF, Sullivan K (1978) School performance, IQ and delinquency. Br J Criminol 18: 110–127
Offord DR, Boyle MH, Racine YA (1991) The epidemiology of antisocial behavior in childhood and adolescence. In: Pepler DJ, Rubin KH et al. (eds) The development and treatment of childhood aggression. Erlbaum, Hillsdale, pp 31–54
Olds DL, Kitzman H (1990) Can home-visitation improve the health of women and children at environmental risk? Pediatrics 86: 108–116
Olds DL, Henderson CR, Chamberlain R, Tatelbaum R (1986) Preventing child abuse and neglect: A randomized trial of nurse home visitation. Pediatrics 78: 65–78
Olds DL, Eckenrode J, Henderson CR, Kitzman H, Powers J, Cole R et al. (1997) Long-term effects of home visitation on maternal life-course and child abuse and neglect. 15-year follow-up of a randomized trial. J Am Med Associ 278: 637–643
Olds DL, Henderson CR, Cole R, Eckenrode J, Kitzman H, Luckey D et al. (1998) Long-term effects of nurse home-visitation on children's criminal and antisocial behavior. J Am Med Associ 280: 1238–1244
Ollendick TH, Grune RW, Weist MD, Oswald DP (1990) The predictive validity of teacher nominations: A five-year follow-zo of at-risk youth. J Abnorm Child Psychol 18: 699–713
Ollendick TH, Seligman LD, Butcher AT (1999) Does anxiety mitigate the behavioral expression of severe conduct disorder in delinquent youths? J Anxiety Disord 13: 565–574
Olweus D (1979) The stability of aggressive reaction patterns in human males: A review. Psychol Bull 85: 852–875
Olweus D (1981) Continuity in aggressive and withdrawn, inhibited behaviour patterns. Psychiatry and Social Science 1: 141–159
Olweus D (1994) Bullying at school: Basic facts and effects of a school-based intervention program. J Child Psychol Psychiatry 35: 1171–1190
Olweus D (1995) Gewalt in der Schule: Was Leher und Eltern wissen sollten – und tun können. Huber, Bern
Olweus D (1997) Bully/victim problems in school: Knowledge base and effective intervention program. Irish Journal of Psychology 18: 170–190
Olweus D (2006) Gewalt in der Schule. Was Lehrer und Eltern wissen sollten – und tun können, 4. Aufl. Huber, Bern
Olweus D, Kallestad JA (2003) Predicting teachers' and schools' implementation of the Olweus Bullying Prevention Program: A multilevel study. Preventive Treatment 6: 1–29
Olweus D, Mattson A, Schalling D, Lowe H (1988) Circulating testosterone levels and aggression in adolescent males: A causal analysis. Psychosom Med 50: 261–272
Opp KD (1968) Zur Erklärung delinquenten Verhaltens von Kindern und Jugendlichen. Forschungsbericht 03, Deutsches Jugendinstitut, München

Ortiz J, Raine A (2004) Heart rate level and antisocial behavior in children and adolescents: A meta-analysis. J Am Acad Child Adolesc Psychiatry 43: 154–162

Osborn SG, West DJ (1978) The effectiveness of various predictors of criminal careers. J Adolesc 1: 101–117

Oser F (1981) Moralisches Urteil in Gruppen. Suhrkamp, Frankfurt

Painter K, Farrington DP (1997) The crime-reducing effect of improved street lightening: The Dudley project. In: Clarke RV (ed): Situational crime prevention: Successful case studies. 2nd edn. Harrow & Heston, Albany, NJ, pp 209–226

Papageorgiou VA, Vostanis P (2000) Psychosocial characteristics of Greek young offenders. J Forensic Med 11: 390–400

Patterson GR (1982) Coercive family process. Castalia, Eugene, OR

Patterson GR (1986) Performance models for antisocial boys. Am Psychol 41: 432–444

Patterson GR (2005) The next generation of PMTO models. The Behavior Therapist 28: 27–33

Patterson GR, Yoerger K (1993) Developmental models for delinquent behavior. In: Hodgins S (ed) Mental disorder and crime. Sage, Newbury Park, pp 140–172

Patterson GR, Yoerger K (1995) Two different models for adolescent physical traumata and early arrest. Crim Behav Ment Health 5: 411–423

Patterson GR, Yoerger K (1999) Intraindividual growth in covert antisocial behaviour: A necessary precursor to chronic juvenile and adult arrested? Crim Behav Ment Health 9: 24–38

Patterson GR, Stouthamer-Loeber M (1984) The correlation of family management practices and delinquency. Child Dev 55: 1299–1307

Patterson GR, De Baryshe BD, Ramsey E (1989) A developmental perspective on antisocial behavior. Am Psychol 44: 329–335

Patterson GR, Capaldi D, Bank L (1991) An early starter model for predicting delinquency. In: Pepler DJ, Rubin KH et al. (eds) The development and treatment of childhood aggression. Erlbaum, Hillsdale, pp 139–168

Patterson GR, Crosby L, Vuchinick S (1992a) Predicting risk for early police arrest. Journal of Quantitative Criminology 8: 335–355

Patterson GR, Reid JB, Dishion TJ (1992b) Antisocial boys. Castalia, Eugene, OR

Patterson GR, Forgatch MS, Yoerger KL, Stoolmiller M (1998) Variables that initiate and maintain an early-onset trajectory for juvenile offending. Developmental Psychopathology 10: 531–547

Peck RF, Havighurst RJ (1960) The psychology of character development. Wiley, New York

Peter TA, Walsh A (1987) Violent delinquency, race and the Wechsler performance-verbal display. J Soc Psychol 127: 353–354

Petermann F, Petermann U (1978, 2005) Training mit aggressiven Kindern. Urban & Schwarzenberg, München 1978; Beltz, Weinheim, 2005

Petermann U, Nitkowski D, Polchow D, Pätel J, Roos S, Kanz FJ, Petermann F (2007) Langfristige Effekte des Trainings mit aggressiven Kindern. Kindheit und Entwicklung 16: 143–151

Pfeiffer C, Wetzels P (1997) Kinder als Täter und Opfer. Eine Analyse auf der Basis der PKS und einer repräsentativen Opferbefragung. DVJJ-Journal 4: 346–358

Pfeiffer C, Wetzels P, Enzmann D (1999) Innerfamiliäre Gewalt gegen Kinder und Jugendliche und ihre Auswirkungen. Forschungsbericht Nr. 80 des Kriminologischen Forschungsinstituts Niedersachsen, Hannover

Piaget J (1954) Das moralische Urteil beim Kinde. Rascher, Zürich

Piquero AR (2001) Testing Moffitt's neuropsychological variation hypothesis for the prediction of life-course persisting offending. Psychology, Crime and Law 7: 193–215

Piquero AR, Chung HI (2001) On the relationships between gender, early onset, and the seriousness of offending. J Crim Justice 29: 189–206

Piquero AR, Tibbetts S (1999) The impact of pre-/perinatal disturbances and disadvantaged family and family environment in predicting criminal offending. Studies on Crime and Crime Prevention 8: 52–70

Pitts TB (1997) Reduced heartrate levels in aggressive children. In: Raine A, Brennan PA, Farrington DP, Mednick SA (eds) Biosocial bases of violence. Plenum, New York, pp 317–319

Pliszka SR, Sherman JO, Barrow MV, Irick S (2000) Affective disorder in juvenile offenders: A preliminary study. Am J Psychiatry 157: 130–132

Plomin R, Chipuer HM, Loehlin JC (1990) Behavioral genetics and personality. In: Pervin L (ed) Handbook of personality. Guilford, New York, pp 225–243

Plück J, Wieczorrek E, Wolff E, Metternich T, Döpfner M (2005) Präventionsprogramm für Expansives Problemverhalten (PEP) Ein Manual für Eltern- und Erziehergruppen. Hogrefe, Göttingen

Polizeidienstvorschrift (PDV) 382 »Bearbeitung von Jugendsachen« (1997) DVJJ-Journal 155: 5–21

Polk K, Schafer WE (1972) Schools and delinquency. Prentice Hall, Englewood Cliffs, NJ

Pongratz EL (2000) Zum Umgang mit kindlichen Auffälligkeiten. Eine Untersuchung zum Dunkelfeld und zur Prävention von Kinderdelinquenz in Grundschulen. Bd 25. Weißer Ring Verlags-GmbH, Mainz

Pongratz L, Jürgensen P (1990) Kinderdelinquenz und kriminelle Karrieren: Eine statistische Nachuntersuchung delinquenter Kinder im Erwachsenenalter. Centaurus-Verlagsgesellschaft, Pfaffenweiler

Pongratz L, Schäfer M, Jürgensen P, Weiße D (1977) Kinderdelinquenz. Daten, Hintergründe und Entwicklungen. Juventa, München

Poppel E, van Born M (1994) Identification and interpersonal maturity: Contribution to a developmental approach of juvenile delinquency In: Weitekamp EGM, Kerner H-J (eds) Cross-national longitudinal research on Hum Dev and criminal behaviour. Kluwer, Dordrecht, pp 353–370

Prahl-Andersen B (1981) A mixed longitudinal interdisciplinary study of the growth and development of Dutch children. In: Mednick SA, Baert AE, Bachmann BP: Prospective longitudinal research. Oxford University Press, Oxford, pp 103–109

Prentice NM, Kelly FJ (1963) Intelligence and delinquency: A reconsideration. J Soc Psychol 60: 327–337

Preavatt F, Kelly FD (2003) Dropping out of school: A review of intervention programs. J Sch Psychol 41: 337–395

Pulkkinen L (1988) Delinquent development: Theoretical and empirical considerations. In: Rutter M (ed) Studies of psychosocial risk. Cambridge University Press, Cambridge, pp 184–199

Pulkkinen L (1992) The path to adulthood for aggressively inclined girls. In: Bjorkqvist K, Niemela P (eds) Of mice and women: Aspects of female aggression. Academic Press, New York, pp 113–121

Pulkkinen L, Pitkanen T (1993) Continuities in aggressive behavior from childhood to adulthood. Aggress Behav 19: 249–263

Pulkkinen L, Tremblay RE (1992) Patterns of boys' social adjustment in two cultures and at different ages: A longitudinal perspective. Int J Behav Dev 15: 527–553

Raine HC (1993) The psychobiology of undersocialized aggressive conduct disorder: A theoretical perspective. Dev Psychopathol 5: 165–180

Raine A (1996) Autonomic nervous system and violence. In: Stoff DM, Cairns RF (eds) The neurobiology of clinical aggression. Erlbaum, Hillsdale, NJ, pp 145–168

Raine A (2002) Biosocial studies of antisocial and violent behavior in children and adults. A review. J Abnorm Child Psychol 30: 311–326

Raine A, Venables PH, Williams M (1990) Anatomie orienting responses in 15-year-old male subjects and criminal behavior at age 24. Am J Psychiatry 147: 933–937

Raine A, Brennan P, Mednick SA (1994) Birth complications combined with early maternal rejection at age 1 year predispose to violent crime at age 18 years. Arch Gen Psychiatry 51: 984–988

Raine A, Venables PH, Williams M (1995) High autonomic arousal and electrodermal orienting at age 15 years as protective factor against criminal behavior at age 29 years. Am J Psychiatry 152: 1595–1600

Raine A, Brennan P, Farrington DP (1997) Biosocial bases of violence. Conceptual and theoretical issues. In: Raine A, Brennan PA, Farrington DP, Mednick SA (eds) Biosocial bases of violence. Plenum, New York

Raine A, Park S, Lencz T, Bihrle S, LaCasse L, Widom CS et al. (2001) Reduced right hemisphere activation in severely abused violent offenders during a working memory task : An fMRI study. Aggress Behav 27: 111–129

Reiss AJ (1994) Towards comparative societal longitudinal studies. In: Weitekamp EGM, Kerner H-J (eds) Cross-national longitudinal research on Hum Dev and criminal behaviour. Kluwer, Dordrecht, pp 423–437

Reiss AJ, Farrington D P (1991) Advancing knowledge about co-offending: Results from a prospective longitudinal survey of London males. J Crim Law Criminol 82: 360–395

Reiss AJ, Rhodes AL (1961) The distribution of juvenile delinquency in the social class structure. Am Sociol Rev 26: 720–732

Remer H (1979) Normative Bewertung von Delinquenz, sozioökonomischen Faktoren und Delinquenz im Kindesalter. Eine Untersuchung zur Gültigkeit anomietheoretischer Erklärungen der Ursachen von Delinquenz. Unveröffentl. Diplomarbeit, Psychologisches Institut der Universität Marburg, Marburg

Remschmidt H (1978) Neuere Ergebnisse der Kinderdelinquenzforschung. Prax Kinderpsychol Kinderpsychiatr 2: 29–40

Remschmidt H (1990) Aggression and conduct disorder. Curr Opin Psychiatry 3: 457–463

Remschmidt H (2007) School violence. Epidemiology, background and prevention. In: Remschmidt H, Nurcombe B, Belfer ML, Sartorius N, Okasha A (eds) The mental health of children and adolescents. An area of global neglect. Wiley, Chichester, pp 179–191

Remschmidt H, Schmidt MH (Hrsg) (1988) Alternative Behandlungsformen in der Kinder- und Jugendpsychiatrie. Stationäre Behandlung, tagesklinische Behandlung und home treatment im Vergleich. Enke, Stuttgart

Remschmidt H, Walter R (1989) Evaluation kinder- und jugendpsychiatrischer Versorgung. Analysen und Erhebungen in drei hessischen Landkreisen. Enke, Stuttgart

Remschmidt H, Walter R (1990) Psychische Auffälligkeiten bei Schulkindern. Hogrefe, Göttingen

Remschmidt H, Walter R (2009) Die Bedeutung psychosozialer Risikofaktoren für die Entwicklung der Delinquenz. Monatsschr Kriminol 91: 187–205

Remschmidt H, Merschmann W, Walter R (1975) Zum Dunkelfeld kindlicher Delinquenz. Eine Erhebung an 483 Probanden. Monatsschr Kriminol 3: 133–153

Remschmidt H, Merschmann W, Walter R, Höhner G (1976) Empirische Untersuchungen zur unregistrierten kindlichen Delinquenz. Kriminologische Gegenwartsfragen 12: 195–210

Remschmidt H, Höhner G, Walter R (1984a) Kinderdelinquenz und Frühkriminalität. Münchner Medizinische Wochenschrift 18: 577–581

Remschmidt H, Höhner G, Walter R (1984b) Kinderdelinquenz und Frühkriminalität. In: Göppinger H, Vossen R (Hrsg) Humangenetik und Kriminologie. Kinderdelinquenz und Frühkriminalität. Bericht über die XXII. Tagung der Gesellschaft für die gesamte Kriminologie. Enke, Stuttgart, pp 87–104

Remschmidt H, Schmidt M, Poustka F (2006) Multiaxiales Klassifikationsschema für psychische Störungen des Kindes- und Jugendalters nach ICD-10 der WHO, 5. Aufl. Huber, Bern

Remschmidt H, Nurcombe B, Belfer ML, Sartorius N, Okasha A (eds) (2007) The mental health of children and adolescents. An area of global neglect. Wiley, Chichester

Rende RD (1993) Longitudinal relations between temperament traits and behavioral problems in middle childhood. J Am Acad Child Adolesc Psychiatry 32: 287–290

Reuter D (2001) Kinderdelinquenz und Sozialkontrolle. Eine Analyse unter Einbeziehung nationaler und europäischer Entwicklungstendenzen und Perspektiven. Schriftenreihe Strafrecht in Forschung und Praxis Bd 5, Kovač, Hamburg

Reynolds A (2000) Success in early intervention: The Chicago-Child-Parent-Center. University of Nebraska Press, Lincoln

Reynolds A, Tempel JA, Robertson DL, Mann EA (2001) Long-term effects of an early childhood intervention on educational achievement and juvenile arrest. A 15-year follow-up of low-income children in public schools. J Am Med Associ 285: 2339–2346

Rhee SH, Waldman ID (2002) Genetic and environmental influences on antisocial behaviour. A meta-analysis of twin and adoption studies. Psychol Bull 128: 490–529

Richards I (1996) Psychiatric disorder among adolescents in custody. Australian and New Zealand Journal of Psychiatry 30: 788–793

Robins LN (1966) Deviant children grown up. Williams & Wilkins, Baltimore

Robins LN (1978) Sturdy childhood predictors of adult antisocial behavior : Replications from longitudinal studies. Psychol Med 8: 611–622

Robins LL (1980) Longitudinal methods in the study of normal and pathological development. In: Earls F (ed) Studies of children. Prodist, New York, pp 35–83

Robins LN (1991) Conduct disorder. J Child Psychol Psychiatry 32: 493–512

Robins LN (1993) Childhood conduct problems, adult psychopathology and crime. In: Hodgins S (ed) Mental disorder and crime. Sage, Newbury Park, CA, pp 173–193

Robins LN, McEvoy L (1990) Conduct problems as predictors of substance abuse. In: Robins LN, Rutter M (eds) Straight and deviant pathways from childhood in adulthood. Cambridge University Press, Cambridge, pp 182–204

Robins LN, Wish E (1977) Childhood deviance as a developmental process: A study of 223 urban black men from birth to 18. Soc Forces 56: 448–473

Robins LN, Tipp J, Przbeck T (1990) Antisocial personality. In: Robins L, Regier DA (eds) Psychiatric disorder in America. The Free Press, New York, pp 258–290

Roff JD (1992) Childhood aggression, peer status, and social class as predictors of delinquency. Psychol Rep 70: 31–34

Roff JD, Wirt RD (1984) Childhood aggression and social adjustment as antecedents of delinquency. J Abnorm Psychol 12: 111–126

Roff JD, Wirt RD (1985) The specifity of childhood problem behavior for adolescent and young adult maladjustment. J Clin Psychol 41: 564–571

Roland E, Munthe E (1997) The 1969 Norvegian Programme for Preventing and Managing Bullying in Schools. Irish Journal of Psychology 18: 233–247

Rollin AS, Kaiser-Urley C, Potts I, Creason AH (2003) A school-based violence prevention model for at-risk 8th grade youth. Psychol Sch 40: 403–416

Roth M, Bartsch B (2004) Die Entwicklungstaxonomie von Moffitt im Spiegel neuerer Befunde – einige Bemerkungen zur «jugendgebundenen« Delinquenz. Prax Kinderpsychol Kinderpsychiatr 53: 722–737

Rothman GR (1980) The relationship between moral judgment and moral behavior. In: Windmiller R et al. (eds) Moral development and socialization. Allyn & Bacon, Boston, pp 107–127

Rourke BP, Fiske JL (1981) Socio-emotional disturbances of learning disabled children: The role of central processing deficits. Bulletin of the Orton Society 31: 77–88

Ruchkin VV, Schwab-Stone M, Koposov RA, Vermeiren R, Steiner H (2002) Violence exposure, posttraumatic stress, and personality in juvenile delinquents. J Am Acad Child Adolesc Psychiatry 41: 322–329

Ruthemann G (1960) Die kriminelle Gefährdung des Großstadtkindes. Diss. phil., Hamburg

Rutter M (1985) Resilience in the face of adversity. Protective factors and resistance to psychiatric disorder. Br J Psychiatry 147: 598–611

Rutter, M (1996) Transitions and turning points in developmental psychopathology: As applied to the age-span between childhood and mid-adulthood. Int J Behav Dev 19: 603–626

Rutter M (1997) Individual differences and levels of antisocial behaviour. In: Raine A, Brennan PA, Farrington DP, Mednick SA (eds) Biosocial bases of violence. Plenum, New York

Rutter M, Tizard J, Whitmore K (1970) Education, health and behaviour. Longman, London

Rutter M, Graham P, Chadwick OFD, Yule W (1976) Adolescent turmoil: Fact or fiction? J Child Psychol Psychiatry 17: 35–56

Rutter M, Maughan B, Mortimore P, Ouston J, Smith A (1979) 15000 hours. Secondary schools and the effect on children. Open Books, London

Rutter M, Maughan B, Mortimore P, Ouston J, Smith A (1980) 15000 Stunden. Schulen und ihre Wirkung auf die Kinder. Beltz, Weinheim

Rutter M, Giller H, Haggell A (1998) Antisocial behaviour by young people. Cambridge University Press, Cambridge

Rydelius PA (1988) The development of antisocial behaviour and sudden violent death. Acta Psychiatr Scand 78: 398–403

Saklofske DE, Eysenck SB (1980) Personality and antisocial behaviour in delinquent and non-delinquent boys. Psychol Rep 47: 1255–1261

Sampson R, Laub J (1993) Crime in the making. Pathways and turning points through life. Harvard University Press, Cambridge, MA

Sampson RJ, Laub JH (1995) Understanding variability in lives through time: Contributions of life-course criminology. Studies on Crime and Prevention 4: 143–159
Sampson RJ Laub JH (1996) Socioeconomic achievement in the life-course of disadvantaged men: Military service as a turning point, circa 1940–1965. Am Sociol Rev 61: 347-367
Sampson RJ, Laub JH (1997) A life-course theory of cumulative disadvantage and the stability of delinquency. In: Thornberry TP (ed) Developmental theories of crime and delinquency. Advances in criminological theory 7. Transaction Publishers, New Brunswick, pp 133–163
Sampson RJ, Laub JH (2003) Life-course desisters? Trajectories of crime among delinquent boys followed to age 70. Criminology 41: 555–592
Sampson RJ, Laub JH (2009) A life-course theory and long and long-time project on trajectories of crime. Monatsschr Kriminol 91(2/3) (im Druck)
Sanders MR (1999) Triple-P – Positive Parenting Program: Toward an empirically validated multilevel parenting and family support strategy for the prevention of behavior and emotional problems in children. Clin Child Fam Psychol Rev 2: 71–90
Sanders MR, Turner KMT, Markie-Dadds C (2002) The development and dissemination of Triple-P – Positive Parenting Program: A multilevel, evidence-based system of parenting and family support. Prev Sci 3: 173–189
Sarnecki J (2001) Delinquent networks. Youth co-offending in Stockholm. Cambridge University Press, Cambridge
Saß H, Wittchen HU, Zaudig M (Hrsg) (1996) Diagnostisches und statistisches Manual psychischer Störungen DSM-IV. Hogrefe, Göttingen
Satterfield JH (1987) Childhood diagnostic and neurophysiological predictors of teenage arrest rates: An eight-year prospective study. In: Mednick SA, Moffitt TE, Stack SA (eds) The causes of crime. Cambridge University Press, Cambridge, pp 146–167
Satterfield JH, Schell A (1997) A prospective study of hyperactive boys with conduct problems and normal boys: Adolescent and adult criminality. J Am Acad Child Adolesc Psychiatry 36: 1726–1735
Satterfield JH, Hoppe CM, Schell AM (1982) A prospective study of delinquency in 110 adolescent boys with attention deficit disorders and 88 normal adolescent boys. Am J Psychiatry 139: 795–798
Savitsky JC, Czyzewski D (1978) The reaction of adolescent offenders and non-offenders to nonverbal emotional displays. J Abnorm Child Psychol 6: 89–96
Scaramella LV, Conger RD, Spoth R, Simons RL (2002) Evaluation of a social contextual model of delinquency: A cross-study replication. Child Dev 73: 175–195
Scarpa A (1997) Aggression and physically abused children. The interactive role of emotion regulation. In: Raine A, Brennan PA, Farrington DP, Mednick SA (eds) Biosocial bases of violence, NATO ASI Series. Plenum, New York, pp 341–343
Schaal B, Tremblay RE, Soussignan R, Susman EJ (1996) Male testosterone linked to high social dominance but low physical aggression in early adolescence. J Am Acad Child Adolesc Psychiatry 35: 1322–1330
Schick A (2006) Evaluationsstudien zum Gewaltpräventions-Curriculum Faustlos. Praxis der Rechtspsychologie 16: 169–181
Schick A, Cierpka M (2003) Faustlos: Evaluation eines Curriculums zur Förderung sozial-emotionaler Kompetenzen und Gewaltprävention in der Grundschule. Kindheit und Entwicklung 12: 100–110
Schick A, Cierpka M (2005) Faustlos: Evaluation of a curriculum to prevent violence in elementary schools. Appl Prev Psychol 11: 157–165
Schmidt MH, Lay B, Ihle W, Esser G (2001) Bedeutung von Dunkelfelddelikten für episodische und fortgesetzte Delinquenz. Monatsschr Kriminol 84: 25–36
Schmidt MH, Esser G, Ihle W, Lay B (2009) Die Bedeutung psychischer und familiärer Faktoren für die Deliquenzentwicklung bis ins Erwachsenenalter. Monatsschr Kriminol 92: 174–186
Schneider HJ (1987) Kriminologie. DeGruyter, Berlin
Schneider HJ (2001) Kriminologie für das 21. Jahrhundert. LIT, Münster
Schneider HJ (Hrsg) (2007) Internationales Handbuch der Kriminologie, Bd 1: Grundlagen der Kriminologie. DeGruyter, Berlin
Schneider K, Rheinberg F (1996) Erlebnissuche und Risikomotivation. In: Amelang M (Hrsg) Temperaments- und Persönlichkeitsunterschiede, Enzyklopädie der Psychologie. Hogrefe, Göttingen, pp 407–439
Schubert A (1997) Delinquente Karrieren Jugendlicher. Re-Analysen der Philadelphia Cohort Studies. Shaker, Aachen
Schulte-Körne G, Deimel W, Müller K, Gutenbrunner C, Remschmidt H (1996) Familial aggregation of spelling disability. J Child Psychol Psychiatry 37: 817–822
Schwabe-Höllein M von (1984) Kinderdelinquenz. Eine empirische Untersuchung zum Einfluss von Risikofaktoren, elterlichem Erziehungsstil, Orientierung, Selbstkonzept und moralischem Urteil. Prax Kinderpsychol Kinderpsychiatr 33: 301–308
Schweinhart LL, Weikart DP (1997) Lasting differences: The High/Scope Preschool Curriculum Comparison Study through age 23. High/Scope Press, Ypsilanti, MI
Schweinhart LL, Barnes HV, Weikart DP (1993) Significant benefits: The High/Scope Perry School Study through age 27. High/Scope Press, Ypsilanti, MI
Schwind HD (2002) Kriminologie. Eine praxisorientierte Einführung mit Beispielen, 12. Aufl. Kriminalistik Verlag, Heidelberg
Schwind HD, Fetchenhauer D, Ahlborn W, Weiss R (2001) Kriminalitätsphänomene im Langzeitvergleich am Beispiel einer deutschen Großstadt. Bochum 1975–1986–1998. Polizei und Forschung, Bd 3, Neuwied/Kriftel

Seidman LJ, Valera EM, Makris N (2005) Structural brain imaging of attention-deficit/hyperactivity disorder. Biol Psychiatry 57: 1263–1272

Sessar K (1981) Rechtliche und soziale Prozesse einer Definition der Tötungskriminalität. Krimininologische Forschungsberichte, Freiburg, Max-Planck-Institut

Sexton TL, Alexander JF (2000) Functional family therapy. Juvenile Justice Bulletin, Department of Justice, Office of Juvenile Justice and Delinquency Prevention, Washington, DC

Sexton TL, Alexander JF (2002) Family-based empirically supported interventions. Couns Psychol 30: 238–261

Shapiro JP, Burgoon JD, Welker CJ, Clough JB (2002) Evaluation of the Peacemakers Program: School-based violence prevention for students in grades 4 through 8. Psychol Sch 39: 87–100

Shaw CR, McKay HD (1969) Juvenile delinquency in urban areas. University of Chicago Press, Chicago

Sherman LW et al. (1998) Preventing crime: What works, what doesn't, what's promising. National Institute of Justice, Washington, DC. http://www.preventingcrime.org. Gesehen 30. Apr 2009

Short JF jr, Strodtbeck FL (1965) Group process and gang delinquency. University of Chicago Press, Chicago

Short JF, Nye I (1957) Reported behavior as a criterion of deviant behavior. Soc Probl 5: 207–213

Short JF, Nye I (1958) Extent of unrecorded juvenile delinquency: tentative conclusions. J Crim Law Criminol 49: 296–302

Shure MB (1993) I can problem solve (ICPS): An Interpersonal cognitive problem-solving for young children. Early Child Dev Care 96: 49–64

Shure MB (2001) I can problem solve (ICPS): An Interpersonal cognitive problem-solving for young children. Residential Treatment for Children & Youth 18(3): 3–14

Silva, P (1990) The Dunedin Multidisciplinary Health and Developmente Study: a 15 year longitudiunal study. Paediatr Perinat Epidemiol 4(1): 76–107

Simons RL, Wu CI, Conger RD, Lorenz FO (1994) Two routes to delinquency: Differences between early and late starters in the impact of parenting and deviant peers. Criminology 32: 247–276

Sinclair MF, Christenson SL, Evelo DL, Hurley CM (1998) Dropout prevention for youths with disabilities. Efficacy of a sustained school engagement procedure. Experimental Children 65: 7–22

Slomkowski C, Rende R, Conger KJ, Simons RL, Conger D (2001) Sisters, brothers, and delinquency: Evaluating social influence during early and middle adolescence. Child Dev 72: 271–283

Smith PK, Sharp S (1994) School bullying: Insights and perspectives. Routledge, London

Sobotowicz W, Evans JR, Laughlin J (1987) Neuropsychological functions and social support in delinquency and learning disability. The International Journal of Clinical Neuropsychology 9: 178–186

Sowell ER, Thompson PM, Welcome SE, Henkenius AL, Toga HW, Peterson PS (2003) Cortical abnormalities in children and adolescents with ADHD. Lancet 362: 1699–1707

Spellacy F (1978) Neuropsychological discrimination between violent and nonviolent men. J Clin Psychol 34: 49–52

Spittler E (1968) Die Kriminalität Strafunmündiger. Diss. jur., Gießen

Stark R (1975) Social problems. Random House, New York

Stattin H, Magnusson D (1984) The role of early aggressive behavior for the frequency, the seriousness, and the types of later criminal offences. University of Stockholm, Reports from the Dept. of Psychology, Stockholm

Stattin H, Magnusson D (1989) The role of early aggressive behavior in the frequency, seriousness, and types of later crime. J Consult Clin Psychol 57: 710–718

Stattin H, Magnusson D (1991) Stability and change in criminal behaviour up to age 30. Br J Criminol 31: 327–346

Stattin H, Magnusson D (1995) Onset of official delinquency: Its co-occurrence in time with educational, behavioural and interpersonal problems. Br J Criminol 35: 417–449

Stattin H, Romelsjö A, Stenbacka M (1997) Personal resources as modifiers of the risk for future criminality. Br J Criminol 37: 198–223

Steffen W (1982) Intensität und Perseveranz krimineller Verhaltensweisen. Teil II. LKA Bayern, München

Steffen W (2002) Analyse der Kinderdelinquenz in Deutschland. DVJJ-Journal 2: 155–161

Steffensmeier DJ, Steffensmeier RH (1980) Trends in female delinquency: An examination of arrest, juvenile court, self-report, and field data. Criminology 18: 62–85

Stelly W, Thomas J, Kerner H-J, Weitekamp, E (1998) Kontinuität und Diskontinuität sozialer Auffälligkeit im Lebenslauf. Monatsschr Kriminol 81: 104–122

Steinhilper U (1986) Definitions- und Entscheidungsprozesse bei sexuell motivierten Gewaltdelikten. Universitätsverlag Konstanz, Konstanz

Steitz D (1993) Probleme der Verlaufsstatistik. Diss. jur., Tübingen

Stephan E (1972) Schulbildung, Lebensalter und das Verständnis von Deliktdefinitionen. Kriminologisches Journal 4: 272–283

Stephan E (1976) Die Stuttgarter Opferbefragung. Eine kriminologisch-viktimologische Analyse zur Erforschung des Dunkelfeldes unter Berücksichtigung der Einstellung zur Kriminalität. Bundeskriminalamt, Wiesbaden

Sterzer P, Stadler C, Poustka F, Kleinschmidt A (2007) A structural neural deficit in adolescents with conduct disorder and its association with lack of empathy. Neuroimage 37: 335–342

Stevenson J, Goodman R (2001) Association between behaviour at age 3 years and adult criminality. Br J Psychiatry 179: 197–202

Stott DH (1981) Behaviour disturbance and failure to learn: A study of cause and effect. Educational Research 23: 163–172

Stouthamer-Loeber M, van Kammen W, Loeber R (1992) The nuts and bolts of implementing large-scale longitudinal studies. Violence Vict 7: 63–78

Stouthamer-Loeber M, Loeber R, Farrington DP, Zhang Q, van Kammen W, Maguin E (1993) The double edge of protective and risk factors for delinquency: Interrelations and developmental patterns. Dev Psychopathol 5: 683–701

Sturge C (1982) Reading, retardation and antisocial behaviour. J Child Psychol Psychiatry 23: 21–31

Stutte H, Remschmidt H (1973) Registrierte Kinderdelinquenz im Landgerichtsbezirk Marburg (1962–1971) Unveröffentlichter Forschungsbericht an die DFG, Marburg

Susman EJ, Finkelstein JW (2001) Biology, development, and dangerousness. In: Pinard G-F, Pagani L (eds) Clinical assessment of dangerousness. Empirical contributions. Cambridge University Press, Cambridge, pp 23–46

Sutherland EH (1931) Mental deficiency and crime. In: Young K (ed) Social attitudes. Winston, Philadelphia, pp 357–375

Sutherland E (1947) Principles of criminology. 4th edn. Lippincott, Philadelphia

Sutherland E, Cressey D (1974) Criminology. 9th edn. Lippincott, Philadelphia

Sylva K (1994) School influences on children's development. J Child Psychol Psychiatry 33: 135–170

Tarter RE, Hegedus AM, Winsten NE, Alterman AI (1984) Neuropsychological, personality and familial characteristics of physically abused delinquents. J Am Acad Child Adolesc Psychiatry 23: 668–674

Tarter RE, Hegedus AM, Winsten NE, Alterman AI (1985) Intellectual profiles and violent behavior in juvenile delinquents. J Psychol 119: 125–128

Taub J (2001) Evaluation of the Second Step-Violence Prevention Program at a rural elementary school. School Psychology Review 31: 186–200

Taylor A, Kim-Cohen J (2007) Meta-analysis of gene-environmental interactions in developmental psychopathology. Dev Psychopathol 19: 1029–1037

Taylor TK, Biglan A (1998) Behavioral family interventions for improving child-rearing: A review of the literature for clinicians and policy makers. Clin Child Fam Psychol Rev 1: 41–60

Tellegen A (1982) Brief Manual for the Multidimensional Personality Questionnaire. University of Minnesota, Minneapolis

Tellegen A, Lykken DT, Bouchard TJ, Wilcox KJ, Segal NL, Rich S (1988) Personality similarity in twins reared apart and together. J Pers Soc Psychol 6: 1031–1039

Temple JA, Reynolds AJ, Miedel WT (2000) Can early intervention prevent highschool drop-out? Evidence from the Chicago Child-Parent-Centers. Urban Education 35: 31–56

Thomas K (1998) Kinderdelinquenz. Erscheinungsformen, Ursachen, Prävention. Hochschule für Verwaltung, Eigenverlag, Bremen

Thornberry TP (1987) Toward an interactional theory of delinquency. Criminology 25: 863–891

Thornberry TP, Henry KL (2009) The interplay of school disengagement and drug use: an interactional perspective. Monatsschr Kriminol 91(2/3) (im Druck)

Thornberry TP, Lizotte A, Krohn M, Farnworth M, Joon JS (1991) Testing interactional theory: An examination of reciprocal causal relationship among family, school, and deliquency. J Crim Law Criminol 82: 3–35

Thornberry TP, Krohn MD, Lizotte AJ, Chard-Wierschem D (1993) The role of juvenile gangs in facilitating delinquent behavior. J Res Crime Delinq 30: 55–87

Timmons-Mitchell J, Brown C, Schulz SC, Websterm SE, Underwood LA, Semple WE (1997) Comparing the mental health needs of female and male incarcerated juvenile delinquents. Behav Sci Law 15: 195–202

Tolan PH, Thomas P (1995) The implications of age of onset for delinquency risk. II. Longitudinal data. J Abnorm Psychol 23: 157–181

Tracy PE, Wolfgang ME, Figlio RM (1990) Delinquency careers in two birth cohorts. Plenum Press, New York

Trasler GB (1962) The explanation of criminality. Routledge & Kegan Paul, London

Traulsen M (1974) Die bedeutung der Kinderdelinquenz für die Kriminalität der Strafunmündigen. Neue Jurist Wochenschr 27: 595–597

Traulsen M (1976) Delinquente Kinder und ihre Legalbewährung. Eine empirische Untersuchung über Kinderdelinquenz, spätere Straffälligkeit, Herkunft, Verhalten und Erziehungsmaßnahmen. Beiträge zur empirischen Kriminologie 1. P. und H. Lang, Frankfurt

Traulsen M (1980) Umfang und Entwicklung der Kinderdelinquenz nach der Polizeilichen Kriminalstatistik. Monatsschr Kriminol 63: 47–53

Traulsen M (1981) Die Delinquenzbelastung der Kinder nach der polizeilichen Kriminalstatistik. Kriminalistik 7/8: 297–312

Traulsen M (1985) Zur Einstiegsfunktion der Kinderdelinquenz. Monatsschr Kriminol 68: 117–120

Traulsen M (1994) Die Entwicklung der Jugendkriminalität. Kriminalistik 48: 101–105

Traulsen M (1997) Werden die Täter immer jünger? Zur Altersstruktur der Tatverdächtigen. Monatsschr Kriminol 80: 430–441

Tremblay RE (2000) The development of aggressive behavior during childhood: What have we learnt in the past century? Int J Behav Dev 24: 129–141

Tremblay RE, Japel C (2003) Prevention during pregnancy, infancy and the preschool years. In: Farrington DP, Coid JW (eds) Early prevention of adult antisocial behavior. Cambridge University Press, Cambridge, pp 205–242

Tremblay RE, Nagin DS (2005) The developmental origins of physical aggression in humans. In: Tremblay RE, Hartup WW, Archer J (eds): Developmental origins of aggression. Guilford Press, New York, pp 83–106

Tremblay RE, Loeber R, Gagnon C, Charlebois P, Larivée S, LeBlanc M (1991) Disruptive boys with stable and unstable high fighting behavior patterns during junior and elementary school. J Abnorm Psychol 19: 285–300

Tremblay RE, Masse B, Perron D, LeBlanc M, Schwartzman AE, Ledingham JE (1992) Early disruptive behavior, poor school achievement, delinquent behavior and delinquent personality: A longitudinal analysis. J Consult Clin Psychol 60: 64–72

Tress W (1986) Das Rätsel der seelischen Gesundheit. Verlag Gesundheit, Berlin

Tuinier S, Verhoeven WMA, van Praag HM (1999) Serotonine and disruptive behavior: A critical evaluation of clinical data. Human Psychopharmacology: Clinical and Experimental 11: 469–482

Ulzen TP, Hamilton H (1998) The nature and characteristics of psychiatric comorbidity in incarcerated adolescents. Can J Psychiatry 43: 57–63

United Nations International Children's Emergency Fund (UNICEF) (2005) The state of the world's children 2005. Full text access online at: www.unicef.org

Vaden-Kiernan N, Ialongo NS, Pearson J, Kellam S (1995) Household family structure and children's aggressive behavior: A longitudinal study of urban elementary school children. J Abnorm Child Psychol 23: 553–568

Vazsonyi AT, Vesterdal WJ, Flannery DJ, Belliston L (1999) The utility of child self-reports and teacher ratings in classifying children's official delinquency status. Studies of Crime and Crime Prevention 8: 225–244

Venables P H (1987) Autonomic and central nervous system factors in criminal behavior. In: Mednick SA, Moffitt T, Stack S: The Causes of Crime: New Biological Approaches. Cambridge University Press, Cambridge, pp 117–133

Vermeiren R (2002) Delinquents disordered? Psychopathology and neuropsychological deficits in delinquent adolescents. Universiteit Antwerpen, Antwerpen

Vermeiren R (2003) Psychopathologiy and delinquency in adolescents: A descriptive and developmental perspective. Clinical Child Psychology Review 23: 277–318

Vermeiren R, De Clippele A, Deboutte D (2000) A descriptive survey of Flemish delinquent adolescents. J Adolesc 23: 277–285

Villmow B, Stephan E (1983) Jugendkriminalität in einer Gemeinde. Eine Analyse erfragter Delinquenz und Viktimisierung sowie amtlicher Registrierung. Max Planck-Institut für Ausländisches und Internationales Strafrecht, Eigenverlag, Freiburg

Virkkunen M, Rawlings R, Tokola R, Poland RE, Guidotti A, Nemeroff C et al. (1994) CSF biochemistries, glucose metabolism, and diurnal activity rhythms in alcoholic violent offenders, impulsive firesetters, and healthy controls. Arch Gen Psychiatry 51: 20–27

Vreugdenhil C, Doreleijers TAH, Vermeiren R, Wouters LFJM, van den Brink W (2004) Psychiatric disorders in a representative sample of incarcerated boys in the Netherlands. J Am Acad Child Adolesc Psychiatry 43: 97–104

Wadsworth MEJ (1978/79a) Delinquency prediction and its uses: The experience of a 21 years follow-up study. Int J Ment Health 7: 43–62

Wadsworth MEJ (1979b) Roots of delinquency. Infancy, adolescence and crime. Robertson, Oxford

Waldie K, Spreen O (1993) The relationship between learning disabilities and persisting delinquency. J Learn Disabil 26: 417–423

Waldrop MF, Pedersen FA, Bell RQ (1968) Minor physical anomalies and behavior in preschool children. Child Dev 39: 391–400

Wallander JL (1988) The relationship between attention problems in childhood and antisocial behavior eight years later. J Child Psychol Psychiatry 29: 53–61

Walker AA (1977) Incidence of minor physical anomaly in autism. J Autism Child Schizophr 7: 165–176

Walker JL, Lahey BB, Hynd GW, Frame CL (1987) Comparison of specific patterns of antisocial behavior in children with conduct disorder with or without coexisting hyperactivity. J Consult Clin Psychol 55: 910–913

Walter J (1982) Die Indikatorfunktion sozial-ökologischer Faktoren bei Dunkelfeldkriminalität und polizeilich registrierter Delinquenz. Eine kriminologische Studie über selbstberichtete Jugenddelinquenz in 13 Gemeinden Baden-Württembergs. Hochschulsammlung Philosophie Kriminologie Bd 1, Hochschulverlag, Freiburg

Walter R, Merschmann W, Höhner G (1975) Unregistrierte Delinquenz Strafunmündiger und Persönlichkeitsmerkmale im FPI. Monatsschr Kriminol 6: 339–357

Walter R, Remschmidt H, Höhner G (1979) Untersuchungen zur Delinquenz Strafunmündiger. In: Remschmidt H, Schüler-Springorum H (Hrsg) Jugendpsychiatrie und Recht. Festschrift für Hermann Stutte zum 70. Geburtstag. Heymanns, Köln, pp 127–145

Walter R, Remschmidt H (2004) Die Vorhersage der Delinquenz im Kindes-, Jugend- und Erwachsenenalter. Monatsschr Kriminol 87: 333–352

Warnke A (1990) Legasthenie und Hirnfunktion. Huber, Bern

Warnke A, Beck N, Hemminger U (2001) Elterntrainings. In: Borg-Laufs M (Hrsg) Lehrbuch der Verhaltenstherapie mit Kindern und Jugendlichen, Bd II Interventionsmethoden, DGVT, Tübingen, pp 631–656

Webster-Stratton C (1998) Preventing conduct problems in HEADSTART children: Strengthening parenting competences. J Consult Clin Psychol 66: 715–730

Webster-Stratton C (2005) The Incredible Years: A training series for the prevention and treatment of conduct problems in young children. In: Hibbs ED, Jensen PS (eds) Psychosocial treatments for child and adolescent disorders. Empirically based strategies for clinical practice, 2nd edn. American Psychological Association, Washington, DC, pp 507–556

Webster-Stratton C, Reid MJ (2003) Treating conduct problems and strengthening social emotional competence in children (ages 4–8): The DINA Dinosaur Treatment Program. J Emot Behav Disord 11: 130–143

Webster-Stratton C, Reid MJ (2004) Strengthening social and emotional competence in young children – The foundation of early school readiness and success. Incredible years classroom social skills and problem-solving curriculum. Infants Young Child 17: 96–113

Webster-Stratton C, Reid MJ, Hammond M (2001) Preventing conduct problems, promoting social competence: A parent and teacher training partnership in HEADSTART. J Clin Child Psychol 30: 283–302

Webster-Stratton C, Reid MJ, Hammond M (2004) Treating children with early-onset conduct problems: Intervention outcomes for parent, child and teacher training. J Clin Child Adolesc Psychol 33: 105–124

Weiss R (1997) Bestandsaufnahme und Sekundäranalyse der Dunkelfeldforschung. BKA-Forschungsreihe. Bundeskriminalamt, Wiesbaden

Weiss G, Hechtman LT (1986) Hyperactive children grown up. Guilford, New York

Weiss G, Hechtman L, Milroy T, Perlman T (1985) Psychiatric status of hyperactives as adults. A controlled prospective 15-year follow-up of 63 hyperactive children. J Am Acad Child Adolesc Psychiatry 24: 211–220

Weitekamp E (1989) Some problems in the use of self-reports in longitudinal research. In: Klein MW (ed) Cross-national research in self-reported crime and delinquency. Kluwer, Dordrecht, pp 329–346

Weitekamp E (1996) Die Entwicklung von Langzeit- und Kohortenstudien bis zur Age-Crime-Debatte. Institut für Kriminologie, Tübingen

Weitekamp EGM, Meier U (1998) Werden unsere Kinder krimineller? Kinderkriminalität im Zerrbild der Kriminalstatistik. In: Müller S, Peter H (Hrsg) Kinderkriminalität. Empirische Befunde, öffentliche Wahrnehmung, Lösungsvorschläge. Leske & Buderich, Opladen, pp 83–112

Weltgesundheitsorganisation (WHO) (1994) Internationale Klassifikation psychischer Störungen, ICD-10. Forschungskriterien von Dilling H, Mombour W, Schmidt MH, Schulte-Markwort (Hrsg). Huber, Bern

Werba BE, Eyberg SM, Boggs SR, Algina J (2006) Predicting outcome in parent-child interaction therapy: Success and attrition. Behav Modif 30: 618–646

Werner EE (1987) Vulnerability and resiliency in children at risk for delinquency: A longitudinal study from birth to young adulthood. In: Burchard JD, Burchard SN (eds) Primary prevention of psychopathology. Sage, Newbury Park, CA, pp 16–43

Werner EE (1989) High-risk children in young adulthood: A longitudinal study from birth to 32 years. Am J Orthopsychiatry 59: 72–81

Werner EE (1990) Antecedents and consequences of deviant behavior. In: Hurrelmann K et al. (eds) Health hazards in adolescence. Prevention and intervention in childhood and adolescence. De Gruyter, Berlin, pp 219–231

Werner EE (1992) The children of Kanai: Resiliency and recovery in adolescence and adulthood. J Adolesc Health 13: 262–268

Werner EE (1996) Vulnerable but invincible: High risk children from birth to adulthood. Eur Child Adolesc Psychiatry 5 (Suppl 1): 47–51

Werner EE, Smith RS (1992) Overcoming the odds. Cornell University Press, Ithaca, NY

Weschke E, Krause W (1982) Auswertung polizeilicher Unterlagen in Berlin über Kinder, Jugendliche und Heranwachsende des Jahrgangs 1953. In: Autorengruppe Jugenddelinquenz (Hrsg) Handlungsorientierte Analyse von Kinder- und Jugenddelinquenz, Berlin

West DJ (1982) Delinquency: Its roots, careers and prospects. Heinemann, London

West DJ, Farrington DP (1973) Who becomes delinquent? 2nd report of the Cambridge study in delinquent development. Heinemann Educational Books, London

White JL, Moffitt TE, Silva PA (1989) A prospective replication of the protective effects of IQ in subjects at high risk for juvenile delinquency. J Consult Clin Psychol 57: 719–724

White JL, Moffitt TE, Earls F, Robins LN, Silva PA (1990) How early can we tell? Preschool predictors of boys' conduct disorder and delinquency. Criminology 28: 507–533

White J, Moffitt TE, Caspi A, Jeglum D, Needles D, Stouthamer-Loeber M (1994) Measuring impulsivity and examining its relation to delinquency. J Abnorm Psychol 103: 192–205

Wiesner M, Silbereisen RK (1998) Belastungen in frühen Lebensjahren und delinquentes Verhalten bei Frühadoleszenten in Ost und West. In: Oswald H (Hrsg) Sozialisation und Entwicklung in den neuen Bundesländern. Ergebnisse empirischer Längsschnittforschung. Zeitschrift für Soziologie der Erziehung und Sozialisation, 2. Beiheft: 137–154

Williams S, McGee R (1994) Reading attainment and juvenile delinquency. J Child Psychol Psychiatry 35: 441–459

Wilson H (1980) Parental supervision: A neglected aspect of delinquency. Br J Criminol 20: 203–235

Wilson JQ, Herrnstein RJ (1985) Crime and human nature. Simon & Schuster, New York

Wolff PH, Waber D, Bauermeister M, Cohen C, Ferber R (1982) The neuropsychological status of adolescent delinquent boys. J Child Psychol Psychiatry 23: 267–279

Wolfgang ME, Figlio RM, Sellin T (1972) Delinquency in a birth cohort. University of Chicago Press, Chicago

Wolfgang ME, Thornberry TP, Figlio RM (1987) From boy to man, from delinquency to crime. University of Chicago Press, Chicago

Zagar R, Arbit J, Hughes JR, Busell RE, Busch K (1989) Developmental and disruptive behavior disorders among adolescents. J Am Acad Child Adolesc Psychiatry 28: 437–440

Zinnecker H, Silbereisen RK (1996) Kindheit in Deutschland. Aktueller Survey über Kinder und ihre Eltern. Juventa, Weinheim

Zinnecker J, Schwarz B (1996) Externalisierung von Problemen: Delinquenz. In: Zinnecker H, Silbereisen RK (1996) Kindheit in Deutschland. Aktueller Survey über Kinder und ihre Eltern. Juventa, Weinheim, 383–396

Zoccolillo M, Pickles A, Quinton D, Rutter M (1992) The outcome of childhood conduct disorder: Implications for defining adult personality disorder and conduct disorder. Psychol Med 22: 971–986

Zubieta JK, Alessi NE (1993) Is there a role of serotonine in the disruptive behaviour disorders? J Child Adolesc Psychopharmacol 3: 11–35

Zuckerman M (1979) Sensation seeking: Beyond the optimal level of arousal. Lawrence, Hillsdale, NJ
Zuckerman M, Kuhlman DM, Joireman J, Teta P, Kraft M (1993) A comparison of three structural models for personality: The Big Three, the Big Five, and the Alternative Five. J Pers Soc Psychol 65: 757–768

Stichwortverzeichnis

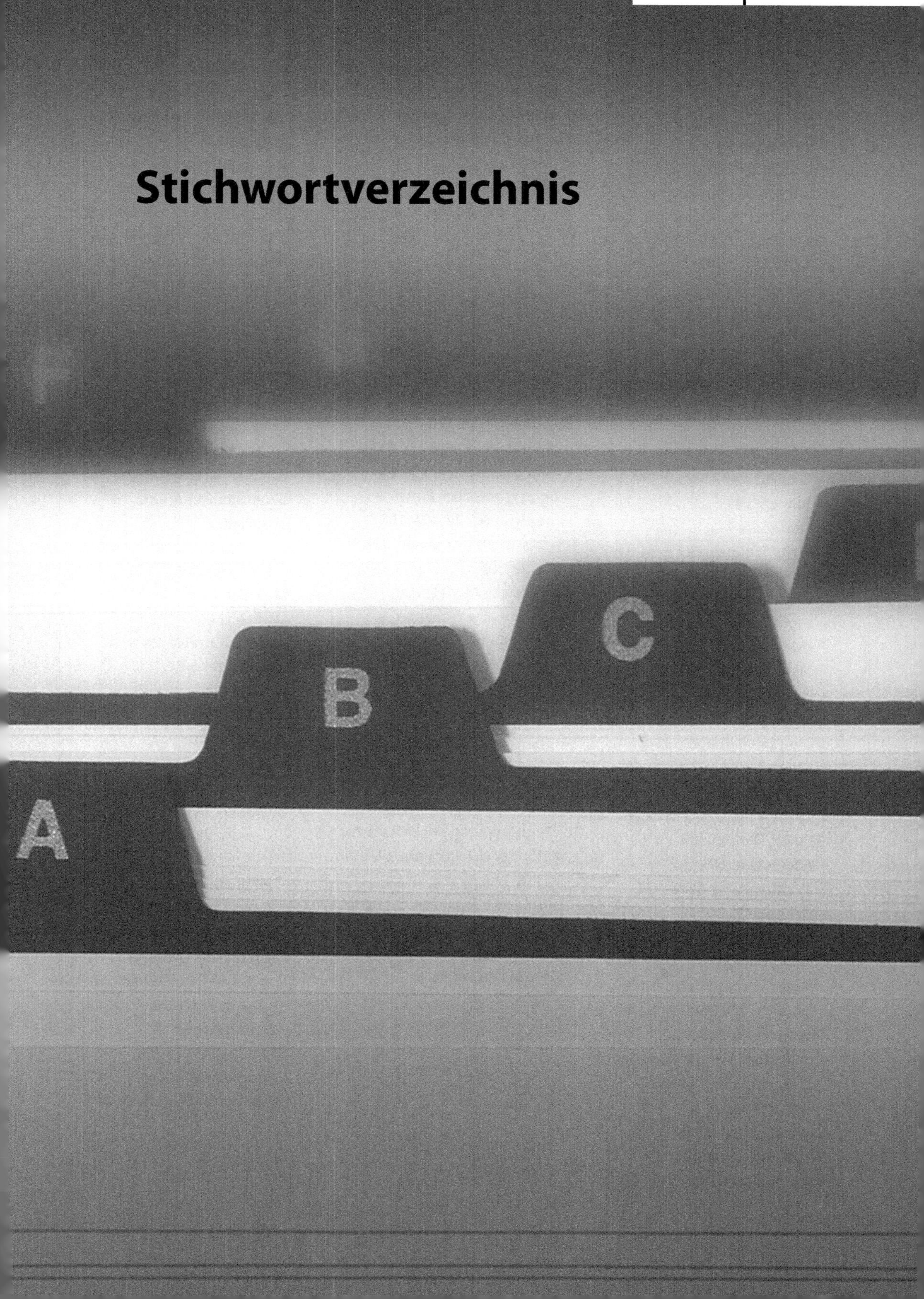

A

B

C

D

E

F

G

H

N

P

R

S

Printing: Ten Brink, Meppel, The Netherlands
Binding: Stürtz, Würzburg, Germany